Coordinador
Manuel Novales Durán

Jesús M.ª Fernández Sánchez
Beatriz Blanco Navas

Tomografía computarizada maxilofacial en el perro

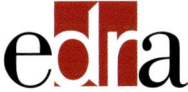

Tomografía computarizada maxilofacial en el perro

Propiedad de:
© 2024 Grupo Asís Biomedia, SL
Plaza Antonio Beltrán Martínez, n.º 1, planta 8 - letra I
(Centro Empresarial El Trovador)
50002 Zaragoza - España

Dirección editorial: Miguel Martín-Romo García-Tenorio
Gestión del proyecto editorial y edición: Tatiana Blasco Mariscal
Diseño de cubierta e ilustración: Jacob Gragera Artal
Maquetación: Nieves Marín Ortiz

ISBN: 978-84-19156-77-8
DL: Z 62-2024

Diseño y maquetación:
Grupo Asís Biomedia, SL
www.grupoasis.com

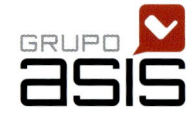

e**dra** es un sello de Grupo Asís

Impreso por Gráficas Andalusí, SL, Granada, España, febrero 2024

A nuestras familias, por su apoyo incondicional a nuestro trabajo.
Por tantas horas *robadas* y no compartidas. Gracias.

Autores

MANUEL NOVALES DURÁN (COORDINADOR)

Licenciado (1984) y doctor (1991) en Veterinaria por la Universidad de Córdoba (España). Desde el año 1987 es profesor titular de la Facultad de Veterinaria de Córdoba donde trabaja en el Servicio de Diagnóstico por Imagen del Hospital Clínico Veterinario de la Universidad de Córdoba. Coautor de más de 100 artículos científicos y revisor de artículos de diversas publicaciones científicas indexadas. Imparte conferencias y cursos de especialización en numerosos países de Europa y Latinoamérica. Es miembro de diversos comités científicos nacionales y regionales.

En los últimos años trabaja en proyectos docentes que ayuden a una mejor comprensión de la tomografía computarizada en el caballo y el perro, intentando hacer la enseñanza de esta disciplina más atractiva.

JESÚS M.ª FERNÁNDEZ SÁNCHEZ

Licenciado (1991) y doctor (2016) en Medicina y Cirugía Veterinaria por la Universidad Complutense de Madrid (UCM) (España). Es profesor del Departamento de Medicina y Cirugía Animal de la UCM y trabaja en el Servicio de Odontología y Cirugía Maxilofacial del Hospital Clínico Veterinario Complutense de Madrid. Especialista Universitario en Traumatología y Ortopedia en el año 2000 y en Odontología y Cirugía Maxilofacial en el año 2005 por la UCM. Acreditado en la especialidad de odontología y cirugía oral por AVEPA. Profesor de los títulos propios de posgrado de Especialista Universitario en Traumatología y Cirugía Ortopédica en Pequeños Animales, Especialista Universitario en Odontología y Cirugía Maxilofacial Veterinaria en la Facultad de Veterinaria de la UCM y del Posgrado en Medicina y Cirugía de Animales Exóticos, Silvestres y de Zoo en la UTAD (Universidade de Trás-os-Montes e Alto Douro) en Vila Real, Portugal. Lleva ejerciendo la actividad clínica privada durante más de 25 años en la Clínica Veterinaria Río Duero en Madrid. Es miembro de la Comisión Científica de la SEOVE (Sociedad Española de Odontología y Cirugía Maxilofacial Veterinaria y Experimental) y del GOVA (Grupo de Odontología y Cirugía Oral de AVEPA). Revisor de textos científicos en publicaciones. Autor de numerosos artículos, resúmenes científicos, libros y conferencias nacionales e internacionales. Actualmente está estudiando el Grado Universitario en Odontología por la Universidad Europea (UE).

BEATRIZ BLANCO NAVAS

Licenciada (1997) y doctora (2003) en Medicina y Cirugía Veterinaria por la Universidad de Córdoba (España). Es profesora del Departamento de Medicina y Cirugía Animal y está adscrita al Servicio de Diagnóstico por Imagen del Hospital Clínico Veterinario de la Universidad de Córdoba (2008). Autora de numerosas comunicaciones a congresos y publicaciones nacionales e internacionales.

Sus principales áreas de interés son la ecografía y la tomografía computarizada en pequeños animales.

Prólogo

El libro *Tomografía computarizada maxilofacial en el perro*, con la autoría de los profesores Manuel Novales, Jesús M.ª Fernández y Beatriz Blanco y editado por Edra-Grupo Asís (Zaragoza), ha sido escrito con la doble finalidad de ser utilizado por profesionales y estudiantes.

Está dedicado especialmente a los profesionales veterinarios especializados o interesados en odontología veterinaria, cirugía maxilofacial o traumatología, así como a los estudiantes de grado, para los que constituye una importante fuente de aprendizaje de conceptos básicos y especiales de la tomografía computarizada en el área maxilofacial del perro.

El Dr. Novales, profesor titular de la Universidad de Córdoba, lleva trabajando en dicha universidad desde 1987, dedicándose en cuerpo y alma al diagnóstico por imagen en veterinaria. Pionero en la introducción del TAC en veterinaria en el ámbito docente, clínico y experimental, fue impulsor y creador del Servicio de Tomografía Axial Computarizada del Hospital Clínico Veterinario de la Universidad de Córdoba, siendo actualmente su director. Disfruta en su servicio de un TAC de 32 cortes, lo que le ha convertido en un referente para este tipo de estudios tanto a nivel nacional como internacional. También dirige el Grupo de Investigación en Diagnóstico por Imagen de la Universidad de Córdoba.

Los autores, con una amplia trayectoria universitaria y experiencia clínica en el sector de la odontología y cirugía maxilofacial, nos muestran a lo largo de las páginas de este libro el conocimiento secuenciado y racional fruto de su experiencia personal, de tal manera que ofrecen al lector las distintas facetas de este campo.

Quiero subrayar que el texto está especialmente orientado al diagnóstico y a las posibilidades terapéuticas al alcance de los odontólogos y cirujanos maxilofaciales veterinarios. La presentación, imágenes y QR complementarios con 36 vídeos de casos clínicos definen a esta obra como inmejorable.

Termino felicitando tanto a los autores como a la editorial por este espléndido libro que debe figurar en las bibliotecas de las facultades y de los profesionales veterinarios dedicados a la odontología y cirugía maxilofacial.

Fidel San Román Ascaso
Catedrático de Cirugía de la Universidad Complutense de Madrid
Académico de la Real Academia de Doctores de España
DVM, DDS, MD, PhD y Dipl. EVDC

Prólogo

Es un honor presentar esta obra pionera en el campo de la tomografía computarizada (TC) maxilofacial en el perro, creada y editada por el destacado profesor de la Facultad de Veterinaria de Córdoba, Manuel Novales Durán, cuya dedicación y experiencia han sido fundamentales para llevar a cabo este proyecto innovador. En esta colaboración, ha contado con la valiosa contribución de Jesús María Fernández y Beatriz Blanco, quienes han aportado su opinión experta en el tema.

El profesor Manuel Novales ha sido, junto a mis padres, la fuente primordial de inspiración en mi trayectoria hacia la especialización. Fue él quien primero me introdujo en el fascinante mundo de la radiología veterinaria. Durante mi etapa como alumno interno en el Hospital Veterinario de la Facultad de Veterinaria de Córdoba, el profesor Novales se convirtió en mi mentor. Su constante apoyo y su ejemplo influyeron de manera significativa en las decisiones que tomaría en mi vida profesional. Gracias a esta influencia positiva, he emprendido con entusiasmo el camino hacia la especialización en diagnóstico por imagen veterinario.

El uso clínico de la TC en medicina veterinaria ha dejado de ser un privilegio para unos pocos y ahora es habitual contar con esta modalidad de diagnóstico por imagen en la mayoría de hospitales de referencia y hospitales veterinarios académicos. Debido a la mayor disponibilidad de TC, hay una mayor demanda por parte de los veterinarios clínicos para aumentar su nivel de conocimiento en esta área de diagnóstico por imagen. Este libro no solo aborda los fundamentos técnicos de la TC y su aplicación en la región maxilofacial, sino que también explora la morfología de la cabeza y su impacto en la dentición canina. En la segunda parte del libro, se revisan casos clínicos de tomografía computarizada maxilofacial ordenados por áreas de interés clínico. En esta sección se presentan casos prácticos que demuestran la aplicación clínica de la TC en diversas disciplinas, desde odontopediatría hasta oncología. Las imágenes detalladas y de alta calidad, la fusión de la teoría con la práctica, así como la información clínica proporcionada en estas páginas no solo son testimonio de su experiencia, sino también un recurso esencial para profesionales veterinarios, estudiantes y cualquier persona interesada en el cuidado de la salud dental en nuestros fieles compañeros. Además, este libro cuenta con numerosos vídeos complementarios, que se pueden visualizar mediante códigos QR y que hacen aún más atractivo el contenido.

Agradezco sinceramente el arduo trabajo y la dedicación del equipo detrás de esta obra, confiando en que este libro se convertirá en una referencia indispensable para aquellos que buscan profundizar en el fascinante campo de la tomografía computarizada maxilofacial canina.

¡Que este libro inspire a futuras generaciones y contribuya al avance continuo de la medicina veterinaria!

Federico R. Vilaplana Grosso
Profesor clínico asociado, diagnóstico por imagen
Director del programa de residencia, diagnóstico por imagen
Facultad de Veterinaria
Universidad de Florida, Estados Unidos

Prefacio

En los últimos años, se ha producido un gran avance en el diagnóstico y tratamiento de enfermedades orales y maxilofaciales del perro, tan frecuentes en la especie.

Mientras que la radiología extraoral es muy limitada por la superposición de estructuras anatómicas, la radiología intraoral resulta fundamental para diagnosticar enfermedades endodónticas y periodónticas, pero puede resultar limitada para evaluar dientes premolares o molares de múltiples raíces o dientes apiñados en los perros braquicéfalos. En los últimos años, la tomografía computarizada de haz cónico (*cone beam computed tomography*, CBCT) ha mostrado una enorme utilidad, aunque no permite evaluar los tejidos blandos, algo fundamental en numerosas patologías maxilofaciales, especialmente tumores.

Por su versatilidad, la tomografía computarizada (TC) es cada vez más utilizada en veterinaria y se emplea preferentemente para el diagnóstico de lesiones intra- y extracranales, nasales y maxilofaciales, generalmente no relacionadas con la dentición, cuyo uso, en nuestra opinión, está infravalorado. La TC supera las limitaciones de otras técnicas al obtener cortes transversales delgados, que pueden reformatearse en planos sagitales, dorsales e incluso oblicuos y ofrecer imágenes tridimensionales de enorme interés. A diferencia de la CBCT, puede evaluar con gran detalle los tejidos blandos, así como metástasis regionales y a distancia.

El presente libro se compone de dos partes bien diferenciadas. En una primera parte se explican **las bases para interpretar la tomografía maxilofacial del perro,** con los fundamentos de la técnica, la influencia de la forma de la cabeza en la dentición, la terminología anatómica empleada en la cabeza y el diente y los criterios de evaluación de una TC dental, todos ellos descritos de forma especialmente detallada.

En la segunda parte del texto se describen **31 casos clínicos ordenados según áreas de interés clínico**, descritos de forma minuciosa y agrupados en odontopediatría, ortodoncia, periodontología, patología de las vías respiratorias, nasofaríngeas, cervicofaciales, del conducto nasolagrimal y de las glándulas salivares, así como numerosos casos de oncología y también de fracturas maxilofaciales. En ellos aparecen frecuentes alteraciones dentales que en muy pocas ocasiones preocupaban al propietario o al veterinario remitente.

Los tres planos clásicos de corte obtenidos en una TC (transversal, sagital y dorsal) son bien reconocidos por los especialistas en imagen, pero no tanto por los no iniciados. En el texto los relacionamos con numerosas imágenes en 3D que pueden ayudar a entender la posición exacta de cada estructura anatómica. Puede que le llame la atención ver cómo se orientan e integran los dientes de dos y tres raíces en sus alvéolos dentarios, cómo se disponen en el hueso o cómo se relacionan con orificios próximos. Y no olvide las articulaciones temporomandibulares, donde las imágenes en 3D ofrecen muchas formas distintas de estudiarlas.

A las numerosas imágenes compuestas se le añaden vídeos, accesibles mediante códigos QR, que le ayudarán a entender mejor las distintas patologías y a explicarlas a sus clientes, compañeros o alumnos.

Los autores, profesores de universidad, buscamos formas de exponer los conceptos de manera no convencional. A nuestra experiencia con la imagen (Dr. Manuel Novales y Dra. Beatriz Blanco) le incorporamos el enfoque y dilatada experiencia de un especialista en odontología y cirugía maxilofacial (Dr. Jesús M.ª Fernández), que le da rigor a la interpretación de los casos y enriquece considerablemente la obra.

El libro va dirigido a especialistas y estudiantes de posgrado de Diagnóstico por Imagen, Odontología y Cirugía Maxilofacial, así como a estudiantes de Veterinaria de las asignaturas de Anatomía, Diagnóstico por Imagen, Medicina Interna y Cirugía y a veterinarios clínicos que quieran entender mejor la enorme información generada en los estudios maxilofaciales del perro.

Los autores

Características técnicas de los estudios realizados

Todas las imágenes del presente libro se han realizado en el Hospital Clínico Veterinario de la Universidad de Córdoba (España) con dos equipos de tomografía computarizada (TC) de General Electric (GE): hasta el año 2018 se utilizó un equipo de 2 cortes (CT Hi Speed CT/e Dual; GE Hino, Japón) y desde entonces hasta la actualidad un equipo de TC multicorte (de 32 cortes) (Revolution ACT; GE, Pekín, China).

Los estudios se han realizado con el animal bajo anestesia general, en decúbito esternal, con la cabeza apoyada en un posicionador y las extremidades extendidas caudalmente. En caso de sospechar de metástasis pulmonar se ha efectuado un estudio adicional de la región torácica. Como protocolo anestésico habitual (modificado para algunos animales en función de sus características particulares) se ha utilizado una premedicación con metadona (0,3 mg/kg IM) y dexmedetomidina (0,003 mg/kg IM), una inducción con propofol en dosis según efecto (IV) y mantenimiento con isoflurano vehiculado en oxígeno al 100 %.

En todos los casos se ha llevado a cabo un primer estudio de la cabeza sin contraste, seguido de otro con contraste, utilizando como medio un contraste yodado no iónico (Iomeron 300®, 300 mg iomeprol/ml, Bracco) administrado de forma intravenosa (2 ml/kg de peso corporal) mediante inyección manual.

Al establecer el protocolo de estudio en la cabeza, los márgenes de estudio rostral y caudal han sido el límite rostral del plano nasal y los nódulos linfáticos retrofaríngeos mediales, respectivamente. Todas las imágenes se han obtenido en modo helicoidal (factor de paso o *pitch* de 0,75 o 1). Se ha empleado un kilovoltaje de 120 kV y un miliamperaje que ha oscilado entre 65 y 100 mAs modulado, según los estudios. El tiempo de rotación ha sido de 1 segundo, obteniendo cortes de 0,625 y 1,25 mm de grosor para las series de hueso y tejidos blandos respectivamente. Se ha utilizado un tamaño de matriz de reconstrucción de 512×512.

Los distintos tejidos se han evaluado dentro del nivel de ventana (*window level*, WL) y anchura de ventana (*window width*, WW) recomendados en la bibliografía que, de forma general, recomienda las siguientes unidades Housnfield (UH):[1]

	WL (UH)	WW (UH)
Hueso	400-500	>1.500
Tejidos blandos	40-50	400-500
Mediastino	−50	400
Pulmón	−500	1.500

Las imágenes se han evaluado en cortes transversales y en los correspondientes reformateos multiplanares en los planos sagital y dorsal. Además, siempre se han realizado reconstrucciones en 3D mediante la técnica de renderizado de volúmenes (*volume rendering*, VR). Todas las imágenes, obtenidas en el formato de imágenes biomédicas DICOM (*Digital Imaging and Communications in Medicine*), se han enviado mediante un PACS a una estación de trabajo para su análisis con el visor de imágenes de código abierto Horos© (versión libre para Apple de 64 bit).[2] Las imágenes en 3D se han procesado de diversas formas según se ha requerido realzar el tejido dental o los tejidos blandos (realizados con un *software* de GE) o bien los componentes óseos (con un *software* de Horos), de ahí que puedan aparecer en distintos colores.

BIBLIOGRAFÍA

1. Ohlert S, Scharf G. Computed tomography in small animals. Basic principles and state of the art applications. Vet J. 2007; 173; 254-71.
2. Horos es un programa libre de código abierto (FOSS) distribuido gratuitamente bajo la licencia LGPL en Horosproject.org y patrocinado por Nimble Co LLC d/b/a Purview en Annapolis, MD USA.

Índice de contenidos

PARTE 2
CASOS CLÍNICOS DE TOMOGRAFÍA COMPUTARIZADA
MAXILOFACIAL ORDENADOS POR ÁREAS DE INTERÉS CLÍNICO....... 73

Tomografía computarizada maxilofacial en el perro

PARTE 1

BASES PARA INTERPRETAR LA TOMOGRAFÍA COMPUTARIZADA MAXILOFACIAL DEL PERRO

CAPÍTULO 1

Fundamentos de la tomografía computarizada y su aplicación en la región maxilofacial

OBJETIVO: conocer el funcionamiento de un equipo de tomografía computarizada (TC), las imágenes principales que produce y las distintas formas de tratamiento posterior de las mismas (posprocesado) para interpretar correctamente la región maxilofacial (fig. 1.1).

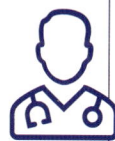

TOMOGRAFÍA COMPUTARIZADA

Es interesante conocer:

1. Funcionamiento del equipo.
2. Imágenes obtenidas.
3. Posprocesado de la imagen: reformateos multiplanares MIP (*maximum intensity projection*) y VR (*volume rendering*).

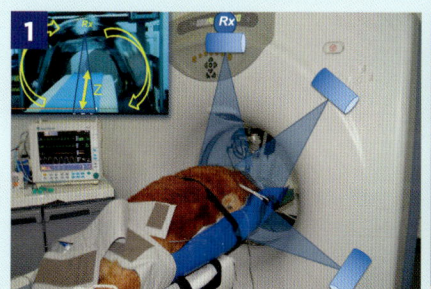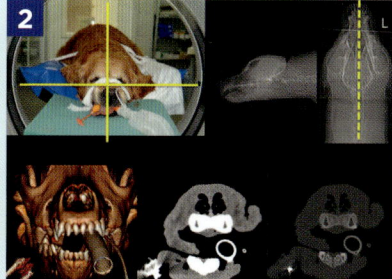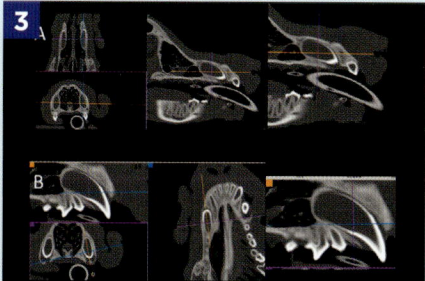

FIGURA 1.1. Conceptos fundamentales en tomografía computarizada.

CONCEPTO DE TOMOGRAFÍA COMPUTARIZADA (TC)

El nombre de tomografía deriva del griego: *tomos* (corte o sección) y *grafos* (representación gráfica), y consiste en la representación gráfica de diversas secciones de un objeto. Toda la información se recoge en una computadora, de ahí el término computarizada. Desde su descubrimiento, en el año 1983, por Godfrey N. Hounsfield, la TC ha revolucionado el diagnóstico por imagen en medicina humana y veterinaria. Inicialmente los equipos solamente podían realizar cortes axiales, de ahí el nombre

inicial de tomografía axial computarizada (TAC).[1] Actualmente se pueden obtener imágenes no solo en el plano axial, sino también en los planos sagital y dorsal, y realizar bastantes funciones adicionales; por tanto, la denominación correcta es la de tomografía computarizada (TC). No obstante, el acrónimo de TAC sigue siendo muy utilizado. El término *computarizar* indica someter algo al control o tratamiento de una computadora o de un sistema informático. Esta es la forma más usada en todo el ámbito hispánico, aunque también existe *computadorizar*, menos frecuente quizá por su excesiva longitud. Se desaconseja la forma *computerizar* adaptación directa del inglés *to computerize*.[2]

FUNCIONAMIENTO DE UN EQUIPO DE TC

Un equipo de TC consta de una camilla, una carcasa o *gantry* y un ordenador. La camilla desplaza el paciente a través de la carcasa o *gantry*. Esta contiene un tubo de rayos X y detectores que captan la radiación. En su interior el tubo gira a gran velocidad, alrededor de una estructura anatómica, y emite un haz de rayos X de alto kilovoltaje, colimado en forma de abanico. El haz se emite desde diversas posiciones (proyecciones) y los fotones se atenúan al atravesar la estructura anatómica. Existen múltiples detectores (variables según los equipos) que son capaces de emitir luz cuando son excitados por los fotones de rayos X.[3,4] Midiendo la intensidad del haz primario y comparándola con la del haz atenuado que alcanzan los detectores se puede calcular el valor de atenuación de cada fotón de rayos X emitido.[3] La información obtenida por los detectores llega a un ordenador en forma de datos en bruto (*raw data*) que no son visibles en la pantalla del ordenador[6]; un proceso matemático denominado retroproyección filtrada[3,6] los convierte en imágenes visibles en la pantalla del ordenador.[6] Existen algunas similitudes con el funcionamiento de un equipo convencional de rayos X, pero también importantes diferencias (fig. 1.2).

Las imágenes se obtienen en el plano axial (transversal), que es perpendicular al eje longitudinal de la camilla.[5] Mediante la colimación del haz se puede regular el grosor del haz emitido. Se puede decir que la imagen tomográfica equivale a una radiografía de una sección transversal de un objeto del mismo grosor que el haz de rayos X que lo atraviesa.[7] La absorción de los rayos X es directamente proporcional al grosor de los tejidos que atraviesa y al coeficiente de atenuación lineal de dichos tejidos.[6]

En la radiografía se realiza una sola proyección para obtener una imagen. En un equipo de TC no es posible obtener la información con un solo haz de rayos X. Es necesario disponer de diversos haces desde numerosos ángulos (proyecciones) para poder obtener todos los datos. Además, en una radiografía se obtienen imágenes en dos ejes, X e Y, por tanto, la información resulta especialmente limitada cuando se superponen muchas estructuras. Este es el caso de la cabeza de los perros braquicéfalos, donde la evaluación de estructuras del fondo de la cavidad nasal resulta especialmente complicada. Sin embargo, en una TC se obtiene un tercer eje, el Z, que está representado por la camilla en la que se desplaza el paciente.[5] El poder contar con este eje adicional y la posibilidad de dar cortes muy finos otorga una información excepcional que supera enormemente a la aportada por las radiografías de la cabeza (fig. 1.3).

Como en un equipo de rayos X, en una TC los rayos X se atenúan al atravesar el cuerpo del paciente. La particularidad de una TC es que consigue cuantificar exactamente la atenuación de los fotones en fracciones muy pequeñas de los tejidos corporales que atraviesa. La cuantificación se calculó sobre tejidos humanos, utilizando la **escala de unidades Hounsfield (UH)**, también llamada **escala de números de TC**. En ella se determinó un valor de −1.000 UH para el aire, de 0 UH para el agua destilada y de +1.000 UH para el hueso compacto.[8]

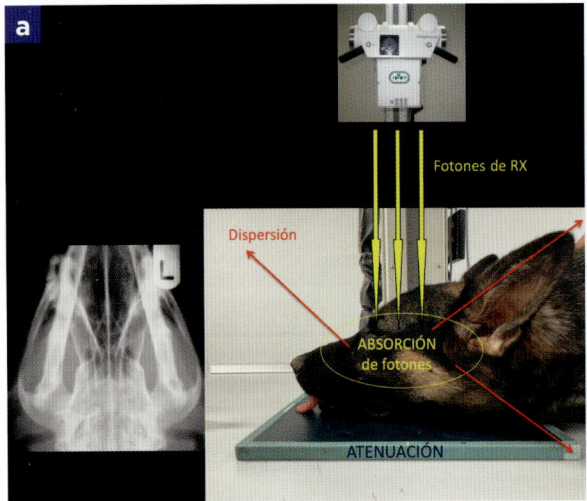
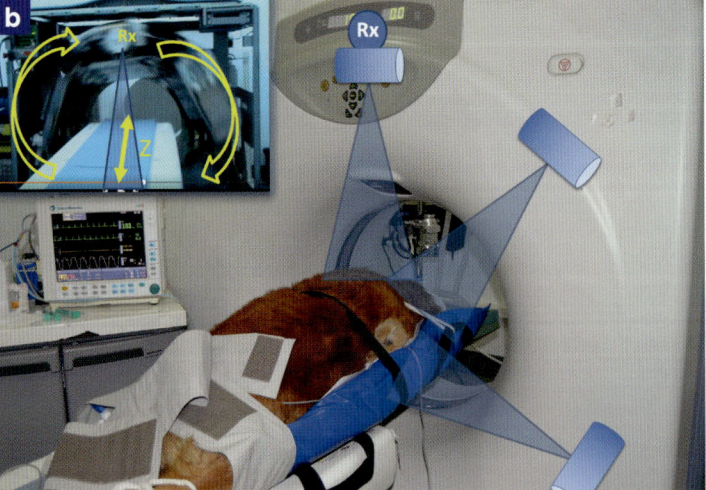

FIGURA 1.2. Similitudes y diferencias entre la radiografía (a) y la tomografía computarizada (TC) (b). Ambos producen fotones de rayos X que llegan atenuados al receptor. Algunos fotones se dispersan por la sala. Equipo de rayos X: tubo fijo con una sola proyección y un solo detector. Equipo de TC: tubo girando en el *gantry*, con múltiples proyecciones y detectores.

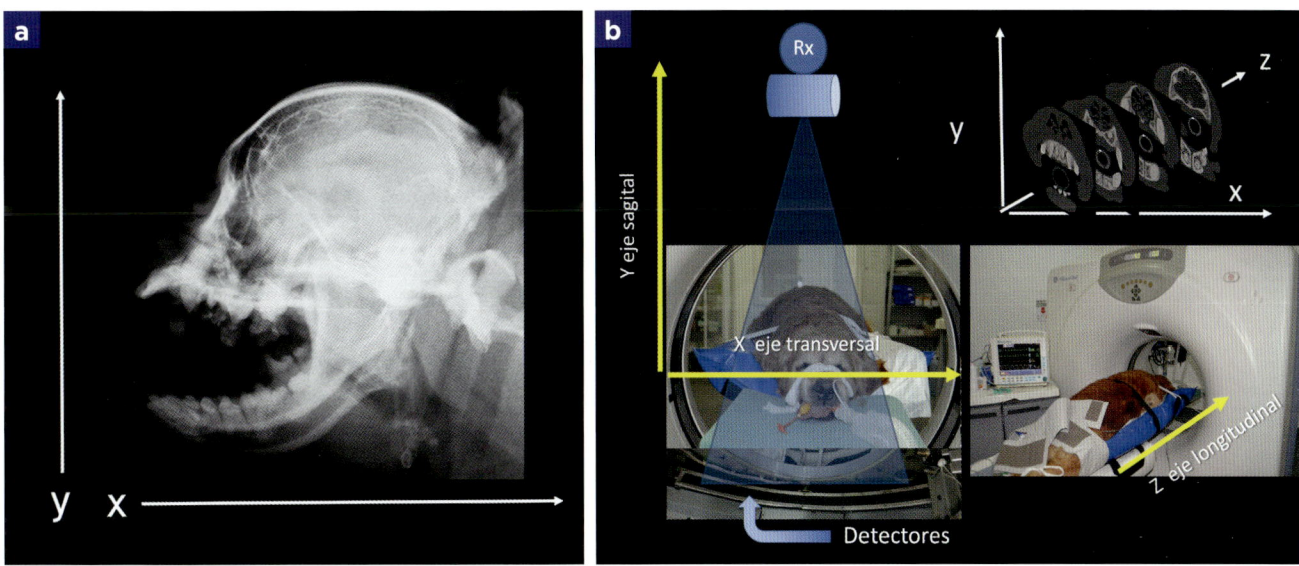

FIGURA 1.3. Similitudes y diferencias entre la radiografía (a) y la TC (b). Radiografía (a): imagen en dos ejes, X e Y, de la cabeza de un perro braquicéfalo en la que se observa una gran superposición de estructuras que dificulta la interpretación de la imagen. TC (b): a los ejes X e Y se añade un eje Z, representado por la camilla en la que se desplaza el paciente. Produce múltiples cortes seriados, perpendiculares a la camilla (axiales o transversales). No existe superposición de estructuras.

COEFICIENTE DE ATENUACIÓN LINEAL

Se define el coeficiente de atenuación lineal como la reducción relativa de la intensidad de la radiación por unidad de recorrido cuando un haz de fotones atraviesa un material absorbente. Para un haz de rayos X, el coeficiente se asocia con la energía del haz y depende de la densidad y número atómico del material que atraviesa.[9] El coeficiente de atenuación de los rayos X expresado en UH para diferentes tejidos vivos, u otros materiales sometidos a un examen tomográfico, viene dado por la siguiente fórmula:

$$HU = 1.000 \times \frac{\mu_t - \mu_{agua}}{\mu_{agua}}$$

Donde μ_{agua} es el coeficiente de atenuación lineal del agua destilada y μ_t el coeficiente de atenuación lineal del tejido atravesado con los rayos X.[10]

Los cálculos sobre la atenuación de los distintos tejidos generan un número ingente de imágenes, formadas por los colores blanco, negro y distintas tonalidades de grises que son asignados en pequeños cuadrados denominados píxeles.

El **píxel** (o pixel) (acrónimo del inglés *picture element*, "elemento de imagen"), es la superficie homogénea más pequeña de las que componen una imagen, que se define por su brillo y color. A cada píxel se le asigna un valor numérico, conocido como unidad Hounsfield (UH) o unidades TC, relacionado con el coeficiente de atenuación obtenido en el tejido atravesado.[8] El conjunto de píxeles, utilizados para reconstruir una imagen, se ordenan en filas y columnas formando una **matriz de reconstrucción**.[9] La mayoría de los sistemas de imagen utilizan tamaños de matrices de 512×512 aunque existen otros con matrices superiores. El píxel produce una imagen plana, visible en el monitor del ordenador, en dos ejes, X e Y; sin embargo, al atravesar el haz de rayos X un cuerpo que se desplaza en una camilla los fotones atraviesan un volumen de tejido (vóxel). El **vóxel** viene determinado por el grosor de corte Z. El píxel obtenido en la pantalla del ordenador representa la atenuación media de todo un vóxel[4] (fig. 1.4).

En imagen digital se utiliza el concepto de **bit**. Se trata de un número binario que supone la selección entre dos alternativas que tienen el mismo grado de probabilidad (0 y 1). En la actualidad los detectores captan una enorme cantidad de información que no puede ser procesada por el ojo humano. Un equipo de TC puede trabajar con 4.096 valores de grises, dentro del intervalo comprendido entre –1.024 UH y +3.071 UH. Este número representa 12 bits ($2^{12} = 4.096$).[8] El problema es que los monitores de los ordenadores trabajan con alrededor de

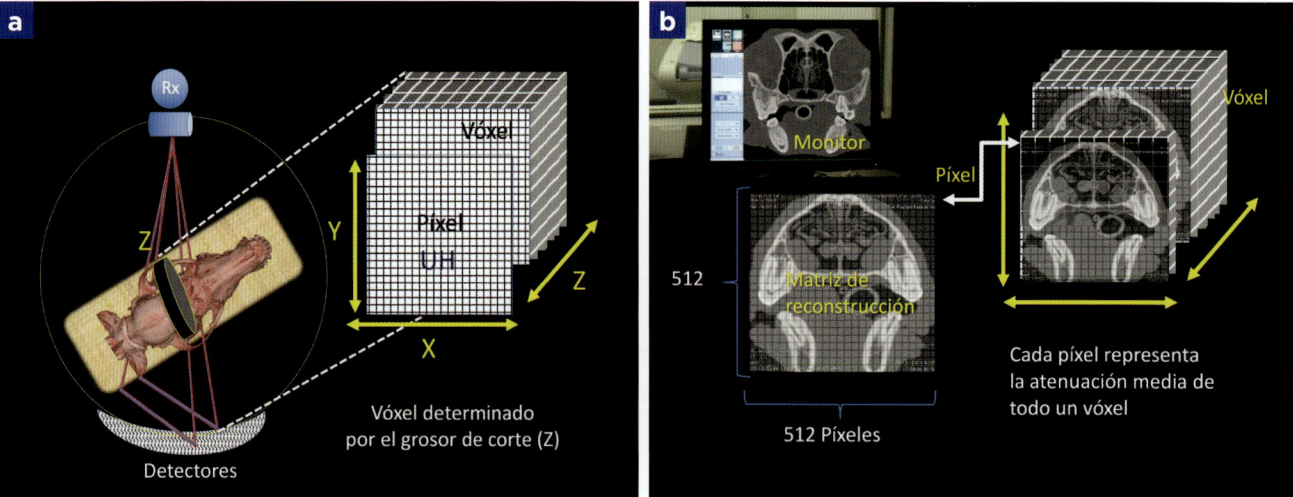

FIGURA 1.4. Conceptos de píxel y de vóxel (a y b). El píxel viene definido en el plano axial (X, Y). El vóxel viene definido por el grosor de corte (Z) en el eje longitudinal.

8 bits (2^8=256 niveles de grises); sin embargo, el ojo humano solo es capaz de diferenciar entre 20 y 32 sombras de grises (2^5=32 niveles de grises).[6,10] Se considera que 6-8 bits son suficientes para un monitor de imagen.[10] Para procesar toda esta enorme cantidad de información, que el cerebro no es capaz de asimilar, el ordenador agrupa los tonos de grises en grandes bloques de grises distintos. Cada uno de los bloques representa 125 valores de atenuación consecutivos. Con esto, decenas de unidades de atenuación diferentes se hacen invisibles en la imagen del ordenador, ya que se les asigna una misma escala de gris. El monitor del ordenador únicamente muestra un valor determinado, que representa el número de valores de toda la escala de atenuación posible dentro de este mismo valor.

Los valores absolutos registrados pueden explorarse mediante la generación matemática de ventanas. Una **ventana** es el resultado de representar los 4.096 niveles de grises de la escala de Hounsfield (12 bits) en 32 niveles de grises (5 bits). De esta forma se consigue diferenciar con claridad estructuras que muestran una diferencia muy pequeña en UH. Mediante la **anchura de ventana** (WW, *window width*) se puede seleccionar el número de unidades de atenuación que se harán visibles en la pantalla del ordenador. Mediante el **centro o nivel de la ventana** (WL, *window level*) se puede determinar el valor medio de la ventana[6], es decir, el gris central de la misma.[3] El ancho de ventana corresponde al contraste y el nivel de ventana corresponde al brillo. Una diferencia de contraste del 1 % se corresponde con una diferencia de 10 UH.

> *En la cabeza, se emplean ventanas anchas para estructuras como la cavidad nasal, que contienen elementos con densidades muy distintas (hueso, aire y tejidos blandos); por el contrario, para estructuras con densidades similares (tejidos blandos del cerebro, grasa o musculatura retrobulbar) se emplean ventanas estrechas.[9]*

Si se modifica el nivel de ventana, determinamos el valor central de UH del tejido que queremos examinar, el cual estará cerca del 1.000 para evaluar el hueso, cerca del 0 para los tejidos blandos y cerca de –1000 para evaluar los pulmones[9] (fig. 1.5).

Se han determinado los valores de unidades Hounsfield de diversos tejidos. Para tejidos que forman parte de la cabeza los valores son:[6]

- Hueso compacto >250 UH.
- Hueso esponjoso: 50-300 UH.
- Músculo: 30-50 UH.
- Cerebro: 20-40 UH.
- Grasa: –80 a –100 UH.

De igual forma, se han recomendado las siguientes anchuras (WW) y niveles de ventana (WL) para evaluar:

- Hueso: WW>1.500 UH y WL 400-500 UH.[11]
- Tejidos blandos: WW 400-500 UH y WL 40-50 UH.

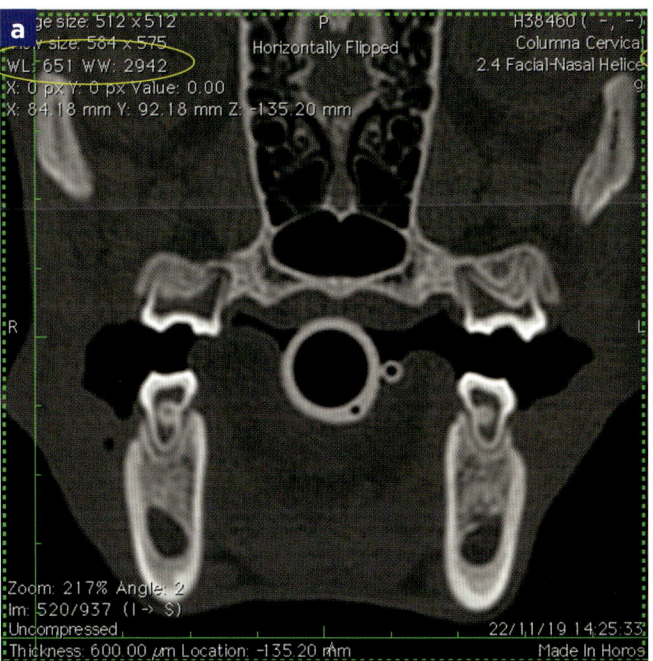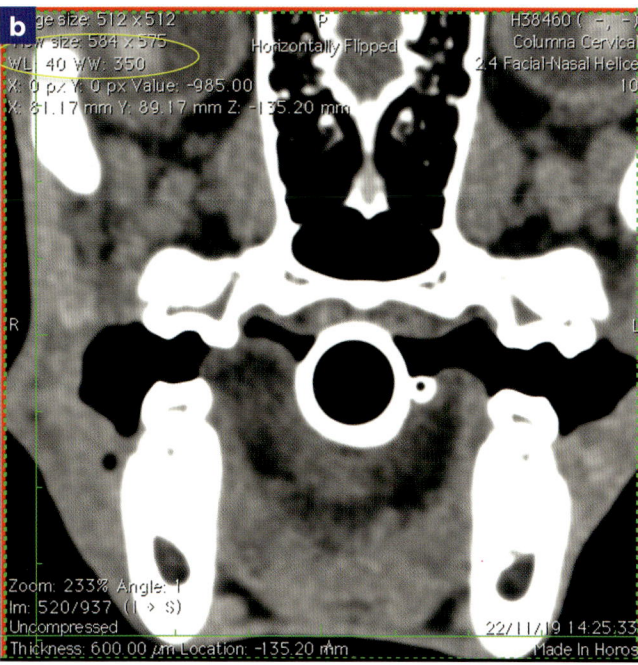

FIGURA 1.5. Diferencias entre la anchura (WW) y el nivel de ventana (WL). Con ventanas amplias (a) se aprecian muy bien los huesos, zonas con aire y estructuras dentales, todas ellas con amplias diferencias numéricas en UH entre sí. Con ventanas estrechas (b) se diferencian estructuras que tienen una densidad similar, pudiendo diferenciarse los músculos de la grasa retrobulbar.

Estos valores, aunque no son exactos, ya que dependen de la energía aplicada al tubo de rayos X[6], pueden servir de orientación a la hora de trabajar con imágenes de TC.

Cuando se comparan estructuras entre sí, estas pueden tener igual grado de atenuación (isoatenuante), tener una atenuación inferior una con respecto a la otra (hipoatenuante) o tener una atenuación superior una respecto a la otra (hiperatenuante). Estos términos se emplean también para comparar entre estructuras (igual, menos o más atenuante que otra estructura), también en referencia a una determinada tonalidad, es decir, hipoatenuante cuando tiende hacia el negro e hiperatenuante cuando lo hace hacia el blanco. Estos términos se pueden reemplazar por los términos isodenso, hipodenso e hiperdenso, respectivamente.[10]

Como ejemplos, son tejidos blandos que se denominan hipoatenuantes los quistes o las áreas de necrosis o edema; por su parte, las hemorragias (debido al contenido de hemoglobina, a la presencia de fibrina y a la retracción del coágulo) o los tejidos blandos mineralizados o que contienen metales (también en el caso de aplicación de medios de contraste yodado) se denominan hiperatenuantes. Pueden ser también hiperatenuantes los tejidos fibróticos.[12]

La cuantificación de un tejido con UH ayuda a determinar si un tejido es normal. Sin embargo, las UH no son específicas de un tipo de tejido o sustancia. De hecho, una sustancia que tenga un valor de UH compatible con una hemorragia no significa directamente que la sustancia sea una hemorragia, sino que la atenuación de los rayos X es similar a la esperada en caso de hemorragia.[12]

FORMA DE ADQUISICIÓN DE LAS IMÁGENES

Existen dos formas distintas de adquirir las imágenes al realizar un estudio de TC; axial o secuencial y helicoidal o espiral.[13]

En el **modo axial o secuencial**, la imagen se obtiene, corte a corte, por rotación del tubo 360° alrededor del paciente, con la mesa parada. De esta forma se obtiene una información completa desde todas las posiciones del tubo, dando como resultado una óptima resolución de imagen. Estos estudios son más lentos y tienden a acortar la vida media del tubo de rayos X. Han sido muy utilizados en las primeras generaciones de equipos de TC, pero ya se emplean muy escasamente.

En la adquisición en **modo helicoidal o espiral**, la camilla se mueve a la vez que el tubo gira alrededor del paciente, hasta adquirir las múltiples proyecciones que se necesitan para poder reconstruir posteriormente la imagen.[1,8] En los estudios helicoidales los datos representan una hélice de datos y son datos incompletos; para completarlos, el computador mediante interpolaciones matemáticas calcula los datos que faltan.[13] Por tanto, las imágenes helicoidales tienen una menor resolución y detalle que la forma secuencial.[14] Producen, por lo general, más artefactos. Sin embargo, este sistema tiene otras ventajas como acortar el tiempo de exploración y obtener información más coherente para reproducir imágenes en 3D del volumen explorado (fig. 1.6).

En la adquisición helicoidal es fundamental entender el **factor de paso** (*pitch*), que es el cociente del desplazamiento de la camilla durante el tiempo que dura una rotación completa de 360° del tubo (medido en mm) y la anchura del haz de rayos X.[8,13,14] Si una camilla se desplaza unos determinados mm, durante una rotación de 360° del tubo, y aplicamos distintos grosores de corte, el *pitch* será distinto. Si el grosor de corte es de 10 mm y el movimiento de la mesa por cada giro de 360° del *gantry* es de 7,5 mm, el *pitch* será de 7,5/10=0,75. Así en los valores <1 las vueltas de hélice se solapan obteniendo una imagen con mejor resolución, y en los valores >1 las vueltas de hélice se alejan (fig. 1.7).

Independientemente del tipo de estudio, es necesario realizar primero dos radiografías de planificación, en posición lateral y frontal, que sirven para fijar las posiciones inicial y final de la zona que se va a estudiar.

Estas radiografías de planificación se realizan con la camilla en movimiento, el tubo de rayos X en posición fija y el haz colimado (fig. 1.8). Las radiografías obtenidas, en posiciones lateral y frontal, producen escasa radiación, pero son de baja resolución.[8,14]

> *Es fundamental la cuidadosa posición del paciente*[15] *hasta conseguir una simetría perfecta de la cabeza. Los estudios de la cabeza suelen hacerse con el animal en decúbito esternal, apoyada la cabeza sobre la mandíbula, haciendo que el paladar duro quede paralelo a la mesa.*

Es importante desplazar caudalmente las extremidades anteriores para evitar que los rayos X tengan que atravesar regiones innecesarias que restan calidad de imagen. En muchos casos

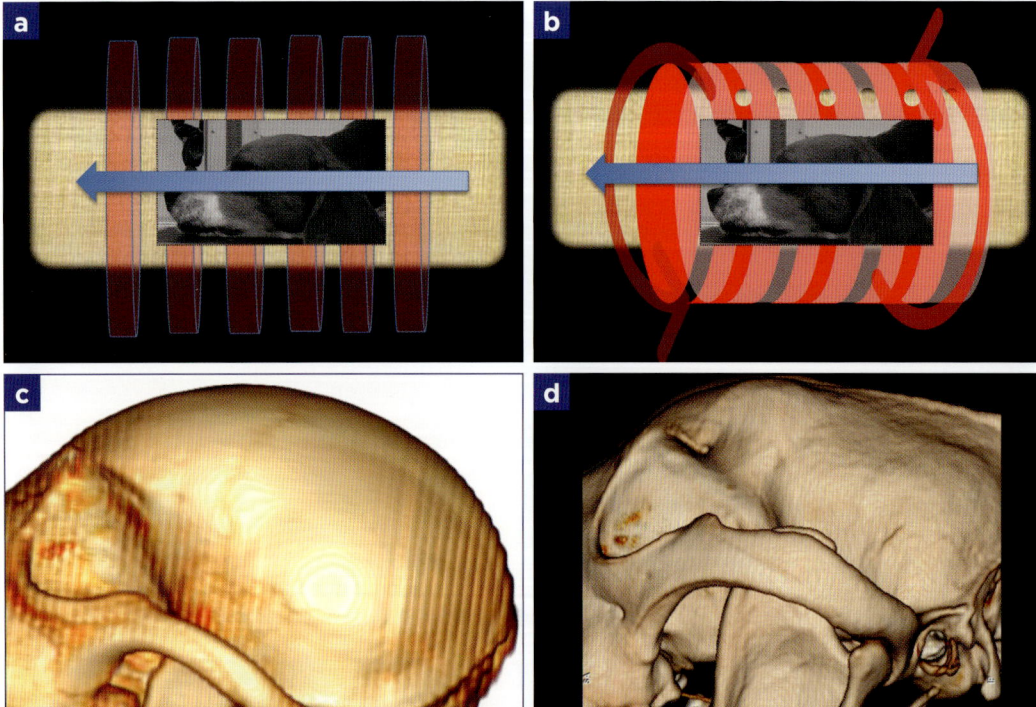

FIGURA 1.6. Modo de adquisición de las imágenes: axial (a) y helicoidal (b) y sus efectos sobre las imágenes en 3D (c y d). La adquisición axial (a) se realizó mediante cortes de 2 mm de grosor con la camilla parada en cada rotación, produciendo una imagen en 3D de escasa calidad (c). La adquisición helicoidal (b) se realizó con cortes de 0,6 mm de grosor y con el tubo en rotación continua produciendo una hélice, lo que origina una imagen en 3D de mayor calidad (d).

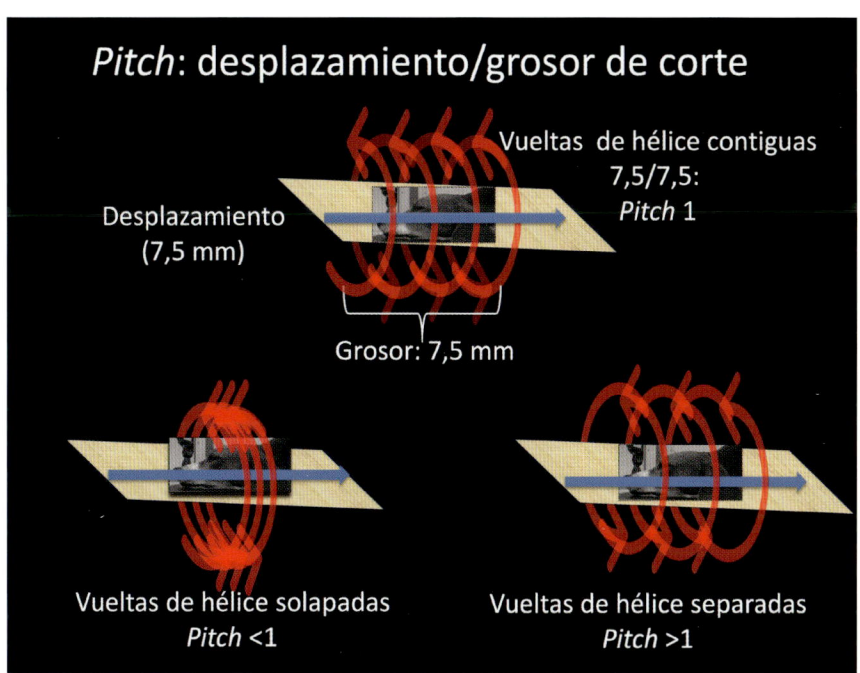

FIGURA 1.7. Concepto de factor de paso (*pitch*). En los valores superiores a 1 las vueltas de hélice se separan. El ordenador tiene que interpolar mayor cantidad de datos. Esto produce peor calidad de imagen al realizar reformateos de la imagen en los planos dorsales y sagitales.

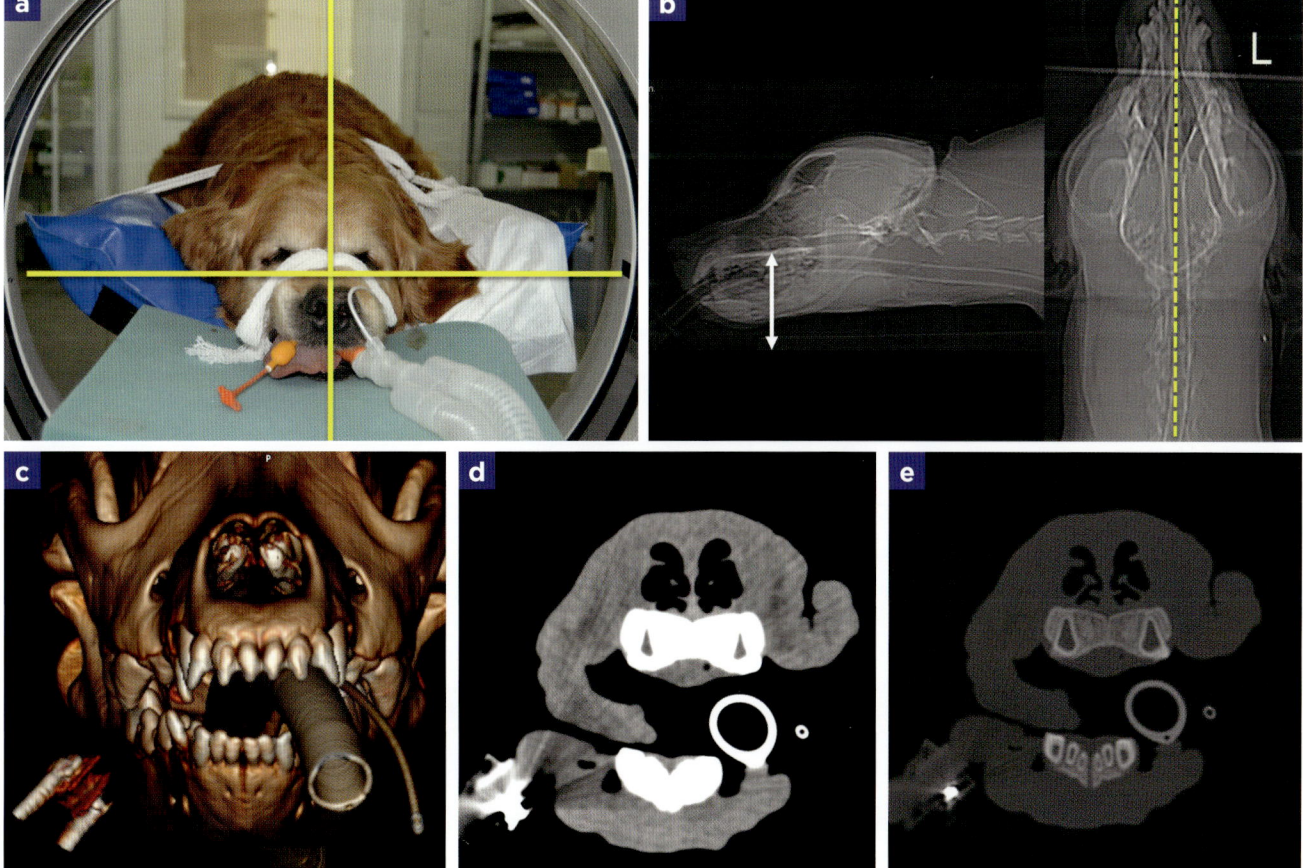

FIGURA 1.8. Perro bajo anestesia general (a), radiografías de planificación (b) y artefactos metálicos (c, d y e). Las radiografías de planificación de la cabeza se realizan, por lo general, con el animal en decúbito esternal, con el paladar duro paralelo a la mesa (flecha) y permiten evaluar la simetría de la cabeza. La imagen en 3D de la cabeza muestra, además del tubo endotraqueal, una pinza metálica en el lado derecho que está produciendo un artefacto lineal más marcado con la ventana de tejidos blandos (d) que con la de hueso (e).

los estudios deben incluir hasta la 3.ª vértebra cervical para evaluar los nódulos linfáticos regionales.

Los estudios se realizan bajo sedación o anestesia general, que elimina artefactos por movimiento del paciente. [14,16] En caso de estudiar patologías toracoabdominales (por ejemplo, para buscar metástasis) se realiza hiperventilación para inducir una apnea y disminuir los artefactos por movimientos del paciente. [14] La presencia del tubo endotraqueal es inevitable, pero es necesario eliminar las pinzas metálicas que se superpongan en la zona, ya que producen artefactos que disminuyen la calidad de la imagen. [14,16,17] Este artefacto deja sombras lineales más visibles en la ventana de tejidos blandos que en la de hueso. [8,13]

TÉCNICAS DE POSPROCESADO DE LAS IMÁGENES

Los datos obtenidos en una TC no siempre se leen en sus planos axiales (transversales) naturales. Hoy en día existen diferentes modelos de posprocesado de las imágenes, que se pueden realizar en la consola del ordenador del propio equipo de TC (de forma manual o automática) o enviar a través de un sistema de archivo y comunicación de imágenes (*picture archive and communication system*, PACS) a un ordenador externo y trabajar con visores específicos que manipulen las imágenes de forma adecuada. [3] En este libro hemos trabajado con el programa Horos® (versión libre para Apple).

REFORMATEOS MULTIPLANARES

Las imágenes obtenidas en un equipo de TC son cortes perpendiculares al plano de la mesa de exploración; por tanto, se obtienen planos transversales (o axiales) que son los planos esenciales en el diagnóstico. [18] En general se emplea la palabra transversal para evitar la confusión con la forma de realizar los estudios (en modo axial o secuencial). [10] A partir de la información obtenida en los planos transversales, el ordenador mediante algoritmos matemáticos obtiene otros planos en 2D: son las reconstrucciones reformateadas multiplanares o reformateos multiplanares (MPR) en los planos dorsales, sagitales (fig. 1.9), oblicuos, curvados [18-20] o de trayectoria libre [20] y son todo planos en 2D.

Al realizar una TC dental optamos por la realización de cortes finos (0,6 mm de grosor) en forma helicoidal, con un *pitch* de 0,75 para hacer que la hélice se solape y obtener una precisa reconstrucción tridimensional.

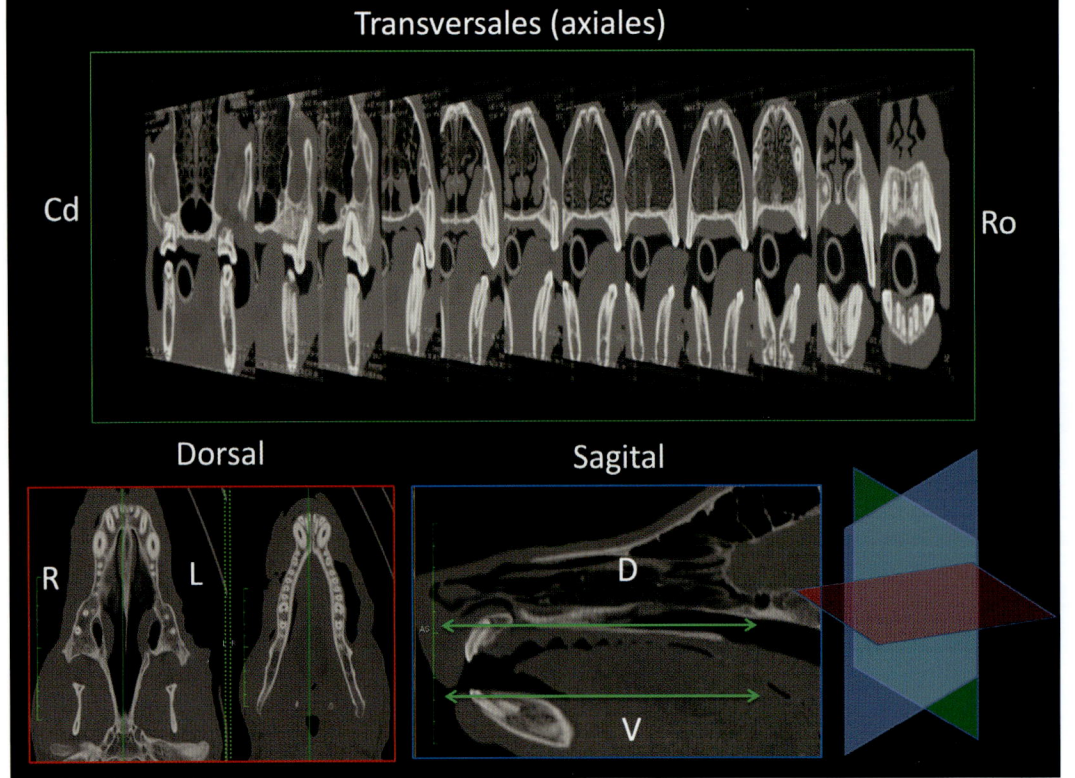

FIGURA 1.9. Planos anatómicos obtenidos en una TC. El plano transversal (o axial) divide la cabeza en dos porciones: rostral (Ro) y caudal (Cd); el plano dorsal divide la cabeza en las porciones dorsal (D) y ventral (V); el plano sagital divide la cabeza en las porciones derecha (R) e izquierda (L).

Es importante entender el concepto de resolución espacial, que es la capacidad de distinguir entre estructuras que difieren en densidad. Mientras que el plano transversal no influye en la resolución espacial, el grosor de corte influye en la resolución espacial de los planos dorsal y sagital. El grosor de corte está definido en el eje Z en función de la abertura del colimador.[3,5] En general, los grosores de corte finos mejoran la exactitud en el diagnóstico[21] al aumentar la resolución espacial en el plano longitudinal.[5] Con mayores grosores de corte, las estructuras que están orientadas en oblicuo con respecto al movimiento de la mesa producen un artefacto similar a los peldaños de una escalera en el plano sagital. Este tipo de artefacto se soluciona utilizando colimaciones más pequeñas (menor grosor de corte), consiguiendo que las imágenes en MPR se superpongan[16,17], especialmente si los estudios se realizan en modo helicoidal y con *pitch* menor o igual a 1. Cuando los tres ejes del espacio son iguales cada vóxel es isotrópico y la imagen es similar en los tres planos de corte (transversal, dorsal y sagital)[4]; cuando el eje Z es de mayor grosor los vóxeles son anisotrópicos y se obtiene una pobre resolución en los planos dorsal y sagital (fig. 1.10).

El problema de los planos clásicos: transversal, sagital y dorsal es que siempre son perpendiculares entre sí y a su vez perpendiculares al plano transversal al que tienen como referencia. Esto puede resultar inadecuado para ver estructuras curvadas o inclinadas, como puede ser el caso de los dientes caninos. En estos casos la mayoría de los visores de imágenes digitales pueden realizar reconstrucciones multiplanares en planos oblicuos. En ellas, los ejes se orientan según se necesite proporcionando una mejor visión de la estructura, este tipo de reconstrucción se conoce en algunos programas como reconstrucción multiplanar en 3D (fig. 1.11).

RECONSTRUCCIÓN TRIDIMENSIONAL
Proyección de máxima intensidad (*maximum intensity projection*, MIP)

Existen numerosas técnicas de reconstrucción tridimensional que recurren a fórmulas matemáticas para determinar qué porcentaje de los datos de cada píxel del monitor deben utilizarse para mostrar relaciones especiales y obtener una sensación de profundidad.[20]

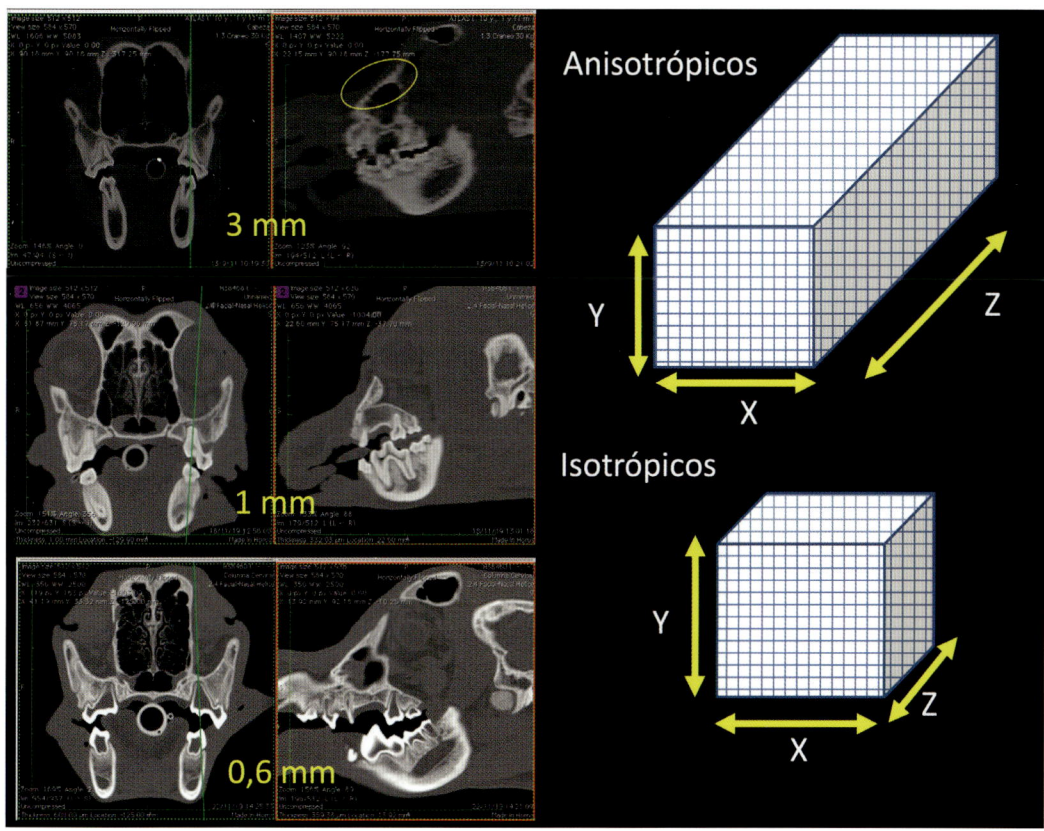

FIGURA 1.10. Concepto de resolución espacial. Se muestran tres imágenes con cortes transversales de diverso grosor: 3 mm, 1 mm y 0,6 mm. Las imágenes en el plano axial (X e Y) (píxel) son independientes del grosor de corte, y por tanto son de similar resolución espacial. Con el de menor grosor de corte (0,6 mm) se ha conseguido que los tres ejes sean de igual longitud, dando lugar a una imagen isotrópica. El corte sagital de 3 mm presenta un artefacto en escalera (círculo). En este caso el eje Z es mayor que los ejes X e Y, y se produce una imagen anisotrópica. La imagen resulta diagnóstica en el plano transversal, pero no en el plano sagital.

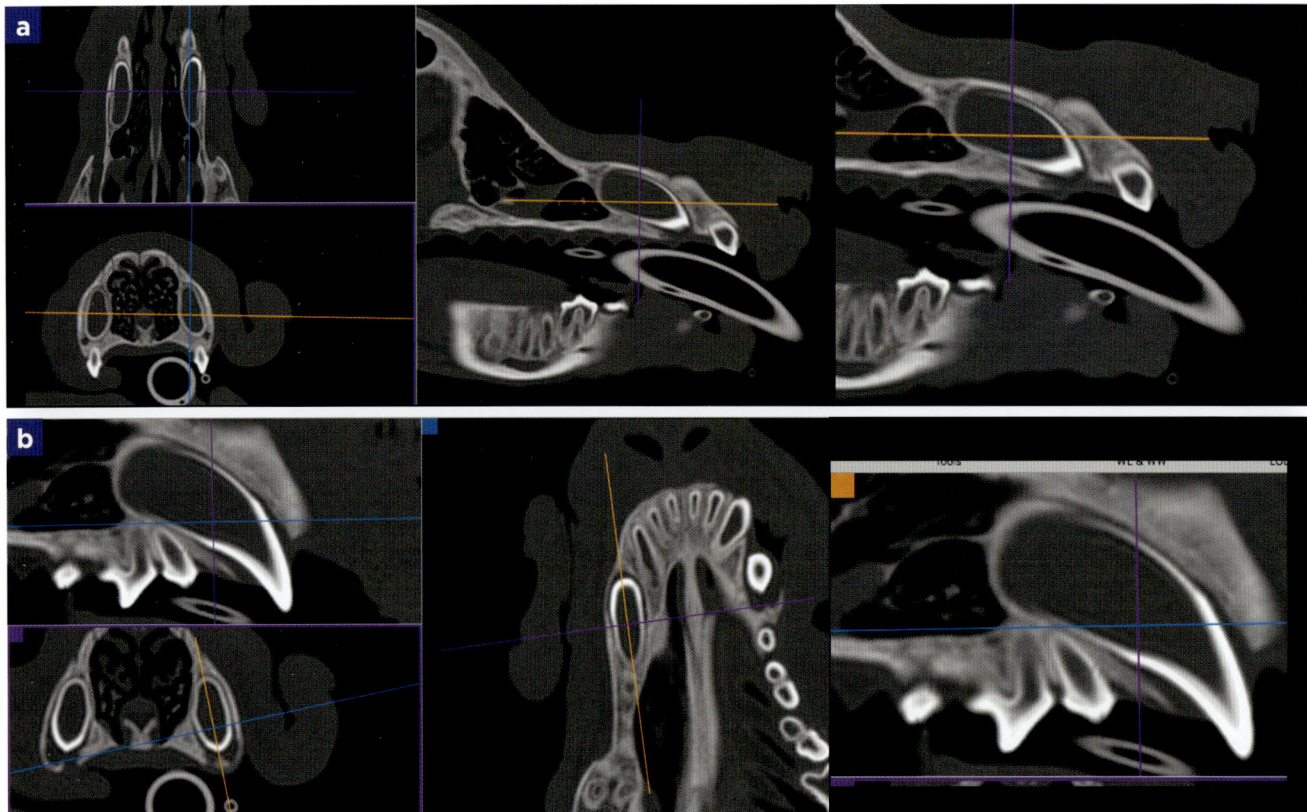

FIGURA 1.11. Reconstrucción ortogonal en dos dimensiones (2D) (a) y reconstrucción en planos oblicuos (reconstrucción multiplanar en 3D) (b) del mismo diente canino. En la primera (a) los planos son perpendiculares entre sí y a su vez perpendiculares al plano transversal que tienen como referencia. No es el más adecuado para evaluar las estructuras curvas. En la segunda (b) se han orientado los ejes siguiendo la inclinación del canino. Cada eje tiene un color y produce la imagen correspondiente en el recuadro del mismo color. Con este método se pueden inclinar los planos de corte adaptándolos a la estructura deseada, lo que proporciona una visión mucho más exacta de estructuras anatómicas especialmente curvadas o inclinadas.

Entre las técnicas de reconstrucción tridimensional se utilizan las proyecciones de máxima intensidad (MIP). Se trata de seleccionar un corte de mayor grosor y escoger solamente los vóxeles con mayor número de UH. Esta técnica, aunque no se tiene información de todos los vóxeles (y por tanto se pierde información)[20,22,23], puede hacer más visible algunas zonas anatómicas especialmente delgadas. Existen otras técnicas, como las proyecciones de mínima intensidad (*minimum intensity projection*, MinIP) o de intensidad media (*average intensity projection*, AIP)[3], que son de escasa utilidad en la región de la cabeza (fig. 1.12).

Renderización de volúmenes (*volume rendering*, VR)

La renderización de volúmenes es un conjunto de técnicas usadas para mostrar una proyección 2D en la pantalla de un ordenador de un conjunto de datos muestreados en 3D. Las imágenes médicas en 3 dimensiones (3D) producen reconstrucciones volumétricas que se generan mediante una gran variedad de algoritmos matemáticos y requieren el manejo de un enorme volumen de información. Los datos adquiridos se organizan en una matriz en 3D de elementos de volumen (vóxel), mientras que las pantallas de los monitores son superficies en 2D compuestas por elementos de imagen (píxel).

En la VR la información se calcula a partir de todo el vóxel, en consecuencia, la imagen contiene más información que en una MIP. La imagen se obtiene asignando a cada vóxel un valor de opacidad (desde 0 %, total transparencia, hasta el 100 %, total opacidad) basado en sus valores de atenuación. La VR combina el uso de los valores de opacidad y los efectos de la luz para permitir la apreciación de relaciones espaciales entre estructuras. Se pueden asignar colores para discriminar entre tejidos hasta conseguir el efecto deseado y se requiere cierta habilidad para no dejar pasar inadvertidas determinadas lesiones[3] (figs. 1.13 y 1.14).

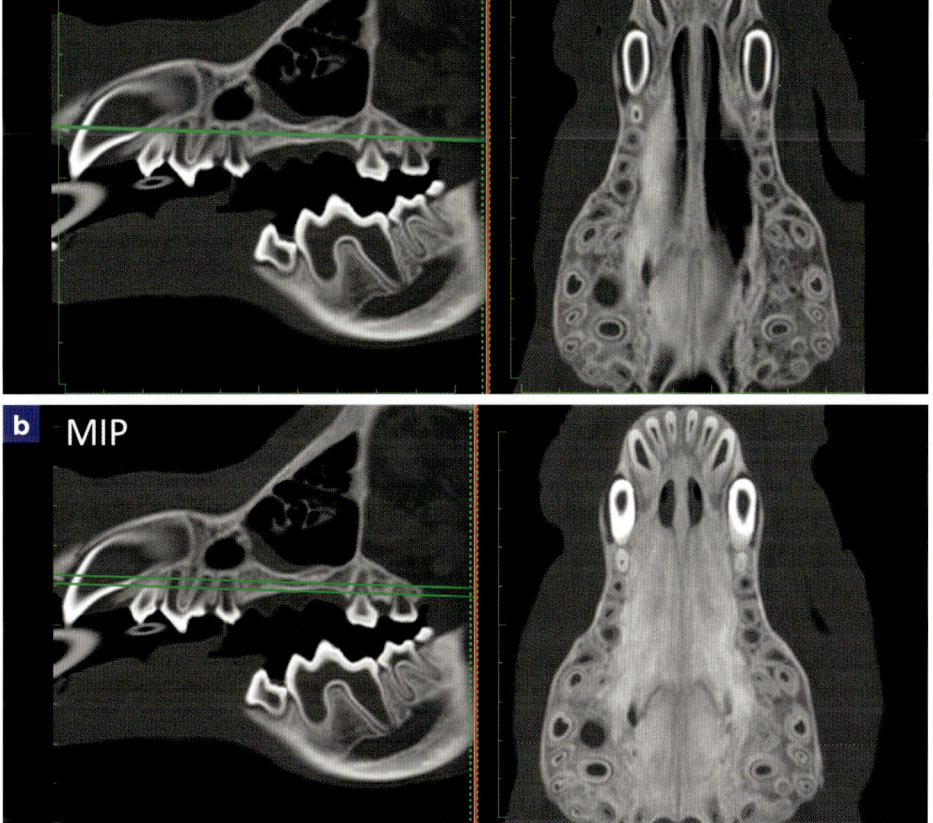

FIGURA 1.12. Comparación de imágenes con grosor de corte normal (a) y la proyección de máxima intensidad (MIP) (b). En la imagen a, aparece un corte sagital de la cabeza y la imagen dorsal obtenida al nivel de la línea verde. En la imagen b, las líneas verdes indican que se ha seleccionado un corte de mayor grosor (el comprendido entre las dos líneas) y se han escogido los vóxeles con mayor número de UH. Esta imagen ha permitido una mejor visión del paladar duro.

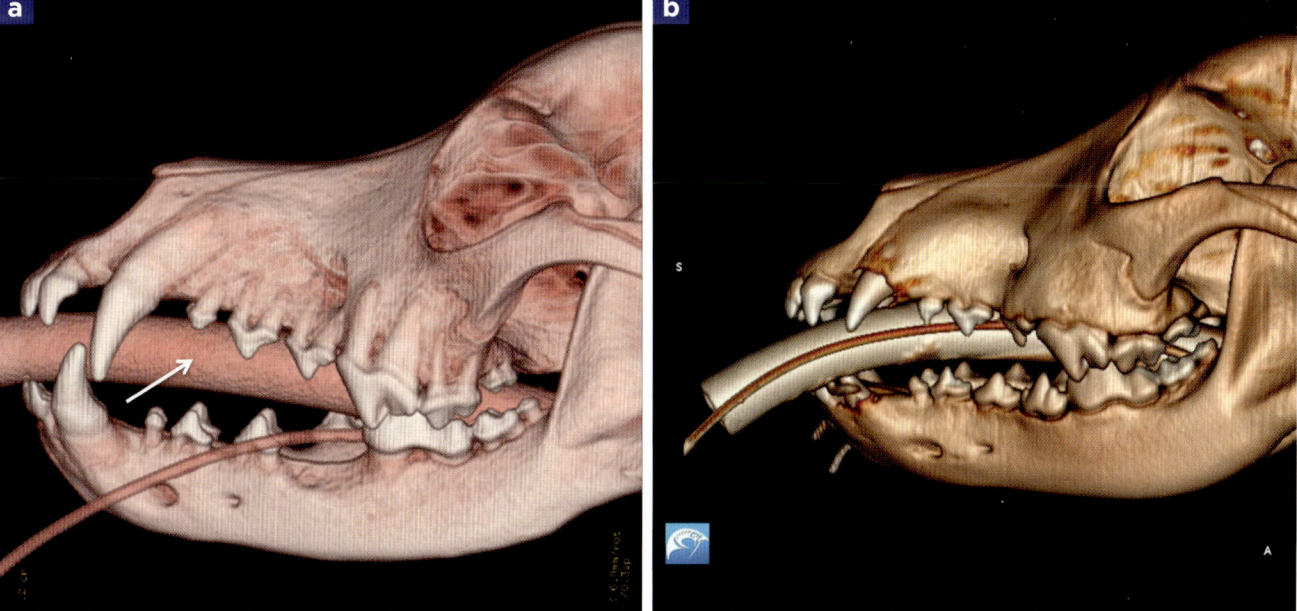

FIGURA 1.13. Renderización de volúmenes (VR). Imágenes en 3D obtenidas con dos *software* distintos (a y b). En la imagen a, la VR se ha realizado con el *software* de un equipo TC de General Electric y es una reconstrucción específica para resaltar los dientes. En la imagen b, la VR se ha realizado con el programa Horos (versión libre para Apple) y resalta el hueso. En todos los estudios de la cabeza, la boca aparece ligeramente abierta por el tubo endotraqueal (flecha).

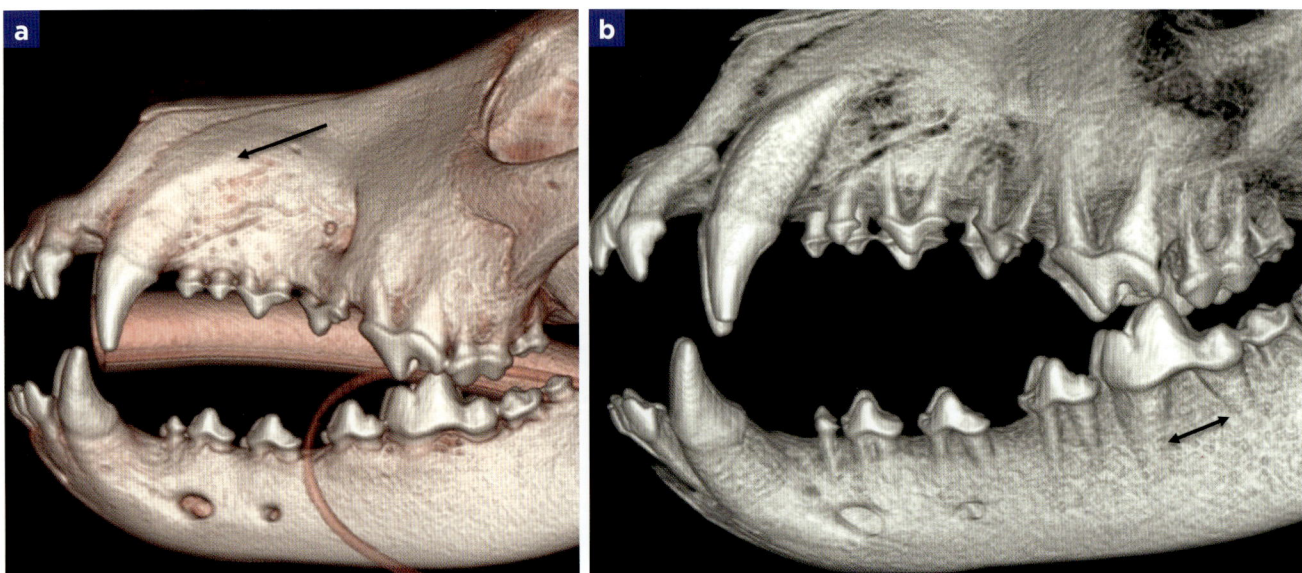

FIGURA 1.14. Renderización de volúmenes (VR). Imágenes en 3D con dos opacidades diferentes. En la imagen a, se destaca el hueso y los dientes; se puede apreciar con detalle la eminencia alveolar (flecha), una referencia anatómica palpable en el perro. En la imagen b, se observa bien la orientación de las raíces dentales en el interior de los huesos (flecha). Las imágenes se han obtenido con el mismo *software*, de un equipo de General Electric, pero se han asignado distintos valores de opacidad a cada vóxel.

Con la TC es posible obtener con relativa facilidad imágenes tridimensionales (3D) que ayudan al diagnóstico[19], en las que se puede entender la disposición tridimensional de fracturas complejas.[20] Sin embargo, los especialistas suelen confiar más en las imágenes en blanco y negro, bien transversales o generadas por reformateos multiplanares (MPR) en dos dimensiones (dorsales o sagitales).[8] Se considera que la evaluación de imágenes en 3D de forma aislada, sin tener en cuenta las imágenes en 2D, tiene sus limitaciones[24], y, por tanto, así se hará en el desarrollo del libro. Las imágenes en 3D pueden ser muy espectaculares[25], y tienen su importancia y utilidad especialmente docente, pero pueden producirse errores, dado que a los programas les puede resultar difícil de diferenciar las UH entre vóxeles próximos con una atenuación similar. En estos casos pueden interpolar los datos y rellenar pequeñas líneas de fractura, enmascarando o subestimando información de importancia[25] (fig. 1.15).

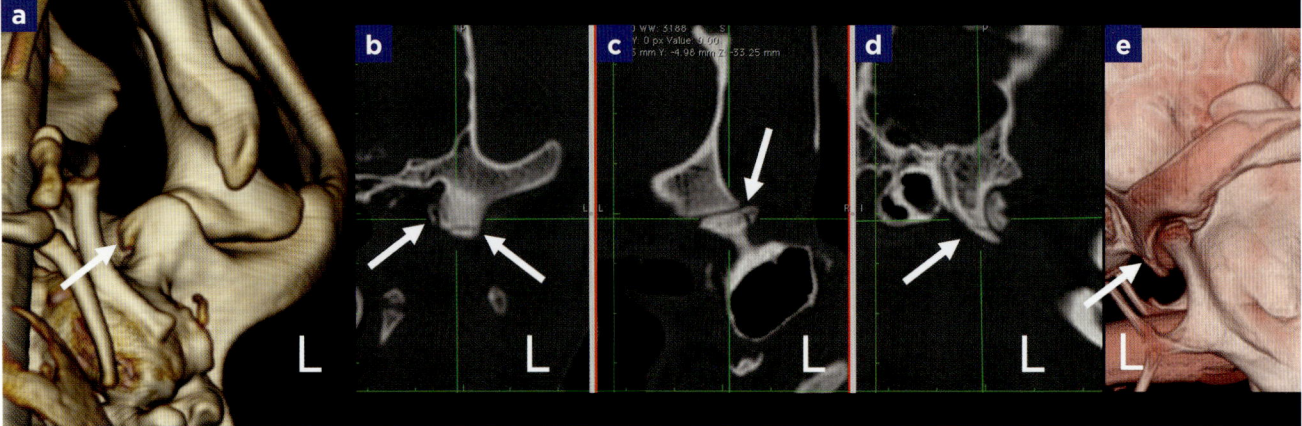

FIGURA 1.15. Limitaciones de las imágenes en 3D (VR). Fractura de la apófisis retroarticular de la articulación temporomandibular izquierda (L). Imagen en 3D en vista ventral (a) y planos transversal (b), dorsal (c) y sagital (d), e imagen en 3D en vista lateral derecha (e). Las flechas blancas señalan las distintas formas de observar la fractura de la apófisis. El diagnóstico tiene que realizarse en las imágenes b, c y d. Las reconstrucciones en 3D sirven para comprender la situación y forma de la lesión, pero no para realizar el diagnóstico inicial, ya que pueden ocultar la lesión.

BIBLIOGRAFÍA

1. Hofer M. Manual práctico de TC. Introducción a la TC. Düsseldorf: Editorial Médica Panamericana 3ª ed. 2001.

2. Real Academia Española (2005): Diccionario panhispánico de dudas. Real Academia Española, Asociación de Academias de la Lengua Española y Santillana Ediciones Generales. Madrid: 2005.

3. Bertolini G, Prokop M. Mutidetector-row computed tomography: technical basics and preliminary clinical applications in small animals Vet J. 2011; 189 (1): 15-26.

4. Faby S, Flohr T. Multidetector-row CT basics, technological evolution, and current technology. En: Bertolini G editor. Body MDCT in small animals. Basic principles, technology, and clinical applications. Cham (Switzerland): Springer; 2017: 3-33.

5. Ovelar Ferrero A, Esparza Estaún J, Miquélez Alonso S, et al. Desentrañando la tecnología de la tomografía computarizada helicoidal multicorte (TCMC). 32 Congreso SERAM 2014. Oviedo. Presentación electrónica. DOI. 10.1594/seram2014/5-0630.

6. Ohlerth S, Scharf G. Computed tomography in small animals. Basic principles and state of the art applications. Vet J. 2007; 173 (2): 254-71.

7. Ansón A. Principios básicos de la tomografía computarizada (TC). XI Congreso de Especialidades Veterinarias. Marzo 2012. Facultad de Veterinaria. Universidad de Córdoba (España).

8. Calzado A, Geleijns J. Tomografía computarizada. Evolución, principios técnicos y aplicaciones. Rev Fis Med; 2010;11 (3):163-80.

9. Anónimo. Glosarios de términos mas usados en tomografía computadorizada. Sociedad Española de Radiología Médica (SERAM). www.seram.es

10. Saunders J, Schwarz T. Principles of CT imagen interpretation. In: Schwarz T, Saunders J, editors. Veterinary Computed Tomography. West Sussex (UK): Wiley-Blackwell; 2011: 29-34.

11. Hathcock J, Stickle R. Principles and concepts of computed tomography. Vet Clin North Am Small Anim Pract. 1993; 23 (2): 399-415.

12. Tidwell AS. Principles of computed tomography and magnetic resonance imaging 5th ed. In: Thrall DE 5th, editor. Textbook of veterinary diagnostic radiology. St Louis (Missouri): Saunders Elsevier; 2007; 50-77.

13. Saunders J, Olerth S. CT Physics and instrumentation. Mechanical design. In: Schwarz T, Saunders J, editors. Veterinary Computed Tomography. West Sussex (UK): Wiley-Blackwell; 2011: 1-8.

14. Schwarz T, O'Brien R. CT acquisition principles. In: Schwarz T, Saunders J, editors. Veterinary Computed Tomography. West Sussex (UK): Wiley-Blackwell; 2011: 9-27.

15. Stickle R, Hathcock J. Interpretation of computed tomographic images. Vet. Clin. North Am Small Anim Pract. 1993, 23 (2): 417-35.

16. Barret JF, Keat N. Artifacts in CT: recognition and avoidance. Radiographics. 2004;24 (6):1679-91.

17. Sartori P, Rozowykniat M, Siviero L, et al. Artefactos y artificios frecuentes en tomografía computada y resonancia magnética. Rev Arg Radiol. 2015. 79 (4): 192-204.

18. Dalrymple NC, Prasad SR, Freckleton MW et al. Introduction to the language of three dimensional imaging with multidetector CT. Radiographics. 2005; 25 (5): 1409-28.

19. Kinns J, Malinowski R, Mcevoy F, et al. Special software applications. In: Schwarz T, Saunders J, editors. Veterinary Computed Tomography. West Sussex (UK): Wiley-Blackwell; 2011: 67-74.

20. Santamaría Jareño, Barxias Martin M, Carrero Álvaro J, et al. Técnicas de post-procesamiento de imágenes en el diagnóstico de la patología de Urgencias. 31 Congreso SERAM 2012. Granada. Presentación electrónica. DOI. 10.1594/seram2012/S-0452.

21. Rydberg J. Buckwalter KA, Cademeyer S, et al. Multisection CT: scaning techniques and clinical applications. Radiographics, 2000; 20 (6): 1787-1806.

22. Calhoun PS, Kuszy BS, Heath DG, et al. Volume rendering of spiral CT data: Theory and method. Radiographics. 1999;19 (3): 745-64.

23. Espinosa Pizarro A, García Villanegro J, García Villar C, et al. Técnicas de postprocesado de las imágenes (TC y RM): qué, como, cuando y porqué. Congreso SERAM 2012. Presentación electrónica. DOI.10.1594/seram2012/S-1551.

24. Stieger-Vanegas SM, Senathirajah SKJ, Nemanic S, et al. Evaluation of the diagnostic accuracy of conventional 2-dimensional and 3-dimensional computed tomography for assessing canine sacral and pelvic fractures by radiologists, orthopedic surgeons, and veterinary medical students. Vet Surg; 2015. 44 (6): 694-703.

25. Fontes Caramé D, Gómez Herrador MJ, Natoli Vargas O. Reconstrucciones 3D: volumen rendering vs HD MIP ponderado. Imagen Diagn. 2016; 7 (2): 47-9.

CAPÍTULO 2

La morfología de la cabeza y su influencia en la dentición

OBJETIVO: comprender las diferencias en la morfología de la cabeza del perro y cómo pueden influir en la dentición (cálculo del índice facial).

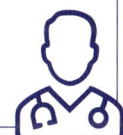

El esqueleto de la cabeza lo forman el cráneo, la mandíbula y el aparato hioideo. El cráneo posee una porción craneal, el esplacnocráneo y otra caudal, el neurocráneo. El esplacnocráneo forma la cara del animal y contiene la cavidad nasal, oral y la órbita. El neurocráneo forma la cavidad craneal y contiene el encéfalo. El esplacnocráneo lo forman los huesos: incisivo, maxilar, nasal, cigomático, lagrimal, palatino, pterigoides y vómer, todos ellos pares a excepción del vómer, que es impar. El neurocráneo lo forman los huesos parictal, frontal, temporal, occipital, basiesfenoides, preesfenoides y etmoides, los tres primeros son pares y los cuatro restantes impares.[1]

Las diferencias fenotípicas que existen dentro de las especies caninas están bien representadas por la forma del cráneo. Dentro del orden *Carnivora*, el perro (*Canis lupus familiaris*) muestra increíbles diferencias en la forma del cráneo[2,3] debido principalmente a la selección humana que ha producido más de 200 razas de perros.[4] Las razas son clasificadas como dolicocéfalas, mesocéfalas y braquicéfalas en función de las proporciones del neurocráneo y esplacnocráneo.[3] Como regla general, los perros dolicocéfalos (o dolicocefálicos) presentan una cabeza estrecha por tener un diámetro anteroposterior de la cabeza relativamente corto; los braquicéfalos (o braquicefálicos) tienen una cabeza ancha, aplanada de delante a atrás; y los mesocéfalos (o mesocefálicos) están en una posición intermedia entre los anteriores, clasificándose el 75 % de los perros dentro de este grupo[5] (fig. 2.1). También se ha observado que la forma de la cabeza influye en la morfología de las articulaciones temporomandibulares y en la forma y posición de las bullas timpánicas.[6,7]

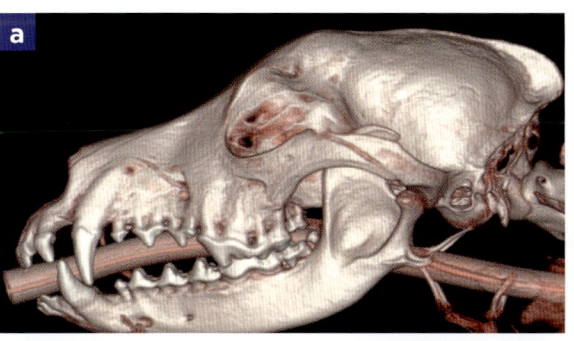
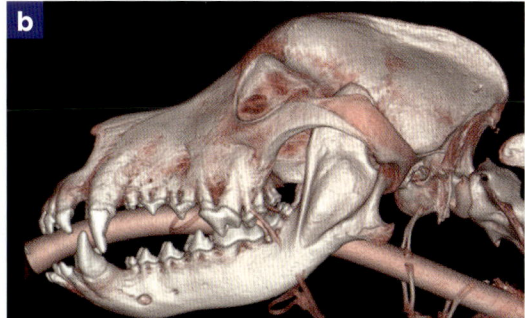
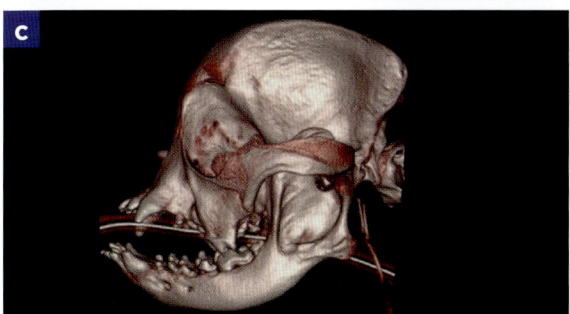
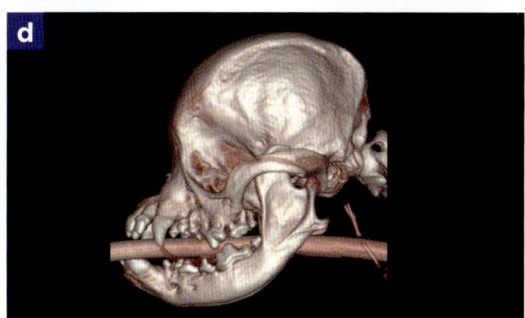

FIGURA 2.1.
Tipos de cabeza en el perro:
a. Dolicocéfalo (Teckel, hembra de 9 años).
b. Mesocéfalo (Malamute de Alaska, macho de 9 años).
c. Braquicéfalo (Bulldog Francés, hembra de 6 años).
d. Braquicéfalo (Carlino, hembra de 6 años).

Se pueden realizar mediciones sobre la cabeza y cráneo (craneometría) que permiten diferenciar entre los diversos tipos de cabeza y sirven de ayuda para caracterizar las razas y sus cruces.[8] Para ello, se establecen diversos puntos de referencia cefalométricos (prostion, nasion, bregma e inion) sobre los que **establecer algunas medidas** (figs. 2.2 y 2.3).

De todos ellos el más utilizado es el **índice facial**. Estas mediciones que se realizan sobre la cabeza de animales vivos o sobre radiografías[3] se pueden establecer también con enorme exactitud en la TC, siempre que recurramos a reconstrucciones tridimensionales de buena calidad, para lo cual los estudios tienen que realizarse con cortes de 0,6 mm o como máximo de 1,25 mm de grosor.

ÍNDICE FACIAL

$$\text{Índice facial (IF)}^8 = \frac{\text{amplitud facial} \times 100}{\text{longitud facial}}$$

Donde:

- Amplitud facial: es la mayor distancia entre las apófisis cigomáticas.
- Longitud facial: es la distancia entre el prostion y el nasion[8] (fig. 2.2).

Los valores medios del IF para los tres tipos de cabeza son:[8]
- Dolicocéfalo: 81.
- Mesocéfalo: 111.
- Braquicéfalo: 215.

PUNTOS DE REFERENCIA CEFALOMÉTRICOS[8]

- **Prostion:** corresponde al punto medio situado entre los dos incisivos centrales superiores.
- **Nasion:** constituye el punto más anterior de la línea de unión del hueso frontal con los huesos propios de la nariz, correspondiente a las dos suturas nasofrontales, y representa, por tanto, el límite anterior de la base del cráneo (flechas rojas, fig. 2.2).
- **Bregma:** punto de unión de las suturas frontoparietales (flechas amarillas, fig. 2.2).
- **Inion:** corresponde a la base de la protuberancia occipital externa.

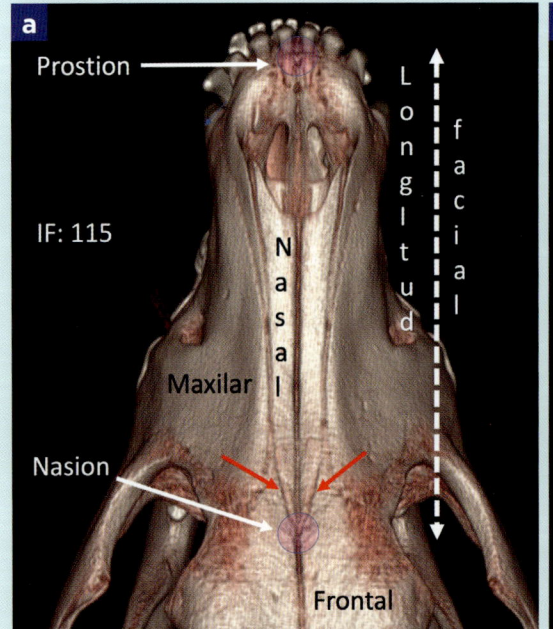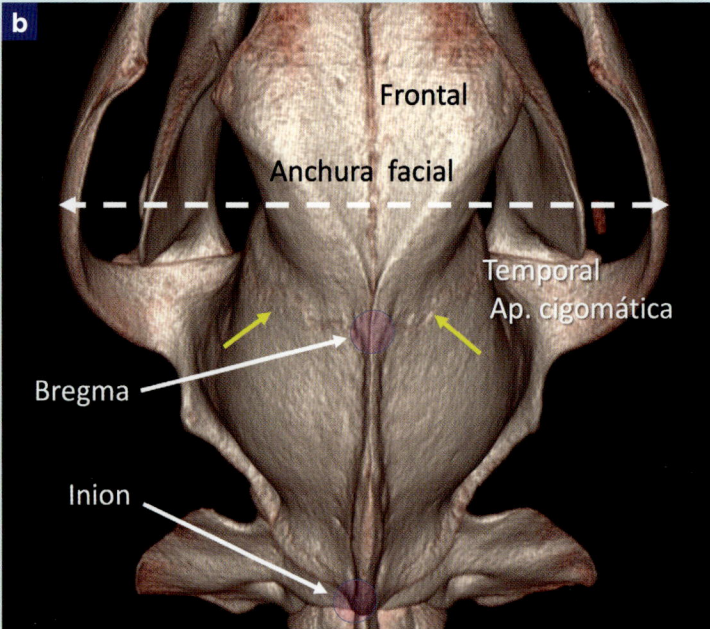

FIGURA 2.2. Puntos craneométricos de referencia (círculos) en un perro mesocéfalo en vistas dorsales (a y b). El prostion se sitúa entre los dos incisivos centrales superiores. El nasion representa el límite anterior de la base del cráneo (flechas rojas). El bregma es el punto de unión de las suturas frontoparietales (flechas amarillas). El inion corresponde a la base de la protuberancia occipital externa. Se indica la forma de medir la longitud (a) y anchura faciales (b). Índice facial (IF: 115).

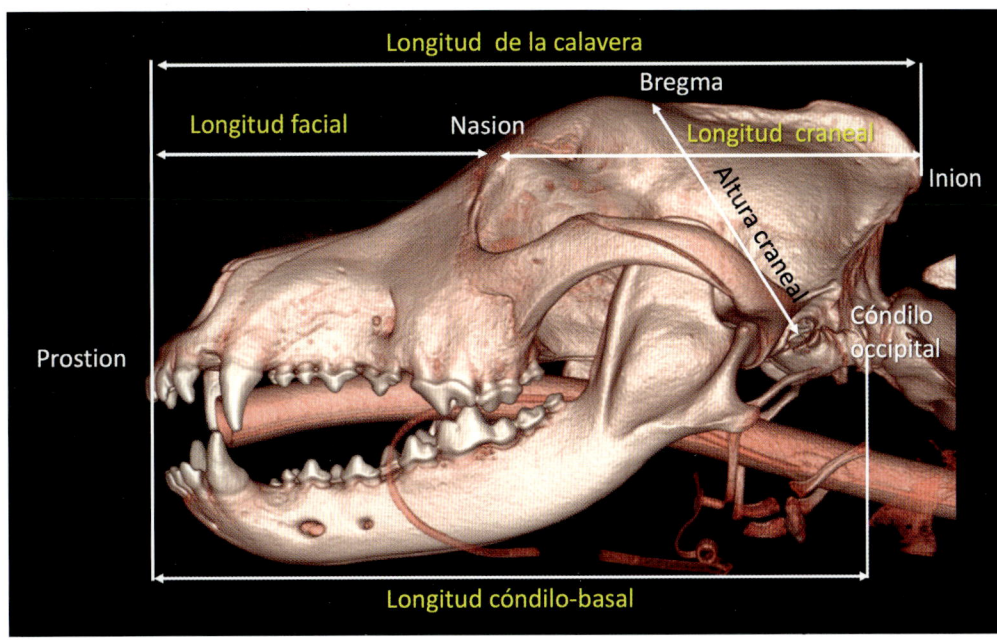

FIGURA 2.3. Medidas craneométricas en un perro mesocéfalo en una vista lateral. Longitud de la calavera (prostion-inion). Longitud facial (prostion-nasion). Longitud craneal (nasion-inion). Altura craneal (bregma-centro del meato acústico externo). Longitud cóndilo-basal (prostion-borde caudal del cóndilo occipital).[8]

Las diferencias entre las cabezas de las distintas razas de perros se producen en función de la forma de paladar, la forma del neurocráneo, la longitud de la base del cráneo y el ángulo que forma el paladar con relación a la base del cráneo.[2]

Los perros dolicocéfalos y mesocéfalos son klinorrincos, es decir que muestran un paladar duro inclinado ventralmente con respecto a la base del cráneo; por el contrario, los perros braquicéfalos son aerorrincos, con un paladar duro inclinado dorsalmente lo que origina en estas razas las siguientes consecuencias:

- hipoplasia facial con un maxilar retrognático;
- mandíbulas salientes y protognáticas;
- superficie oral del paladar plana o convexa;
- incisivos anchos y premolares apiñados;
- y marcada angulación entre los premolares y molares[9] (fig. 2.4).

Los perros dolicocéfalos y mesocéfalos no muestran grandes diferencias, aunque los primeros tienen maxilares más estrechos y largos, con un leve prognatismo y mayor distancia de separación entre los dientes.[5] En los braquicéfalos los premolares y molares de apiñan y los premolares 2.º y 3.º se rotan en algunos casos[5] (fig. 2.5).

En los perros dolicocéfalos y mesocéfalos los premolares del maxilar se sitúan alineados formando una línea ligeramente curvada entre el 2.º y el 4.º. En ocasiones puede estar ausente el primer premolar. En los braquicéfalos los premolares se apiñan y rotan (figs. 2.6, 2.7 y 2.8). El apiñamiento y la rotación pueden considerarse normales o parte del estándar de ciertas razas de braquicéfalos. Los dientes gravemente amontonados pueden rotarse por la falta de espacio, lo que predispone a padecer periodontitis.[10]

El grupo de braquicéfalos tiene unos rasgos muy especiales y presenta una serie de características generales en su cabeza que son:[9]

1. Cabeza y arcos cigomáticos amplios.
2. Bóveda craneal esférica y alta.
3. Huesos frontales salientes y redondeados.
4. Dos líneas temporales o cresta sagital (dependiendo de las razas).
5. Hipoplasia facial y maxilar retrognático.
6. Mandíbulas salientes y protognáticas.
7. Órbitas superficiales y amplias con exoftalmia.
8. Nariz respingona.
9. Superficie oral del paladar plana o convexa.
10. Base del cráneo corta.
11. Persistencia ventral del agujero magno (*foramen magnum*), en algunas razas.
12. Incisivos anchos y premolares agrupados.
13. Marcada angulación entre premolares y molares.
14. Muchas de estas alteraciones generan problemas en la oclusión dental[10] (figs. 2.9 y 2.10).

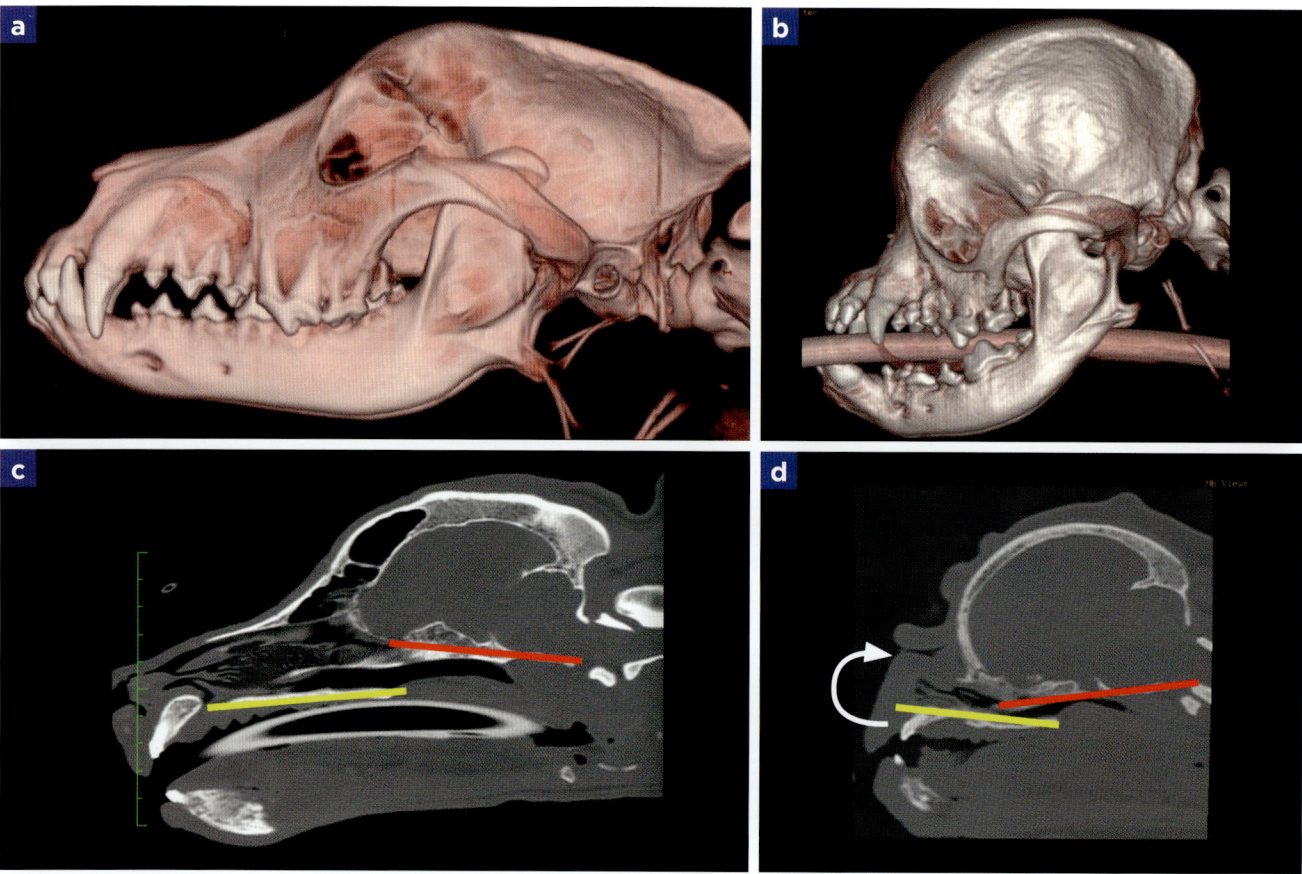

FIGURA 2.4. Diferencias en la inclinación del paladar duro. Perro mesocéfalo (Staffordshire Terrier Americano, de 8 años) (a y c) y perra braquicéfala (Carlino, de 6 años) (b y d). Se muestran reconstrucciones en 3D (a y b) y los correspondientes planos sagitales (c y d). Se marca la base del cráneo (líneas rojas) y el paladar duro (líneas amarillas); en la imagen d se observa una rotación dorsal del paladar duro (flecha).

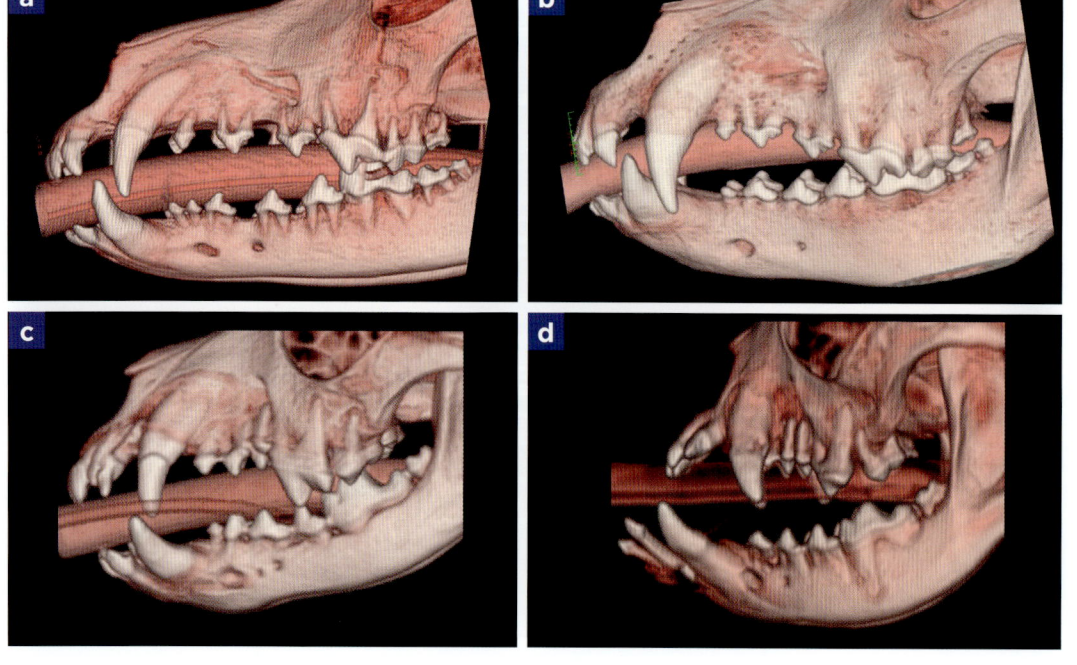

FIGURA 2.5. Diferencias de separación entre los dientes:
a. Dolicocéfalo (Galgo).
b. Mesocéfalo (Pastor Alemán).
c. Braquicéfalo (cruce con Pekinés).
d. Braquicéfalo extremo (Bulldog Francés).
Cuando las cabezas se acortan (c y d) los premolares se apiñan y rotan.

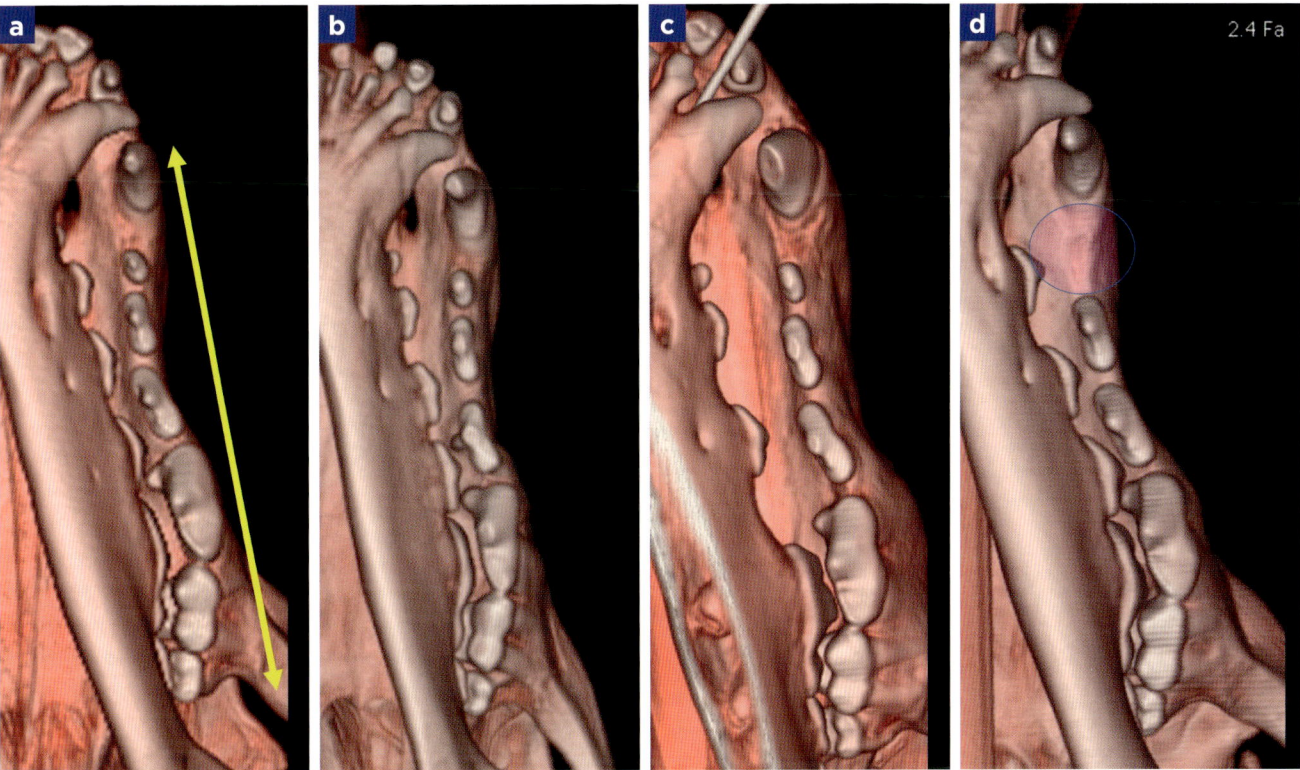

FIGURA 2.6. Características de la alineación de los dientes premolares del maxilar en dolicocéfalos (a) y mesocéfalos (b, c y d). Todos ellos tienen un maxilar alargado (flecha), lo que permite que premolares y molares se dispongan alineados.

a. Galgo, hembra de 8 años.

b. Airedale Terrier, hembra de 8 años.

c. Pastor Alemán, macho de 10 años.

d. Dálmata, macho de 12 años; falta el primer molar (círculo).

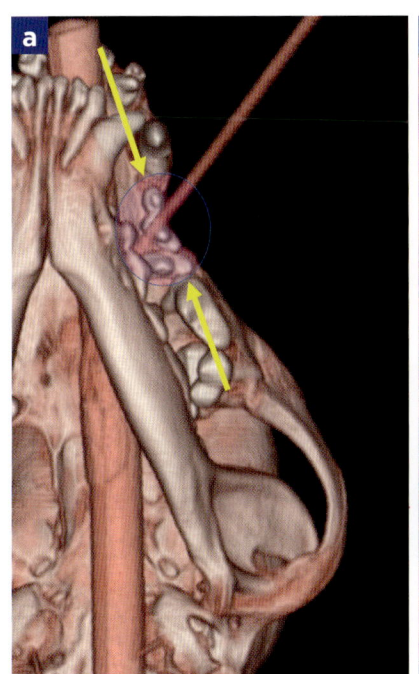
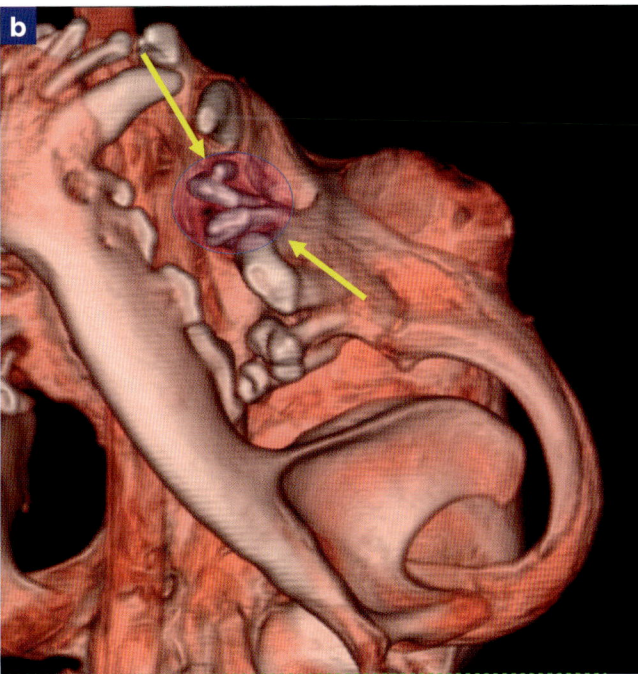

FIGURA 2.7. Características de la alineación de los dientes premolares del maxilar en braquicéfalos. Yorkshire Terrier, macho de 4 años (a) y Bulldog Francés, macho de 8 años (b). Al ser tan cortos los maxilares, los premolares se apiñan y los premolares 2.° y 3.° se rotan, especialmente en el Bulldog. En este último, faltan los dos últimos molares mandibulares. Los dientes son cortos y robustos, con cúspides coronales cortas y próximas (flechas amarillas).

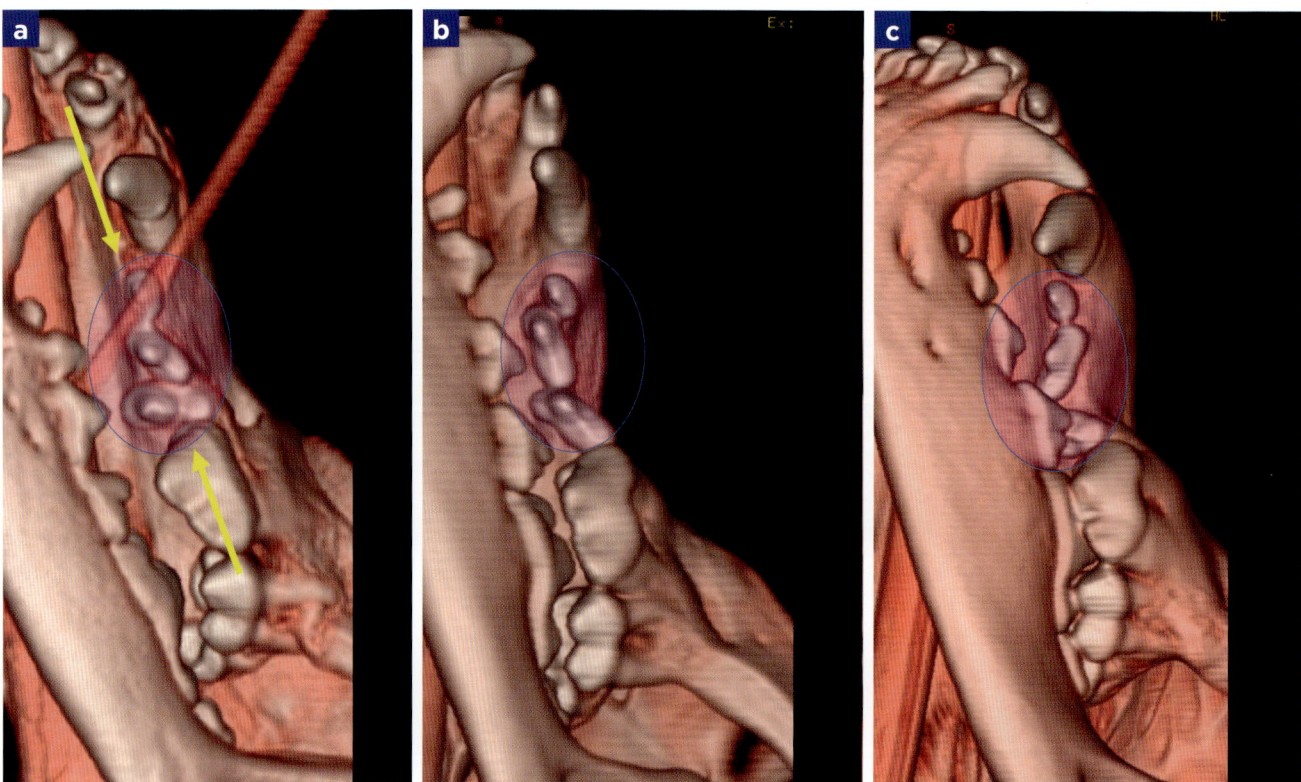

FIGURA 2.8. Características de la alineación de los dientes premolares del maxilar en perros braquicéfalos. Pitbull, hembra de 10 años (a); mestizo, macho de 10 años (b); mestizo, macho de 10 años (c). Al acortarse el maxilar (flechas) los premolares y molares se apiñan y los premolares 2.º y 3.º se rotan (círculos), como se puede apreciar en los tres casos.

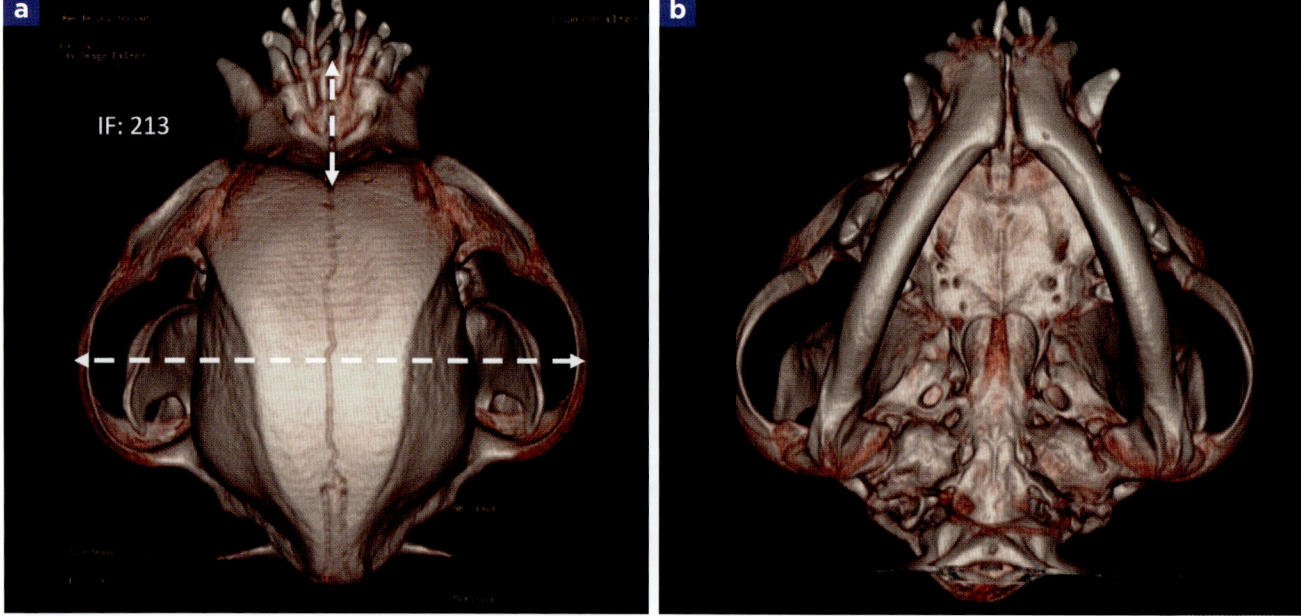

FIGURA 2.9. Características de la cabeza de un braquicéfalo. Bulldog Francés, hembra de 6 años: vistas dorsal (a) y ventral (b). Cabeza y arcos cigomáticos amplios; bóveda del cráneo esférica y alta; frontales salientes y redondeados; dos líneas temporales en lugar de una cresta sagital; y mandíbulas cortas y anchas. Índice facial (IF): 213.

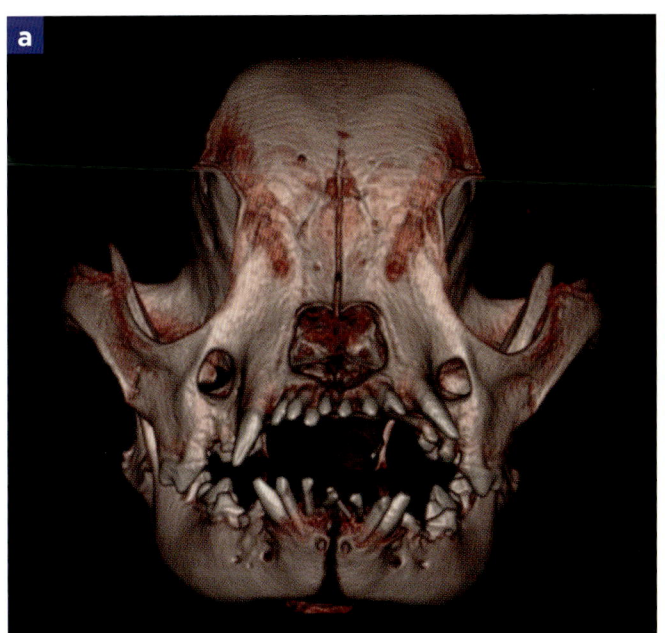
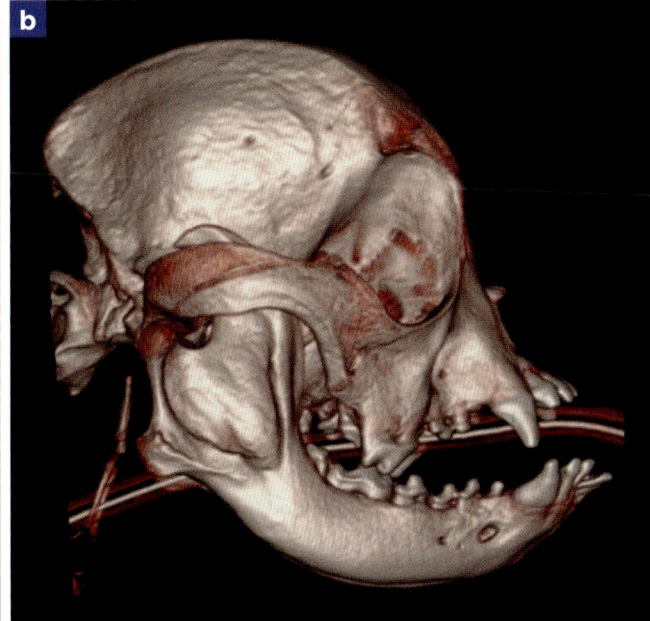

FIGURA 2.10. Características de la cabeza de un braquicéfalo. Bulldog Francés, hembra de 6 años: vistas rostral (a) y lateral (b). Hipoplasia facial y maxilar retrognático; mandíbulas salientes y protognáticas; órbitas superficiales y amplias con exoftalmia; nariz respingona; base del cráneo corta; incisivos anchos y premolares agrupados; y marcada angulación entre premolares y molares.

BIBLIOGRAFÍA

1. López Plana C, Mayor Aparicio P, Gracia Ispierto I, et al. 2010. Veterinariavirtual.uab.cat

2. Schoenebeck JJ, Ostrander EA. The genetics of skull shape variation. Genetics; 2013. 193 (2): 317-25.

3. Andreis ME, Polito U, Veronesi MC et al. Novel contributions in canine craniometry: anatomic and radiographic measurements in newborn puppies. Plos One; 2018. 8: 1-13.

4. The Kennel club. https://www.thekennelclub.org.uk

5. Whyte A, Obón J, Whyte J, et al. Morfología, anatomía, erupción y oclusión dental. En: Whyte A, San Román F editores. Odontología en el perro gato y exóticos. Madrid: Editorial Marbán; 2019. 21-32.

6. Villamizar Martínez LA, Gioso MA, Marcelo C et al. Localization of the mandibular canal in brachycephalic dogs using computed tomography. J Vet Dent. 2009; 26 (3): 156-63.

7. Mielke B. Lam R, Ter Harr G. Computed tomographic morphometry of tympanic bulla shape and position in brachycephalic and mesaticephalic dog breeds. Vet Rad Ultrasound. 2017; 58 (5): 552-8.

8. Hermanson JW, De la Hunta A, Evans HE. Millers and Evans´ anatomy of the dog. 5ed ed. Missouri: Elsevier. 2020.

9. Geiger M, Hausmann S. Cranial suture closure in domestic dog breeds and relation to skull morphology. Anat Rec. 2016; 299 (4): 412-20.

10. Peralta S, Fiani N. Interpretation of dental radiographs in dogs and cats. Part 2: Normal variations and abnormal findings. TVP Journal.com January/February 2017: 55-66.

CAPÍTULO 3

Terminología anatómica de la cabeza y del diente

OBJETIVO: entender, a través de las imágenes obtenidas en una TC, el lenguaje específicamente utilizado en la anatomía odontológica.

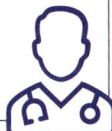

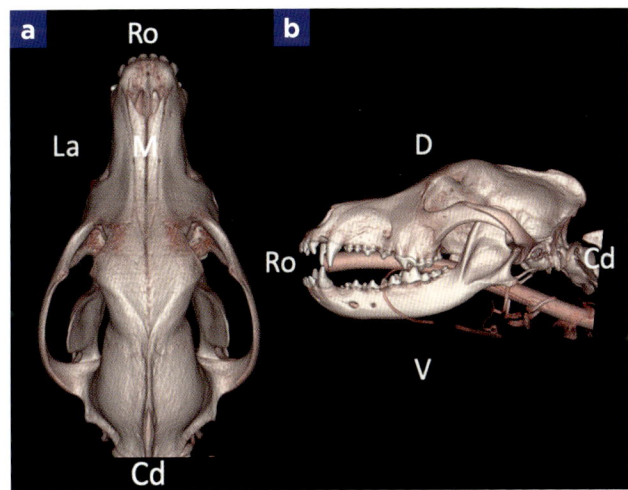

FIGURA 3.1. Terminología anatómica de la cabeza: términos de localización. Reconstrucciones en 3D de la cabeza en vistas dorsal (a) y lateral izquierda (b). Ro: rostral; Cd: caudal; D: dorsal; V: ventral; La: lateral; M: medial.

TERMINOLOGÍA ANATÓMICA DE LOCALIZACIÓN EN LA CABEZA

Los términos de localización que se utilizan en la cabeza del perro son (fig. 3.1):[1]

- **Rostral (Ro)**: hacia la nariz.
- **Caudal (Cd)**: hacia la cola.
- **Dorsal (D)**: la región más alejada del suelo con respecto a un plano imaginario paralelo al mismo.
- **Ventral (V)**: la región más cerca del suelo con respecto a un plano imaginario paralelo al mismo.
- **Lateral (La)**: dirigido hacia fuera del plano medio.
- **Medial (M)**: dirigido hacia el plano medio.

Cuando se realizan radiografías se obtienen diversos **planos de escaneo** (fig. 3.2):[1]

- **Transversal o transverso**, en ángulo recto con el eje del cuerpo, miembros o cualquier órgano y, por tanto, divide la cabeza en dos mitades: rostral y caudal.

- **Dorsal**, el que divide la cabeza en dos mitades: dorsal y ventral.
- **Mediano o sagital medio**, el que divide la cabeza en dos mitades simétricas y planos **sagitales (o paramedianos)**, todos paralelos al plano mediano.

VÍDEO

Planos de corte en una tomografía computarizada

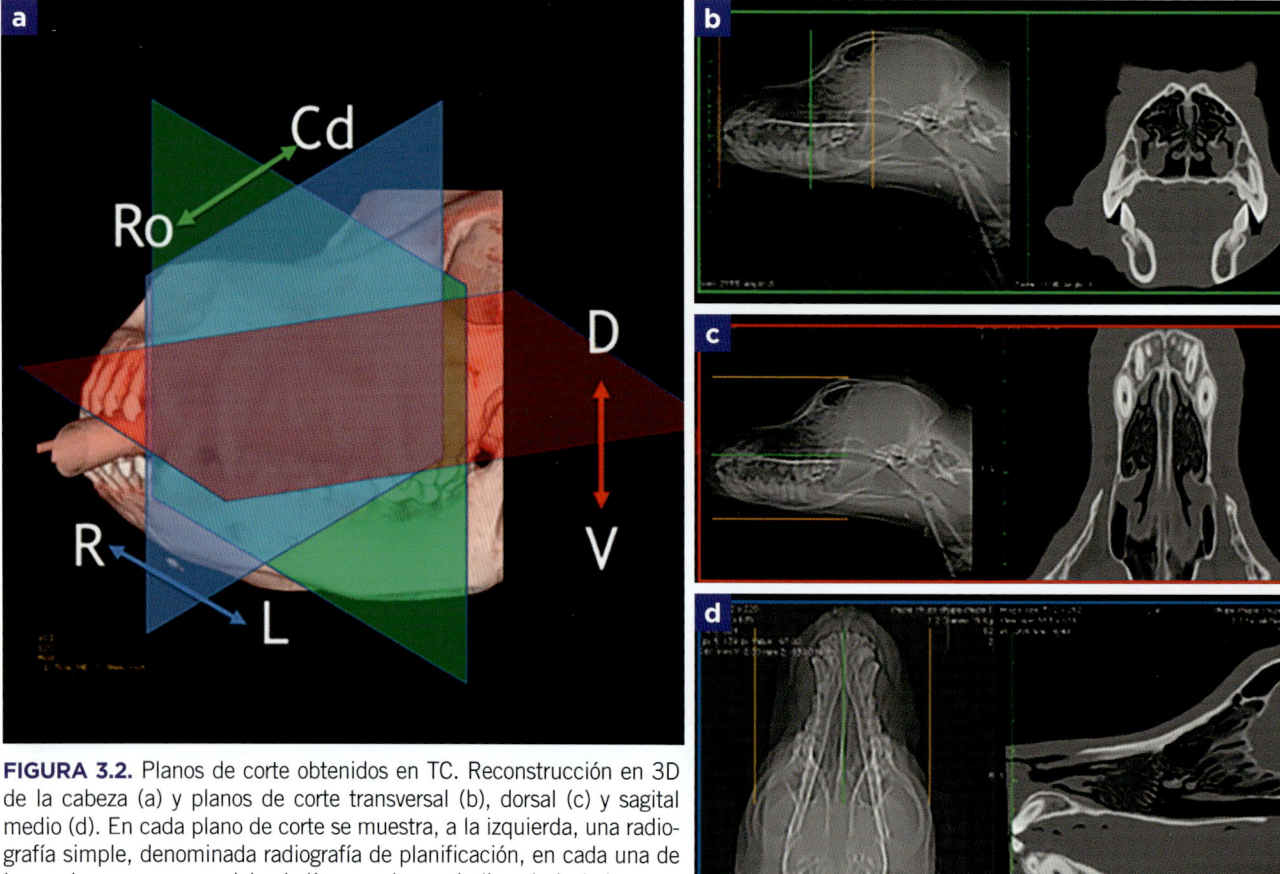

FIGURA 3.2. Planos de corte obtenidos en TC. Reconstrucción en 3D de la cabeza (a) y planos de corte transversal (b), dorsal (c) y sagital medio (d). En cada plano de corte se muestra, a la izquierda, una radiografía simple, denominada radiografía de planificación, en cada una de las cuales aparece una delgada línea verde que indica el nivel al que se han obtenido los distintos planos de corte. Se ha enmarcado cada plano con colores para una mejor identificación.

En el presente texto evitamos los términos coronal y parasagital (utilizados en medicina humana), así como el término axial (para evitar la confusión con la forma de adquisición de los estudios, en los modos axial o helicoidal).[1]

Es importante reconocer los términos de localización en la cabeza en cada uno de los planos de corte obtenidos en la TC. En todos los casos, los planos transversal y dorsal se sitúan con las porciones dorsal y rostral, respectivamente, hacia arriba y el lado izquierdo (L) a la derecha de la imagen. Los planos sagitales los hemos colocado indistintamente hacia el lado derecho o izquierdo. Con los visores de imágenes actuales se pueden obtener reconstrucciones de imagen especiales donde no siempre se orientan los lados de la forma habitual. En estos casos hemos indicado específicamente el lado o el diente afectado (fig. 3.3).

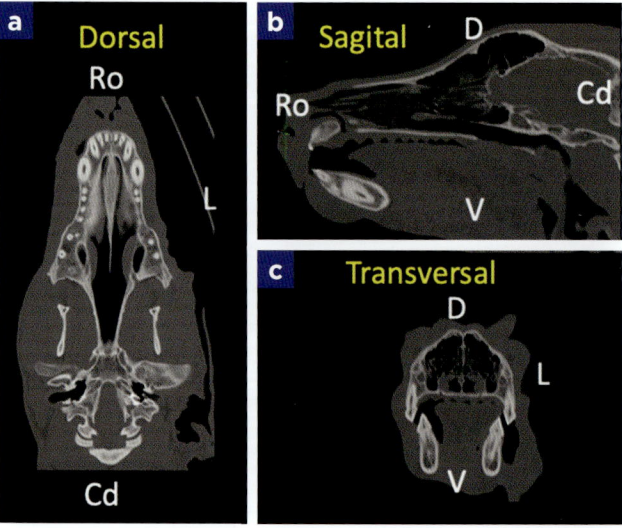

FIGURA 3.3. Terminología en los planos de corte de la cabeza. Planos dorsal (a), sagital (b) y transversal (c) con las abreviaturas de los términos de localización. Ro: rostral; Cd: caudal; D: dorsal; V: ventral. El lado izquierdo se indica con una L.

TERMINOLOGÍA ANATÓMICA DENTAL

Existe una terminología específica para localizar, con precisión, las alteraciones dentales. Se utilizan los siguientes términos para definir las superficies de los dientes[2-4] (fig. 3.4):

- **Labial (Lb)**: superficie del diente en contacto con el labio.
- **Vestibular (Ve)**: superficie del diente en contacto con la mejilla.
- **Lingual (Li)**: superficie del diente tanto superior como inferior en contacto con la lengua.
- **Palatina (Pt)**: superficie del diente maxilar en contacto con el paladar. Este término solo se puede aplicar a dientes superiores.

- **Mesial (Ms)**: superficie del diente que se encuentra más cerca del punto medio de la arcada dental.
- **Distal (Di)**: superficie opuesta a mesial.
- **Oclusal (Oc) o coronal (Cr)**: superficie de contacto entre dientes de arcadas opuestas.
- **Apical (Ap):** en la dirección de la punta de la raíz.

En el caso de dientes con tres raíces como el cuarto premolar, las dos raíces anteriores están en el mismo plano transversal (mesial) y se denominan mesiovestibular (MV) y mesiolingual (ML) y la raíz situada más caudalmente es la raíz distal (D).

Esta misma terminología puede aplicarse en cada plano de corte obtenido en la TC (fig. 3.5).

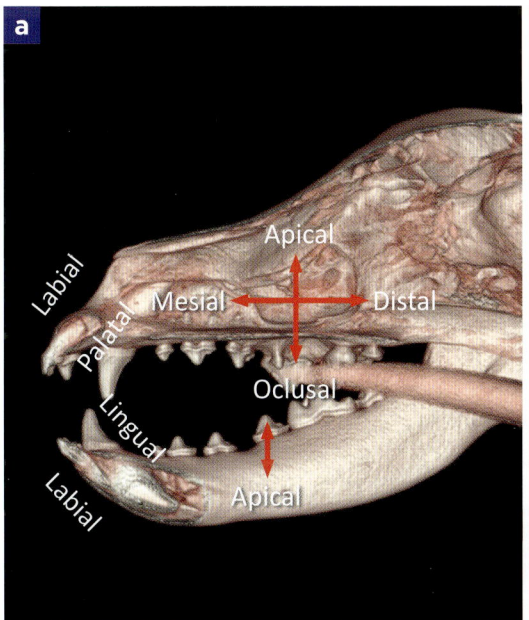
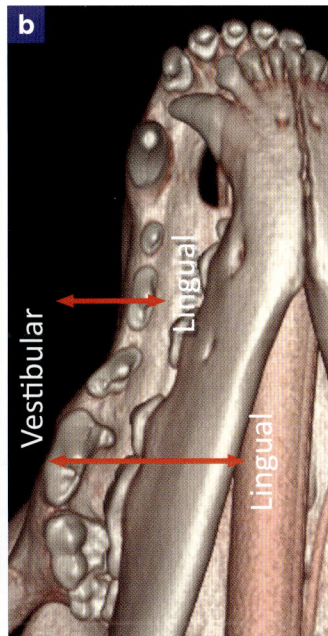

Cabeza, corte sagital

Cabeza, región rostral

FIGURA 3.4. Terminología anatómica dental. Cabeza reconstruida en 3D en corte sagital, vista por la cara medial (a) y en vista oblicua desde la cara ventral (b).

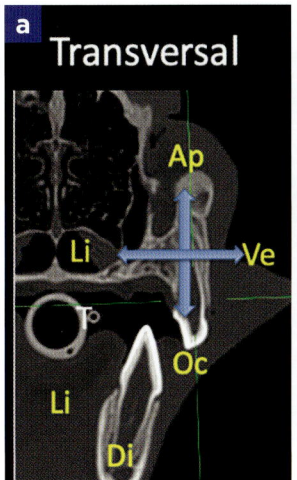
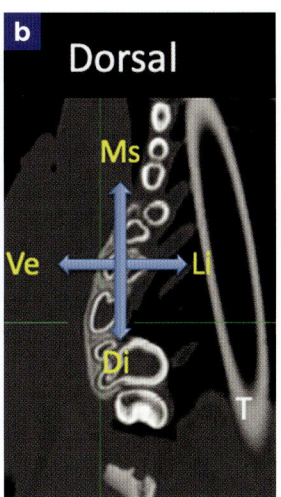
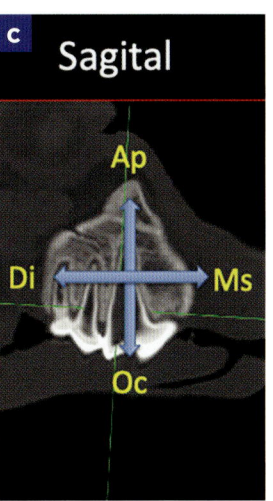

FIGURA 3.5. Terminología anatómica dental en los planos de corte. Reconstrucción ortogonal en 2D sobre una de las raíces del 4.º premolar izquierdo. En este tipo de reconstrucción aparecen unas líneas verdes que fijan exactamente el mismo punto anatómico en los tres planos de corte. Planos transversal (a), dorsal (b) y sagital (c). Ap: apical; Ve: vestibular; Oc: oclusal; Li: lingual; Di: distal; Ms: mesial; T: tubo endotraqueal.

TIPOS DE DENTICIÓN

Los perros nacen sin dientes (edéntulos)[5] y estos van erupcionando con el desarrollo. La erupción dental es el movimiento de un diente desde su lugar de desarrollo, dentro del proceso (apófisis) alveolar, a su posición funcional en la cavidad oral.[6]

El perro es un animal difiodonte, es decir presenta una dentadura temporal (también llamada primaria, caduca o de leche) y otra permanente (también llamada secundaria o definitiva). Una vez que el diente ha erupcionado completamente termina su desarrollo. El perro tiene dos tipos de denticiones. La primera está completa e inicialmente funcional al segundo mes de edad; son los dientes deciduos, que coinciden con el periodo más activo del cachorro.[5]

> ***Dentición temporal:*** *se compone en cada hemiarcada, tanto superior como inferior, de 3 incisivos, 1 canino y 3 premolares, sumando un total de 28 dientes de acuerdo con la siguiente fórmula dentaria:*
> ***2 (I 3/3, C 1/1, Pm 3/3) = 28***

Los tiempos de erupción de estos dientes temporales son aproximados: 3-4 semanas (incisivos), 3 semanas (caninos) y 4-12 semanas (premolares).[5] Aunque al abrir la boca solamente se aprecie la dentición temporal, una TC mostrará también los permanentes, aún no erupcionados, que mostrarán zonas hipoatenuantes (más o menos desarrolladas en su

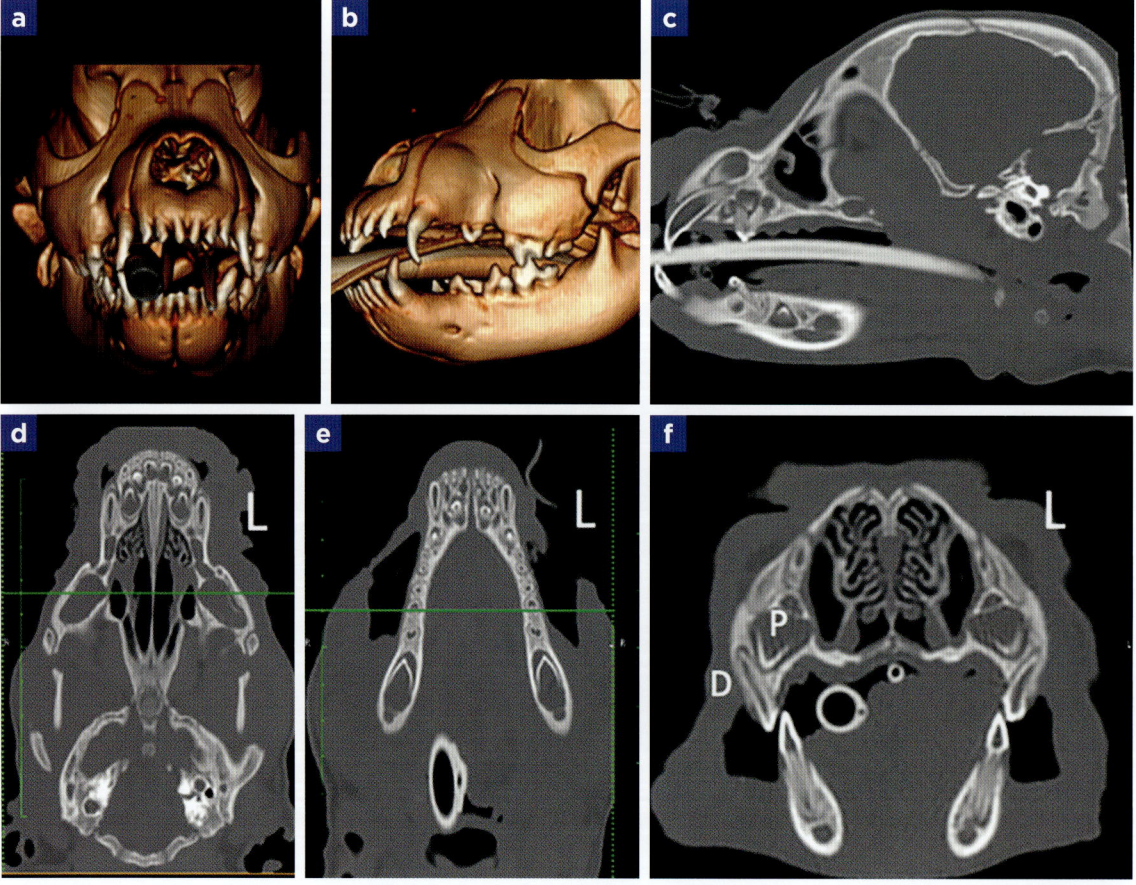

FIGURA 3.6. Dentición decidua. Imágenes en 3D de la cabeza de un Labrador macho de 7 semanas en vistas rostral (a) y lateral izquierda (b). Plano sagital (c), planos dorsales del maxilar (d) y la mandíbula (e) y plano transversal (f). Este último está obtenido a la altura de las líneas verdes señaladas en los planos dorsales (d y e), que se corresponden con los terceros premolares del maxilar. Los gérmenes dentarios de los permanentes todavía no han erupcionado y se muestran como áreas hipoatenuantes situadas lingualmente a los deciduos. Se muestra el permanente (P) sin erupcionar y el correspondiente deciduo (D). Lado izquierdo (L).

interior) en posiciones linguales respecto a los correspondientes deciduos (fig. 3.6).

> **Dentición mixta:** *se denomina así al periodo de tiempo en el que existen dientes deciduos y permanentes en la cavidad oral.*[3]

A medida que los dientes permanentes se desarrollan, se produce la reabsorción de la parte superior de la cripta ósea donde se alojan. Esto ocurre entre los 3 y 7 meses de edad. Cada uno de estos dientes se puede identificar con precisión en una TC (fig. 3.7).

> **Dentición permanente:** *el número de dientes en cada hemiarcada superior es de 3 incisivos, 1 canino, 4 premolares y 2 molares y en cada hemiarcada inferior de 3 incisivos, 1 canino, 4 premolares y 3 molares, sumando un total de 42 dientes permanentes*[5] *según la siguiente fórmula dentaria:*
> **2 (I 3/3, C 1/1, Pm 3/3, M 2/3) = 42**

En el caso de la dentición permanente, la TC mostrará ya unos dientes muy evolucionados (fig. 3.8).

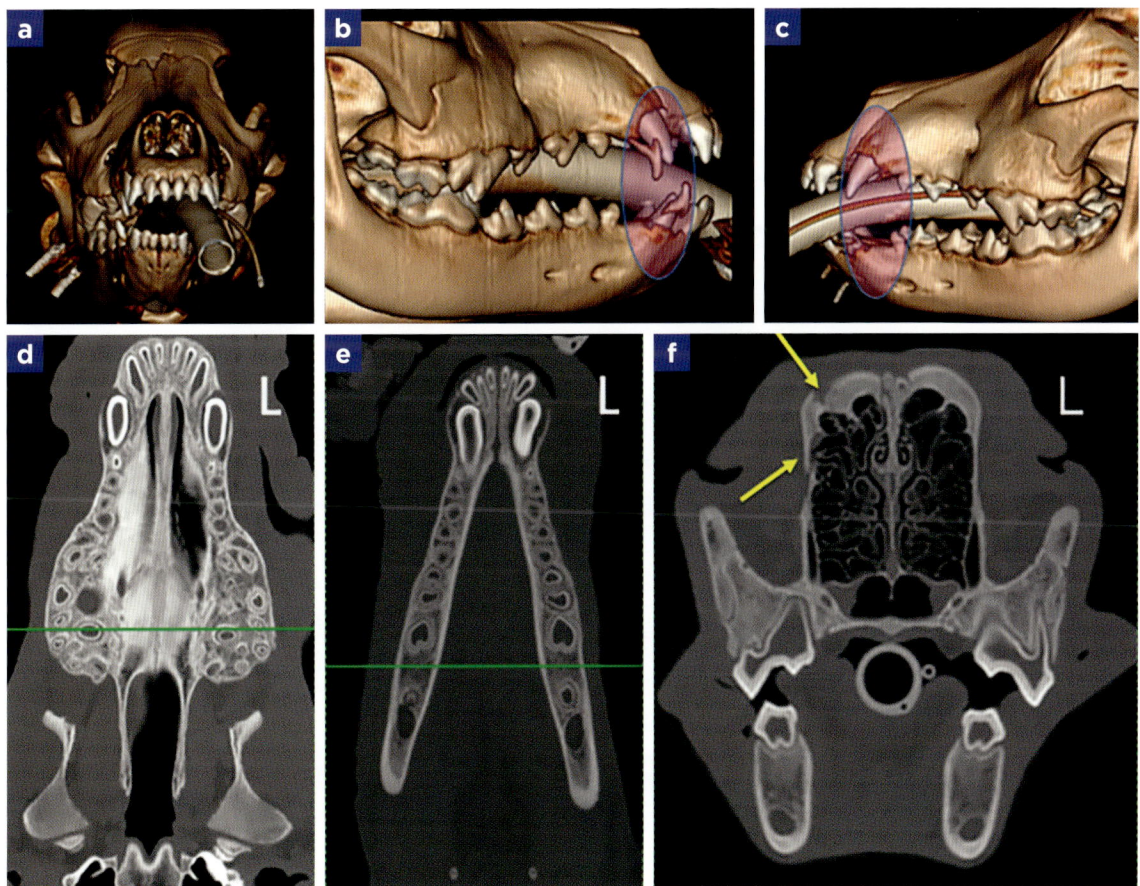

FIGURA 3.7. Dentición mixta. Imágenes en 3D rostral (a), lateral derecha (b) y lateral izquierda (c) de la cabeza de un perro mestizo, macho joven de 6-7 meses de edad. Planos de corte dorsales a nivel del paladar duro (d) y mandíbula (e) y plano transversal (e) al nivel indicado en la línea verde, a la altura de los primeros molares deciduos del maxilar. Presenta erupcionados los caninos de leche y permanente de lado derecho (b) pero solo los caninos permanentes del lado izquierdo (c) (círculos). Están por tanto en distinta fase evolutiva. También se aprecian fracturas en el hueso frontal (flechas amarillas). Se está produciendo el desprendimiento (exfoliación de dientes deciduos) y van emergiendo los permanentes a través de la encía. Constituye una mayor evolución que el caso de la figura anterior. Lado izquierdo (L).

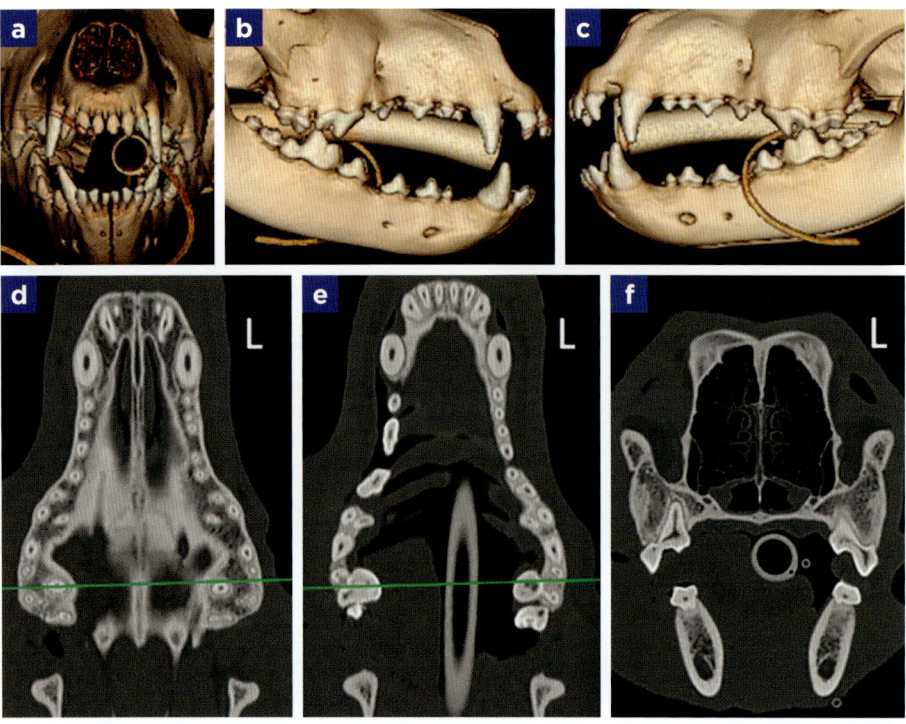

FIGURA 3.8. Dentición permanente. Imágenes en 3D rostral (a), lateral derecha (b) y lateral izquierda (c) de la cabeza de un perro Golden Retriever, macho joven de 2 años. Planos de corte dorsales a nivel del paladar duro (d) y mandíbula (e) y plano transversal (e) al nivel indicado en la línea verde, a la altura de los primeros molares permanentes del maxilar. Presenta una dentición mucho más evolucionada. Lado izquierdo (L).

SISTEMA DE TRIADAN MODIFICADO DE NUMERACIÓN DENTAL

La terminología anatómica correcta para los dientes indica: los **lados** (izquierdo o derecho), la **región**, maxilar o mandibular, y los **nombres**, primero, segundo, tercero o cuarto para el incisivo, canino, premolar o molar, pudiendo escribirse de forma completa o abreviada. El **sistema de Triadan modificado (STM)**[7] está reconocido internacionalmente por la Federación Dental Internacional (FDI) y la Organización Mundial de la Salud (OMS) y es utilizado por los especialistas en odontología veterinaria.[4] En el STM cada diente se representa con un número de tres dígitos. El primer dígito representa la hemiarcada y los dígitos segundo y tercero el tipo de diente. Mirando una boca desde una posición rostral o anterior podemos dividirla en cuatro cuadrantes, en los que cada uno identifica una hemiarcada. La numeración, empezando por la hemiarcada superior derecha, gira en el sentido de las agujas del reloj y cada cuadrante se identifica con un número consecutivo que describe (fig. 3.9):

- **Dentición permanente:**
  1. Hemiarcada superior derecha.
  2. Hemiarcada superior izquierda.
  3. Hemiarcada inferior izquierda.
  4. Hemiarcada inferior derecha.
- **Dentición temporal o caduca:**
  5. Hemiarcada superior derecha.
  6. Hemiarcada superior izquierda.
  7. Hemiarcada inferior izquierda.
  8. Hemiarcada inferior derecha.

VÍDEO

Sistema de Triadan modificado ventrodorsal

VÍDEO

Sistema de Triadan modificado lateral

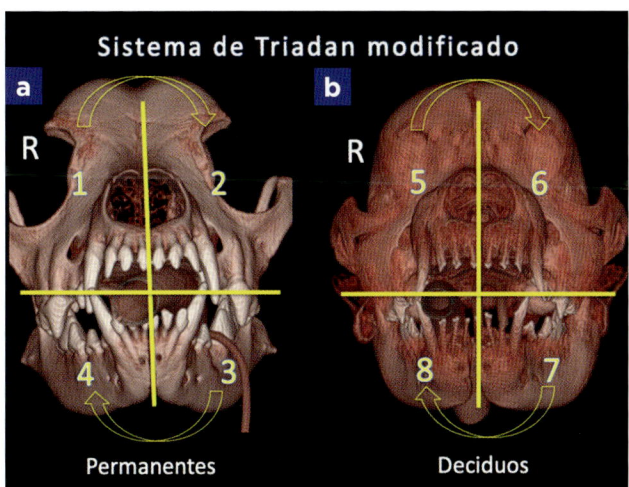

FIGURA 3.9. Sistema de Triadan modificado (STM). Imágenes en 3D rostrales de la cabeza de un Perro de Agua macho de 6 años (a) y de un Labrador macho de 7 semanas (b). Numeración de las hemiarcadas en casos de dentición permanente (a) o decidua (b). Empezando por la hemiarcada superior derecha la numeración gira en el sentido de las agujas del reloj (flechas). Lado derecho (R).

Una vez establecidas las hemiarcadas con el primer dígito, los dígitos segundo y tercero identifican los dientes, empezando desde el plano medio. Los incisivos empiezan por 01, los caninos son siempre 04 y los primeros molares son 09. Los 12 dientes incisivos se pueden denominar según la terminología anatómica o con el STM. Así se pueden usar los nombres de incisivos centrales (101, 201, 301, 401), medios (102, 202, 302, 402) y extremos o laterales (103, 203, 303, 403), según la terminología utilizada (fig. 3.10).

El STM en los perros jóvenes, con dentición primaria, solamente muestra los incisivos, caninos y los premolares segundo, tercero y cuarto (fig. 3.11).

En los animales con dentición mixta es importante tener en cuenta que el primer premolar una vez que erupciona, al 4.º o 5.º mes de edad, no se reemplaza. Por tanto, una vez que aparece en la boca, se utiliza la numeración de los adultos: 105, 205, 305 y 405 (fig. 3.12).

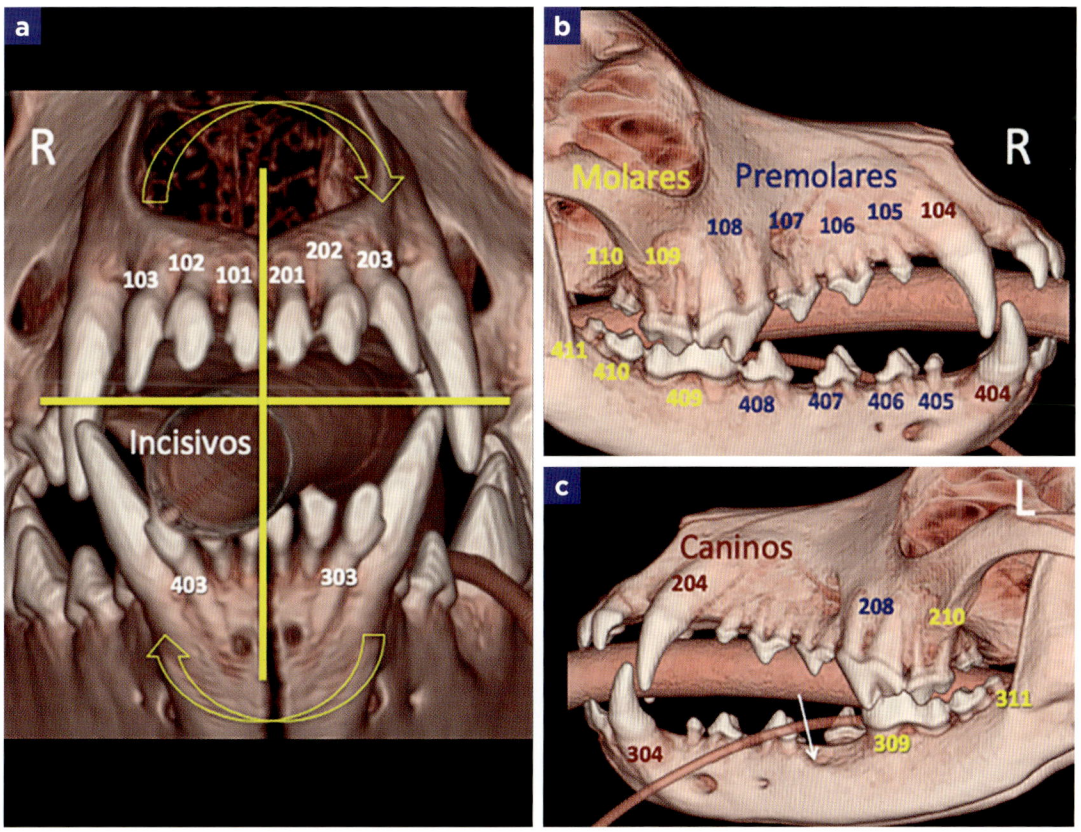

FIGURA 3.10. Sistema de Triadan modificado (STM). Imágenes en 3D rostral (a), derecha (b) e izquierda (c) de un Perro de Agua Español, macho de 6 años. Aplicación del STM a cada uno de los dientes. Una vez establecidas las hemiarcadas con el primer dígito, los dígitos segundo y tercero identifican los dientes empezando desde el plano medio. En este animal el 308 está ausente (flecha).

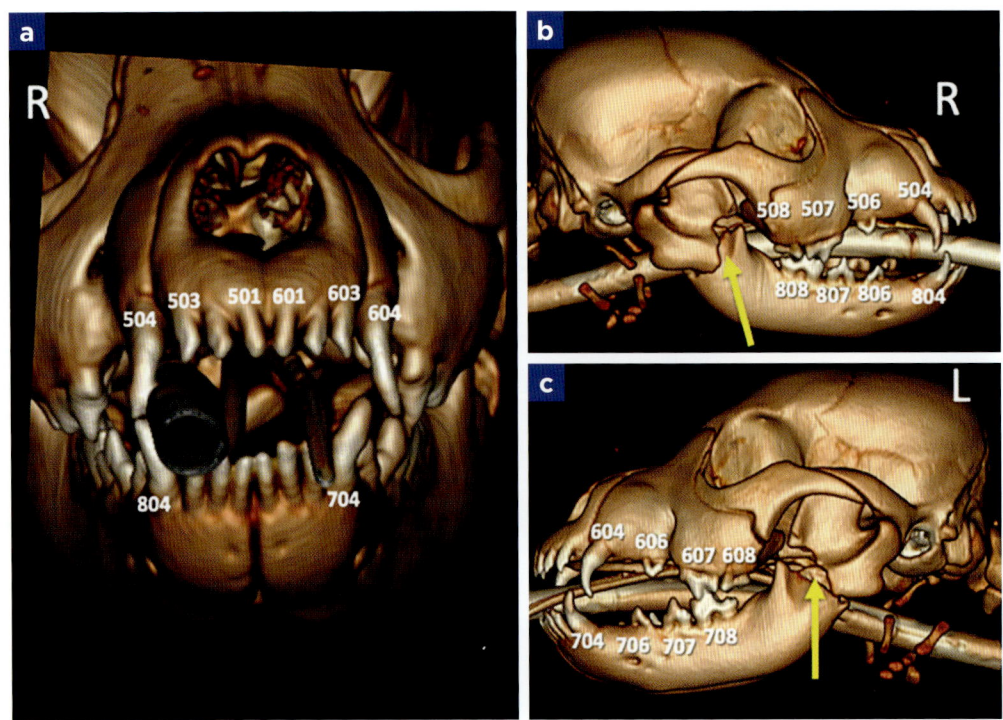

FIGURA 3.11. Sistema de Triadan modificado en animales jóvenes. Imágenes en 3D rostral (a), lateral derecha (b) y lateral izquierda (c) de la cabeza de un Labrador hembra de 7 semanas. Solamente han erupcionado los incisivos, caninos y premolares 2.º, 3.º y 4.º. Además, presenta una fractura bilateral de ambas ramas mandibulares (flechas).

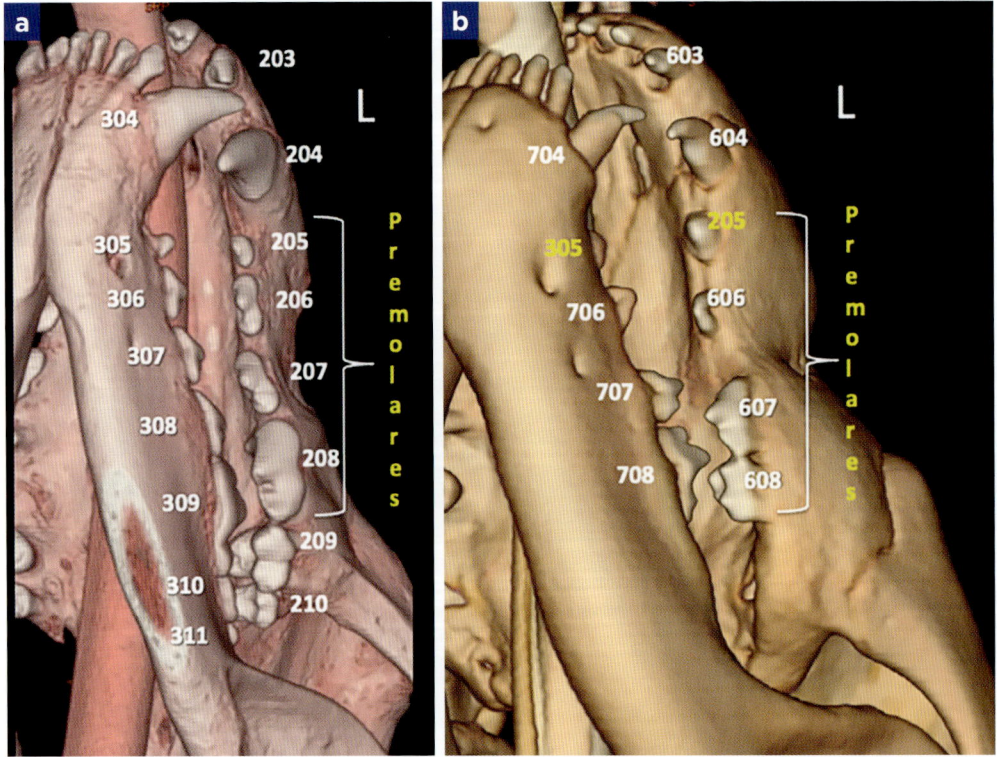

FIGURA 3.12. Sistema de Triadan modificado en dentaduras permanente y mixta. Imágenes en 3D en oblicuo del maxilar izquierdo (L) vistas desde sus superficies oclusales en un perro de raza Pastor Alemán macho de 8 meses (a) y una perra de raza Mastín Español de 4 meses (b). Los dientes deciduos (b) se asemejan a los permanentes, pero son de menor tamaño y presentan coronas con cúspides afiladas. Cuando aparece el primer premolar, se numera como diente permanente (205 y 305). Comparar con el caso de la figura anterior, donde el primer premolar de cada hemiarcada estaba ausente.

En los perros adultos el número de raíces varía entre una y tres. De tal forma que en la arcada superior son dientes monorradiculares los incisivos, caninos y premolar 1.º; birradiculares los premolares 2.º y 3.º y trirradiculares el 4.º premolar y los molares 1.º y 2.º. En la arcada inferior son dientes monorradiculares los incisivos, caninos, premolar 1.º y molar 3.º y birradiculares los premolares 2.º, 3.º y 4.º y los molares 1.º y 2.º (fig. 3.13).[5]

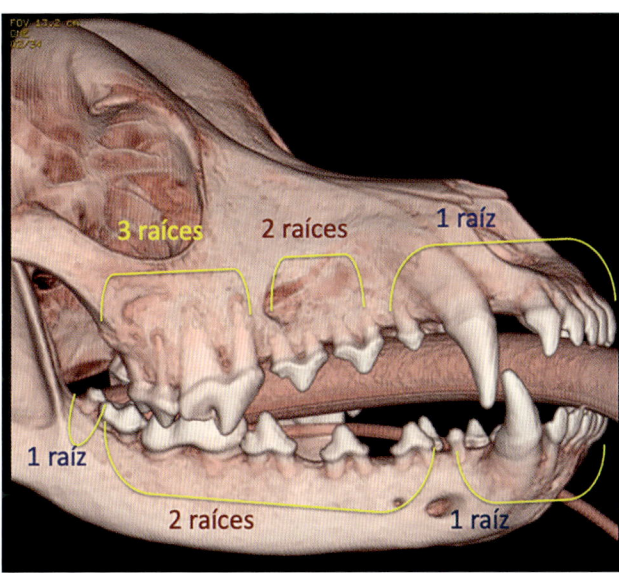

FIGURA 3.13. Número de raíces de los dientes. Imagen en 3D de la cabeza de un Pastor Alemán macho de 7 años. Las raíces internas (linguales) no son visibles en esta imagen.

ANATOMÍA DENTAL: PARTES DEL DIENTE

En este apartado mostraremos las características de la anatomía dental sobre dos dientes típicos, el canino superior (diente 104 o 204) y el primer molar superior (diente 109 o 209) evaluando las diferencias entre dientes de animales jóvenes y adultos:

1. **Corona clínica:** es aquella parte del diente visible cuando se explora la boca.
2. **Corona anatómica:** parte de la corona que se extiende hasta el límite superior del hueso alveolar. Los límites anatómicos exactos son desde el borde de la encía libre hasta el comienzo de la encía adherida, conformando el surco gingival. Esta corona en un diente sano solo se ve en la radiografía y en la TC, pero se hace visible en caso de retracción gingival. La corona está formada por esmalte (muy hiperatenuante o hiperdenso) en el exterior del diente; por dentina (hiperatenuante) entre el esmalte y la cavidad pulpar; y por una cavidad pulpar (hipoatenuante) que está dentro de la dentina y está formado por tejido vasculonervioso.
3. **Raíz dentaria o porción radicular:** situada debajo de la corona, de la que se separa por la región del cuello dentario, donde se localiza anatómicamente la línea amelocementaria. La raíz está formada por cemento (parte más externa) y dentina (hiperatenuante), situada entre el cemento y el canal pulpar. Rodeando toda la raíz y fijándola al proceso alveolar está el ligamento periodontal, que en la TC se ve como una línea hipoatenuante muy fina alrededor de toda la raíz (figs. 3.14-3.17).

Las cúspides coronales (o de la corona del diente) son elevaciones del esmalte que aparecen en la superficie oclusal de los dientes con forma puntiaguda o piramidal.[5]

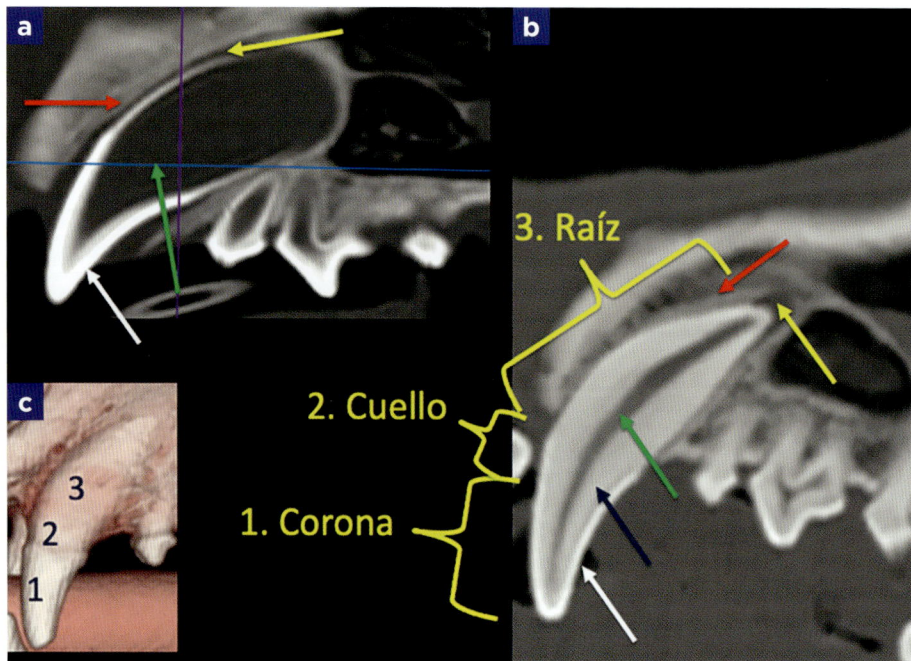

FIGURA 3.14. Estudio comparado de canino por edades. Imagen lateral del canino de un perro mestizo, macho joven de 11-13 meses de edad (a), y de un perro Galgo, macho adulto de 4-5 años de edad (b), e imagen en 3D de un canino adulto (c). Se muestran las partes de la anatomía del diente: esmalte (flecha blanca), dentina (flecha azul), cavidad pulpar (flecha verde), ligamento periodontal (flecha amarilla) y lámina dura (flecha roja). El perro joven (a) muestra una cavidad pulpar amplia, dentina relativamente delgada y el ápice dental cerrado, si bien todavía no ha completado su desarrollo y crecimiento.

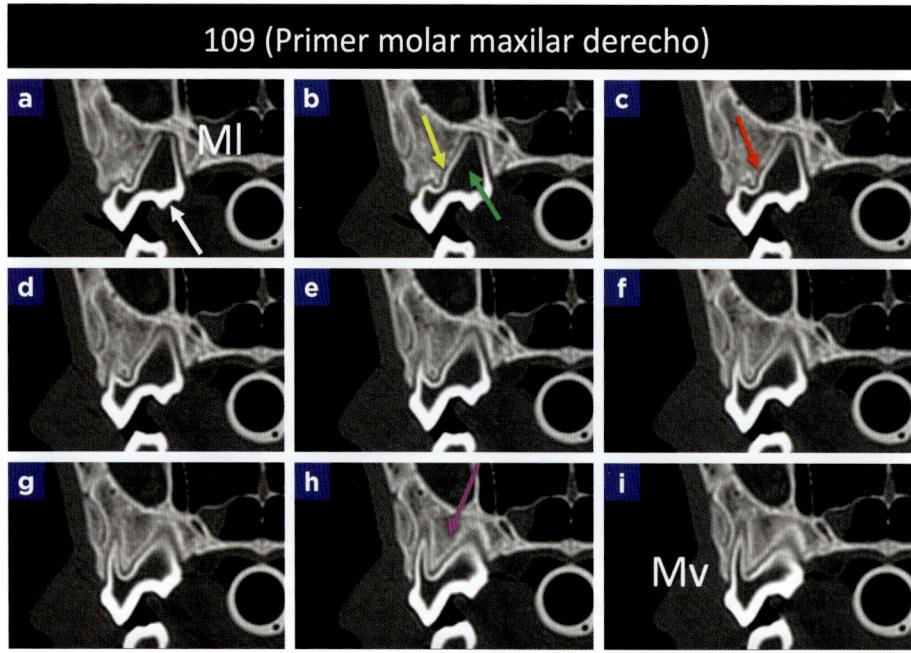

FIGURA 3.15. Detalle del diente 109 en un perro joven. Imágenes consecutivas (a-i) del diente 109 de un perro joven desde la raíz mesiolingual (Ml) hasta la raíz mesiovestibular (Mv). En las imágenes a, b y c se aprecia una falta del cierre del ápice dental de la raíz mesiolingual (Ml) (ápice abierto), lo que indica que aún no se ha completado la formación de la raíz dentaria. Como esta raíz es más gruesa y corta, completa antes su desarrollo radicular en longitud a diferencia de la raíz Mv, que es más larga y estrecha. En las imágenes g, h e i, se aprecia una zona hipoatenuante rodeando el ápice de la raíz mesiovestibular, lo que indica que, aunque este ápice se ha cerrado, la raíz no ha terminado su completo desarrollo y seguirá creciendo en longitud. Se muestran las partes de la anatomía del diente: esmalte (flecha blanca), cavidad pulpar (flecha verde), ligamento periodontal (flecha amarilla) y lámina dura (flecha roja). Este perro joven muestra una cavidad pulpar amplia y dentina relativamente delgada, llamada dentina primaria (a). Destaca la escasa densidad de hueso esponjoso en los septos interradiculares (flecha rosa). Histológica y anatómicamente se usan los términos de septo interradicular (entre las raíces de un mismo diente) y septo interalveolar (entre dientes contiguos). El término de furca es un concepto clínico usado en periodoncia.

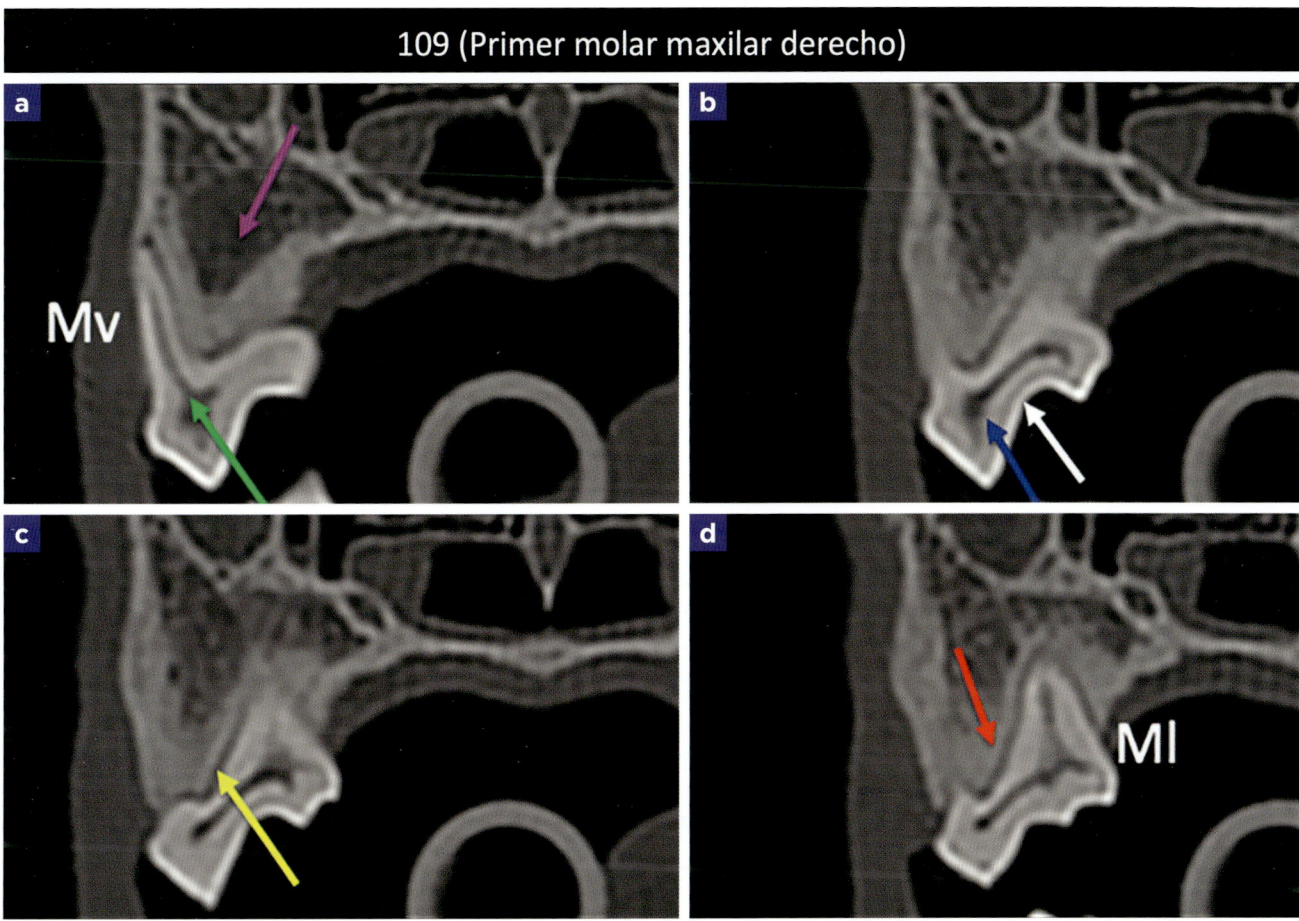

FIGURA 3.16. Detalle del diente 109 en un perro adulto. Imágenes consecutivas (a-d) del diente 109 en un perro de raza Pastor Belga, macho de 1 año, en la región comprendida entre la raíz mesiovestibular (Mv) y la mesiolingual (Ml). Se muestran las partes de la anatomía del diente: esmalte (flecha blanca), cámara pulpar (flecha verde), ligamento periodontal (flecha amarilla), dentina (flecha azul) y lámina dura (flecha roja) y hueso alveolar (flecha rosa). Llama la atención el gran desarrollo de la lámina dura, pues es un diente con una carga oclusal elevada y precisa un hueso alveolar grueso muy denso para soportar las fuerzas masticatorias. Se aprecia que en un perro adulto la raíz Mv está desplazada más anteriormente que la Ml comparándola con un perro joven, como en la imagen anterior, esto es debido a la mayor divergencia radicular de los dientes de razas grandes y de trabajo para conseguir una mayor estabilidad de la inserción dentaria en el hueso maxilar, pues las fuerzas oclusales son mayores. La superficie vestibular de la raíz Mv está muy próxima a la pared externa del hueso maxilar, esto implica la presencia de una tabla alveolar externa de menor grosor.

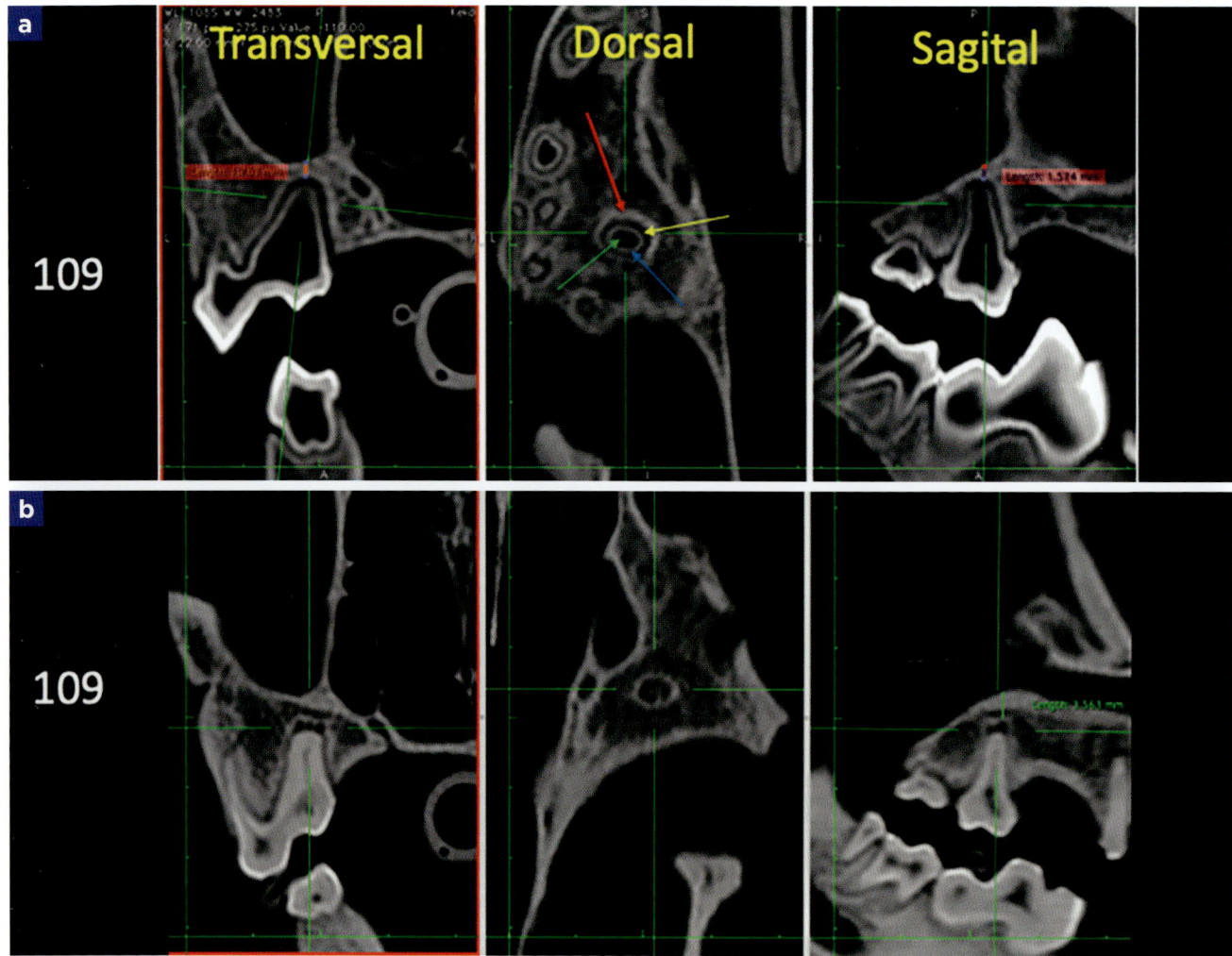

FIGURA 3.17. Comparación de la raíz mesiolingual del diente 109 entre un perro joven (a) y adulto (b). Reconstrucción en 2D ortogonal clásica. Fijando la cruz en la porción más apical de la raíz, se obtiene exactamente la misma localización en los tres planos de corte. Se puede observar la escasa distancia entre la porción más apical de la raíz y la apófisis alveolar del maxilar, de 1,57 mm en el perro joven (a) y de 3,5 mm en el adulto (b). En el perro joven (a) se observa una zona hipoatenuante central que corresponde a la cavidad pulpar (flecha verde), rodeada de una capa de denso cemento (flecha azul). La delgada capa hipoatenuante corresponde al ligamento periodontal (flecha amarilla) que está rodeado por una densa lámina dura (flecha roja).

BIBLIOGRAFÍA

1. Saunders J, Schwarz T. Principles of CT imagen interpretation. In: Schwarz T, Saunders J, editors. Veterinary Computed Tomography. West Sussex (UK): Wiley-Blackwell. 2011; p. 29-34.

2. Anonymous. Nomina Anatomica Veterinaria 6th ed. International Committee Gross Anatomical Nomenclature ICVGAN World Association of Veterinary Anatomists. 2017.

3. AVDC Nomenclature Committee (2017) Dental and periodontal anatomy. http://www.avdc.org/Nomenclature/Nomen-Dental_Anatomy#toothanatomy

4. Fernández Sánchez JM. Anatomía y fisiología dentaria en perro y gato. Descubriendo la cavidad oral. Odontología. AVEPA 2014; p. 6-14. Formación continuada.

5. Whyte A, Obón J, Whyte J, Rodríguez Blanco A. Morfología, anatomía, erupción y oclusión dental. En: Whyte A, San Román F, editores. Odontología en el perro gato y exóticos. Madrid: Editorial Marbán. 2019; p. 21-32.

6. Marks SC, Schroeder HE. Tooth eruption: Theories and facts. Anat Record. 1996; 245:374-93.

7. Floyd MR. The modified Triadan system: nomenclature of veterinary dentistry. J Vet Dent. 1991; 8(4):18-9.

Criterios de evaluación en la tomografía computarizada dental

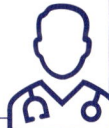

OBJETIVO: estudiar mediante la TC las características de los dientes, los huesos de soporte y las estructuras y tejidos blandos adyacentes (fig. 4.1).

¿QUÉ EVALUAR EN UNA TC DENTAL?

La presencia, número, tamaño, forma y dirección de los dientes y raíces, sin olvidar la relación con los tejidos blandos, la cavidad nasal y los huesos de soporte, según la edad y la raza.

Para evaluar los dientes existen excelentes tratados de anatomía que realizan una descripción muy metódica de los mismos. Especialmente detallada resulta la quinta edición del libro *Miller and Evan's Anatomy of the dog* (2020).[1] En odontología, resultan muy útiles las descripciones sobre la oclusión de premolares y molares propuesta en el libro de *Odontología en el perro, gato y exóticos, de* Whyte y San Román (2019).[2] Con todos estos conceptos descritos, intentaremos mostrarlos a través de imágenes de TC, sin olvidar que las alteraciones dentales tienen que relacionarse con sus huesos de soporte y con los tejidos blandos que los rodean. Es importante tener una visión conjunta de cada zona, para lo que recurrimos a numerosas reconstrucciones tridimensionales (3D) que las relacionen con los distintos planos de corte realizados.

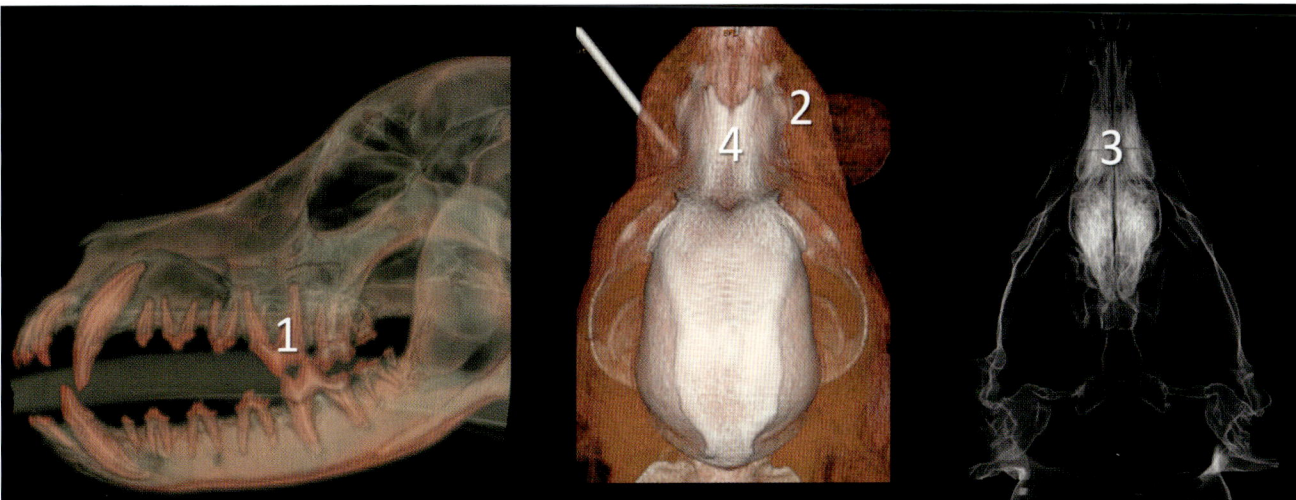

FIGURA 4.1. Estructuras evaluadas en una tomografía computarizada dental: dientes (1), tejidos blandos (2), cavidad nasal (3) y huesos de soporte (4).

LOS INCISIVOS Y CANINOS EN TC, ¿QUÉ EVALUAR?

Al examinar los incisivos y caninos es importante evaluar, además de los dientes, la relación con la cavidad nasal (en el caso del maxilar) o con los huesos de soporte (incisivos, maxilares y mandíbulas), sin olvidar los tejidos blandos que los rodean (fig. 4.2).

DIENTES INCISIVOS

Para evaluar los dientes incisivos es importante entender su relación con la cavidad nasal y evaluar la proximidad con los **tejidos blandos dorsales**, que forman la trufa y el vestíbulo nasal. Algunas patologías de los incisivos (especialmente traumatismos o tumores) pueden afectar a los tejidos blandos externos y a la porción rostral de la cavidad nasal y viceversa. La evaluación de la trufa se realiza en ventana de tejidos blandos y con medios de contraste, para poder estudiar las alteraciones de la atenuación o las posibles captaciones anormales del medio de contraste. Más ventralmente, el septo nasal posee una porción rostral, la porción membranosa que, junto con los cartílagos nasales bien desarrollados en el perro, le otorgan gran movilidad al vértice de la nariz o trufa[3] (fig. 4.3).

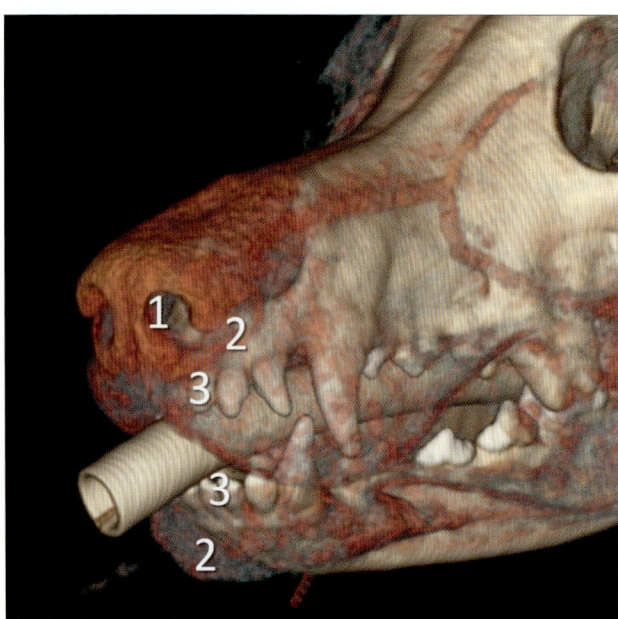

FIGURA 4.2. Criterios que deben evaluarse en los dientes incisivos y caninos:
1. Cavidad nasal: trufa, vestíbulo nasal y cornetes nasales.
2. Huesos de soporte: incisivo, maxilar, mandíbula.
3. Dientes: presencia, tamaño, forma, dirección y oclusión de los incisivos y caninos.

Las reconstrucciones en 3D ayudan a ver la disposición de los dientes y su relación con los **huesos de soporte** (huesos incisivos, maxilares y mandibulares). Permiten entender cómo los dientes incisivos superiores se implantan en los alvéolos de los huesos incisivos y de la porción incisiva de la mandíbula. En la región maxilar, es importante evaluar la integridad del margen alveolar de la cresta alveolar, el canal interincisivo o la posición de las raíces de los incisivos extremos con respecto a las escotaduras palatinas, las cuales presentan una forma ovalada. Se puede identificar la porción rostral del hueso nasal y la sutura internasal. En las mandíbulas, es necesario estudiar la integridad de la articulación intermandibular (fig. 4.4). Es importante entender que, aunque las radiografías intraorales de los incisivos ofrecen una excelente información, muestran una imagen plana, y los incisivos tienden a ser curvados en la mayoría de las razas (fig. 4.5).

Es necesario identificar las **características específicas de los 12 dientes incisivos**, los cuales poseen una sola raíz, son largos y delgados, terminan de forma aguda[2] y se comprimen mesiodistalmente aumentando de tamaño, desde los incisivos centrales hasta los extremos.[3] Mientras que en las razas dolicocéfalas y mesocéfalas son curvados, en las razas braquicéfalas se disponen en línea recta.[2] Las reconstrucciones en 3D permiten evaluar, *grosso modo,* la oclusión de los incisivos y caninos. La oclusión debería estudiarse con el paciente despierto, debido a que la anestesia relaja las articulaciones temporomandibulares y puede alterar la verdadera oclusión del animal.[2] Además, el tubo endotraqueal impide el cierre completo de la boca. A pesar de estas limitaciones, se pueden detectar alteraciones graves de la oclusión. Mediante TC se puede examinar también la articulación intermandibular (sínfisis mandibular) o la dirección de las raíces en los alvéolos dentarios de ambas regiones, maxilar y mandibular (fig. 4.6).

Los incisivos presentan coronas cortas, cuellos muy marcados y raíces estrechas.[1] Las coronas se ensanchan en los tubérculos expandiéndose mesiodistalmente en los incisivos centrales y medianos e incurvándose distalmente en los incisivos extremos[2] (fig. 4.7).

En reconstrucciones en 3D de calidad se pueden observar con precisión detalles como las características del borde incisal de los incisivos del maxilar (fig. 4.8) y de la mandíbula (fig. 4.9) o las diferencias de posición normales entre los incisivos maxilares y mandibulares (fig. 4.10). Todo este tipo de imágenes permiten apreciar con gran detalle la anatomía de los dientes incisivos.

La reconstrucción tridimensional ofrece una idea aproximada de las características externas, pero lo verdaderamente importante es reconocer la anatomía de los incisivos en los distintos planos de corte obtenidos, tanto en el plano transversal como en los reformateos producidos en los planos dorsal y sagital (fig. 4.11).

Los **planos transversales** básicamente permiten ver la posición exacta de las raíces, las distintas partes del diente y el hueso trabecular que forma el alvéolo del incisivo. También se puede apreciar con exactitud la morfología de la articulación intermandibular (sínfisis mandibular). Por otra parte, es fundamental conocer las diferencias entre dientes deciduos y permanentes (fig. 4.12).

Los **planos dorsales** muestran la morfología de la cresta del margen alveolar, así como de las escotaduras palatinas y la disposición de las raíces de los incisivos extremos superiores con respecto a estas (fig. 4.13).

Los **planos sagitales** permiten ver cada diente desde una vista lateral, algo que no es posible en las radiografías laterales por la superposición de los distintos dientes entre sí. Para la observación aislada de las piezas se pueden utilizar reconstrucciones multiplanares en 3D (3D MPR), donde cada plano de corte se puede orientar en oblicuo en función de la dirección que tiene cada incisivo, ofreciendo una visión mucho más exacta de los mismos. Estas reconstrucciones permiten apreciar si existen alteraciones en las caras labial y lingual de cada incisivo y se pueden comparar, por ejemplo, las diferencias de morfología en la cavidad pulpar de los perros jóvenes (fig. 4.14) frente a los adultos (fig. 4.15).

En el extremo rostral del paladar duro y en posición lingual a los incisivos centrales del maxilar (101 y 201), se localiza la papila incisiva, que consiste en una elevación de tejido blando que aparece intensamente vascularizada. En ella desembocan los conductos incisivos que conectan las cavidades nasal y bucal.[2] Es importante reconocer dicha estructura para no confundirla con un nódulo anormal (fig. 4.16).

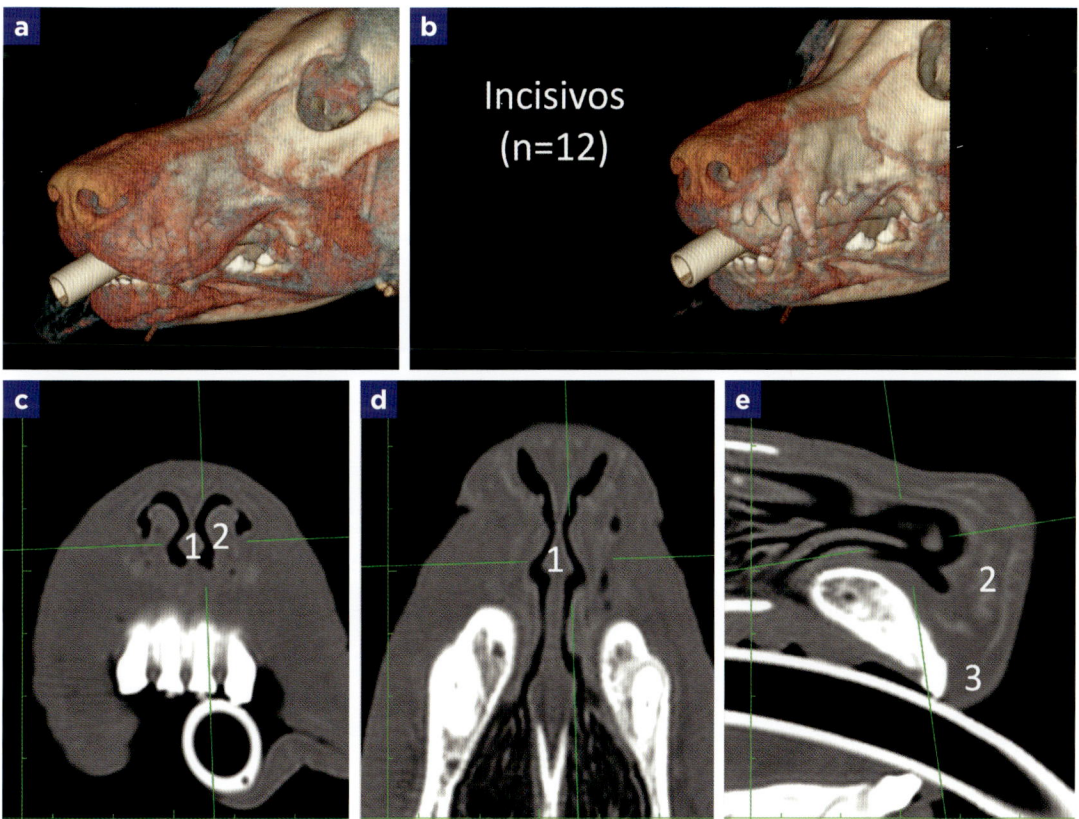

FIGURA 4.3. Los dientes incisivos y su relación con el vestíbulo nasal. Reconstrucción en 3D que destaca parte de los tejidos blandos, incluyendo los labios (a) y la trufa (b). Planos de corte transversal (c), dorsal (d) y sagital (e) obtenidos a la altura del cartílago del septo nasal y en ventana de tejidos blandos. No existen cambios en la morfología o atenuación de los tejidos blandos. El vestíbulo nasal distribuye el aire simétricamente. Referencias: cartílago del septo nasal (1), pliegue alar (2), labio superior (3).

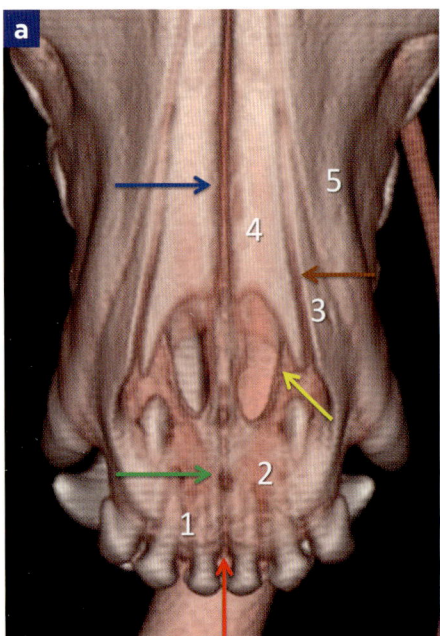
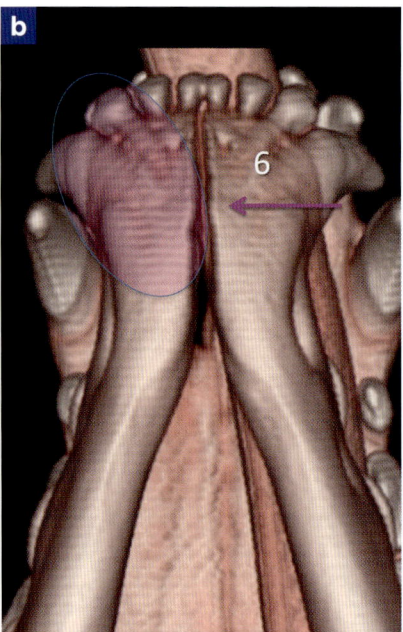

FIGURA 4.4. Los dientes incisivos y su relación con los huesos próximos. Reconstrucciones en 3D de los incisivos del maxilar (a) y de la mandíbula (b). Los incisivos superiores se alojan en los dos huesos incisivos y los inferiores lo hacen en la porción incisiva de la mandíbula. Se aprecian diferentes estructuras: cresta alveolar (flecha roja), sutura incisiva con el canal interincisivo (flecha verde), escotadura palatina (flecha amarilla), sutura nasomaxilar (flecha marrón), sutura internasal (flecha azul), articulación intermandibular (sínfisis) (flecha rosa). El límite rostral de las escotaduras palatinas alcanza las raíces de los incisivos extremos y en las mandíbulas las raíces de los incisivos confluyen hacia el plano medio (círculo). Referencias: hueso incisivo (apófisis alveolar) (1), hueso incisivo (apófisis palatina) (2), hueso incisivo (apófisis nasal) (3), hueso nasal (4), maxilar (5), mandíbula (porción incisiva) (6).

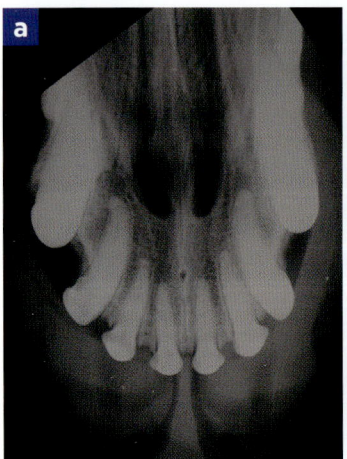
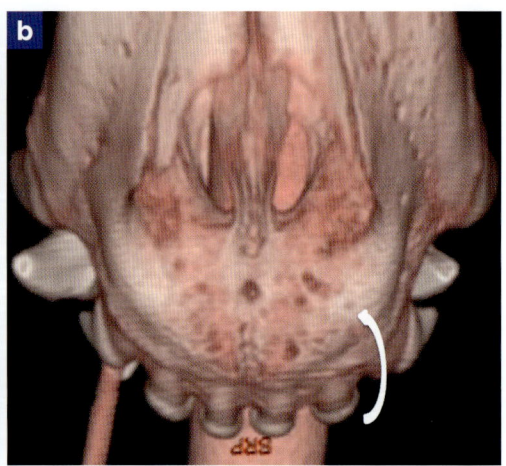

FIGURA 4.5. Implantación de los incisivos en el arco alveolar. Radiografía en proyección intraoral del maxilar (a) y reconstruccion en 3D de la porción más rostral de los huesos incisivo, maxilar y nasal (b). La radiografía ofrece una imagen plana de los dientes, con una desviación distal de sus raíces, que contrasta con la imagen en 3D, donde se aprecia la gran curvatura vestíbulo-lingual y oclusoapical de los incisivos (flecha blanca).

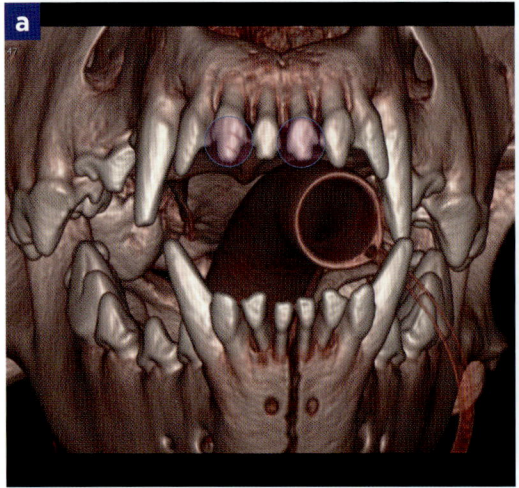
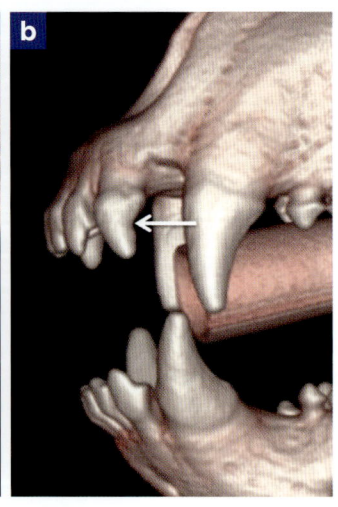

FIGURA 4.6. Morfología de los dientes incisivos. Es importante evaluar la presencia, tamaño, forma y dirección de los dientes incisivos. Imagen en 3D rostral (a) y lateral (b) de los incisivos maxilares y mandibulares alojados en el arco alveolar. Los incisivos son largos y delgados y están arqueados ligeramente hacia delante (flecha) y comprimidos lateralmente. Aumentan de tamaño desde el central hasta el extremo.[2] La corona en su borde libre muestra tres lóbulos separados por dos escotaduras, de los cuales el central se corresponde con la cúspide coronal central y es el más voluminoso; esta disposición trilobulada se denomina flor de lis (círculos) y sirve de ayuda para determinar la edad.

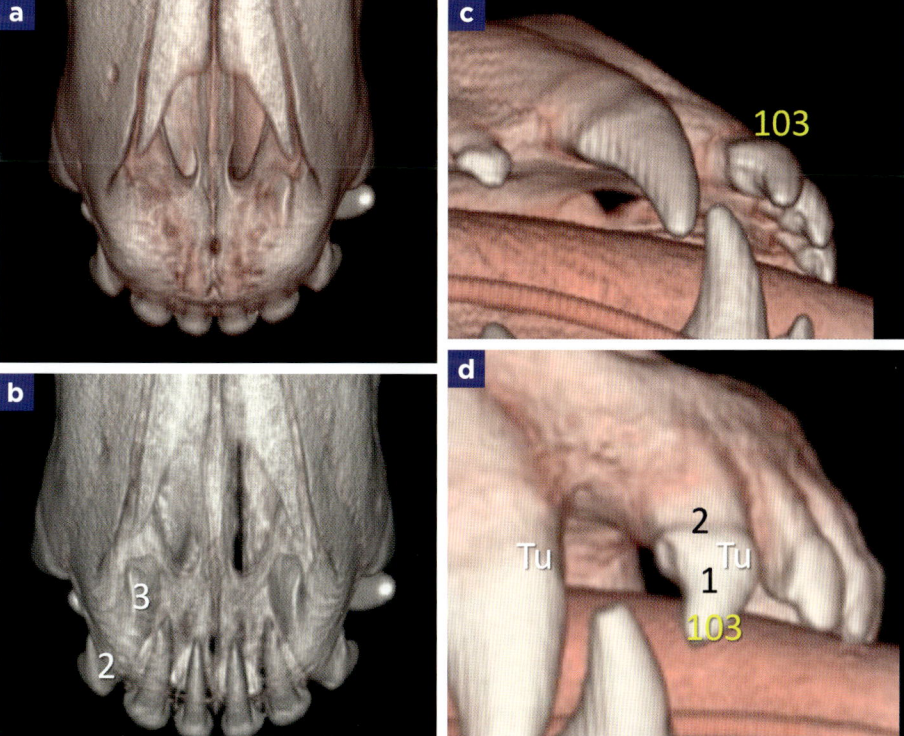

FIGURA 4.7. Detalle de los incisivos. Reconstrucciones en 3D de los incisivos del lado derecho por la cara dorsal (a y b) y oblicuas (c y d). Se muestran las distintas partes del diente: corona, cuello y raíz. Las coronas se ensanchan en los tubérculos (Tu), que corresponden a la zona anatómica dentaria de la línea amelocementaria, más amplios en el incisivo extremo (103) que en el mediano (102) y central (101). Referencias: corona (1), cuello (2), raíz (3).

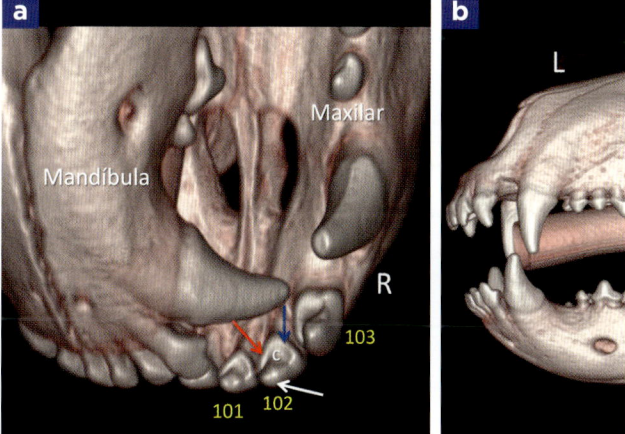

FIGURA 4.8. Características del borde incisal de los incisivos del maxilar en un Labrador macho de 2 años. Reconstrucciones en 3D de los incisivos, vista oblicua derecha (a) y lateral izquierda (b). Debido a que en los incisivos no existe superficie oclusal se utiliza el nombre de **borde incisal**. Cada uno de los incisivos superiores central (101) y medio (102) presentan tres **cúspides coronales**. De ellas, la central (flecha blanca) es la más grande; las pequeñas cúspides mesial (flecha roja) y distal (flecha azul) también se denominan **mamelones** y forman una V con su vértice cerca de la encía.[1] En la porción central de la superficie palatal de los incisivos superiores está en **cíngulo** (c), detalle anatómico dental cerca del cual contactan el borde incisal de los incisivos inferiores. El incisivo extremo (103) tienen la cúspide mesial muy desarrollada y cambia ligeramente la morfología. Dependiendo de la oclusión y de los hábitos de mordida del animal, el borde incisal se va desgastando lentamente por las cúspides a lo largo de la vida. En la imagen b se aprecia el arqueamiento de los incisivos del maxilar en un perro mesocéfalo.

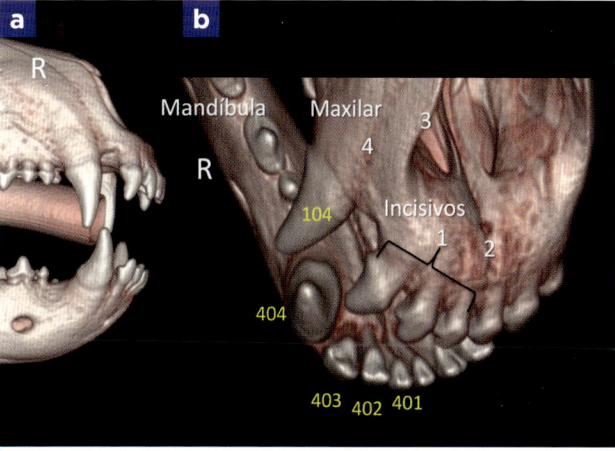

FIGURA 4.9. Características de la apófisis alveolar del hueso incisivo y borde incisal de los incisivos de la mandíbula en un Labrador macho de 2 años. Reconstrucciones en 3D de los incisivos, vista lateral derecha (a) y oblicua derecha (b). Cada uno de los huesos incisivos del maxilar tiene una apófisis alveolar con sus tres correspondientes alvéolos (1) para alojar los tres incisivos maxilares.[3] Se aprecia bien que los incisivos aumentan de tamaño desde el central hasta el extremo. Los bordes incisales de los incisivos mandibulares están menos desarrollados que los del maxilar. El hueso incisivo tiene un cuerpo (1) con tres alvéolos para los tres incisivos del maxilar. La porción dorsocaudal es curvada estrechándose hacia las apófisis nasales. Referencias: apófisis alveolar del hueso incisivo (1), sutura interincisiva (2), apófisis nasal del hueso incisivo (abertura nasal ósea) (3), sutura incisivo-maxilar (4).

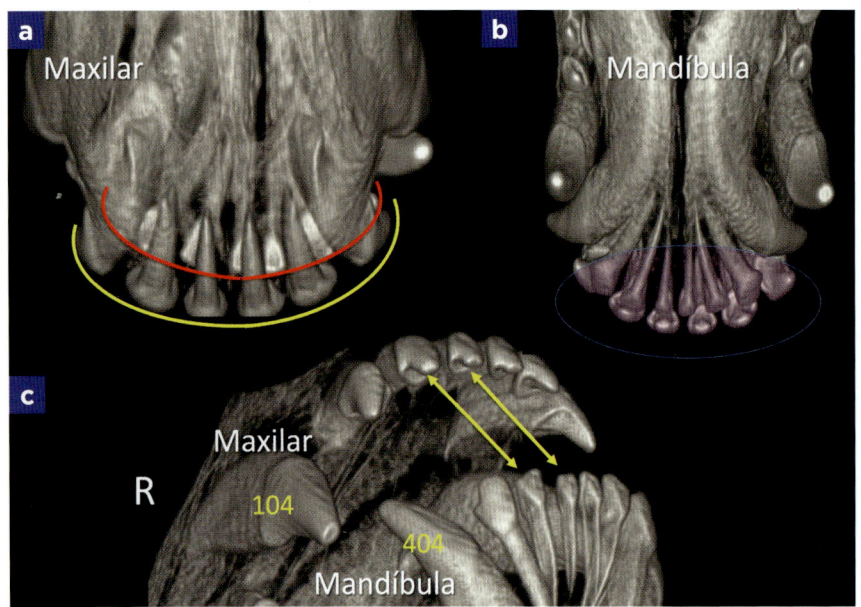

FIGURA 4.10. Diferencias de posición entre incisivos maxilares y mandibulares. Reconstrucciones en 3D en imágenes transparentes en blanco y negro del hueso en vistas dorsal (a), ventral (b) y oblicua (c). Por la cara dorsal se marcan el límite rostral de los incisivos maxilares (borde amarillo) y mandibulares (borde rojo). Los incisivos maxilares se sitúan más rostralmente que los mandibulares, lo que se puede observar bien por las caras dorsal y ventral (círculo). El borde incisal y cortante de los incisivos inferiores ocluye cerca del cíngulo de los incisivos superiores (flechas).

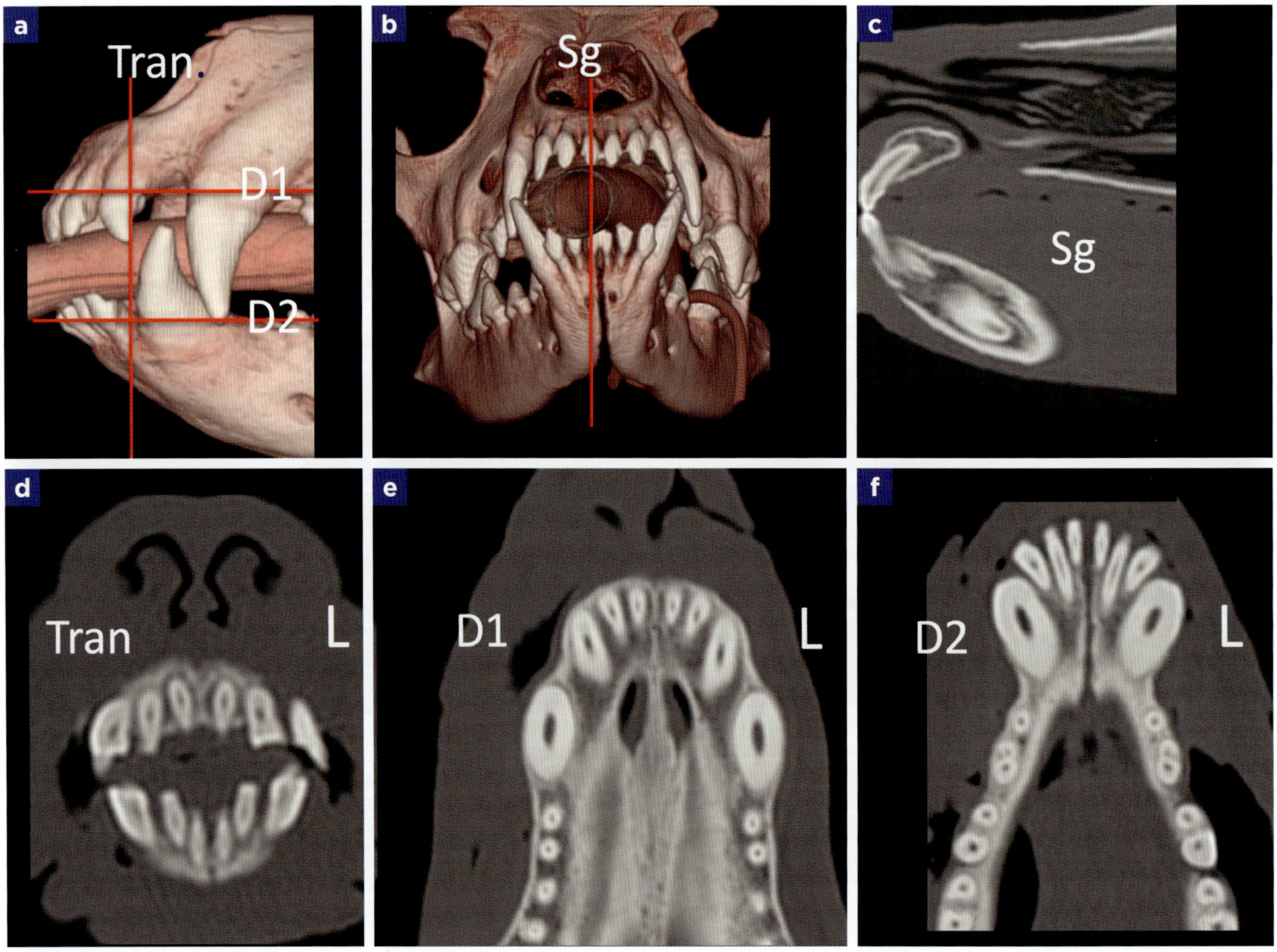

FIGURA 4.11. Planos obtenidos en los dientes incisivos. Imágenes en 3D de los incisivos vistos por las caras lateral (a) y rostral (b). Sobre ellas se han trazado líneas rojas que indican dónde se ha seleccionado el plano de corte. La imagen del plano sagital (Sg) se obtuvo a la altura del 101 (c), el transversal a nivel de los terceros incisivos (d) y las imágenes dorsales a la altura del paladar duro (D1) (e) y de la articulación intermandibular (D2) (f). Lado izquierdo (L).

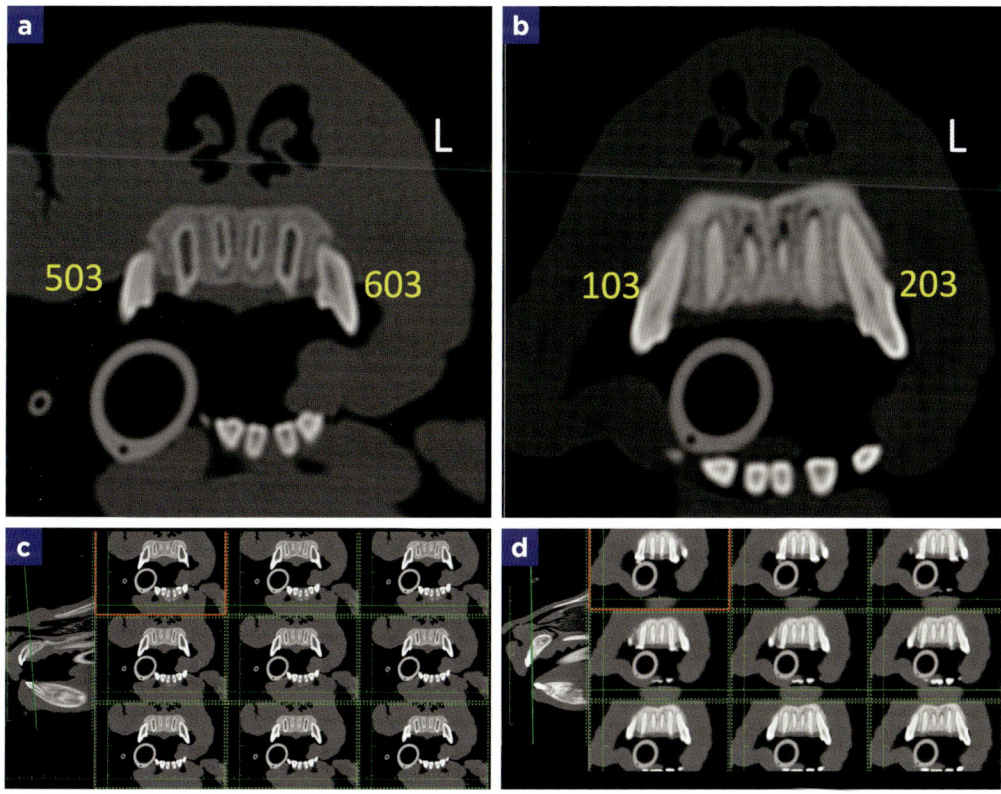

FIGURA 4.12. Incisivos maxilares en múltiples planos transversales. Perro mestizo macho de 12-14 meses de edad (a y c) y Perro de Agua macho de 6 años de edad (b y d). Planos de corte transversales realizados al nivel de los incisivos extremos o laterales, indicado por las líneas en color verde mostradas en las radiografías de planificación (en c y d). En el animal joven (a y c), los incisivos muestran una amplia cavidad pulpar y el hueso trabecular del cuerpo del incisivo presenta una trabécula escasamente densa, si se compara con la del adulto (b y d). Con los visores de imagen actuales, cualquier plano de corte se puede dividir en múltiples imágenes consecutivas, muy finas, que ofrecen gran detalle a la hora de evaluar cada estructura anatómica (c y d). Lado izquierdo (L).

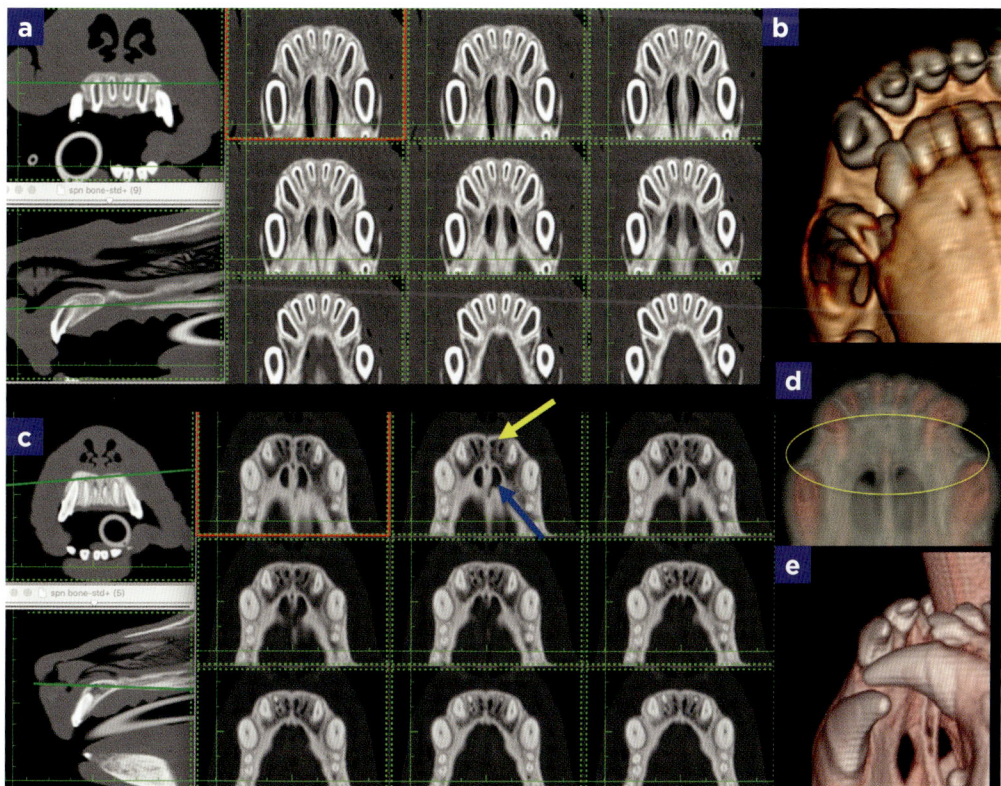

FIGURA 4.13. Incisivos mandibulares en múltiples planos dorsales. Estos planos anatómicos permiten evaluar específicamente las características del **margen de la cresta alveolar** (la porción más prominente del hueso alveolar bajo el margen gingival) (flecha amarilla) y la forma de las escotaduras palatinas (flecha azul) en el perro joven (a) y adulto (c) del grupo anterior. Las escotaduras palatinas son estructuras hipoatenuantes, redondeadas u ovaladas. También se muestran imágenes en 3D de las caras oclusales de los incisivos de los dos animales, joven (b) y adulto (e), para mostrar las diferencias. La imagen transparente (d) muestra a qué nivel se sitúan las escotaduras palatinas con respecto a los incisivos extremos y a los caninos (círculo).

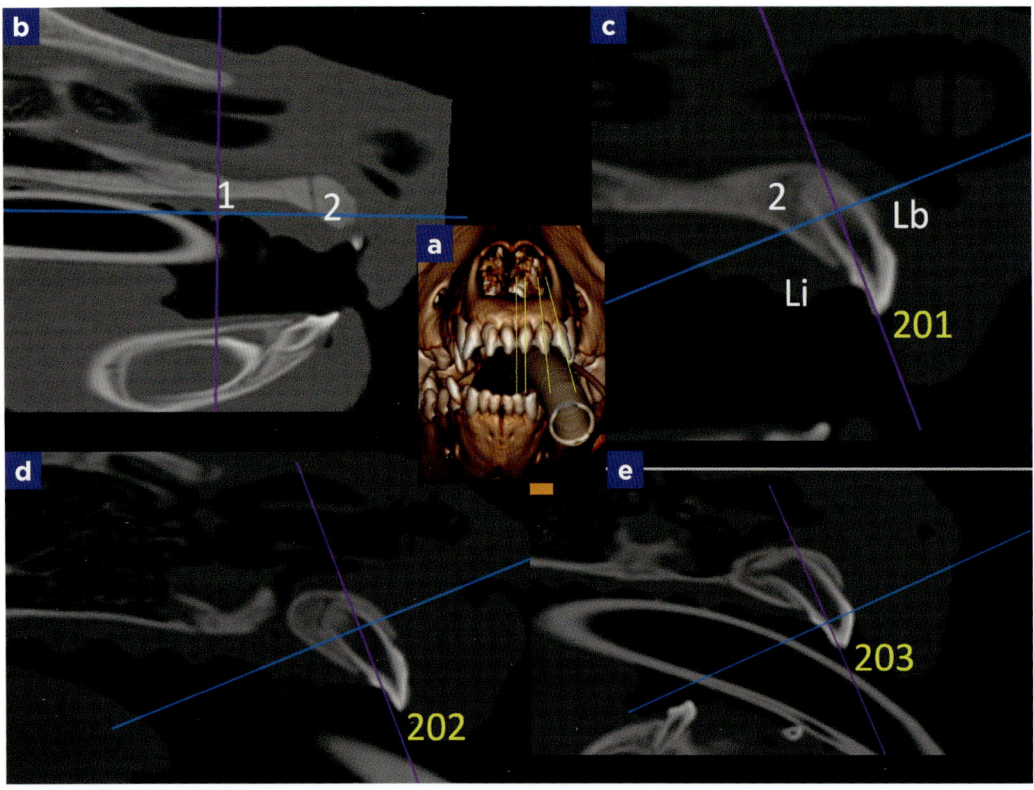

FIGURA 4.14. Incisivos maxilares en planos sagitales (b) y oblicuos (c, d y e) de un perro joven de 5-6 meses de edad. Reconstrucción en 3D de los incisivos en vista rostral (a). Sobre los incisivos aparecen unas líneas amarillas que indican la orientación que se le ha dado a los distintos planos para obtener la mejor imagen de cada diente (a). Se aprecian los ápices abiertos de los dientes 201, 202 y 203. Se puede estudiar el interior de cada diente por separado y las alteraciones de las caras labial (Lb) y lingual (Li) de cada uno de ellos. Referencias: hueso vómer (1), hueso incisivo (2).

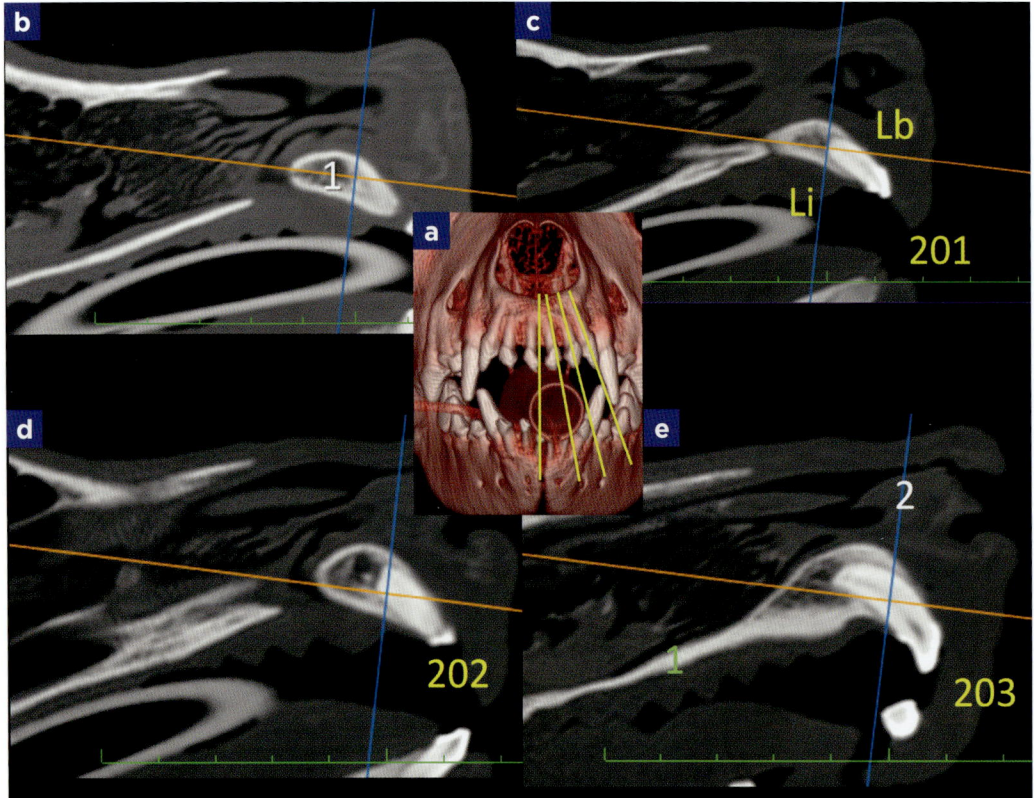

FIGURA 4.15. Incisivos maxilares en planos sagital (b) y oblicuos (c, d y e) de un perro adulto. Reconstrucción en 3D de los incisivos en vista rostral (a). Sobre los incisivos aparecen unas líneas amarillas que indican la orientación que se le ha dado a los distintos planos para obtener la mejor imagen de cada diente (a). En el adulto los incisivos ya muestran una cavidad pulpar mucho más estrecha que en el animal joven debido a la formación continua de dentina secundaria. Referencias: hueso incisivo (1), pliegue alar (2).

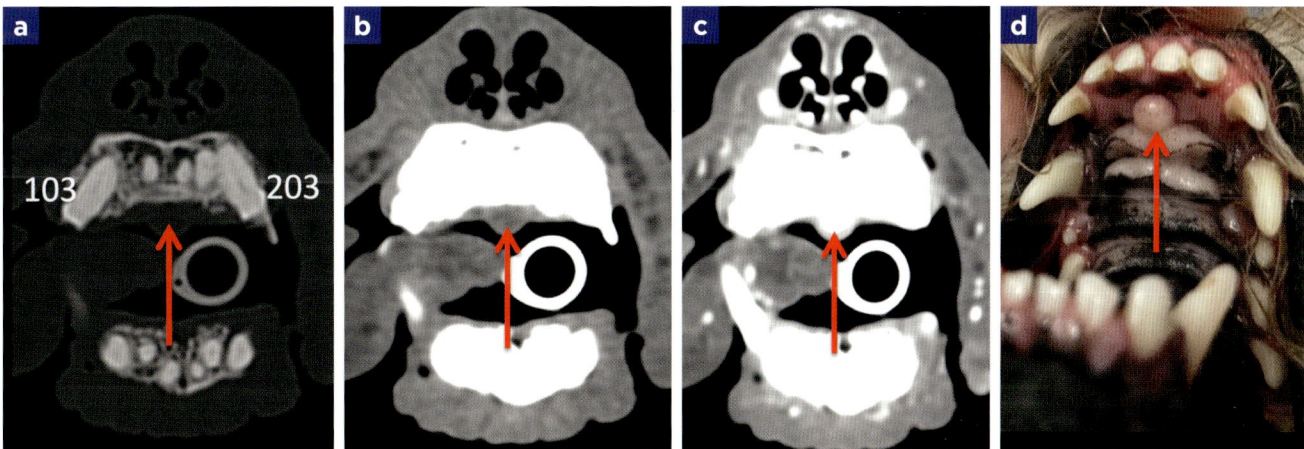

FIGURA 4.16. Características de la papila incisiva. Planos transversales a la altura de las raíces de los incisivos extremos (103 y 303) en ventanas de hueso (a) y de tejidos blandos, sin contraste (b) y con contraste (c), e imagen de la cara palatina (d). La papila incisiva (flecha) se aprecia en la TC como un engrosamiento de la mucosa, de forma redondeada y con bordes bien delimitados, que realza contraste de forma intensa (c), lo que indica que está muy vascularizada.

DIENTES CANINOS

Los dientes caninos son 4, grandes, curvados y con forma cónica. En el maxilar se disponen inmediatamente caudales a la sutura incisivo-maxilar y forman un prominencia palpable (la eminencia alveolar) sobre el hueso maxilar.[1] Es importante evaluar la relación de dichos dientes con los cornetes nasales con los que están próximos. Otras estructuras de interés son el hueso vómer y el septo nasal. Cuando existe dentición mixta, los caninos definitivos se sitúan mesialmente a los correspondientes deciduos (fig. 4.17).

Los dientes caninos son de similar longitud en el maxilar y la mandíbula y los primeros son más gruesos y anchos.[2] Las raíces tienen casi dos veces la longitud de las coronas. En los perros mesocéfalos, el espacio interdental entre los incisivos extremos y los caninos debe ser de 3 mm en el maxilar y menor de 3 mm en la mandíbula, y esto se puede medir muy bien en las imágenes en 3D. Con respecto a la oclusión en el área de los caninos, la corona del canino inferior se sitúa entre el incisivo extremo y el canino superior, siendo este el punto de referencia más claro de toda la boca y una de las llaves oclusales.[2] En las mandíbulas es importante evaluar los bordes rugosos de la articulación intermandibular, formando entrantes y salientes que se entrecruzan entre sí. Esta articulación forma una sincondrosis en la porción rostrodorsal y una sindesmosis en la porción caudoventral[4], aunque estas diferencias no se aprecian en la TC (fig. 4.18).

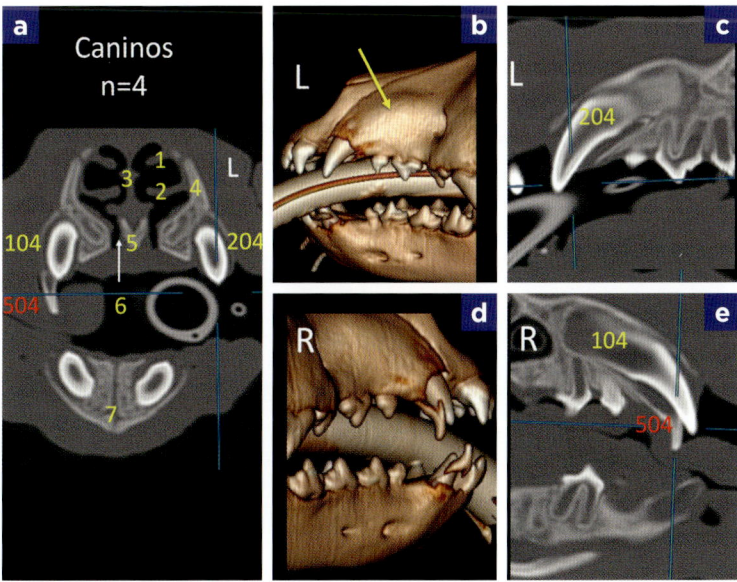

FIGURA 4.17. Dientes caninos de un perro joven, de 6 meses, con dentición mixta. Plano transversal (a) y vista de los caninos por los lados izquierdo (b y c) y derecho (d y e). Se aprecia el vestíbulo nasal y el diferente desarrollo evolutivo de los caninos. Mientras que en el lado izquierdo (L) solamente está presente el canino permanente (204), en el derecho (R), además del canino permanente (104), aún permanece el deciduo (504) sin exfoliar, lo que ocurre también en los caninos inferiores de dicho lado (d). Los caninos definitivos se sitúan mesialmente a los correspondientes deciduos. Cubriendo los caninos existe una eminencia alveolar muy marcada (b, flecha). En el plano transversal (a) se puede apreciar un patrón trabecular de escasa densidad ósea, como corresponde a huesos en rápido desarrollo. En las imágenes c y e se aprecian los ápices abiertos de los dientes caninos superiores 104 y 204 que se cerrarán completamente a la edad de 9,5-10 meses. Referencias: cornete nasal dorsal (1), cornete nasal ventral (2), cartílago del septo nasal (3), hueso maxilar (4), hueso vómer (septo nasal) (5), escotadura palatina (paladar duro) (6), articulación intermandibular (7).

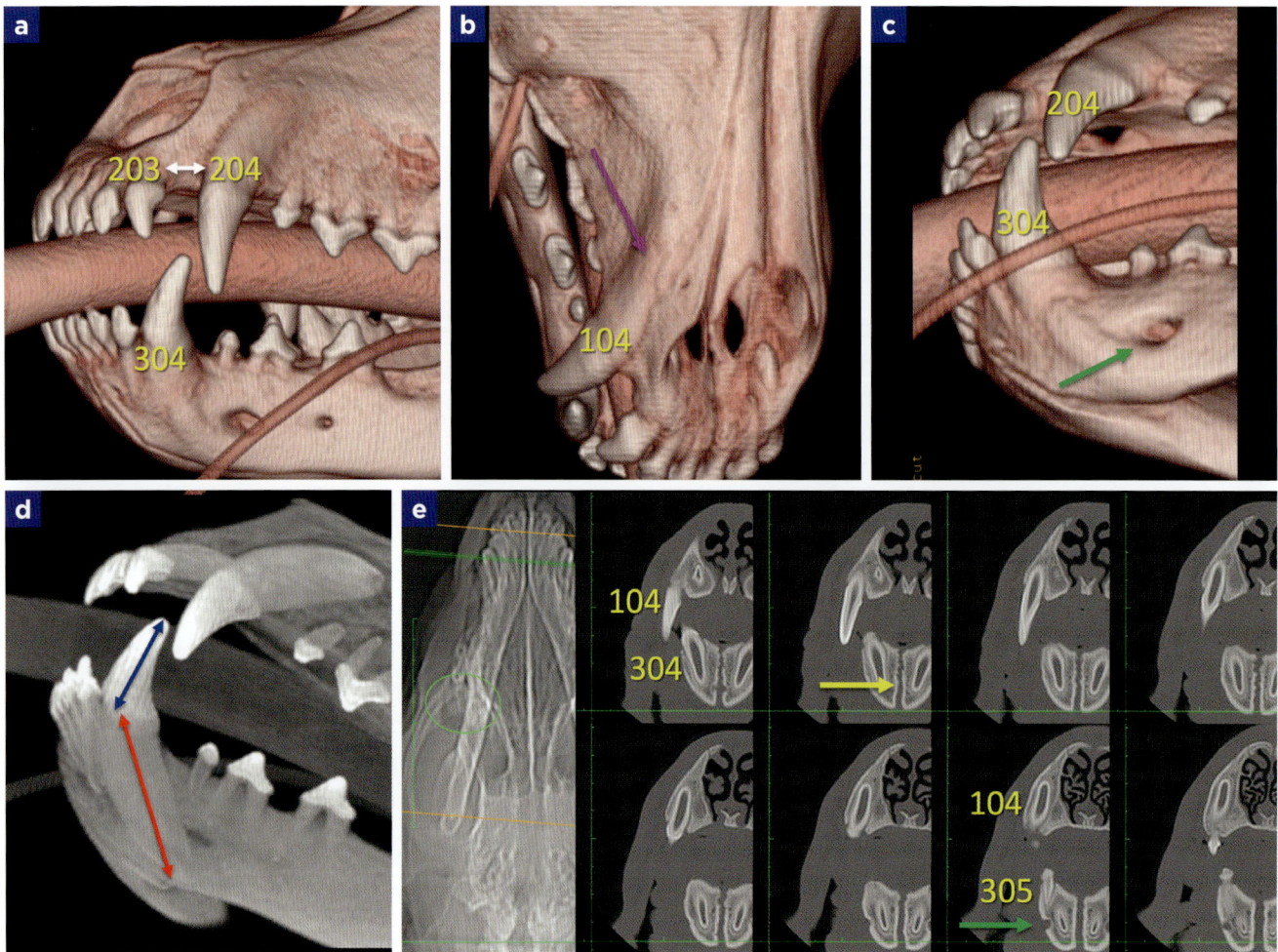

FIGURA 4.18. Dientes caninos de un perro adulto con dentición permanente. Pastor Alemán macho de 8 años. Imágenes en 3D en obli-cuo de los caninos del lado izquierdo (a y c) y derecho (b). Proyección de máxima intensidad (MIP) (d). Radiografía de planificación de la cabeza (e) donde se marca con una línea verde el nivel de corte a la altura del 104, lo que produce 8 cortes transversales consecutivos que aparecen a su derecha. Espacio interdental entre el 203 y 204, de 3 mm (flecha blanca). Se destacan la eminencia alveolar sobre el hueso maxilar (flecha rosa) y el agujero mentoniano, que se sitúa sobre la superficie externa de la raíz del 305 (flechas verdes). La raíz (flecha roja) muestra casi el doble de longitud que la corona (flecha azul) en ambos caninos.[2] Se aprecia con nitidez la articulación intermandibular (flecha amarilla).

LOS PREMOLARES Y MOLARES EN TC, ¿QUÉ EVALUAR?

En esta región es importante recordar la relación con los cornetes nasales, los recesos maxilares y la cuenca orbitaria, así como la relación con los huesos que los soportan y las características individuales de cada diente (fig. 4.19).

CAVIDAD NASAL

La cavidad nasal del perro constituye un frecuente origen de patologías. Debido a la superposición de estructuras, las radiografías aportan una información limitada. Existen rinitis de origen dental y tumores nasales que afecta a los dientes para los que la TC resulta de gran utilidad. Por esto, es conveniente repasar dicha región anatómica recordando los criterios de normalidad en los distintos planos de corte.

Es importante entender la relación de los dientes con las estructuras próximas: cavidad nasal y senos paranasales. En sentido rostrocaudal, la cavidad nasal y los senos paranasales del perro se pueden dividir en cinco regiones:[5]

1. El vestíbulo nasal.
2. La región de los cornetes nasales.
3. La región nasomaxilar.
4. la región etmoidal.
5. Los senos frontales.

Mientras que la región 1 se relaciona principalmente con los incisivos y caninos, las regiones 2 y 3 lo hacen con los premolares y molares (figs. 4.20 y 4.21). Estos conceptos no siempre resultan fáciles de entender en las radiografías.

La compleja anatomía de la zona hay que interpretarla en los tres planos de corte obtenidos en la TC:

- Los planos **sagitales** permiten apreciar el septo nasal cartilaginoso y la integridad del paladar duro. Se pueden detectar fístulas o tumores que comuniquen las cavidades nasal y oral, debido a la pérdida de integridad de dicha estructura. Desplazándonos hacia los lados podemos identificar el estilizado y rectilíneo cornete nasal dorsal y el más complejo cornete nasal ventral. Más caudalmente aparece el cornete nasal medio y el laberinto etmoidal[1] (fig. 4.22).

- Los planos **dorsales** son adecuados para ver la distribución simétrica de la anatomía a los dos lados del septo nasal. Se pueden apreciar los cornetes nasales finamente enrollados rostralmente que se agrandan caudalmente, así como el laberinto

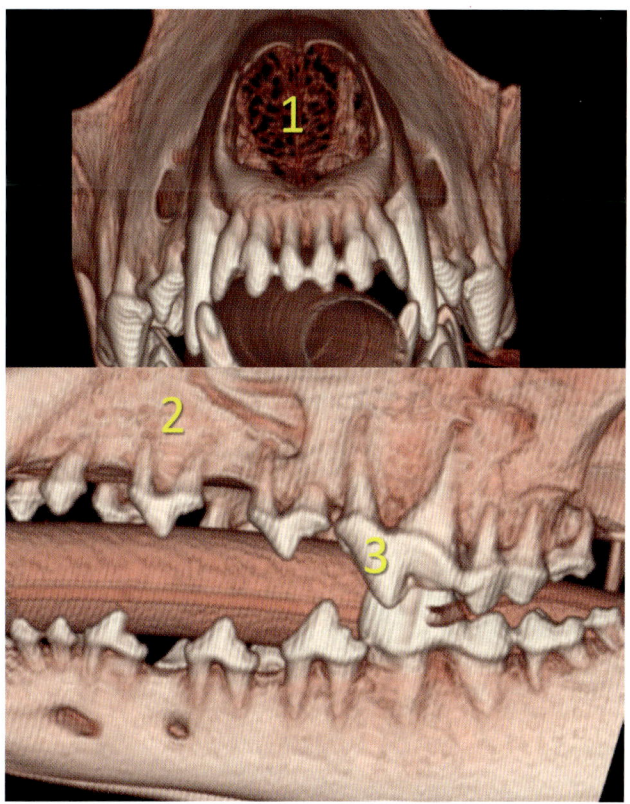

FIGURA 4.19. Estructuras que deben evaluarse en los premolares y molares.
1. Cavidades nasales: cornetes nasales, maxilar y mandibular.
2. Huesos de soporte: maxilar, vómer y mandíbula.
3. Dientes: presencia, tamaño, forma y dirección de los dientes y sus raíces.

etmoidal. Estos planos permiten evaluar masas en la cavidad nasal que puedan invadir el laberinto etmoidal y posteriormente alcancen la porción más rostral del cerebro. Los senos paranasales incluyen los recesos maxilares, los senos frontales y el seno esfenoidal. La placa cribiforme separa la cavidad nasal de la bóveda craneal (calvario) y es especialmente importante para detectar tumores que puedan potencialmente invadir el cerebro. Esta placa cribiforme debe evaluarse siempre en los planos dorsales y con colimación fina[4] (fig. 4.23).

- Los planos **transversales** son importantes ya que evalúan los huesos implicados, especialmente los huesos incisivos, nasal y el paladar duro. Permiten estudiar con gran precisión la relación de cada diente con su apófisis alveolar (maxilar superior) y con las cavidades nasales, estudiando las alteraciones en la simetría y densidad de las vías respiratorias altas. Los cornetes se forman de hueso delgado y están rodeados por mucosa. Tienen una estructura más densa rostralmente y son más gruesos y con mayor espacio aéreo caudalmente. Los senos nasales deben aparecer hipoatenuantes, por estar llenos de aire, tapizados por una fina o indetectable mucosa. Los cambios en la mucosa se aprecian mejor en la parte rostral de la cavidad nasal por presentar un patrón de cornetes más compacto y tener un aumento en el volumen de las mucosas comparado con las partes caudales de la cavidad nasal (figs. 4.24 y 4.25).

La TC puede detectar ligeras **alteraciones en la simetría** de la cavidad nasal, producidas por desviaciones del septo nasal no relacionadas con la raza, edad o sexo y que pueden ser normales (fig. 4.26). Estas desviaciones del septo pueden ser mayores en perros braquicéfalos.[6]

En la cavidad nasal también se pueden producir **alteraciones en la atenuación** por una aparente congestión unilateral de la mucosa. Se debe a la vasoconstricción unilateral que produce un aumento de la perfusión mucosa del lado contralateral produciendo un engrosamiento y aumento de la resistencia al flujo aéreo. Es un fenómeno fisiológico que ocurre cada 2-3 horas en el perro (y cada 6 horas en el hombre), y se conoce como **ciclo nasal**, llega a ser muy marcado en algunos perros y puede confundirse con enfermedad inflamatoria de una cavidad nasal.[7] Los cambios en la mucosa se aprecian mejor en la parte rostral de las cavidades nasales por presentar un patrón de turbinados más compacto y tener un aumento en el volumen de las mucosas en relación con el que presentan las porciones caudales (fig. 4.27). Es importante realizar una colimación estrecha con cortes finos para apreciar estas estructuras.[8]

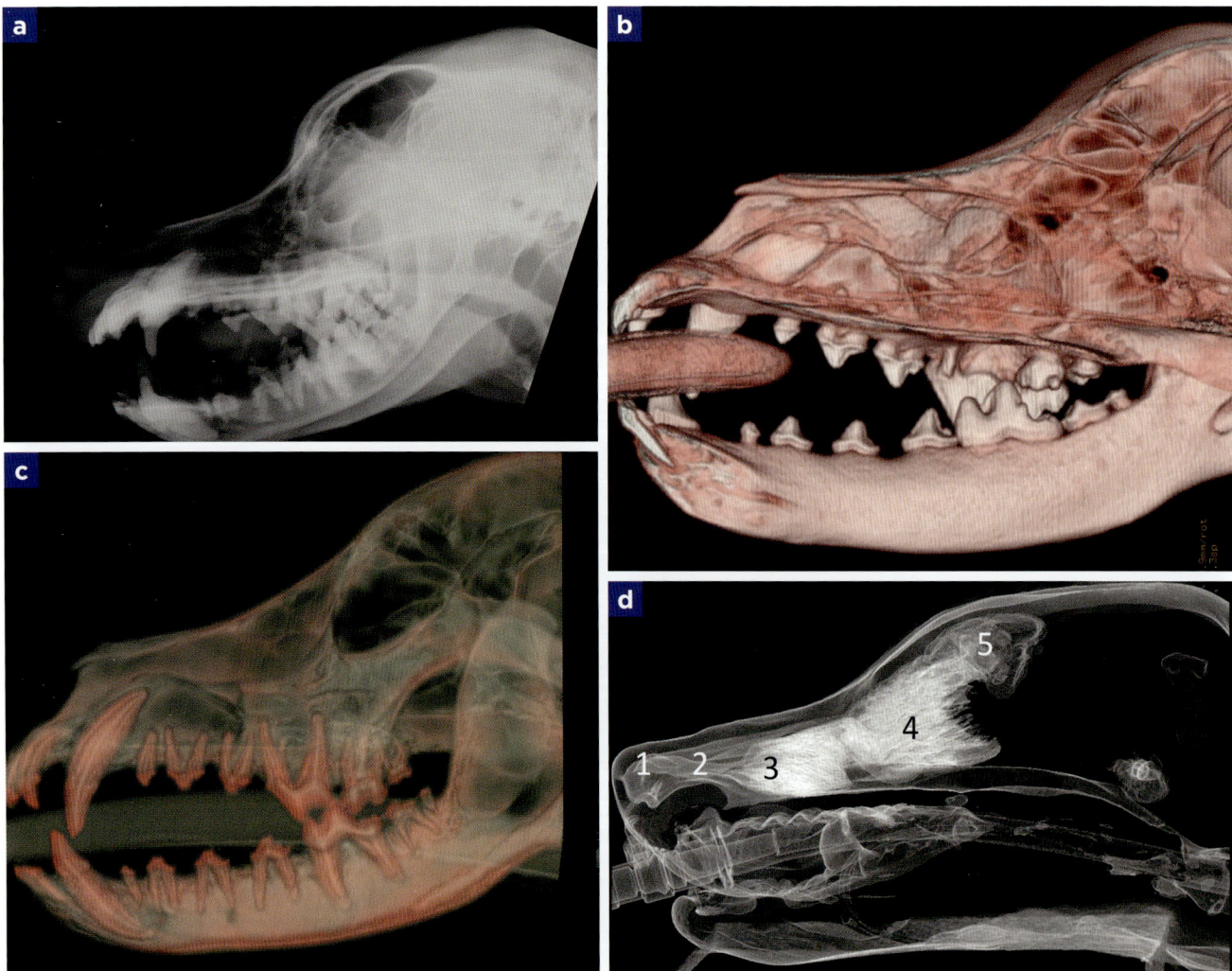

FIGURA 4.20. Relación entre los dientes y la cavidad nasal. Regiones anatómicas de la cavidad nasal y senos paranasales del perro. Radiografía lateral (a), reconstrucción en 3D en corte sagital, resaltando distintas cavidades de la cabeza (b), reconstrucción en 3D, resaltando las raíces dentales (c) y sombreado de superficie que realza las zonas aireadas de la cavidad nasal (d). Referencias: vestíbulo nasal (1), región de los cornetes nasales (2), región nasomaxilar (3), región etmoidal (4), senos frontales (5).

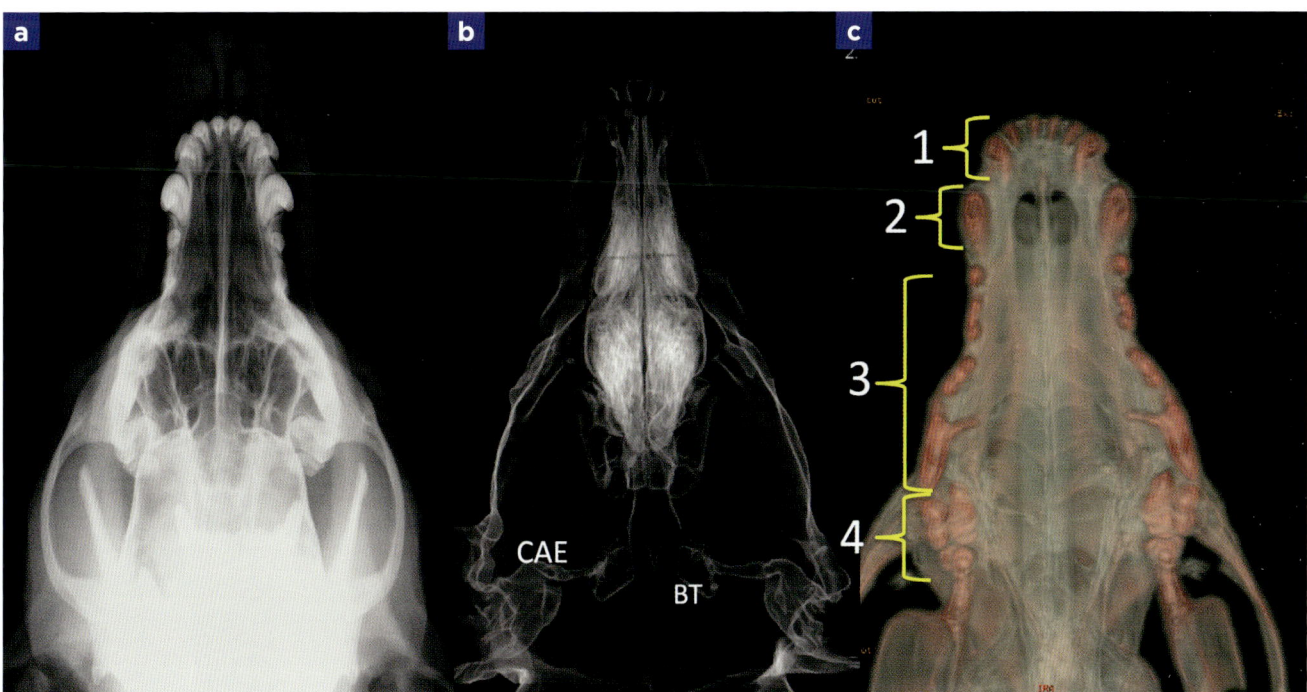

FIGURA 4.21. Relación entre los dientes y la cavidad nasal. Radiografía extraoral del maxilar, en proyección ventrodorsal con la boca abierta (a), sombreado de superficie de la cabeza destacando las zonas con densidad aire (b) y reconstrucción en 3D del maxilar destacando la dentición del perro adulto (c): incisivos (1), canino (2), premolares (3) y molares (4). CAE: conducto auditivo externo; BT: bulla timpánica.

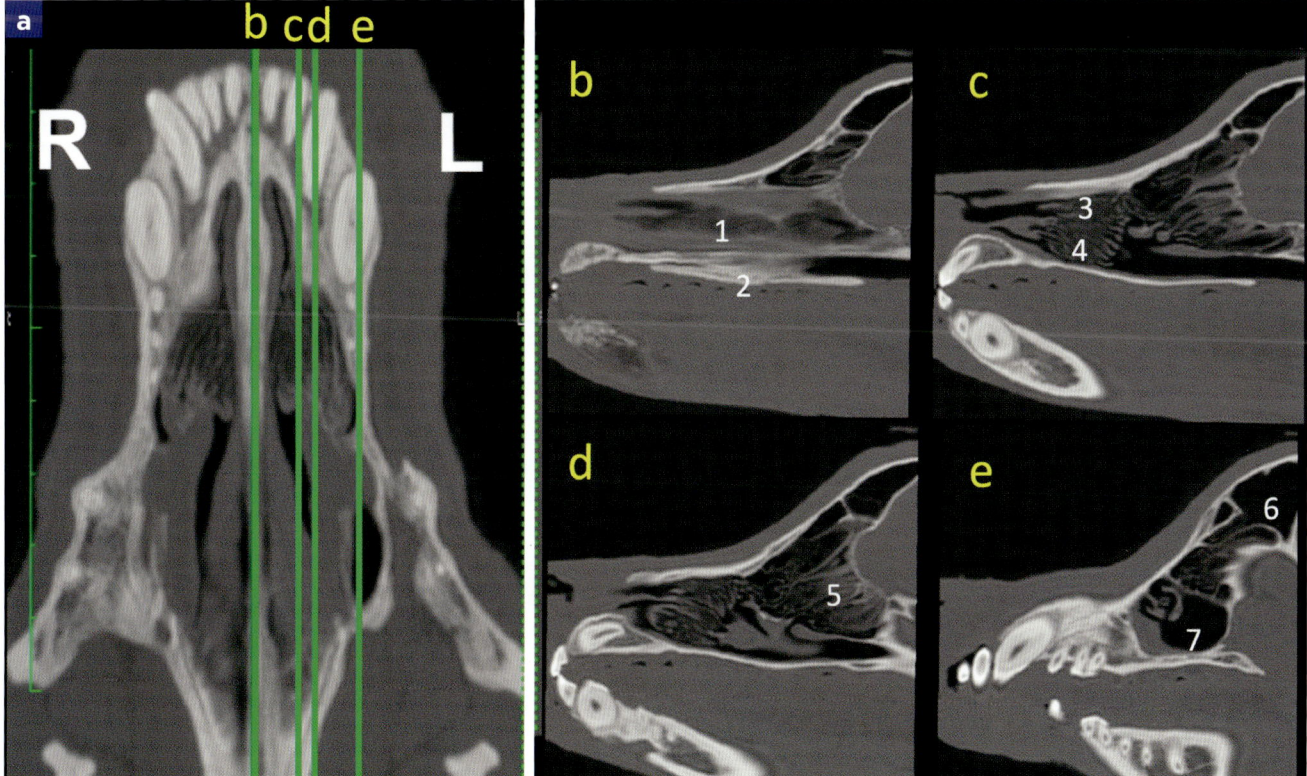

FIGURA 4.22. Anatomía de la cavidad nasal izquierda (L) en planos sagitales. Plano dorsal de las cavidades nasales, al que se ha realizado una proyección de máxima intensidad (MIP) para darle mayor grosor a la zona (a). Las líneas verdes de corte (b-e) expresan el nivel al que se han producido los planos sagitales. Referencias: septo nasal cartilaginoso (1); apófisis palatina (maxilar superior) (2); cornete nasal dorsal (3); cornete nasal ventral (4); laberinto etmoidal (5); seno frontal (6); receso maxilar (7).

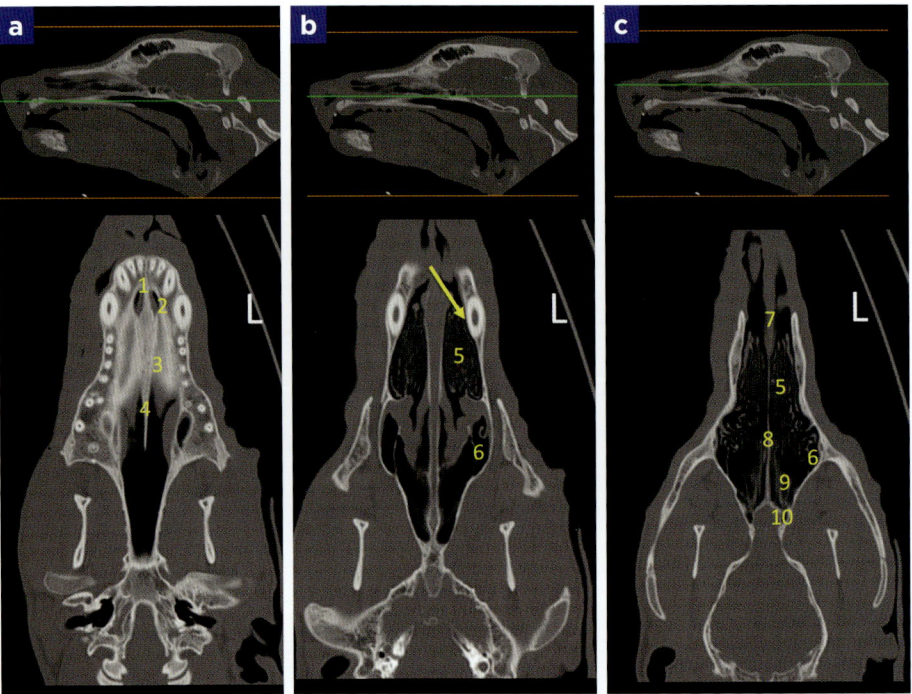

FIGURA 4.23. Anatomía de la cavidad nasal en los planos dorsales. En la porción superior aparecen tres cortes sagitales de la cabeza de un perro de raza Pastor Alemán, macho de 7 años. Las líneas verdes establecen el nivel al que se han establecido los planos dorsales: el paladar duro (a), la porción ventral de la cavidad nasal (b) y la porción dorsal de la cavidad nasal (c). Se destaca la estrecha relación anatómica entre la tabla alveolar interna del canino (grosor de 0,6-2 mm dependiendo de la raza) y la cavidad nasal (flecha amarilla), que ayuda a comprender la causa de las frecuentes fístulas oronasales que producen las patologías del diente canino. Referencias: hueso incisivo (1), escotadura palatina (2), apófisis palatina (maxilar superior) (3), hueso vómer (4), cornete nasal ventral (5), receso maxilar (6), septo nasal cartilaginoso (7), lámina perpendicular del etmoides (8), laberinto etmoidal (9), placa cribiforme (10). Lado izquierdo (L).

FIGURA 4.24. Relación de los incisivos, caninos y tres primeros premolares con la cavidad nasal. Perro de raza Airedale Terrier de 8 años. ▶ Imagen en 3D y planos de corte transversales (a-g). Las líneas verticales, en rojo, señalan el nivel aproximado al que se ha obtenido cada plano de corte transversal. Referencias: cartílago del septo nasal (1), pliegue alar (2), hueso incisivo (3), canal infraorbitario (4), hueso nasal (5), cuerpo del maxilar superior (6), cornete nasal dorsal (7), cornete nasal ventral (8), apófisis palatina (maxilar superior) (9), lengua (10), cuerpo de la mandíbula (11). Agujeros mentonianos (rostral y caudal) (flechas verdes). Lado izquierdo (L).

FIGURA 4.25. Relación de los premolares y molares y la cavidad nasal. Perra de raza Airedale Terrier de 8 años. Imagen en 3D del último ▶ premolar (108) y de los molares. Las líneas verticales en rojo señalan el nivel aproximado de corte al que se ha obtenido cada plano transversal (a-e). Los planos transversales son ligeramente asimétricos en los molares. Se destaca la furca dental, es decir, la zona anatómica que comprende el área de división de las raíces de los dientes multirradiculares (flechas amarillas). Las raíces mesiolinguales (MI) del 108 y 109 muestran un estrecho contacto anatómico con la cavidad nasal. Referencias: hueso nasal (1), hueso maxilar (2), canal infraorbitario (3), cartílago del septo nasal (4), paladar duro (5), orificio palatino (6), receso maxilar (7), cornete nasal ventral (8), hueso vómer (9), hueso etmoides (laberinto etmoidal) (10), meato nasofaríngeo (11), cuerpo de la mandíbula (12).

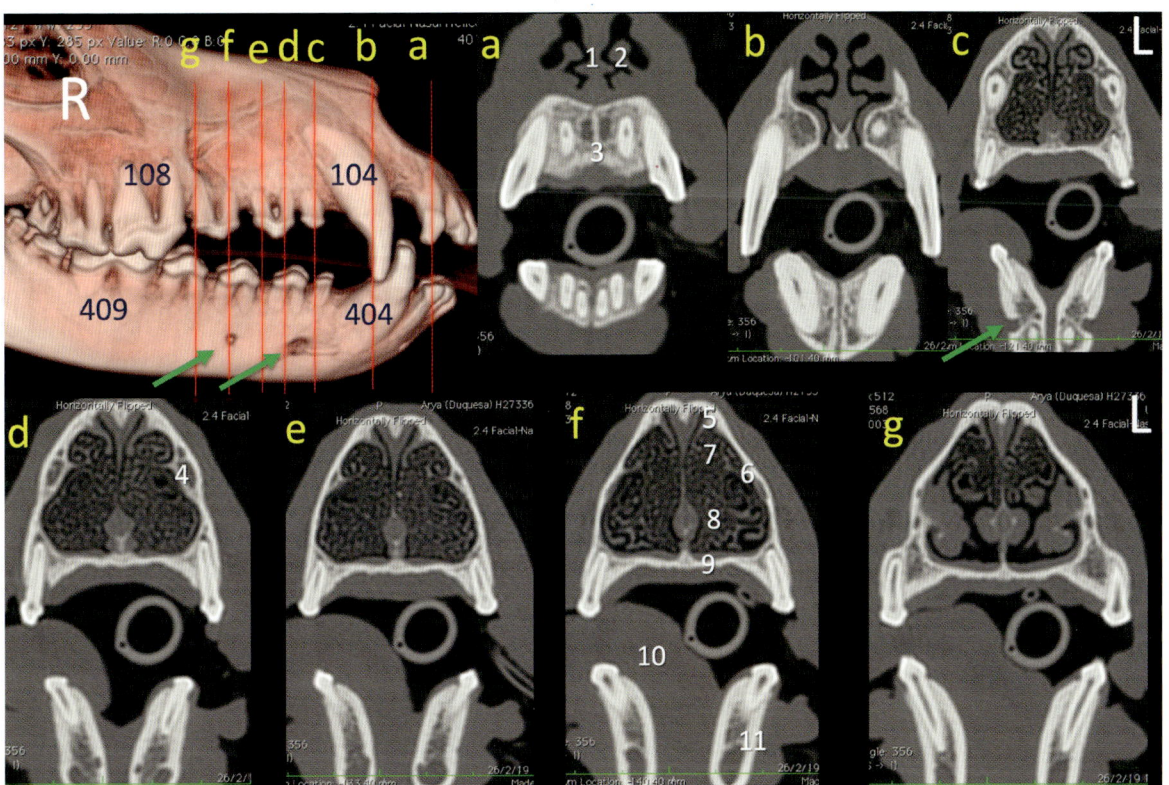

4.24

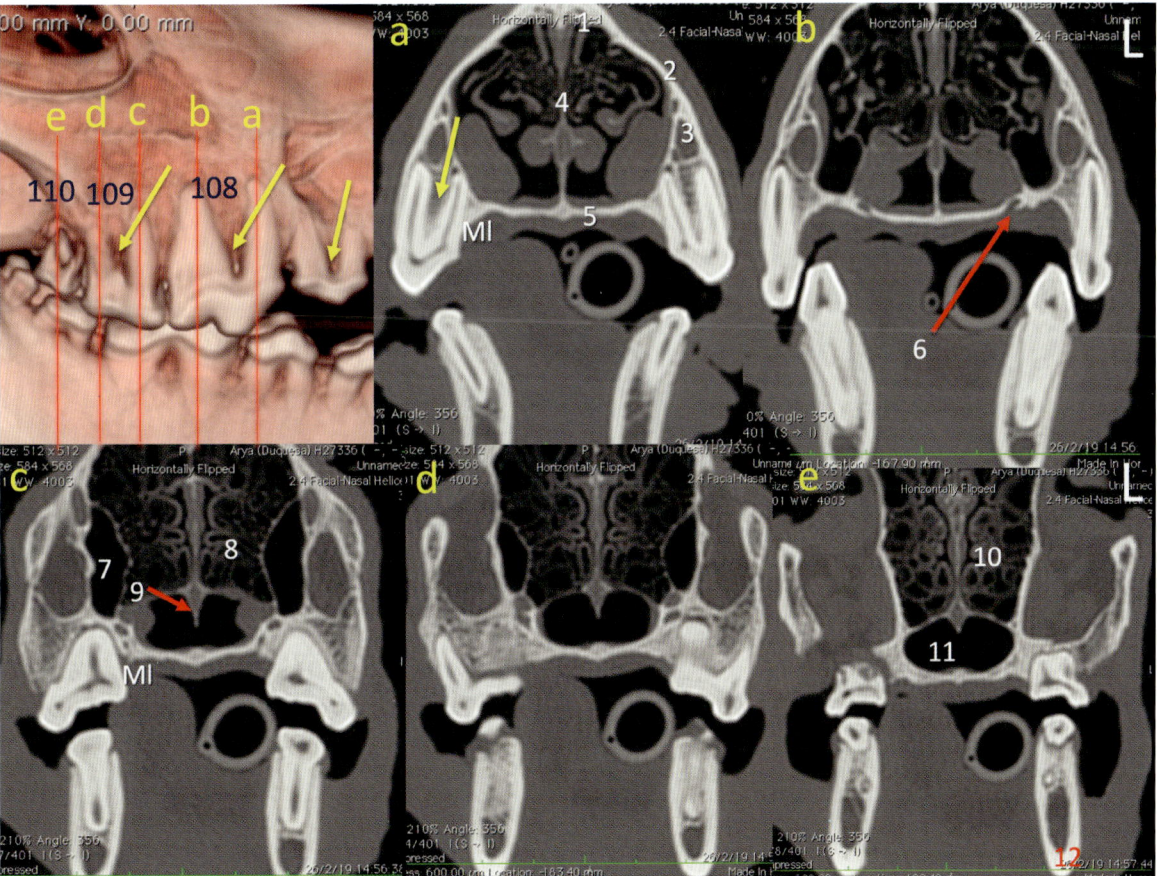

4.25

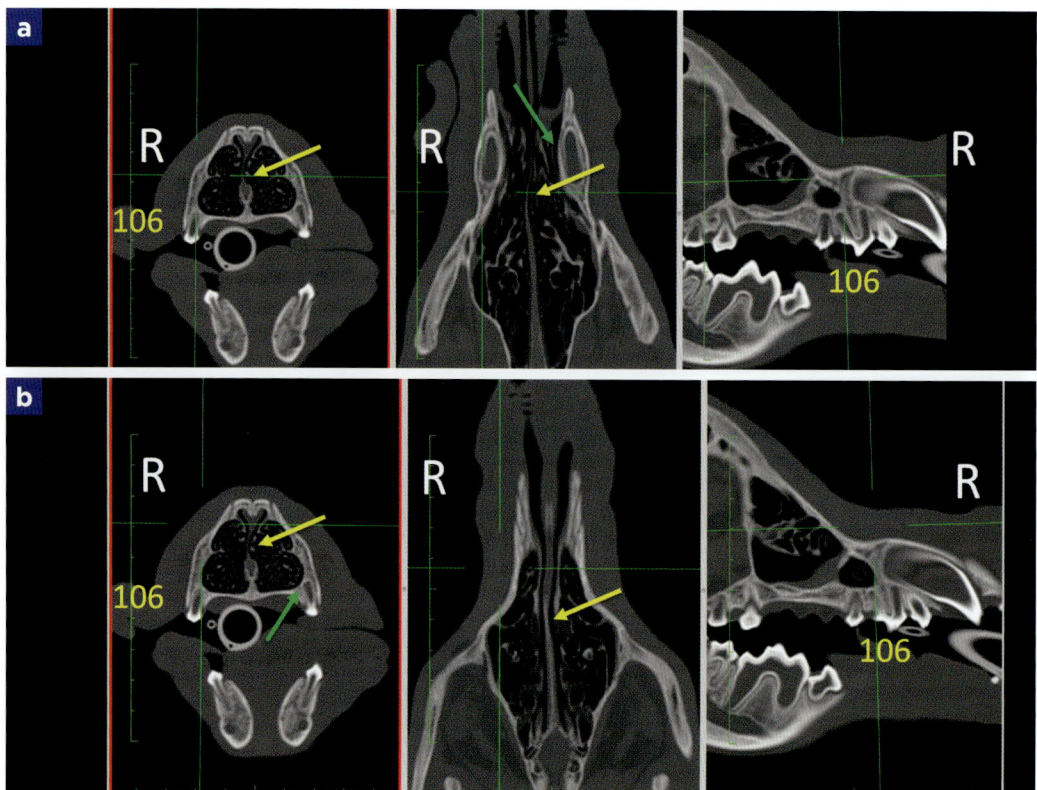

FIGURA 4.26. Alteraciones en la simetría de la cavidad nasal. Reconstrucción ortogonal en 2D en un perro joven mesocéfalo de 5-6 meses de edad (a y b). Las líneas verdes se cruzan señalando el mismo punto anatómico en los tres planos de corte. Se han seleccionado dos puntos sobre la vertical del 106. Se aprecia que el primer premolar (105) ya está en boca, esto ocurre a la edad de 4 a 5 meses. Se señala la ligera asimetría del septo nasal (flechas amarillas). Las imágenes muestran también las caras mesiales de los dientes caninos y premolares (flechas verdes). Lado derecho (R).

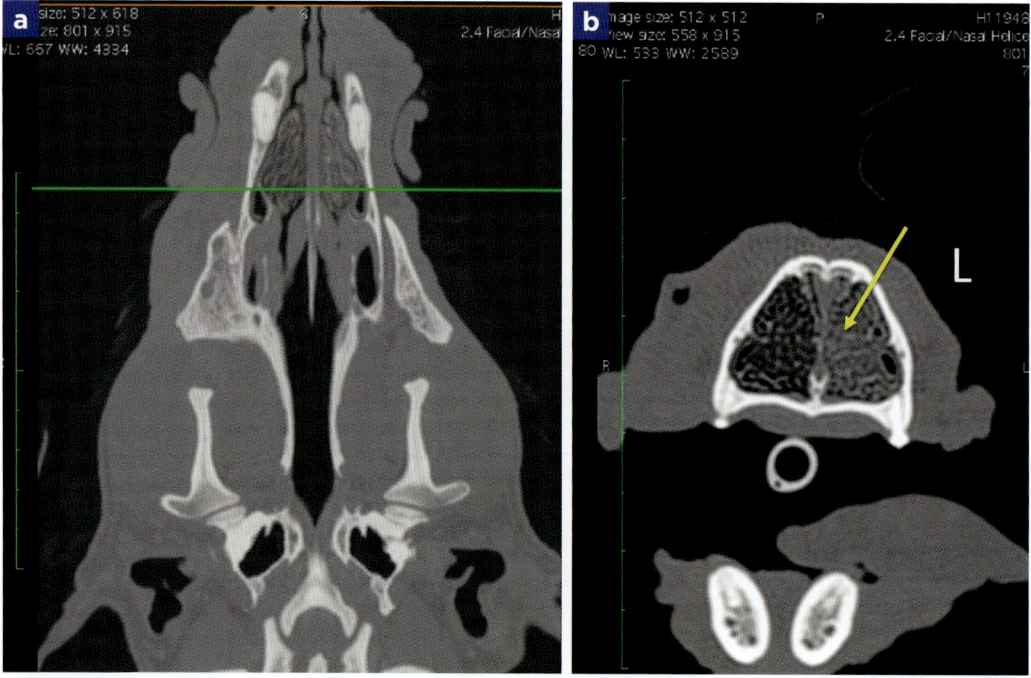

FIGURA 4.27. Alteraciones en la densidad de la cavidad nasal. El ciclo nasal normal. Perro mestizo, mesocéfalo, macho de 13 años. Plano dorsal de la cavidad nasal (a) y transversal (b) al nivel indicado por la línea verde. Existe un aumento marcado de la atenuación del compartimento izquierdo de la cavidad nasal (flecha). Lado izquierdo (L).

DIENTES PREMOLARES

Los dientes premolares son 16 y en cada maxilar el primer premolar es el más pequeño y el 4.º premolar el más grande, siendo el 2.º y 3.º similares. En las mandíbulas, el primer premolar tiene un único tubérculo que se incurva ligeramente hacia atrás. En el 2.º y 3.er premolar el borde mesial se inclina ligeramente hacia atrás para acabar con forma piramidal. El 4.º premolar muestra una forma multilobulada.[1]

En este apartado se ofrecen datos más específicos sobre los dientes de la zona, en relación con sus características (fig. 4.28), oclusión (fig. 4.29) y morfología de algunas cúspides coronales (fig. 4.30). También se ofrecen imágenes muy específicas del 4.º premolar del maxilar en cuanto a su relación con el canal infraorbitario (fig. 4.31), con la eminencia alveolar (fig. 4.32) o la forma de las raíces (fig. 4.33). De igual forma se puede apreciar la proximidad de los premolares con los orificios palatinos (fig. 4.34).

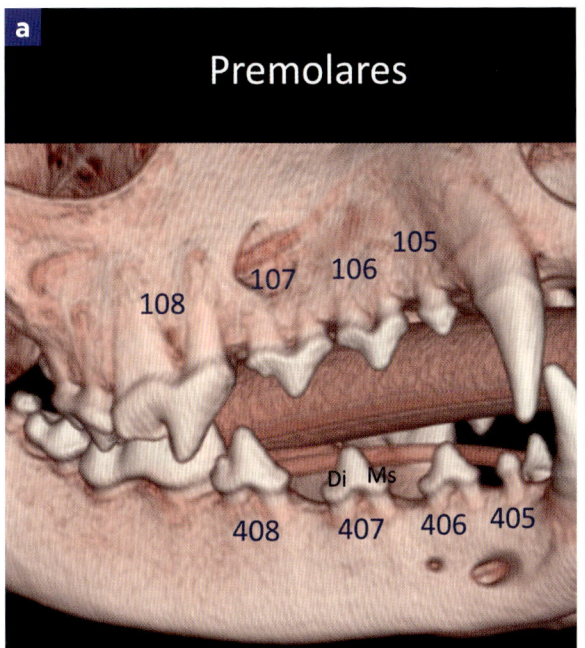

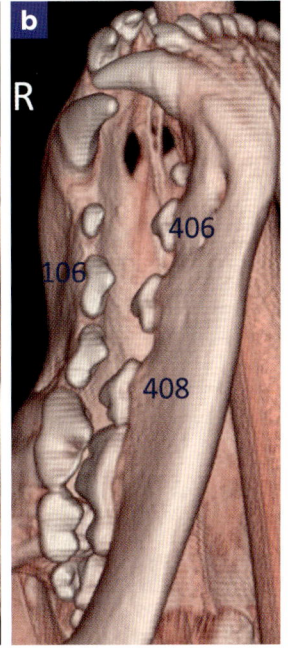

FIGURA 4.28. Características externas (corona) de los premolares. Pastor Alemán, macho de 8 años. Imágenes en 3D de los premolares en vistas lateral (a) y ventrolateral derecha (R) (b). Los primeros premolares (105 y 405) son los más pequeños, y de una sola raíz con coronas similares en el maxilar y en la mandíbula. Poseen un solo tubérculo. Los segundos premolares (106 y 406) y los terceros premolares (107 y 407) poseen dos raíces: una anterior o mesial (Ms) y otra posterior o distal (Di). Tienen coronas similares en el maxilar y la mandíbula. El cuarto premolar superior (108) es el mayor de todos y tiene tres raíces: mesiovestibular, mesiolingual y distal (en esta imagen no se aprecia la raíz mesiolingual). El cuarto premolar inferior (408) es más pequeño que el correspondiente del maxilar y presenta dos raíces: mesial (Ms) y distal (Di).

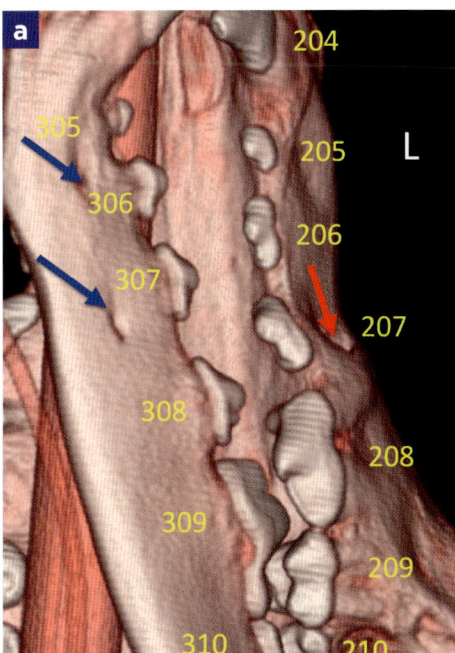

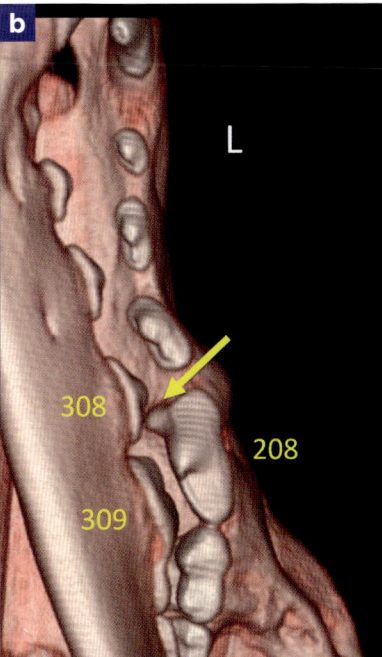

FIGURA 4.29. Características de la oclusión de los premolares y molares. Perra de Agua de 10 años. Reconstrucción en 3D en vistas ventrolaterales del lado izquierdo (L). Aparecen dos inclinaciones distintas (a) y (b) para estudiar la relación entre los premolares del maxilar y de la mandíbula, destacando las caras oclusales de los premolares del maxilar. Estos se localizan siguiendo una línea ligeramente curvada del 2.º al 4.º. El primer molar inferior izquierdo (309) ocluye con el cuarto premolar superior izquierdo (208). Las cúspides coronales de los premolares inferiores se sitúan linguales a los premolares del maxilar. La cúspide coronal mesial del cuarto premolar del maxilar (208) (flecha amarilla) se sitúa vestibularmente al espacio entre el cuarto premolar (308) y el primer molar mandibular (309).[1] En la imagen (a) se indican los agujeros mentonianos del cuerpo de la mandíbula (flechas azules) y el agujero infraorbitario del hueso maxilar (flecha roja).

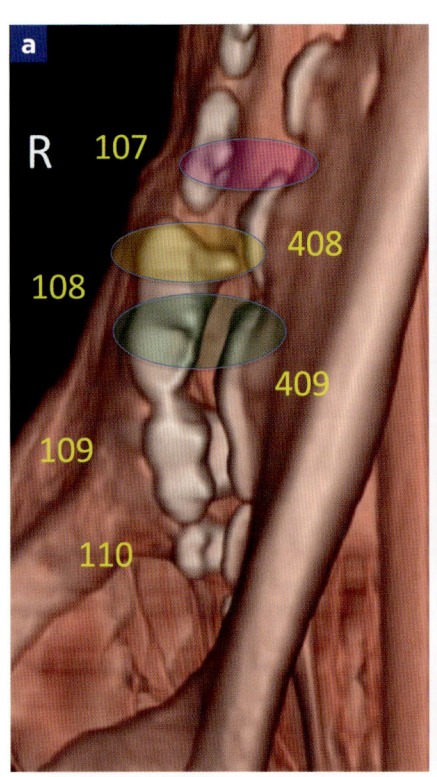

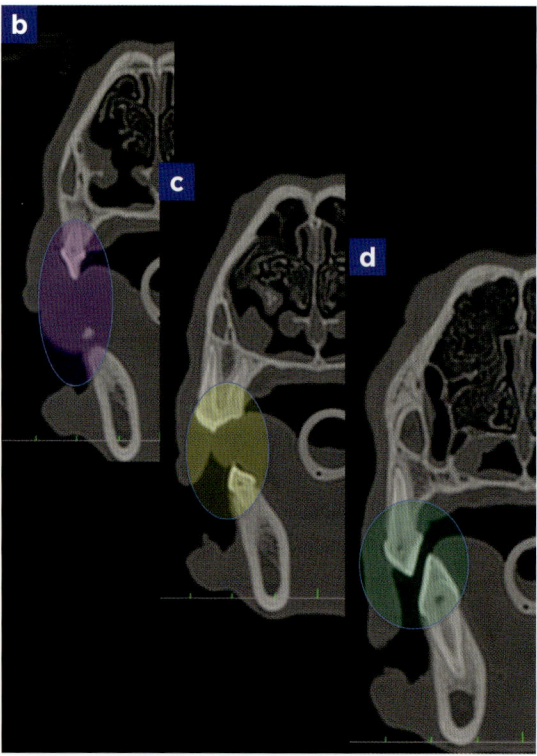

FIGURA 4.30. Características de las cúspides coronales de los premolares del maxilar (107 y 108). Perro de raza Pastor Belga, macho de 1 año. Imagen en 3D que muestra las caras oclusales de los últimos premolares y muelas del maxilar superior derecho (R) (a). También se muestran cortes transversales del 107 (b) y 108 (c y d) para apreciar la morfología de las cúspides coronales. Los círculos tienen diversos colores que muestran la correspondencia entre la reconstrucción en 3D y los planos transversales.

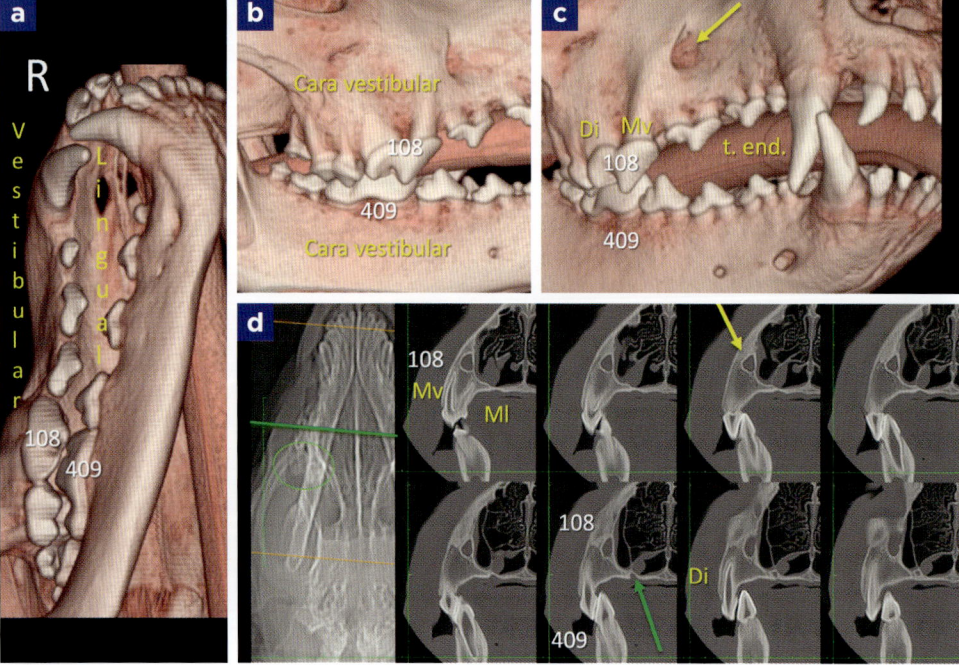

FIGURA 4.31. Relación del 4.º premolar superior (108) con el canal infraorbitario. Perro de Agua, macho de 6 años. Imágenes en 3D del maxilar en vistas ventrolateral derecha (R) (a), lateral derecha (b) y oblicua derecha (c). También aparece una radiografía de planificación en imagen frontal (d), con una línea verde que muestra al nivel al que se han obtenido los 8 cortes transversales consecutivos que se muestran de izquierda a derecha y de arriba abajo. El 4.º premolar derecho del maxilar (108) posee 3 raíces cónicas divergentes; 2 mesiales, denominadas mesiovestibular (Mv) y mesiolingual (Ml), que forman una pequeña elevación de la cara vestibular del hueso maxilar, la eminencia alveolar, la cual alcanza el nivel del canal infraorbitario (flechas amarillas). También presentan una raíz distal (Di), cuya longitud es aproximadamente la cuarta parte de la longitud de las dos raíces mesiales.[2] Se señala el agujero palatino (flecha verde).

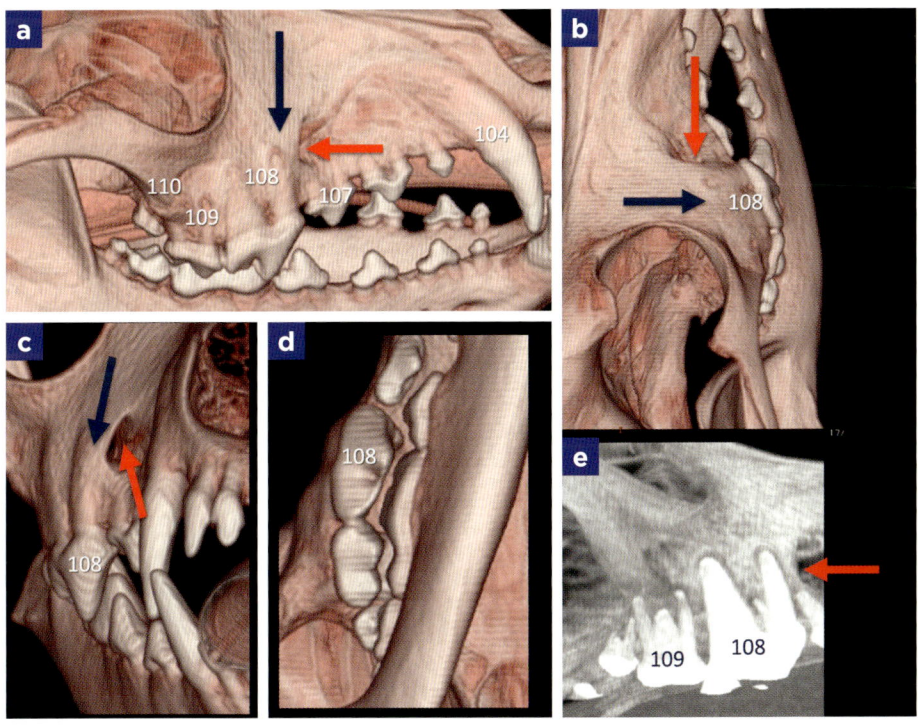

FIGURA 4.32. Relación del 4.º premolar del maxilar derecho (108) con la eminencia alveolar y el canal infraorbitario. Imágenes en 3D en detalle del maxilar en vistas lateral (a), dorsolateral (b), rostral (c), oclusal (d) y proyección de máxima intensidad (MIP) (e) de los últimos molares. Se aprecia la relación del 108 con la eminencia alveolar (flechas azules) y con el canal infraorbitario (flechas rojas). La imagen en MIP permite observar las distintas raíces del 108 y 109.

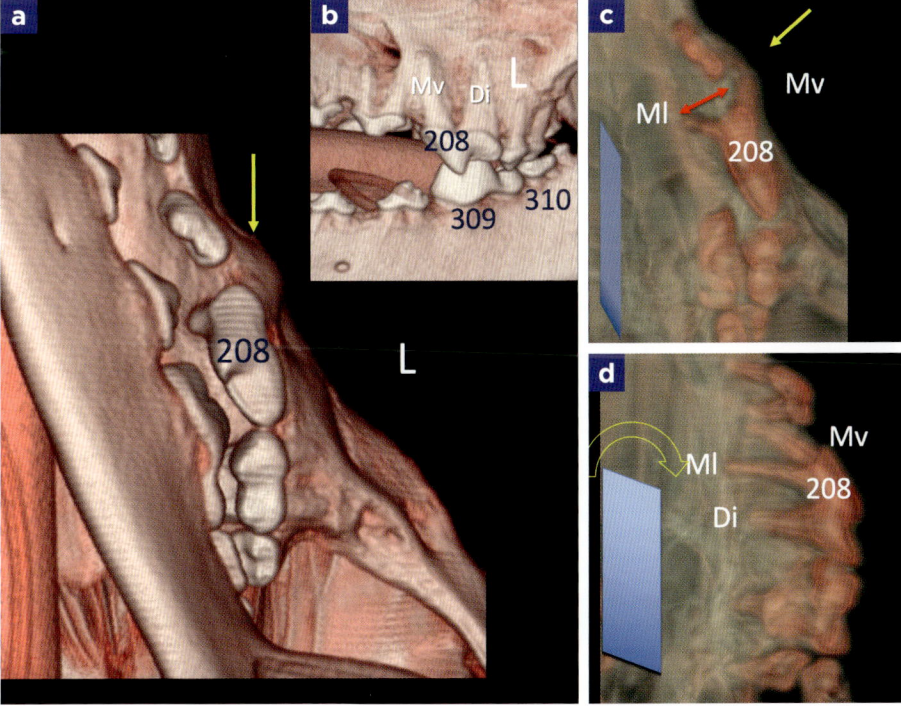

FIGURA 4.33. Morfología de las raíces del 4.º premolar. Perra de Agua de 10 años. Reconstrucción en 3D de la cara ventrolateral izquierda (L) (a) y lateral izquierda (b), así como una reconstrucción en 3D que resalta las raíces del 208 (c y d). Se ha elegido una imagen frontal (c) y otra con ligera rotación externa del maxilar (d), en el plano indicado en la flecha, para apreciar bien las raíces. Las dos raíces mesiales: mesiovestibular (Mv) y mesiolingual (MI) realmente no están en el mismo plano transversal y divergen entre sí (flecha roja). La raíz mesiovestibular se adapta a la cara interna del maxilar contribuyendo a formar la eminencia alveolar (flechas amarillas). La raíz distal (Di) es más corta que las anteriores y se dispone ligeramente inclinada.

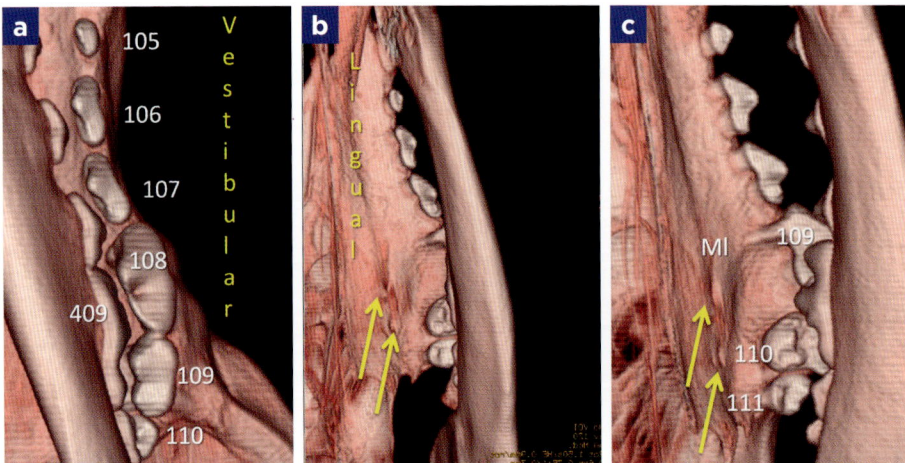

FIGURA 4.34. Detalles de los premolares y molares por las caras vestibular (a) y lingual (b y c). Se pueden apreciar las caras oclusales y la proximidad a los orificios palatinos (flechas).

DIENTES MOLARES

Los dientes molares son 10 y ocupan las porciones más caudales de las arcadas maxilar y mandibular. El primer molar mandibular es el más grande y el segundo molar superior y tercer molar inferior los más pequeños. Presentan una superficie mutilobulada.[1] En las siguientes figuras se muestran las características de las coronas (fig. 4.35), las relación de las raíces del primer molar superior y la posición anatómica de sus raíces (fig. 4.36), las características de la raíz del primer molar superior (109) (fig. 4.37), la importante proximidad de los molares con la cuenca orbitaria (fig. 4.38), las características del primer molar inferior derecho (409) (fig 4.39) y el interés de los planos sagitales para apreciar las raíces de los últimos molares mandibulares (fig. 4.40).

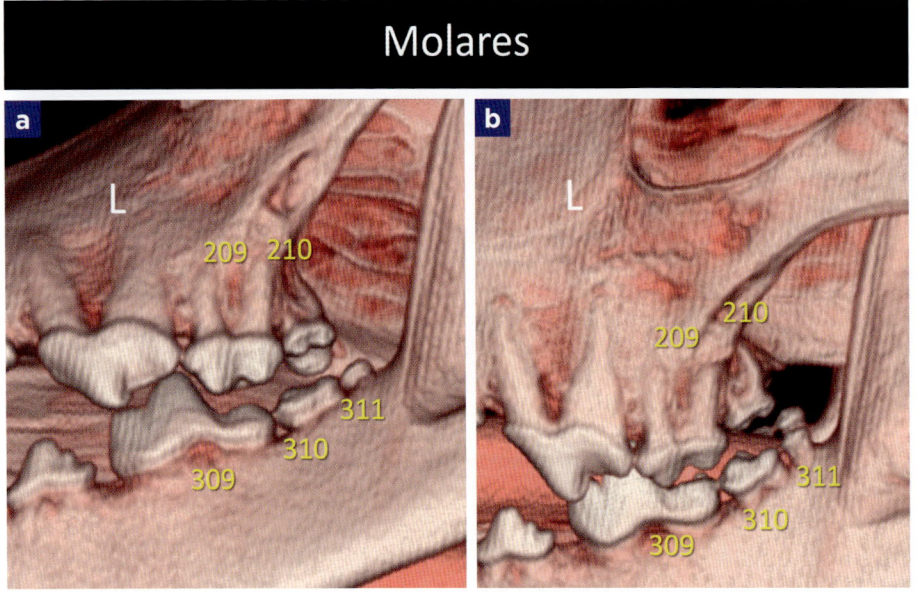

FIGURA 4.35. Características de las coronas de los molares. Imágenes en 3D en oblicuo (a) y lateral (b) del lado izquierdo (L) de la región molar de una Perra de Agua de 10 años. Se muestran detalles de los molares del maxilar (209, 210) y de la mandíbula (309-311). Estos dientes molares no tienen deciduos precursores y van disminuyendo de tamaño a medida que se localizan más distalmente. Los molares del maxilar poseen superficies masticatorias mutilobuladas, como se puede ver en el 210 en la imagen oblicua (a). El primer molar del maxilar (209) contacta con el primer molar mandibular (309), pero solamente el tercio distal de este último.

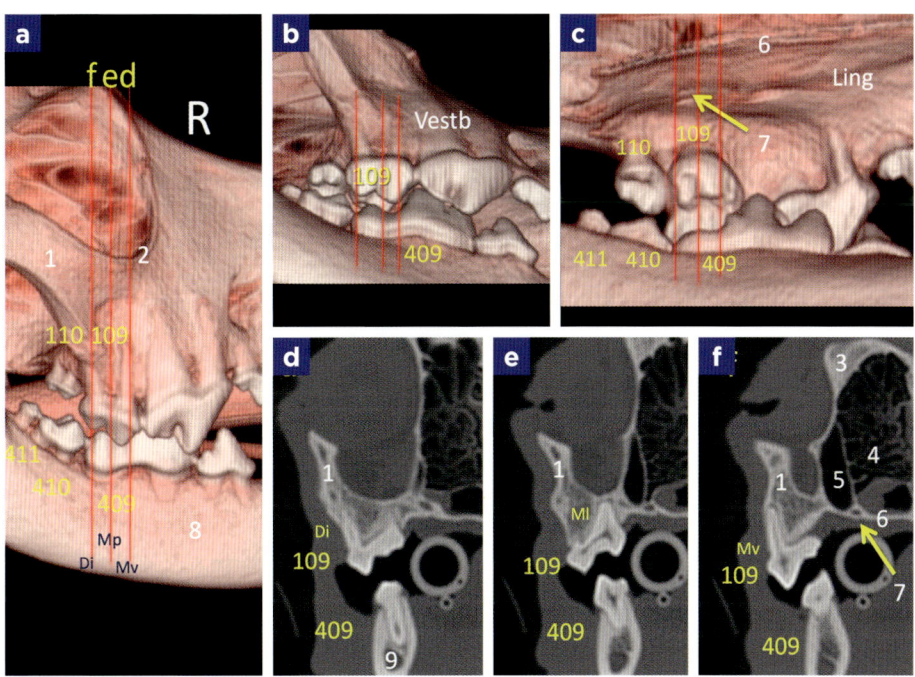

FIGURA 4.36. Característica de las raíces del primer molar superior (109). Imagen en 3D en detalle de los molares en imagen lateral (a) y oblicua (b) del lado derecho (R), en ambos casos de las caras vestibulares. Además, existe una reconstrucción que muestra la cara palatina de la zona (c). Sobre las imágenes en 3D aparecen tres líneas verticales que señalan aproximadamente el nivel al que se han obtenido los correspondientes planos transversales de dicho lado realizados sobre el 109 (d, e y f). Cada molar superior tiene tres raíces divergentes. La raíz mesiolingual (MI) es la mayor y se sitúa en estrecha relación con el receso maxilar y el paladar duro. Las raíces vestibulares, mesiovestibular (Mv) y distal (Di), se relacionan con el arco cigomático. Referencias: arco cigomático (1), borde orbitario (2), hueso frontal (3), cornete nasal ventral (4), receso maxilar (5), paladar duro (6), orificio palatino (7), cuerpo de la mandíbula (porción molar) (8), canal mandibular (9).

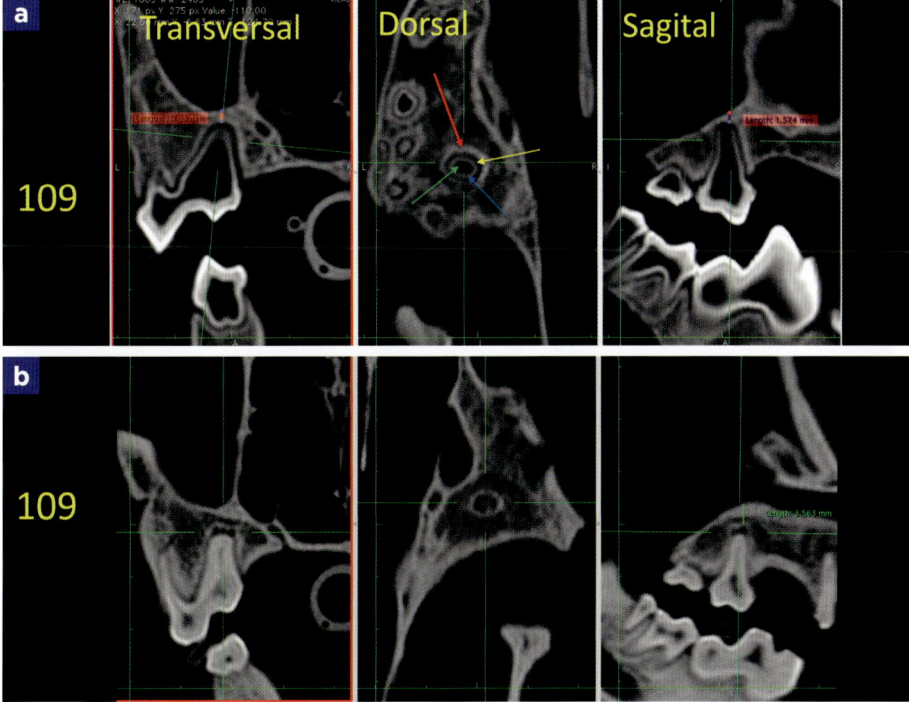

FIGURA 4.37. Diferencias entre la raíz mesiolingual del primer molar superior (109) de un cachorro de 7 meses (a) y un adulto (b). Reconstrucción ortogonal en 2D fijando como punto de referencia la porción más apical de la raíz para cada uno de los planos de corte. Cavidad pulpar (flecha verde), cemento (flecha azul) ligamento periodontal (flecha amarilla) y lámina dura (flecha roja). Este tipo de estudio permite apreciar con enorme precisión todas las caras de cada raíz dental, algo que no es posible en las radiografías. Se ha medido la distancia desde el punto más apical de la raíz al borde más dorsal del hueso maxilar: es de 1,5 mm en el animal joven y de 3,5 mm en el adulto. Esta distancia es mucho menor en algunos perros sanos.

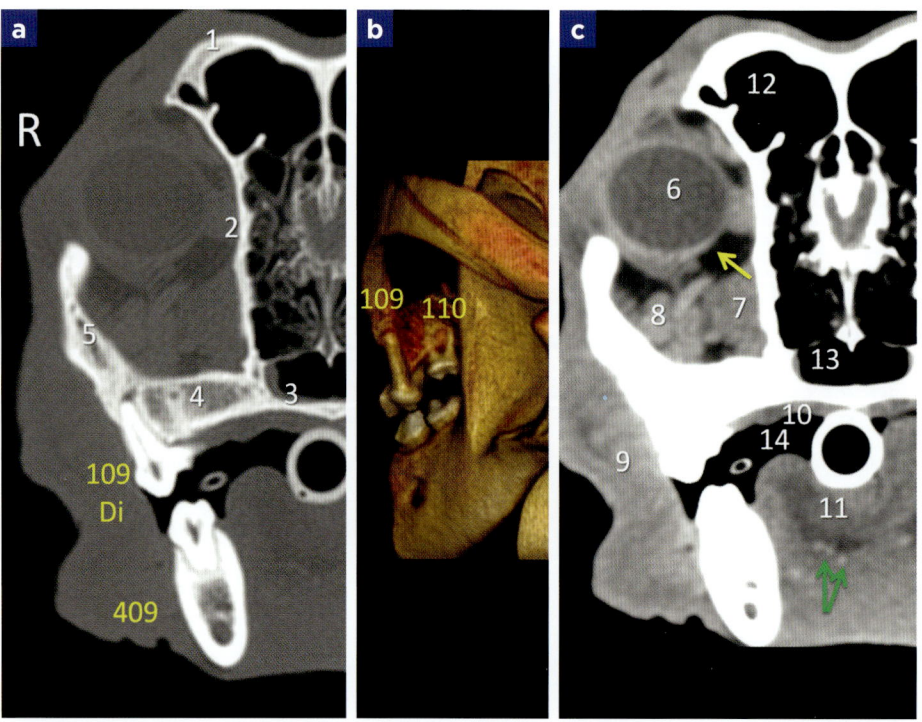

FIGURA 4.38. Relación de los molares con la cuenca orbitaria. Perro de raza Staffordshire Terrier Americano, macho de 8,5 años. Plano transversal de detalle del lado derecho (R) a la altura de la raíz distal (Di) de 109 en ventanas de hueso (a) y de tejidos blandos (c) y reconstrucción en 3D vista por la cara caudal (b). En la reconstrucción se aprecia la relación entre la raíz distal de 109 y el arco cigomático y cómo la última muela 110 se localiza medialmente con respecto a 109. En esta región es importante evaluar los estudios en ventana de tejidos blandos, ya que existe una estrecha relación entre los tejidos blandos de la órbita y esta muela. Referencias: hueso frontal (1), pared medial de la órbita (2), paladar duro (3), hueso maxilar (4), arco cigomático (5), globo ocular (6), músculo pterigoideo medial (7), glándula salivar cigomática (8), músculo masetero (9), paladar blando (10), lengua (11), seno frontal (12), meato nasofaríngeo (13), cavidad bucal (14). Los tejidos blandos permiten distinguir la grasa retrobulbar (flecha amarilla). El estudio se presenta tras la administración de un contraste yodado como se aprecia por el realce de contraste de las arterias y venas profundas de la lengua (flechas verdes).

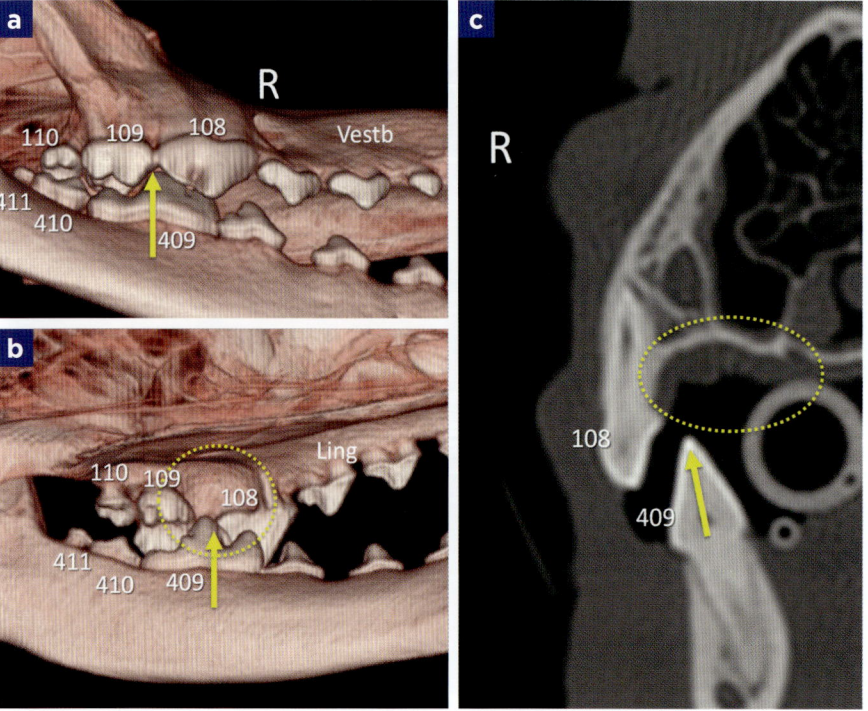

FIGURA 4.39. Características del primer molar inferior derecho (409). Imágenes en 3D en oblicuo de las caras vestibular (a) y lingual (b) de la región molar por el lado derecho (R). También se ha realizado un corte transversal a la altura de la cúspide coronal central del primer molar inferior derecho (409) (c). Las flechas amarillas señalan dicha cúspide coronal central. Se aprecia un mayor tamaño del 409 con respecto al segundo molar inferior derecho (410) y el tercer molar inferior derecho (411). Existe una pequeña fosa en la mucosa del paladar duro (círculo) donde ocluye la cúspide coronal central mayor del primer molar inferior cuando el animal cierra la boca. Se aprecia un mayor engrosamiento de la mucosa palatina a este nivel (círculo, c).

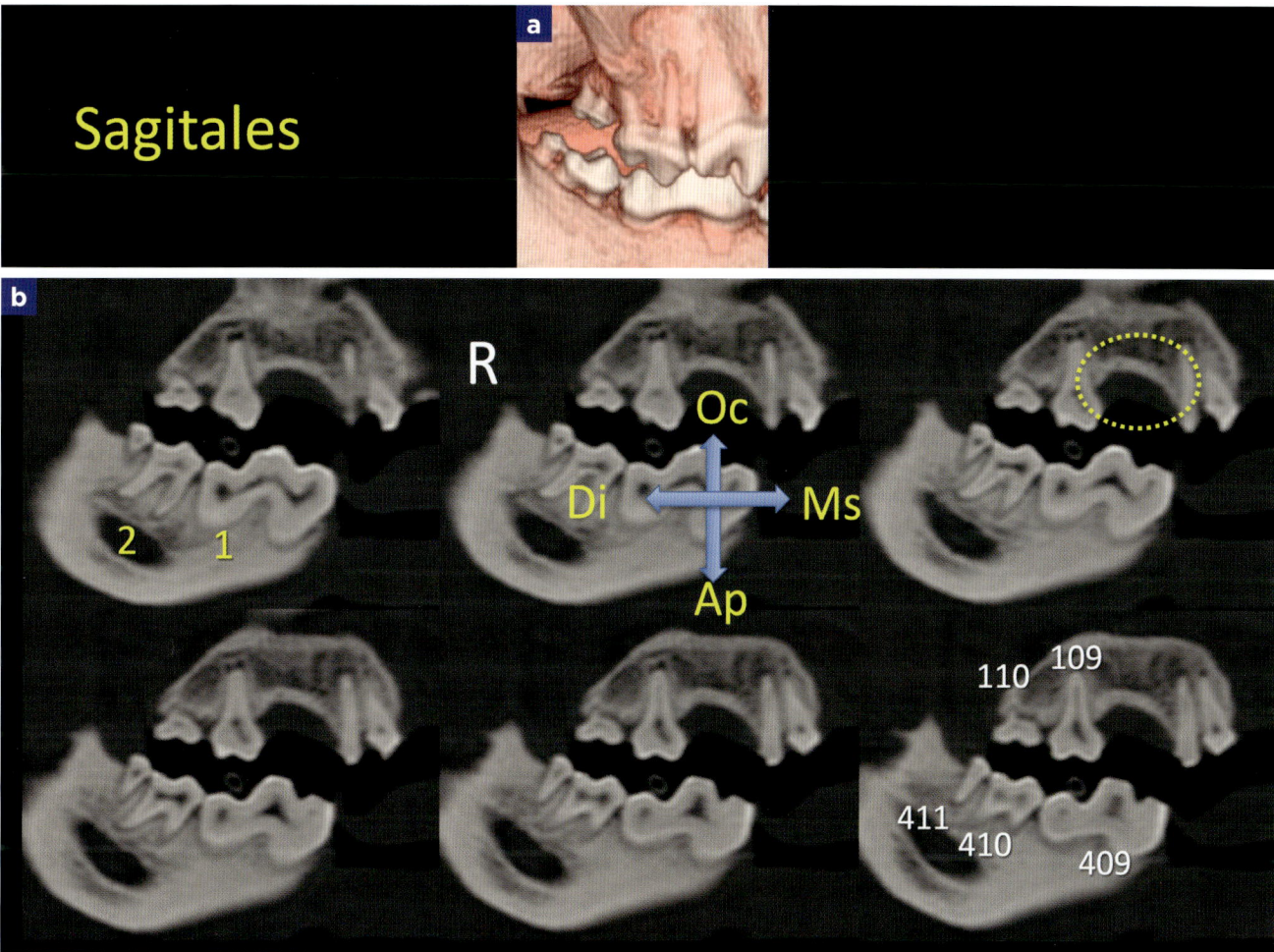

FIGURA 4.40. Características de las raíces de los dos últimos molares mandibulares en planos sagitales (410 y 411). Imagen en 3D de detalle de los últimos molares (a) del lado derecho (R) y diversos planos sagitales de la zona (b). Las imágenes son consecutivas de izquierda a derecha y de arriba abajo. Se aprecia de nuevo la fosa en el paladar duro, con su mayor engrosamiento, para alojar a la cúspide coronal central del diente 409 (círculo). Mientras que el diente 410 posee dos raíces, el 411 tiene solamente una. Referencias: cuerpo de la mandíbula (1), canal mandibular (2).

LAS MANDÍBULAS Y LAS ARTICULACIONES TEMPOROMANDIBULARES

La anatomía de esta región viene muy detallada en el vídeo de Gil Cano.[3] El perro tiene dos mandíbulas que se unen por una articulación intermandibular (sínfisis) mediante una sincondrosis, lo que les permiten separarse y realizar movimientos independientes durante la masticación.[2]

Cada mandíbula tiene un **cuerpo** que aloja los dientes y una **rama** que contiene las apófisis. En el cuerpo de la mandíbula existen dos porciones: la **porción incisiva,** que contiene 6 dientes incisivos inferiores insertados dentro de los alvéolos dentarios, todos ellos integran el arco alveolar, y la **porción molar**, cuyo arco alveolar soporta los premolares y molares inferiores.[3]

En la porción incisiva se diferencia una cara lingual (sobre la que apoya el vértice de la lengua) y una superficie externa o cara labial. La porción molar del cuerpo de la mandíbula tiene una cara externa o cara bucal o vestibular y una interna o cara lingual. Desde la articulación intermandibular (sínfisis) los cuerpos de la mandíbula divergen formando el **espacio mandibular** en el que se aloja la lengua.[3]

Para la evaluación de las mandíbulas mediante TC las reconstrucciones tridimensionales cobran especial relevancia. De cada mandíbula es importante evaluar la integridad de los huesos y dientes, y su implantación en los alvéolos dentarios, así como la de la sínfisis mandibular (fig. 4.41).

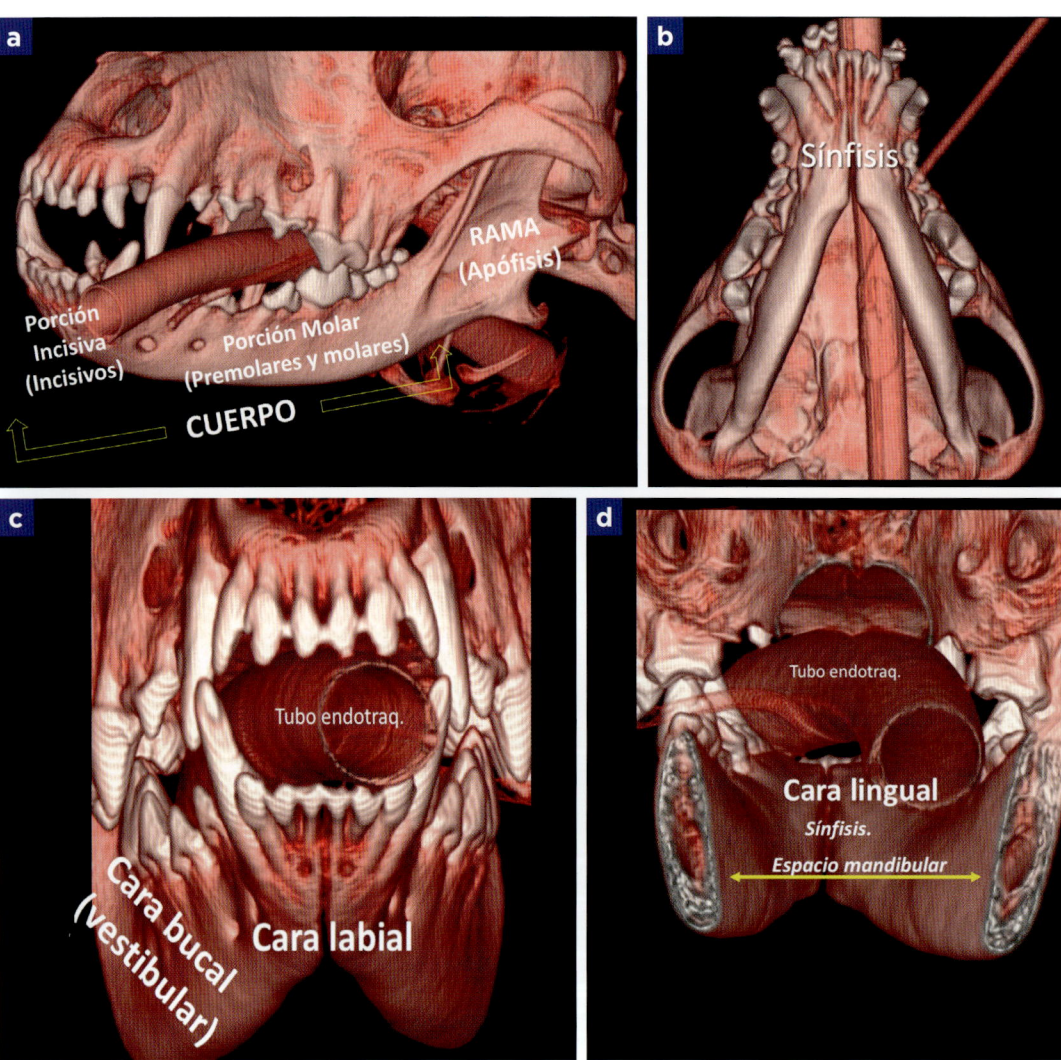

FIGURA 4.41. Estructuras que deben evaluarse en las mandíbulas y su terminología. Imágenes lateral (a), ventral (b), rostral (c) y caudal (d).

El **cuerpo** de la mandíbula posee un borde dorsal donde se sitúa el **borde alveolar** que contiene los alvéolos dentarios, cavidades que alojan las raíces de los dientes.

En la cara vestibular o bucal del cuerpo de la mandíbula (en contacto con las mejillas) existen tres agujeros mentonianos:

- Uno en la cara labial de la porción incisiva, el **agujero mentoniano rostral** (1 en la fig. 4.42), situado cerca de la articulación intermandibular ventralmente al alvéolo del incisivo central.
- Dos en la cara bucal o vestibular del cuerpo:
  - el **agujero mentoniano medio** (2 en la fig. 4.42), que es el más grande y se localiza entre el segundo y tercer premolar;
  - y el **agujero mentoniano caudal** (3 en la fig. 4.42). de menor tamaño y situado 1 cm más caudal al anterior.[3]

La **rama** de la mandíbula es la parte vertical, que no soporta los dientes, pero contiene a las apófisis:

- La apófisis coronoides, que forma la porción más dorsal de la mandíbula y se extiende dorsal y lateralmente.
- La apófisis condilar, que es alargada transversalmente y con una apófisis convexa sagitalmente que se articula con el hueso temporal para formar la articulación temporomandibular (ATM).
- La apófisis angular, situada en el ángulo de la mandíbula.[3]

La cara lateral de la rama de la mandíbula contiene una depresión denominada fosa masetérica, que está limitada rostralmente por la cresta coronoidea. Existe además una línea masetérica situada ventralmente (fig. 4.42). Es frecuente encontrar diferencias notables en la morfología de las mandíbulas cuando se consideran los perros braquicéfalos frente al resto de razas (fig. 4.43).

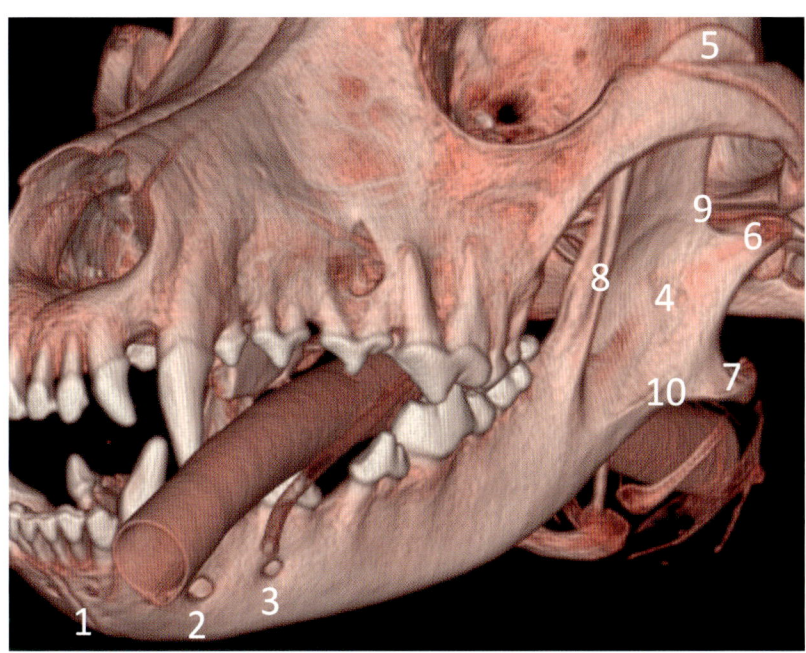

FIGURA 4.42. Referencias anatómicas de la mandíbula: agujeros mentonianos rostral (1), medio (2) y caudal (3), fosa masetérica (4), apófisis coronoides (5), apófisis condilar (6), apófisis angular (7), cresta coronoidea (8), escotadura de la mandíbula (9), línea masetérica (10).

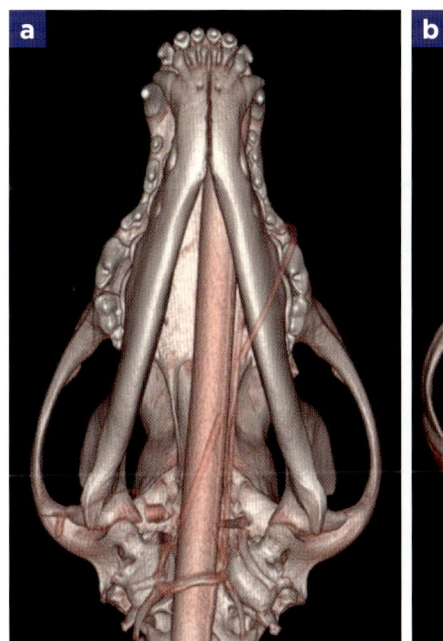

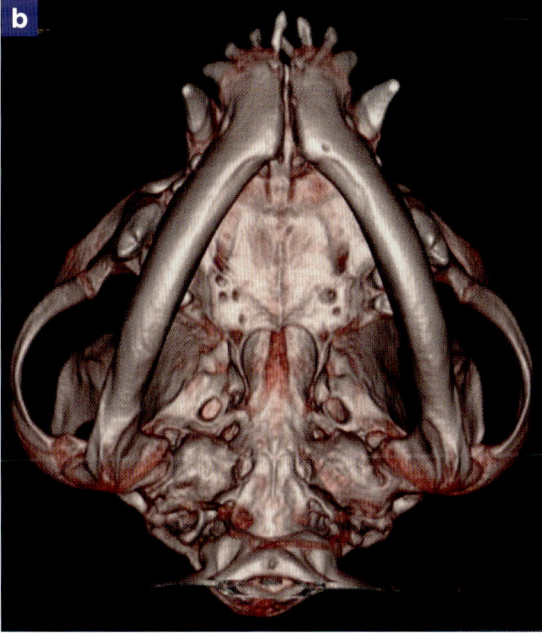

FIGURA 4.43. Diferencias entre las mandíbulas de dos perros adultos: mesocéfalo (Perro de Agua) (a) y braquicéfalo (Bulldog Francés) (b). El Bulldog muestra un espacio mandibular más amplio, con mandíbulas asimétricamente engrosadas y bullas timpánicas (BT) más engrosadas y situadas a la altura de las correspondientes articulaciones temporomandibulares. También se puede apreciar la mayor anchura de los arcos cigomáticos.

LAS ARTICULACIONES TEMPOROMANDIBULARES (ATM)

En una TC de las ATM es importante evaluar los siguientes aspectos que incluyen no solamente la propia articulación, sino los huesos y músculos que los rodean (fig. 4.44).

La ATM del perro es una articulación sinovial condilar, formada por la apófisis condilar y la fosa mandibular de la porción escamosa del hueso temporal, que se prolonga ventralmente en una apófisis retroarticular. La morfología de la ATM varía según las razas. Algunas, como el Labrador Retriever, Pastor Alemán, Bulldog Inglés o Bóxer tienen una fosa mandibular amplia y profunda con una apófisis retroarticular prominente. Otras, como el Cocker Spaniel o el Carlino tienen una fosa mandibular menos profunda y una apófisis retroarticular menos desarrollada[9,10], y estas características pueden condicionar la presencia de patologías. Los cóndilos tienen bordes irregulares hasta alcanzar el año de edad. El disco articular no es visible, como tampoco lo son las estructuras de soporte articular (cápsula articular o ligamentos de soporte). Lo que sí se puede apreciar con detalle son los músculos de la articulación adyacentes, que contribuirán a la apertura y cierre de la boca y a la realización de pequeños movimientos laterales.[9]

> *Aunque en TC los planos transversales son los que ofrecen mejor información, en el caso de la ATM, las imágenes en 3D ofrecen una excepcional visión de la región.*[11]

En este apartado entraremos en la evaluación de la articulación y de estructuras próximas por diferentes caras, lateral, oblicuas o dorsales (figs. 4.45-4.49). De especial interés resulta la

¿QUÉ EVALUAR EN LAS ARTICULACIONES TEMPOROMANDIBULARES?

1. La morfología, integridad y congruencia articular según la raza y la edad.
2. Las estructuras óseas próximas: rama mandibular, hueso temporal, arco cigomático, bullas timpánicas y aparato hioideo.
3. Los músculos masticadores.

relación que mantienen la apófisis condilar y la retroarticular, en diversas vistas, aisladas del resto de huesos de la cabeza (figs. 4.50, 4.51 y 4.52) o relacionándolas con huesos de la cara ventral de la cabeza y conocer las diferencias entre perros mesocéfalos y braquicéfalos (figs. 4.53-4.56). Los estudios con imágenes comparadas en diversas vistas pueden mostrar la relación entre las distintas estructuras en imágenes en 3D con respecto a planos ortogonales clásicos (figs. 4.57 y 4.58) o incluso con planos oblicuos (figs. 4.59 y 4.60). Por último, se ofrecen algunas imágenes que comparan la articulación en animales jóvenes y adultos (figs. 4.61 y 4.62). También es importante considerar los tejidos blandos relacionados con la ATM, lo que mostramos en trabajos previos que hemos realizado (fig. 4.63). En la ATM los tejidos blandos intraarticulares no pueden identificarse mediante TC, pero sí los tejidos blandos adyacentes a la articulación. Las imágenes obtenidas tras la administración de un medio de contraste se pueden estudiar con algoritmo de tejidos blandos y compararse con las imágenes en 3D, obteniendo así una mejor identificación espacial de estructuras anatómicas relativamente próximas a la articulación (fig. 4.64).

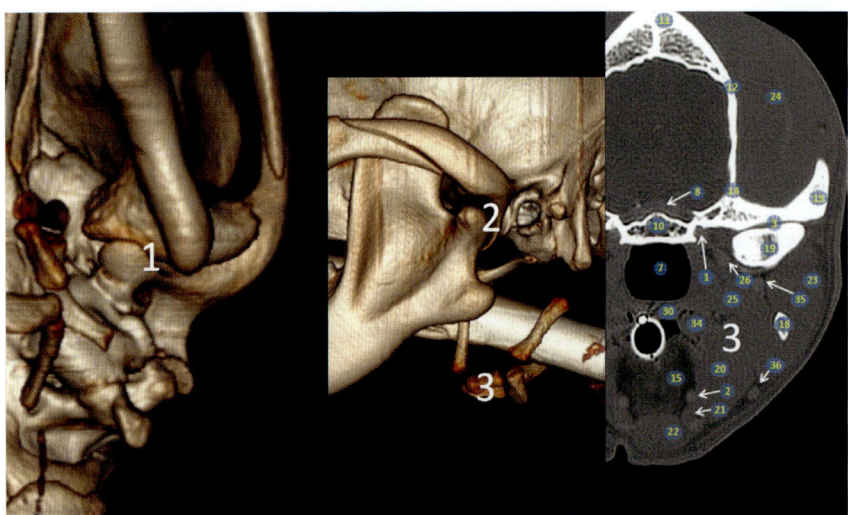

FIGURA 4.44. Estructuras que deben evaluarse en cada articulación temporomandibular: la articulación en sí (1), las estructuras óseas próximas (2) y los músculos masticadores (3).

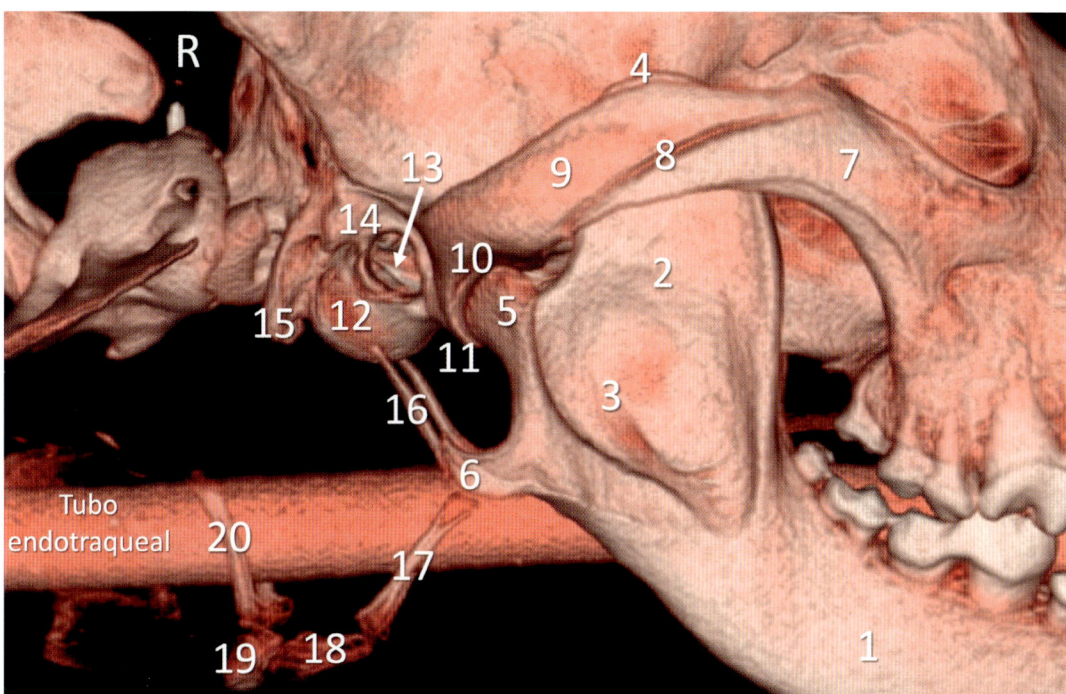

FIGURA 4.45. Referencias anatómicas de la rama de la mandíbula y de la ATM en vista lateral derecha (R). Perra de raza Pitbull, de 9 años. Se aprecia parte de la porción molar del cuerpo de la mandíbula (1) y de la rama mandibular (2), donde se puede observar la fosa masetérica (3) y las tres apófisis de la rama mandibular: la apófisis coronoides (4), la apófisis condilar (5) y la apófisis angular (6). Lateralmente a la porción más dorsal de la rama mandibular se superpone el arco cigomático, del que se marcan tres referencias: el hueso cigomático (7), la sutura temporocigomática (8) y la apófisis cigomática del hueso temporal (9). En la base del arco cigomático se sitúa la fosa mandibular (10) que, en su porción caudoventral queda delimitada por la apófisis retroarticular (11). Al evaluar la región es importante inspeccionar estructuras próximas como la bulla timpánica (12), muy desarrollada en el perro y en proximidad con el meato acústico externo (13), rodeado por la apófisis mastoidea (14) y la apófisis paracondilar (15). El aparato hiodeo está formado por una cadena de huesos desde la base del cráneo hasta la lengua y laringe, del que es necesario examinar la integridad y posición de sus distintos componentes: estilohioides (16), epihioides (17), queratohioides (18), basihioides (19) y tirohioides (20).[3]

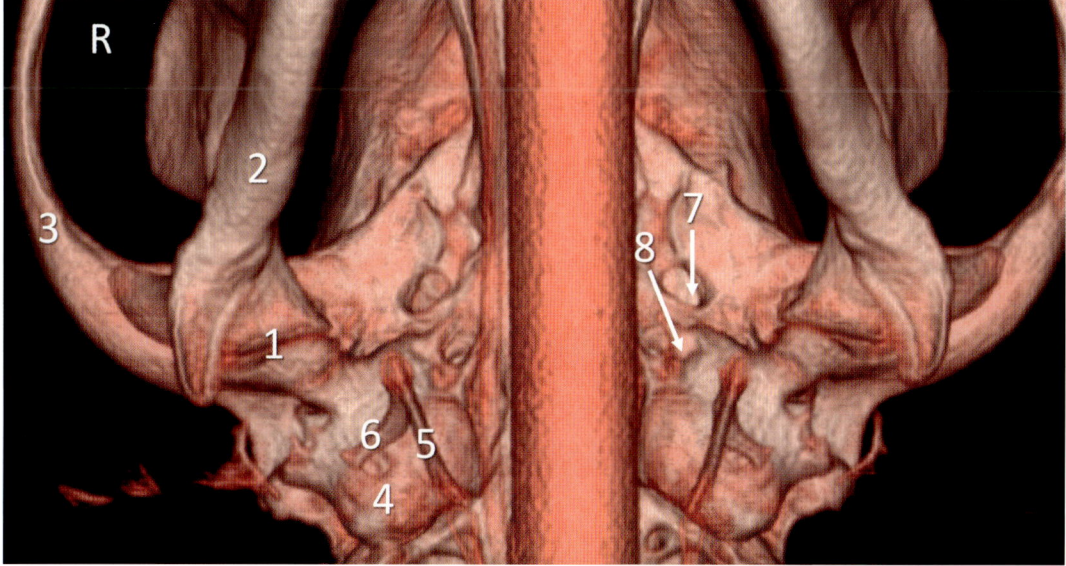

FIGURA 4.46. Referencias anatómicas de la rama de la mandíbula y ATM en vista ventral. Se muestra la relación de cada ATM (1) con la porción ventral de cada rama de la mandíbula (2), los arcos cigomáticos (3), las bullas timpánicas (4), y los huesos epihiodes (5) y estilohiodes (6), los cuales se incurvan para adaptarse a cada bulla timpánica. Sobre el ala del basiesfenoides se puede ver el agujero oval (7) y un canal carotídeo para el paso de la arteria carótida interna (8).[3]

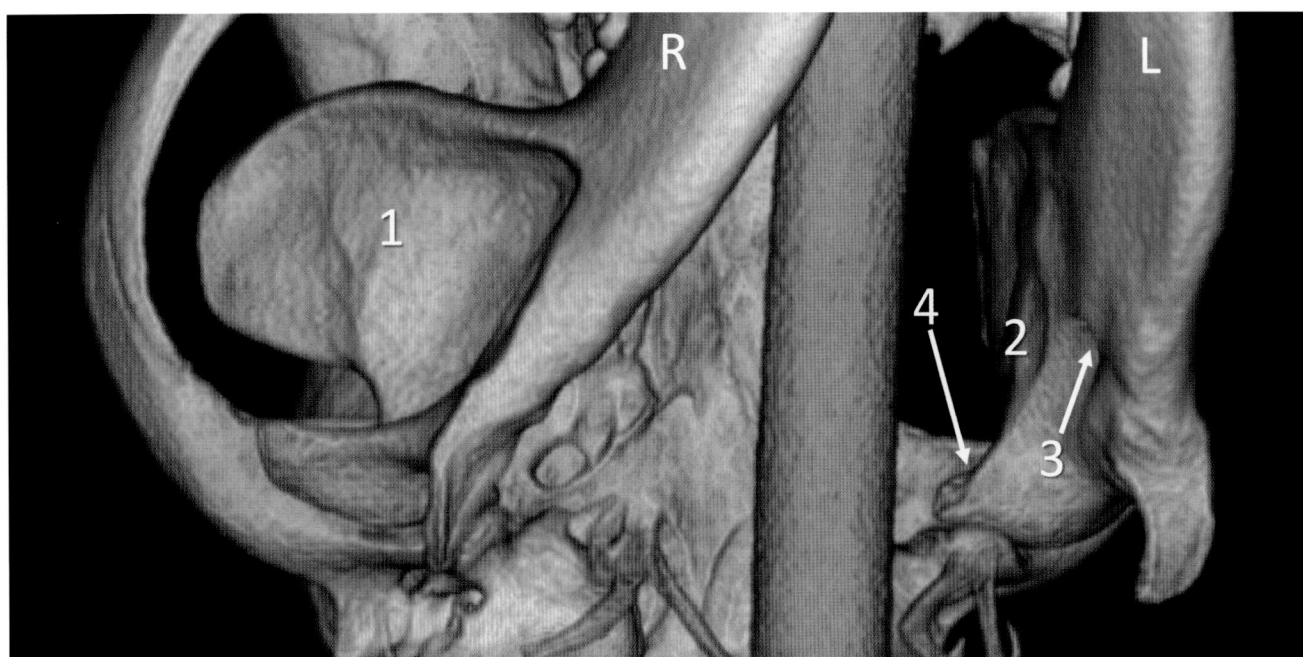

FIGURA 4.47. Referencias anatómicas de las ramas mandibulares derecha (R) e izquierda (L) en vista oblicua. Cada rama mandibular posee dos fosas: una lateral (1), donde se localiza la fosa masetérica para la inserción del músculo masetero, y otra medial (2), en la que se identifica el agujero de la mandíbula (3) y una pequeña depresión, la fóvea pterigoidea (4), donde se inserta el músculo pterigoideo lateral.

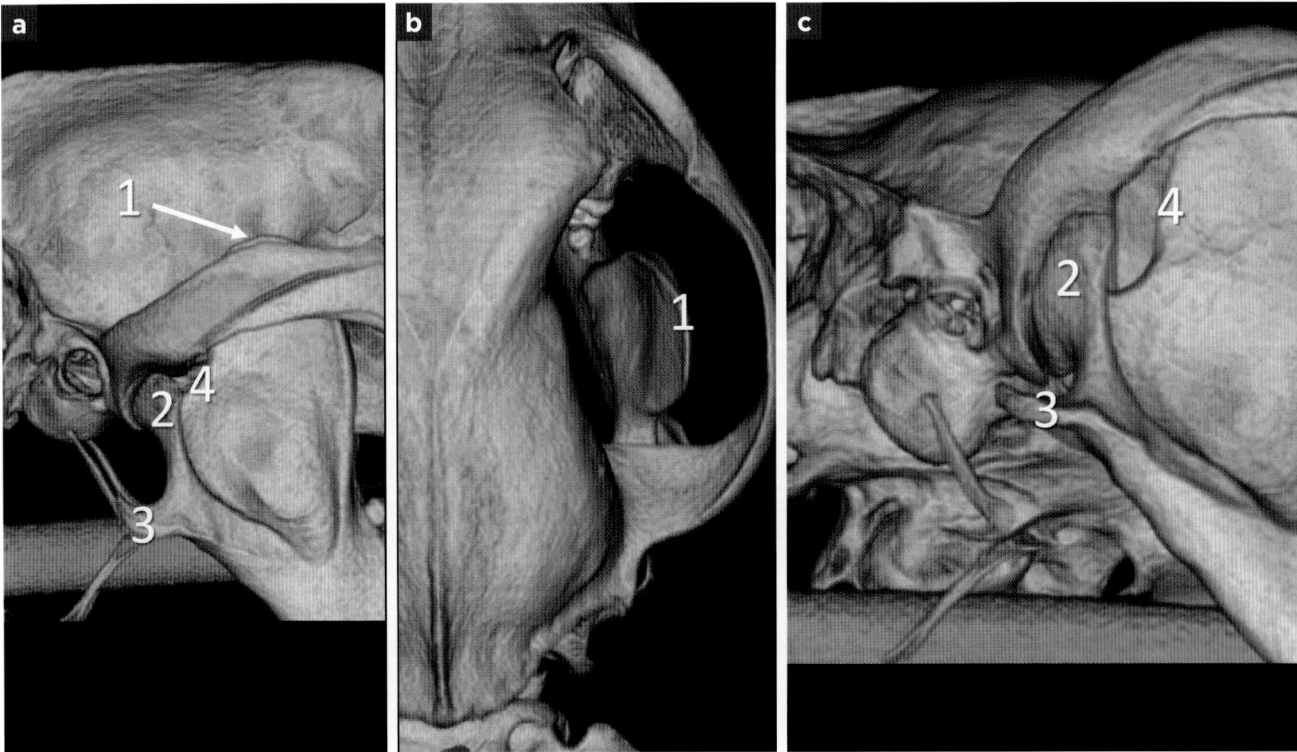

FIGURA 4.48. Referencias anatómicas de la rama mandibular. Vistas lateral (a), dorsal (b) y ventrolateral (c) de la ATM y rama derechas. Existen tres apófisis: coronoides (1), condilar (2) y angular (3). La apófisis coronoides es grande, se aloja en la fosa temporal y recibe la inserción del músculo temporal; la apófisis condilar constituye el componente fundamental de la articulación; la apófisis angular se dispone caudoventralmente y en ella se insertan los músculos masetero y digástrico. Entre la apófisis coronoides y la apófisis condilar la rama se incurva caudalmente haciendo una C y formando la escotadura de la mandíbula (4), por donde discurre el nervio masetérico.[3]

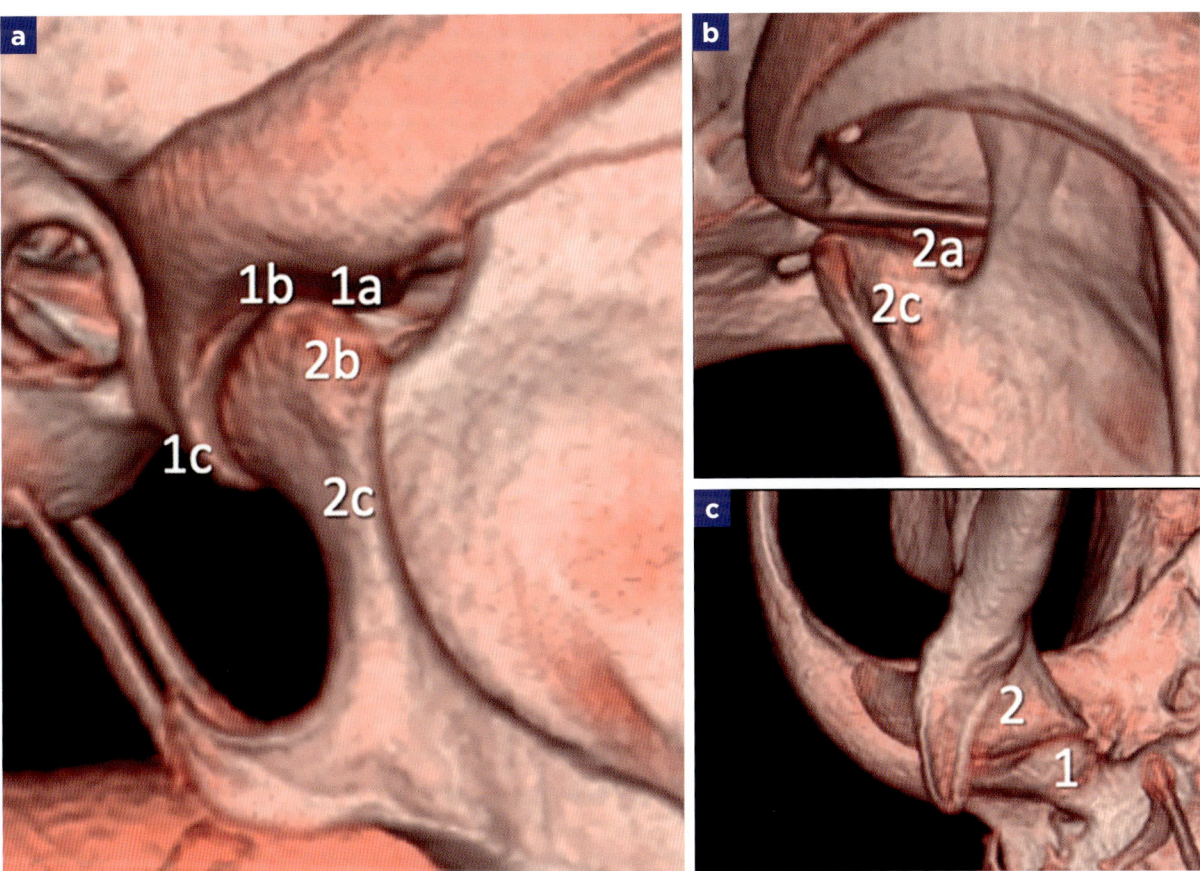

FIGURA 4.49. Referencias anatómicas de la ATM. Vistas lateral (a), rostrolateral derecha (b) y ventral derecha (c). Perra de raza Pitbull de 9 años. La ATM es una articulación sinovial condilar, alargada en sentido transversal y que se compone de dos elementos: la fosa mandibular y la apófisis condilar. La fosa mandibular (1) se sitúa en la base de la apófisis cigomática del temporal y consta de un **tubérculo articular** (1a), una **fosa mandibular** (1b) y una **apófisis retroarticular** (1c).[3] Esta última extiende la fosa mandibular caudoventralmente, evitando la luxación caudal de la apófisis condilar o cabeza de la mandíbula. En la apófisis condilar es importante destacar la superficie articular (2a), que forma parte del cóndilo o cabeza de la mandíbula (2b) y el cuello (2c) que lo une a la rama. La fosa glenoidea mandibular y la apófisis condilar están separadas por un **disco articular** fibrocartilaginoso no visible en una TC.[3]

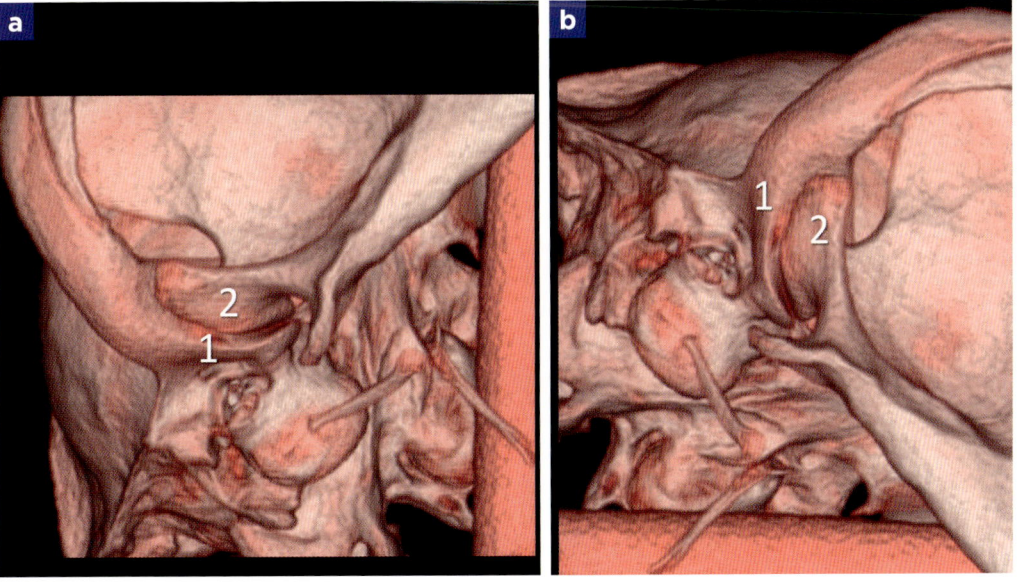

FIGURA 4.50. Relación de las estructuras en vista oblicua ventral (a) y oblicua lateral (b). Perra de raza Pitbull, de 9 años. Aunque fisiológicamente existe incongruencia articular que es compensada por el disco fibrocartilaginoso, se debe de mantener la buena relación entre las dos estructuras: la fosa mandibular (1) y la apófisis condilar (2).

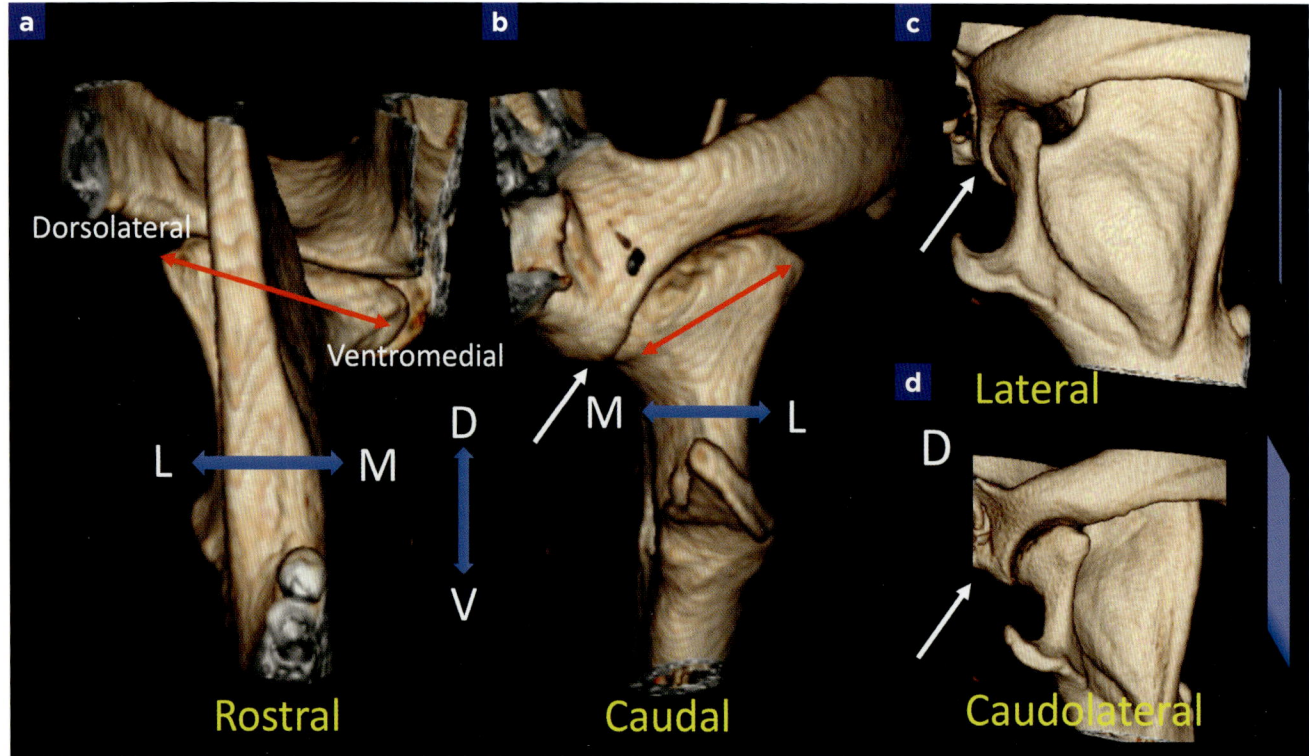

FIGURA 4.51. Relación entre la apófisis condilar y la apófisis retroarticular desde diversas vistas. En las vistas en 3D de la ATM por las caras rostral (a) y caudal (b) se aprecia muy claramente la orientación de la apófisis condilar, de dorsolateral a ventromedial (flechas rojas). En la vista por la cara lateral (c) se aprecia la extensión caudal de la apófisis retroarticular, y girando la imagen en sentido rostral se puede ver caudolateralmente (d) cómo la apófisis retroarticular se extiende también ventralmente. Como consecuencia, la apófisis retroarticular se dispone caudal, ventral y medialmente (flechas blancas). El plano azul (d) indica el giro dado a la articulación para poder observar su porción caudomedial. Lateral (L), medial (M), dorsal (D) y ventral (V).

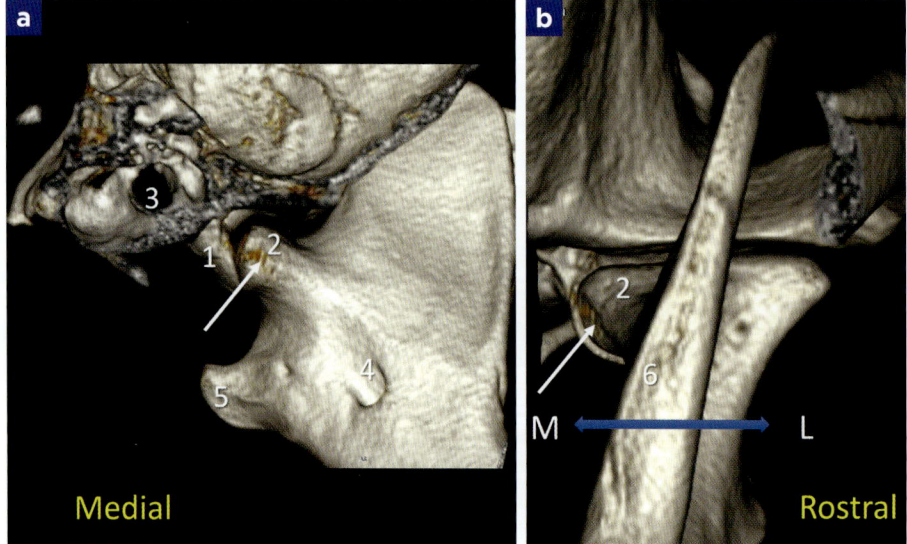

FIGURA 4.52. Relación entre las apófisis condilar y retroarticular. Vistas medial (a) y rostral (b). Por la cara medial se aprecia la apófisis retroarticular (1) situada caudalmente a la apófisis condilar (2), la cual tiene en el centro una pequeña fóvea pterigoidea (flecha) para la inserción del músculo pterigoideo lateral. Otras referencias de la cara medial son la bulla timpánica (3), el agujero de la mandíbula (4) y la apófisis angular (5). En una vista rostral se aprecia además de la fóvea pterigoidea (flecha) la desigual morfología de la apófisis condilar por sus caras medial (M) y lateral (L) y la orientación rostromedial-caudolateral de la rama de la mandíbula (6).

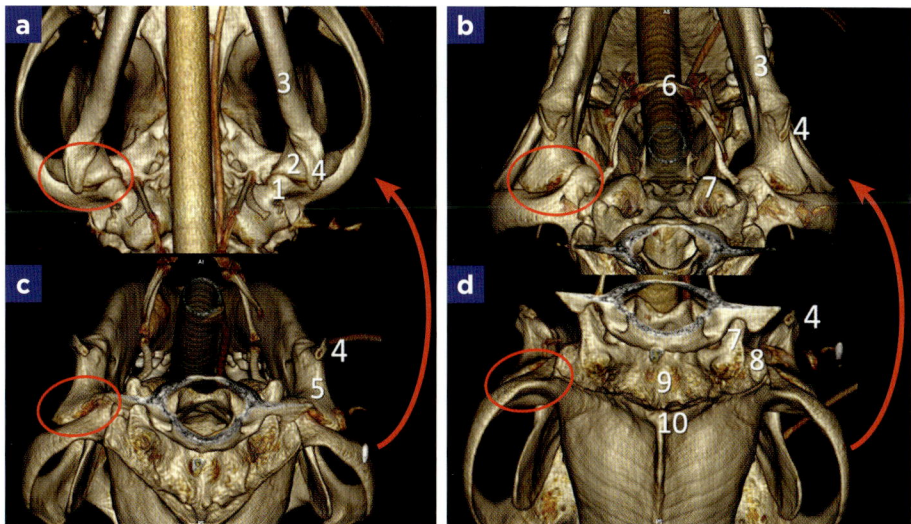

FIGURA 4.53. Anatomía de la ATM y de las estructuras óseas próximas. Vistas ventral (a) y caudoventrales con diversas angulaciones (b, c y d). Las imágenes se han rotado hacia delante en el sentido de las flechas rojas curvas. Se trata de la misma perra de raza Pitbull de 9 años de las figuras anteriores, pero con un tratamiento de la imagen diferente. Los círculos indican siempre la ATM vista desde diversas posiciones. En la vista ventral (a) se observa la apófisis retroarticular (1), la apófisis condilar (2) y la mandíbula (3), que se prolonga con la apófisis angular (4) que se superpone sobre la articulación ocultándola parcialmente. Con diferentes angulaciones (b, c y d) se evita la superposición de la apófisis angular (4). Dicha apófisis presenta una forma muy irregular en su extremo caudal. También se puede ver la porción caudal del cuello de la rama mandibular (5). En b y c se observa bien el aparato hioideo (6), distribuido simétricamente rodeando ventralmente al tubo endotraqueal. Se han marcado otras referencias anatómicas de interés como son los cóndilos del occipital (7), las apófisis paracondilares (8), el hueso occipital (9) y la cresta sagital externa (10).

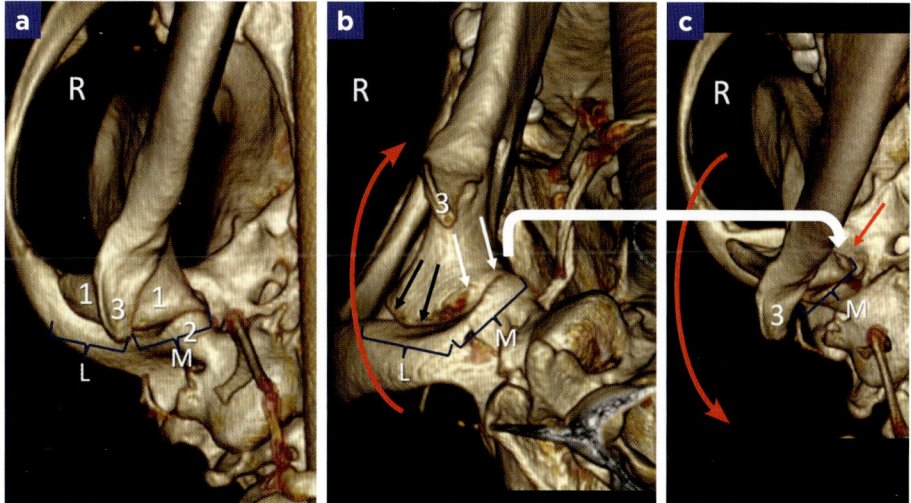

FIGURA 4.54. Anatomía de la ATM (detalle). Vistas ventral (a), caudoventral (b) y rostroventral (c) de la ATM derecha (R). La imagen se ha rotado hacia delante (b) o hacia atrás (c) en el sentido que indican las flechas rojas curvas. La imagen ventral de detalle de la ATM derecha (a) ofrece una buena visión de la articulación y su relación con la bulla timpánica y con el hueso estilohioides, pero no permite una buena observación del espacio articular. Podemos apreciar la apófisis condilar (1). En esta posición, la apófisis angular (3) se superpone dividiéndola en dos mitades. La cavidad glenoidea solamente se observa en parte en su porción lateral (L) y su porción medial (M) solo muestra la apófisis retroarticular (2). En una imagen caudoventral (b), al desplazarse rostralmente la apófisis angular, se observa claramente la superficie articular. La cavidad glenoidea en su porción lateral (L) es cóncava en todas las direcciones y a ella se adapta la porción convexa de la apófisis condilar (flechas negras). En la porción medial de la superficie articular (M) quedan bien encajadas la apófisis condilar (flechas blancas) y la apófisis retroarticular (2). No obstante, en una vista rostroventral (c) se puede apreciar que la porción más medial de la apófisis retroarticular se aplana, mediolateralmente (flecha roja) mostrando una pequeña depresión, que se corresponde con la fóvea pterigoidea.

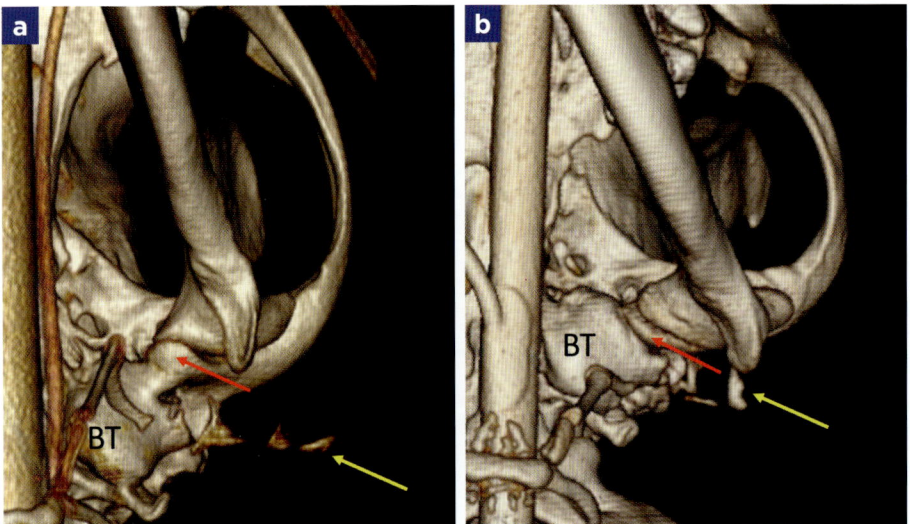

FIGURA 4.55. Diferencias entre las ATM de un mesocéfalo (Pitbull, hembra de 9 años) (a) y de un braquicéfalo (Bulldog Francés, hembra de 9 años) (b). En el perro mesocéfalo la bulla timpánica (BT) se sitúa más caudal y la apófisis retroarticular (flecha roja) está más desarrollada si se compara con el Bulldog Francés, que presenta una bulla timpánica al mismo nivel de la ATM y una apófisis retroarticular poco desarrollada (flecha roja). En ambos casos existe calcificación distrófica del conducto auditivo externo (flechas amarillas).

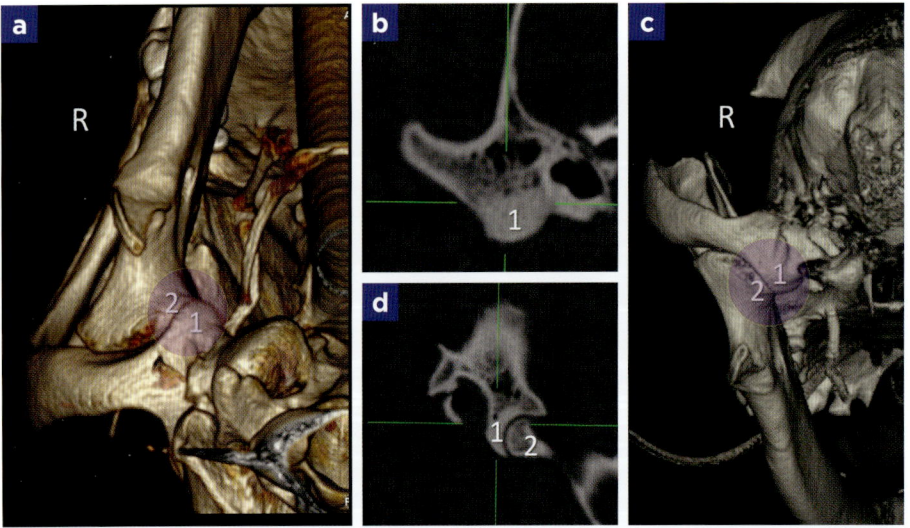

FIGURA 4.56. Relación entre la apófisis retroarticular y la fosa mandibular. ATM derecha (R) en vista caudoventral (a) y caudal (c) y planos de corte transversal (b) y sagital (d) centrados sobre la apófisis retroarticular. La apófisis retroarticular (1) es una extensión ósea en la porción ventromedial de la fosa mandibular que se articula con la porción caudomedial de la apófisis condilar (2). La profundidad de la fosa varía entre las razas de perros, lo que puede condicionar la aparición de luxaciones de la apófisis condilar.

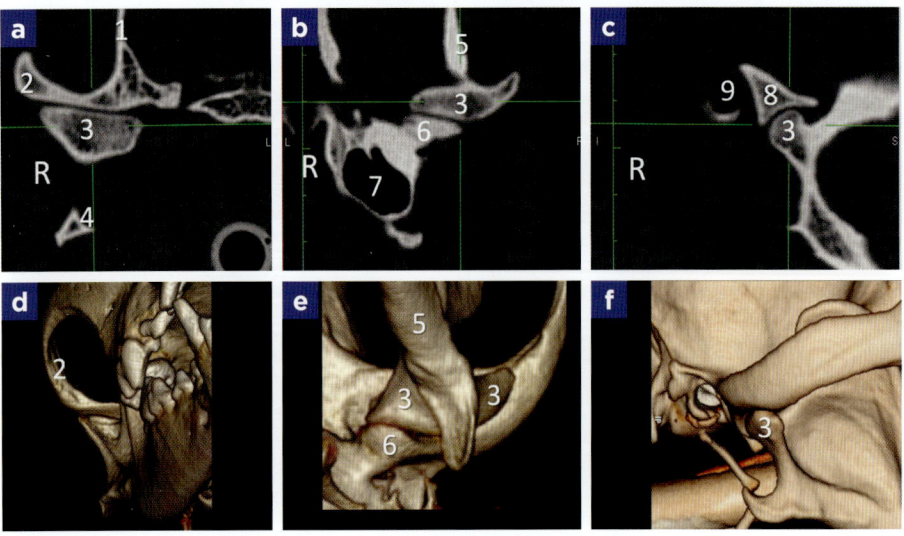

FIGURA 4.57. Referencias anatómicas de la ATM en planos ortogonales y comparación con las imágenes en 3D. Reconstrucciones ortogonales en 2D de la ATM derecha (R): planos transversal (a), dorsal (b) y sagital (c). Las líneas verdes se entrecruzan sobre la apófisis condilar. Referencias: hueso temporal, porción escamosa (1), hueso temporal, porción cigomática (2), apófisis condilar de la mandíbula (3), apófisis angular (4), mandíbula (5), apófisis retroarticular (6), bulla timpánica (7), fosa mandibular (8), meato acústico externo (9).

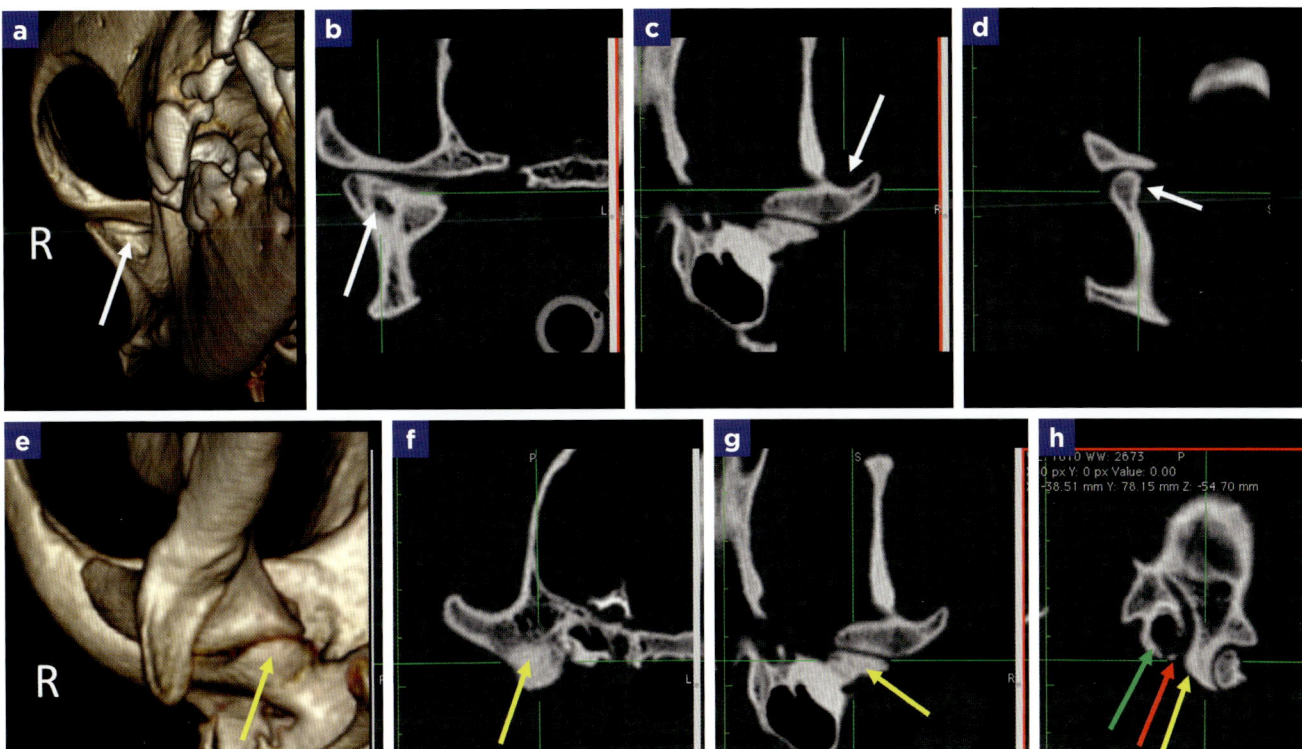

FIGURA 4.58. Referencias anatómicas de la ATM en planos ortogonales y comparación con las imágenes en 3D. Imágenes en 3D de la ATM en vistas rostrolateral (a) y ventrodorsal (e) y planos ortogonales de la articulación mostrando cortes transversales (b y f), dorsales (c y g) y sagitales (d y h). En la fila superior (a-d), las líneas verdes se han centrado sobre una depresión en el borde rostral de la porción lateral de la apófisis condilar (flechas blancas), que en el plano transversal (b) deja una zona hipoatenuante. Al observar la reconstrucción (a) se aprecia que esta zona tiene una pequeña depresión (flecha), sin denominación anatómica y que es normal. Esto se debe a que la apófisis condilar no se orienta transversalmente. Al obtener el plano de corte a este nivel, aparece una pequeña área hipoatenuante que no puede ser confundida con un defecto de tipo quístico (flechas blancas). En la fila inferior (e-h) las líneas verdes se han centrado sobre la apófisis retroarticular, con forma redondeada (f), aplanada (g) o incurvada (h) según el plano en que se estudie (flechas amarillas). En el plano sagital (h), caudalmente a la apófisis retroarticular aparece el agujero retroarticular (flecha roja) y el meato acústico externo (flecha verde).

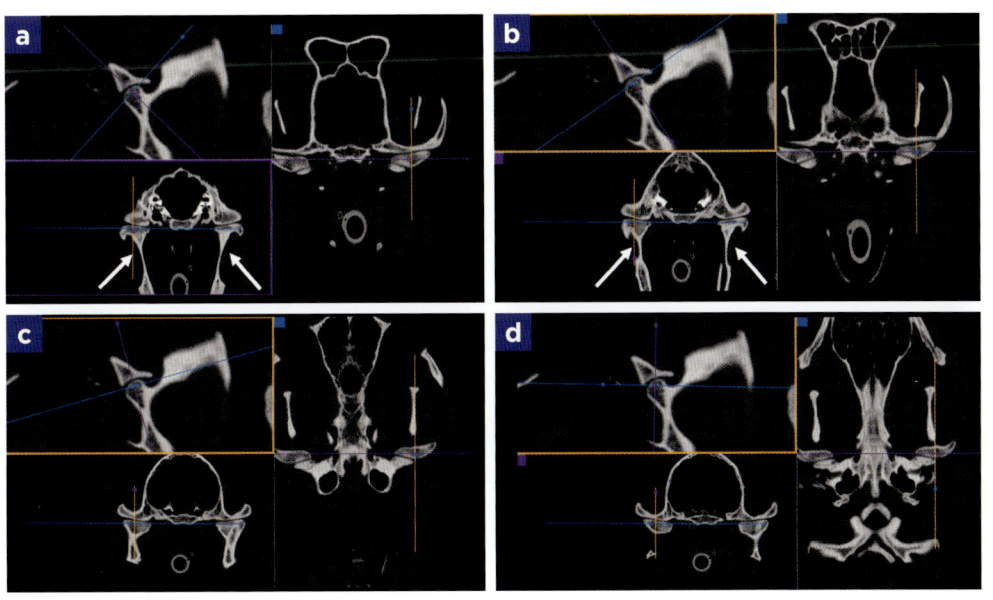

FIGURA 4.59. La ATM vista en planos oblicuos. Reconstrucción en 3D multiplanar (3D MPR) de la ATM (a-d). Cuando las imágenes son ortogonales (es decir, perpendiculares entre sí como en las imágenes anteriores) se obtienen planos estándar, siendo difícil de apreciar la morfología de las mandíbulas. En las reconstrucciones multiplanarares en 3D se pueden orientar los ejes en planos oblicuos. De esta forma, se puede ver parte de la anatomía de las ramas de las mandíbulas, especialmente en a y b. Con este tipo de reconstrucciones cada eje tiene un color y produce una imagen correspondiente en el recuadro del mismo color.

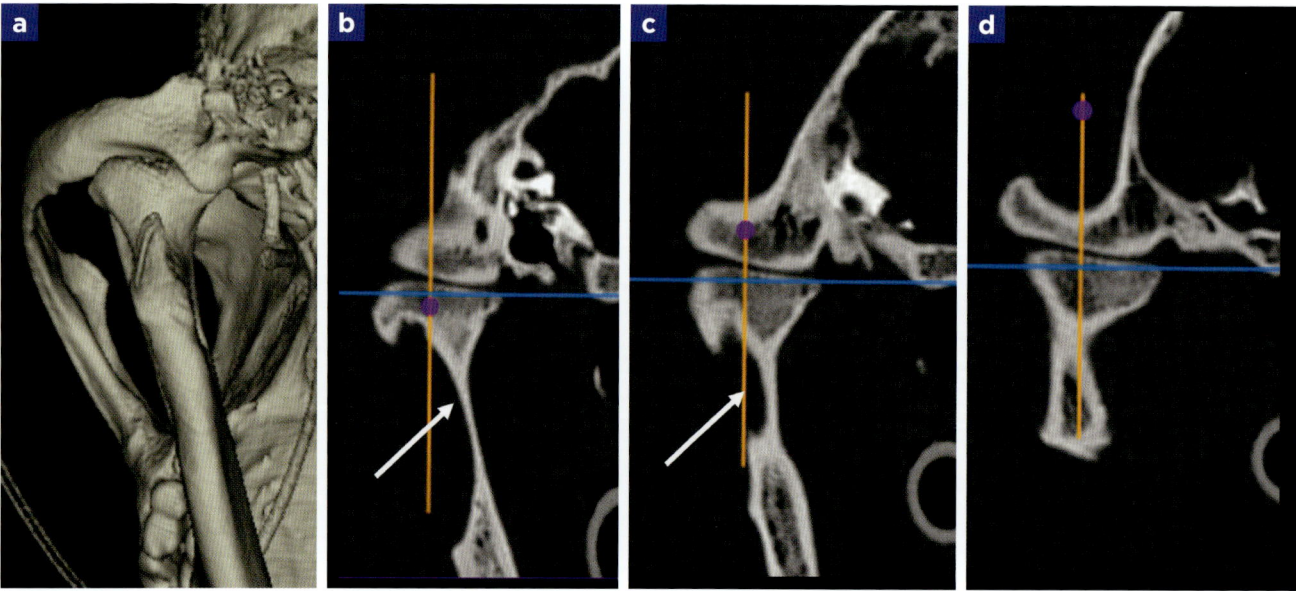

FIGURA 4.60. La ATM vista caudalmente y comparación con planos oblicuos. Imagen de detalle de la ATM en vista ventrocaudal (a) y detalle de los tres planos oblicuos obtenidos (b, c y d) que permiten ver el espacio articular, la morfología de la apófisis condilar y, específicamente, la fosa masetérica de la cara lateral de la mandíbula (flechas blancas).

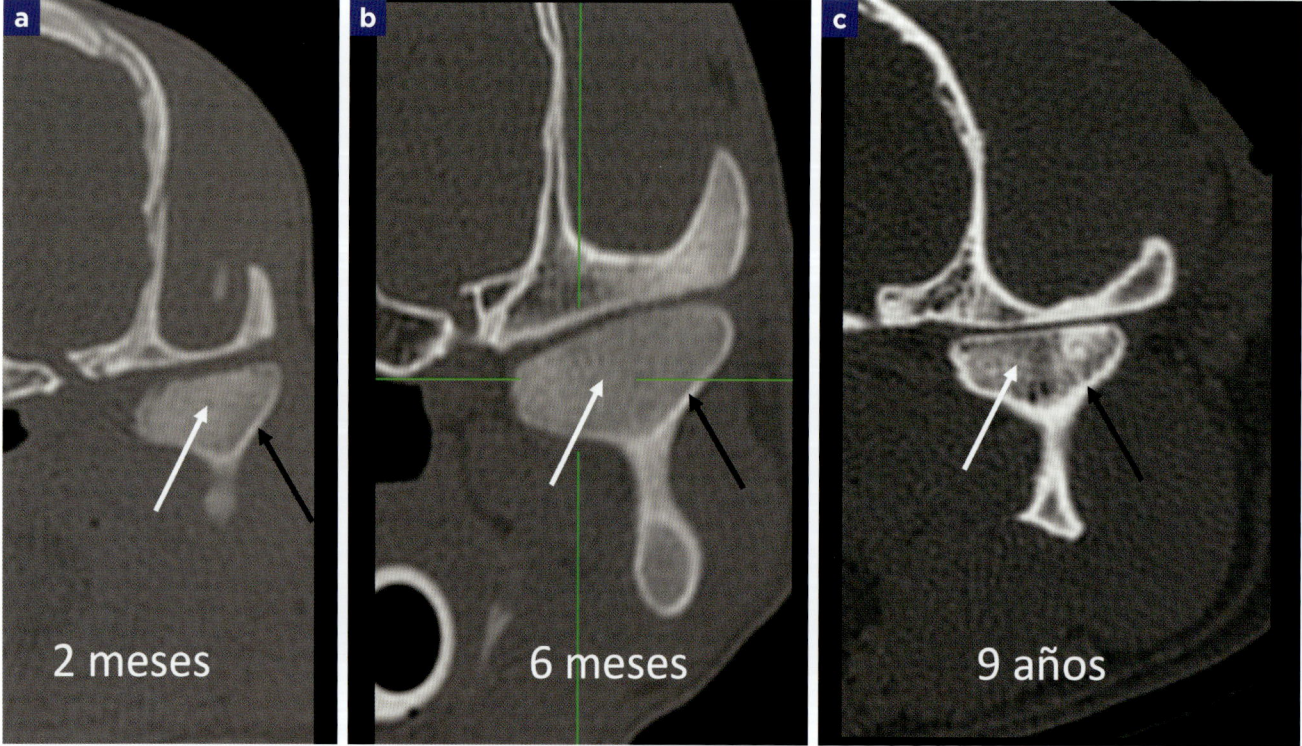

FIGURA 4.61. Diferencias en el grado de osificación de la ATM por edades. Planos transversales de un Pastor Alemán macho de 2 meses (a), de un perro mestizo macho de 6 meses (b) y de una perra Pitbull de 9 años (c). A los 2 meses (a), se aprecia la incompleta osificación ósea no solo en el hueso temporal, sino en la apófisis condilar de la mandíbula; a los 6 meses (b), los huesos aparecen más osificados, aunque todavía incompletamente. Como norma general, la ATM completa su desarrollo a partir del año. En el animal adulto (c), se aprecia bien la diferencia entre el hueso esponjoso (flechas blancas) y el compacto (flechas negras).

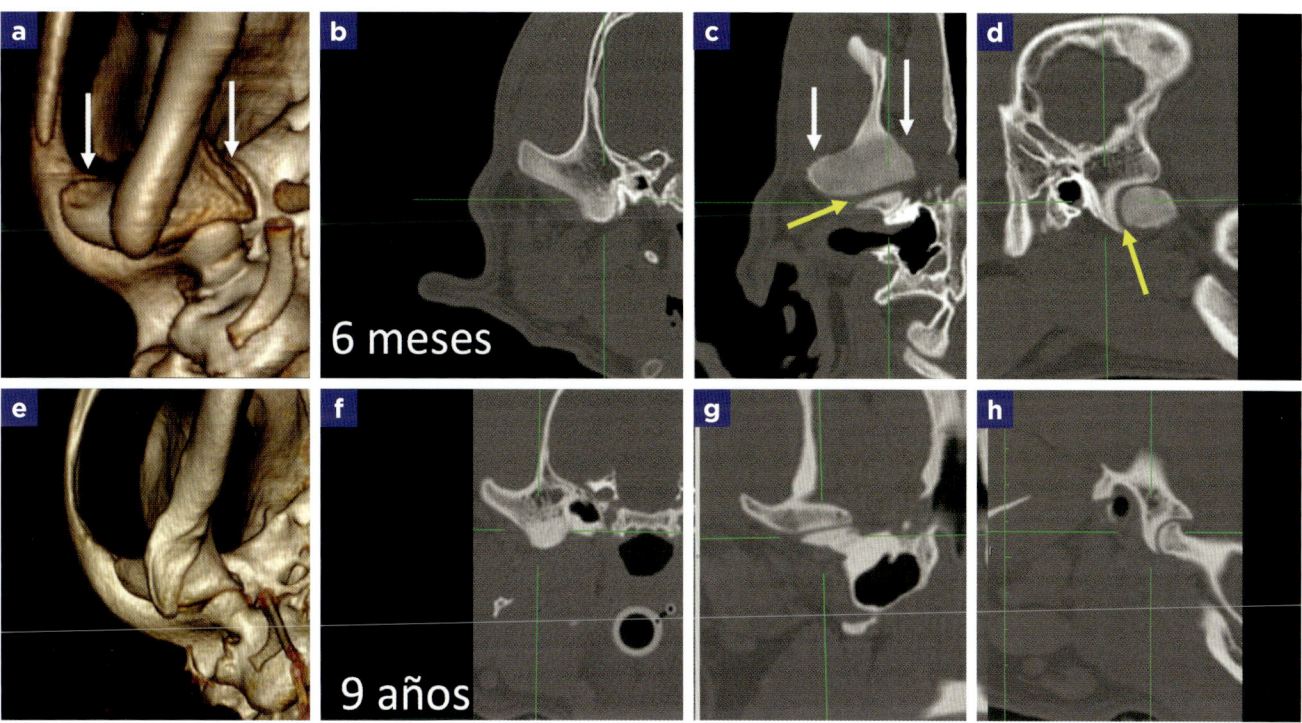

FIGURA 4.62. Diferencias en la osificación y amplitud del espacio articular de la ATM por edades. Estudios comparados de un Labrador macho de 6 meses (a-d) y de una perra Pitbull de 9 años (e-h). Reconstrucciones ventrodorsales (a y e) y planos ortogonales transversales (b y f), dorsales (c y g) y sagitales (d y h) centrados en la apófisis retroarticular. La apófisis condilar del animal joven está incompletamente osificada (flechas blancas) y el espacio articular es más amplio (flechas amarillas) que en el caso del animal adulto, algo normal en una articulación sinovial que tiene que terminar de desarrollarse.

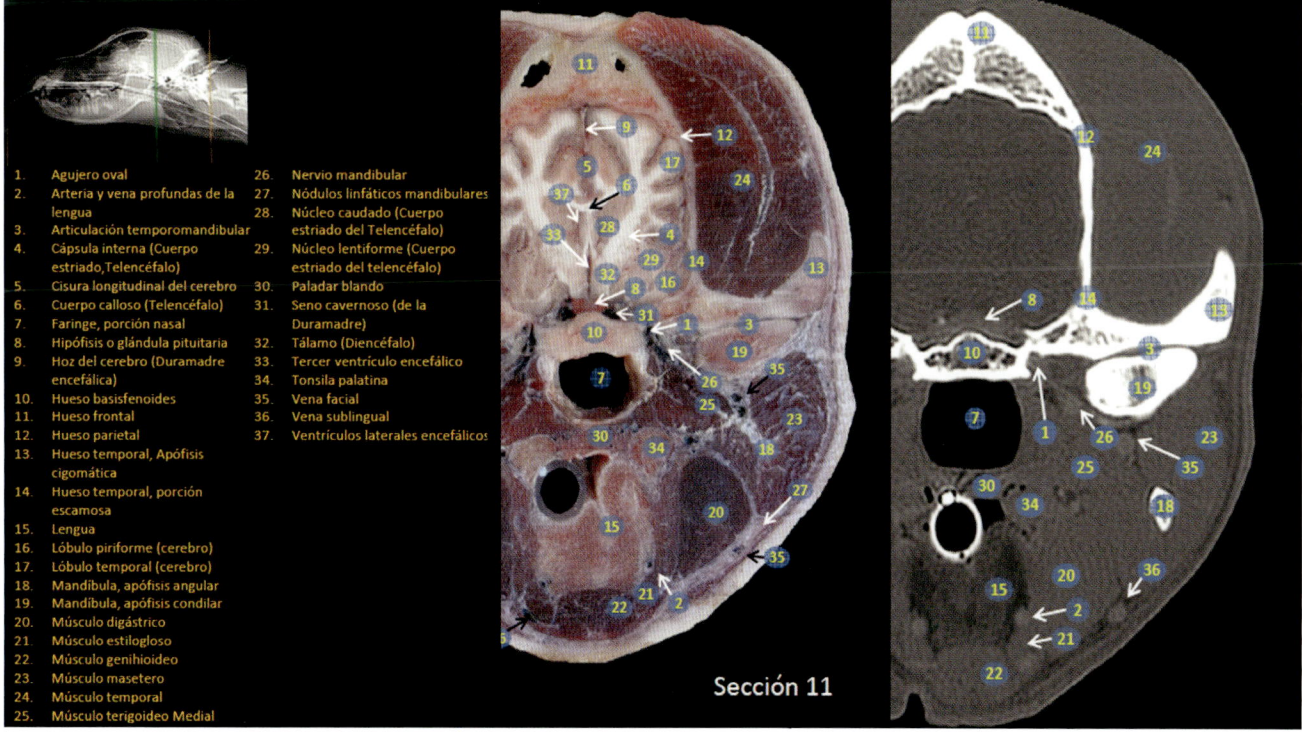

1. Agujero oval
2. Arteria y vena profundas de la lengua
3. Articulación temporomandibular
4. Cápsula interna (Cuerpo estriado,Telencéfalo)
5. Cisura longitudinal del cerebro
6. Cuerpo calloso (Telencéfalo)
7. Faringe, porción nasal
8. Hipófisis o glándula pituitaria
9. Hoz del cerebro (Duramadre encefálica)
10. Hueso basisfenoides
11. Hueso frontal
12. Hueso parietal
13. Hueso temporal, Apófisis cigomática
14. Hueso temporal, porción escamosa
15. Lengua
16. Lóbulo piriforme (cerebro)
17. Lóbulo temporal (cerebro)
18. Mandíbula, apófisis angular
19. Mandíbula, apófisis condilar
20. Músculo digástrico
21. Músculo estilogloso
22. Músculo genihioideo
23. Músculo masetero
24. Músculo temporal
25. Músculo terigoideo Medial
26. Nervio mandibular
27. Nódulos linfáticos mandibulares
28. Núcleo caudado (Cuerpo estriado del Telencéfalo)
29. Núcleo lentiforme (Cuerpo estriado del telencéfalo)
30. Paladar blando
31. Seno cavernoso (de la Duramadre)
32. Tálamo (Diencéfalo)
33. Tercer ventrículo encefálico
34. Tonsila palatina
35. Vena facial
36. Vena sublingual
37. Ventrículos laterales encefálicos

Sección 11

FIGURA 4.63. Anatomía de la ATM y tejidos blandos relacionados. Las imágenes se han tomado del Proyecto de Innovación Docente de Miró F. *et al.* (2011): Atlas de Anatomía Topográfica y Tomografía Computarizada de la cabeza del perro.[12] Se ha respetado la terminología del trabajo.

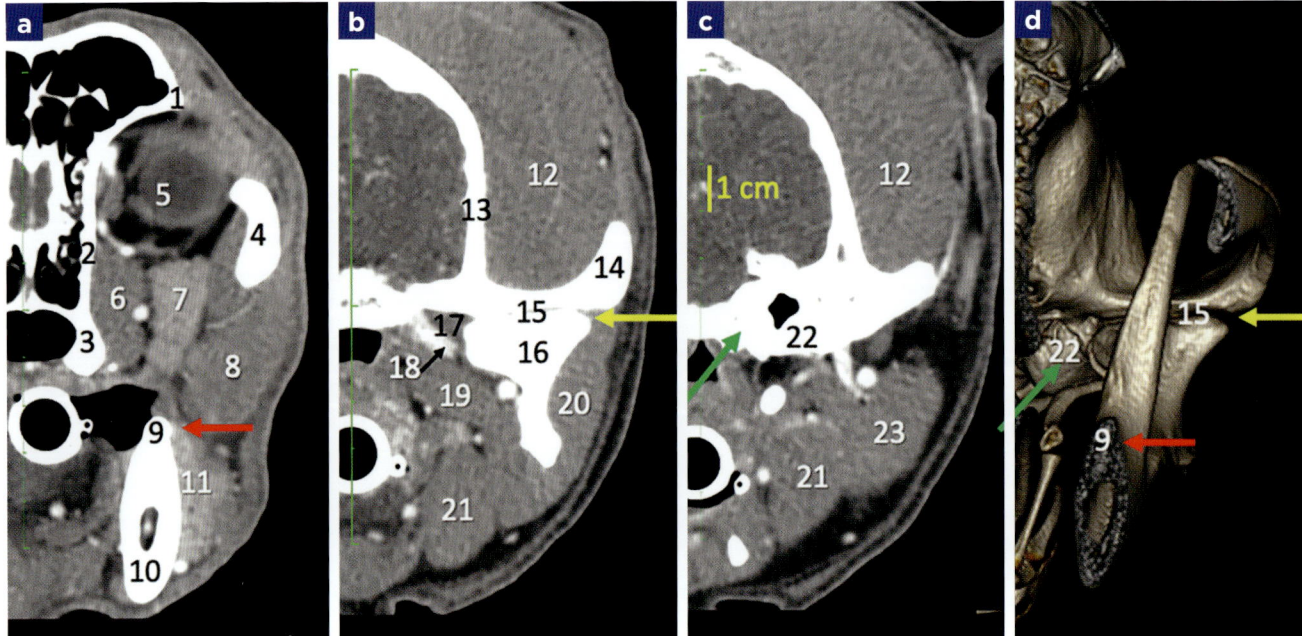

FIGURA 4.64. Pastor Alemán, macho, de 3 años. Detalle de la ATM izquierda. Planos transversales en fase de poscontraste (a-c) e imagen en 3D de dicha articulación (d). Imágenes con algoritmo de tejidos blandos, con anchura de ventana (WW) de 400 UH y nivel de ventana (WL) de 40 UH, obtenidas a la altura del último molar mandibular (flechas rojas), la ATM (flechas amarillas) y de la bulla timpánica (flechas verdes). Referencias: apófisis cigomática del frontal (1), porción medial de la órbita (2), gancho pterigoideo (3), arco cigomático (4), globo ocular (5), músculo pterogoideo medial (6), glándula cigomática (7), músculo masetero (8), tercer molar mandibular izquierdo (311) (9), cuerpo de la mandíbula (10), músculo buccinador (11), músculo temporal (12), hueso temporal (13), hueso temporal (apófisis cigomática) (14), ATM (15), apófisis condilar de la mandíbula (16), músculo pterigoideo lateral (17), vena alveolar inferior (18), músculo pterigoideo medial (19), músculo masetero (20), músculo digástrico (21), bulla timpánica (22), glándula parótida (23).

BIBLIOGRAFÍA

1. Hermanson JW, De la Hunta A, Evans HE. Millers and Evans' Anatomy of the Dog. 5ed ed. Missouri: Elsevier. 2020.

2. Whyte A, Obón J, Whyte J, Rodríguez Blanco A. Morfología, anatomía, erupción y oclusión dental. En: Whyte A, San Román F, editores. Odontología en el perro gato y exóticos. Madrid: Editorial Marbán; 2019: 21-32.

3. Gil Cano F. https://www.um.es/web/anatvet/docencia/recursos-docentes/videos-anatomia.

4. Forrest LJ, Schwarz T. Oral cavity, mandible, maxilla and dental apparatus. In: Schwarz T, Saunders J, editors. Veterinary Computed Tomography. West Sussex (UK): Wiley-Blackwell; 2011: 111-24.

5. Craven BA, Neuberger T, Paterson EG, Webb AG, Josephson EM, Morrison EE, *et al.* Reconstruction and morphometric analysis of the nasal airway of the dog (Canis familiaris) and implications regarding olfactory airflow. Anat Record. 2007; 290(11): 1325-40.

6. Miles S, Schwarz T. Canine nasal septum deviation can be a normal variation and correlates with increasing skull indices. Vet Radiol Ultrasound. 2020; 61(3): 279-84.

7. Friling L, Nyman HT, Johnson V. Asymmetric nasal mucosal thickening in healthy dogs consistent with the nasal cycle as demonstrated by MRI and CT. Vet Radiol Ultrasound. 2014; 55 (2): 159-65.

8. Wisner E, Zwingenberger A. Atlas of Small Animal CT and MRI. West Sussex (UK): Wiley-Blackwell. 2015.

9. King AM. Diagnostic imaging of the tympanic bulla and temporomandibular joint in the dog, cat and rabbit. Doctoral Thesis. University of Glasgow, 2008.

10. Villamizar-Martínez LA, Villegas CM, Gioso MA, Reiter AM, Patricio GC, Pinto AC. Morphologic and morphometric description of the temporomandibular joint in the domestic dog using computed tomography. J Vet Dent. 2016; 33 (2): 75-82.

11. Novales M, Lucena R, Hernández EM, Ginel PJ, Fernández JM, Blanco B. Three-dimensional volume rendering in computed tomography for evaluation of the temporomandibular joint in dogs. Animals. 2023, 13, 3231.

12. Miró F, Diz A, Martínez-Galisteo A, Rodríguez Barbudo I, Novales M, Blanco E, Hernández EM, *et al.* Atlas de Anatomía Topográfica y Tomografía Computarizada de la cabeza del perro. Proyecto de Innovación Docente subvencionado por la Facultad de Veterinaria de la Universidad de Córdoba (FV-IN17, convocatoria 2010-11).

PARTE 2

CASOS CLÍNICOS DE TOMOGRAFÍA COMPUTARIZADA MAXILOFACIAL ORDENADOS POR ÁREAS DE INTERÉS CLÍNICO

En el siguiente apartado se presentan 31 casos clínicos ordenados por áreas de distinto interés clínico. En cada caso se describe de forma minuciosa los signos encontrados. Llama la atención el número de alteraciones encontradas que no preocupaban al propietario ni al veterinario remitente. Por motivos de espacio no están todas las patologías maxilofaciales, pero sí una representación interesante de ellas.

1. Odontopediatría (caso 1)
2. Ortodoncia (casos 2-5)
3. Periodontología (casos 6, 7 y 8)
4. Patologías respiratorias (casos 9, 10 y 11)
5. Patologías nasofaríngeas y cervicofaciales (casos 12 y 13)
6. Patología del conducto nasolagrimal (caso 14)
7. Patología de las glándulas salivares (caso 15)
8. Oncología
   • Tumores odontogénicos (casos 16, 17 y 18)
   • Tumores no odontogénicos:
      • De origen epitelial (casos 19, 20 y 21)
      • De origen mesenquimatoso (casos 22-28).
9. Fracturas maxilofaciales (casos 29, 30 y 31)

Dentición mixta

PRESENTACIÓN

Pastor Belga Malinois, hembra de 4,5 meses

Estudio de TC solicitado por leve patología nasal, ejemplo de dentición mixta.

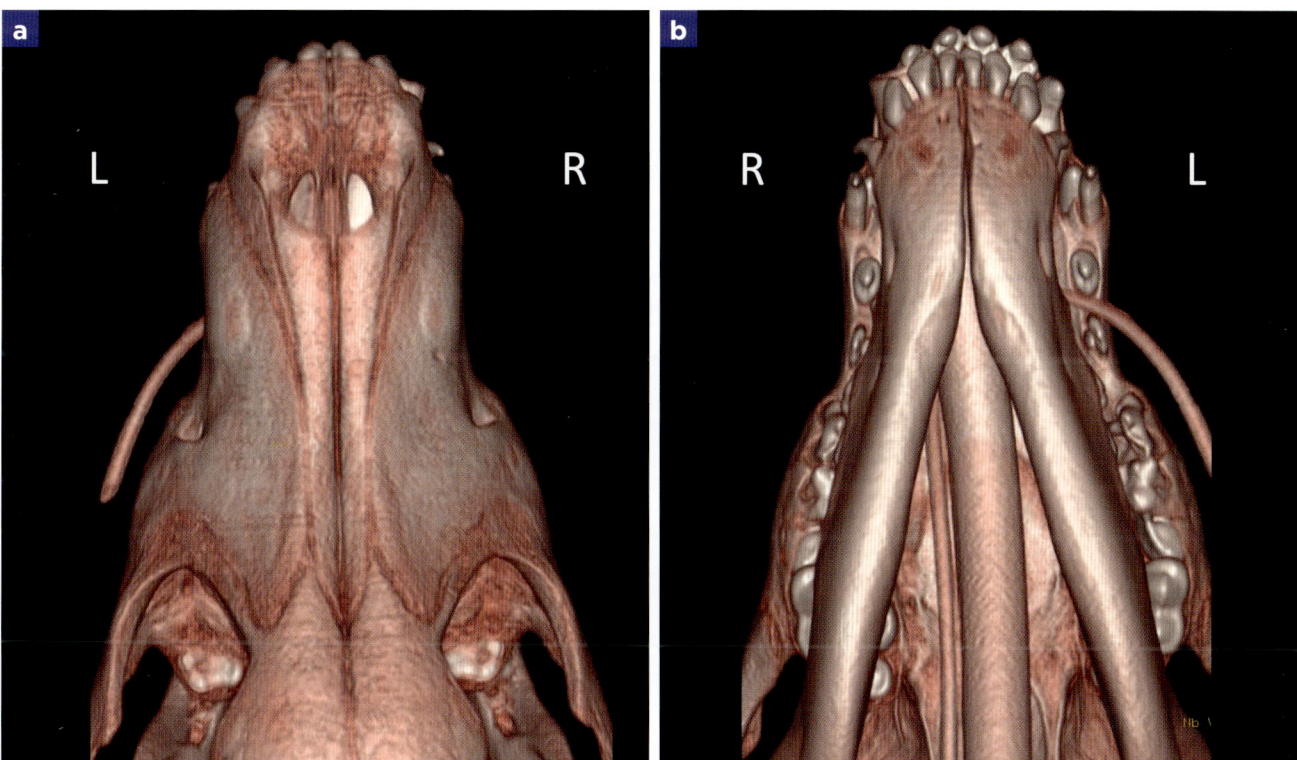

1.1. Estudio de TC de las regiones maxilar y mandibular. Ante un estudio para investigar una leve patología nasal, que no mostró alteraciones, el animal presenta signos característicos de una dentición mixta. Imágenes en 3D de la porción rostral de la cabeza, por las caras dorsal (a) y ventral (b). Corresponden a la de un perro mesocéfalo, siendo evidentes las distintas líneas de sutura en los huesos de la cara. No se detectan anomalías de desarrollo.

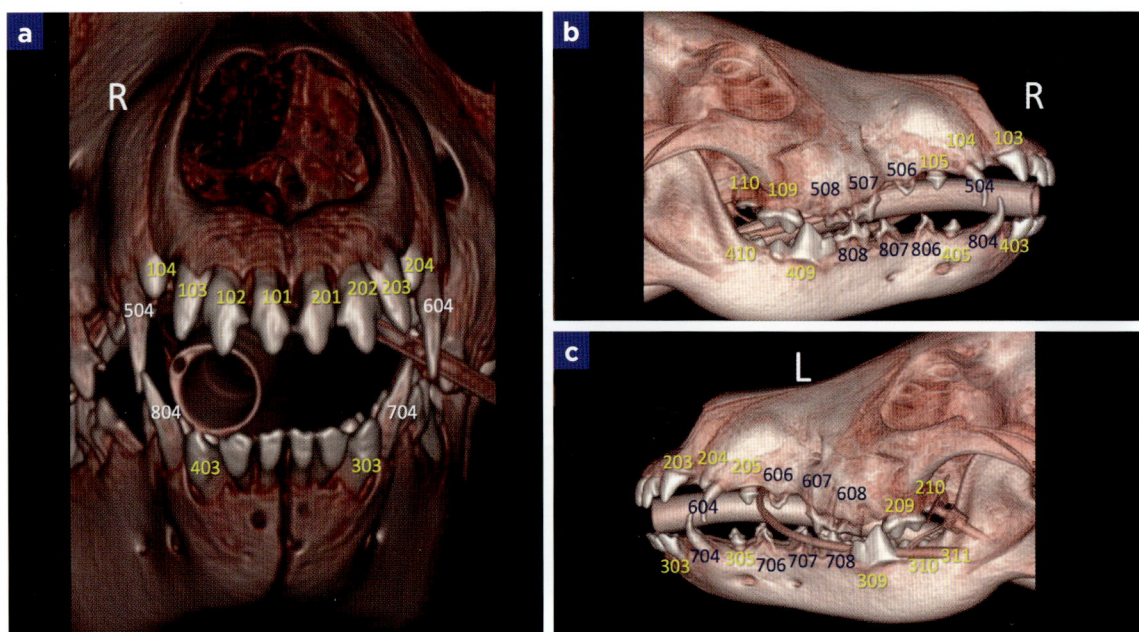

1.2. Sistema de Triadan modificado en caso de dentición mixta. Imágenes en 3D rostral (a), derecha (b) e izquierda (c). Marcados en amarillo aparecen los dientes permanentes: los incisivos, el primer premolar y los molares de las cuatro hemiarcadas. Marcados en blanco (a) y azul (b y c) los dientes deciduos: los caninos y los premolares 2.º, 3.º y 4.º. Son visibles los caninos permanentes (104 y 204) próximos a su erupción y tampoco ha erupcionado el 4.º premolar de ambos maxilares (108 y 208). El primer premolar de cada hemiarcada es permanente desde su erupción y se numeran como tal (105, 205, 305 y 405).

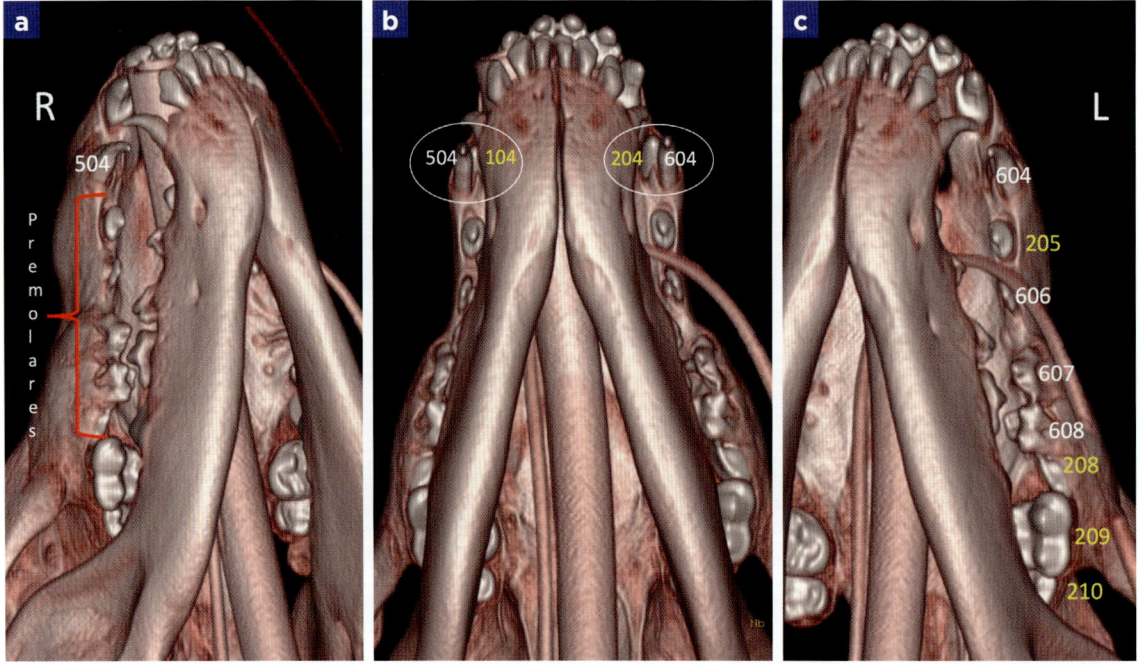

1.3. Características de las caras oclusales de los dientes del maxilar. Imágenes en 3D ventrolateral derecha (a), ventral (b) y ventrolateral izquierda (c). Los dientes caninos permanentes (104 y 204) se sitúan lingualmente a sus correspondientes deciduos (504 y 604). El primer premolar de cada lado (105 y 205), por ser permanente, está más desarrollado que el resto de premolares deciduos 2.º, 3.º y 4.º. El 4.º premolar permanente de cada lado (108 y 208) está próximo a la erupción. Los molares del maxilar ya presentan las características cúspides coronales en sus caras oclusales.

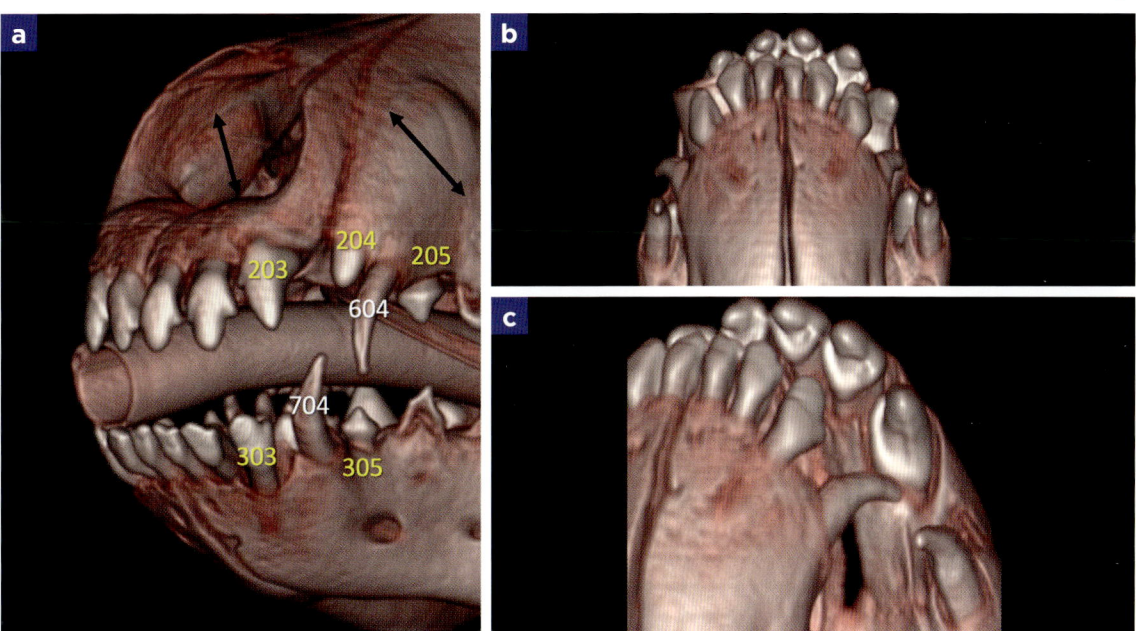

1.4. Características de los dientes incisivos. A esta edad ya presentan erupcionados los incisivos permanentes. Los incisivos extremos (203 y 303) aparecen de mayor tamaño que el resto de los incisivos. Los incisivos superiores son rostrales a los inferiores y el borde cortante o borde incisal de los incisivos inferiores ocluye cerca del cíngulo de la cara lingual de los incisivos superiores. En el maxilar, los caninos se disponen inmediatamente caudales a la sutura incisivo-maxilar. La eminencia alveolar (flechas), referencia palpable para los caninos, se muestra muy desarrollada por alojar a dos dientes y hace prominencia sobre la superficie interna de la cavidad nasal. Los caninos deciduos son muy estrechos y afilados y se sitúan distalmente a sus correspondientes permanentes.

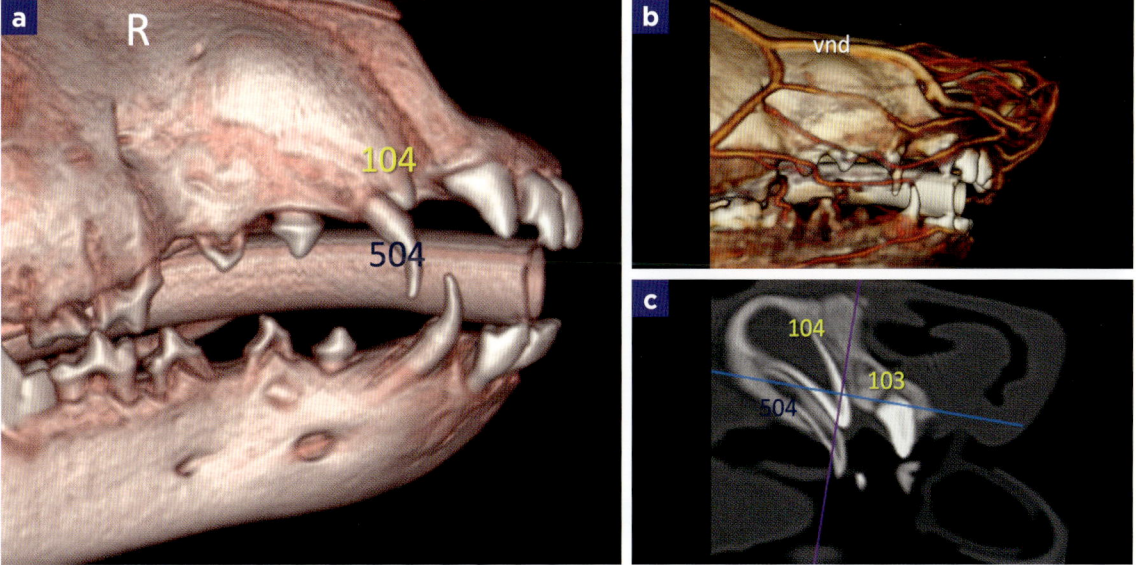

1.5. Características de los dientes caninos del maxilar derecho. Imagen de detalle de los dientes caninos del maxilar derecho (R) sin (a) y con contraste (b) y en corte sagital derecho (c) de los mismos. El canino permanente (104) todavía no ha erupcionado y ocupa una posición mesial con respecto al canino deciduo (504), que tiene una forma más larga y puntiaguda. En la imagen b se puede apreciar la vena nasal dorsal (vnd) que discurre dorsalmente a la eminencia alveolar. Los dientes caninos deciduos y permanentes son de distinto tamaño. El canino permanente muestra una amplia cavidad pulpar y escasa dentina por su condición de diente permanente inmaduro, pero cuando erupcione completamente irá formando dentina secundaria con la edad y su cámara pulpar y conducto radicular serán cada vez más pequeños y estrechos (c).

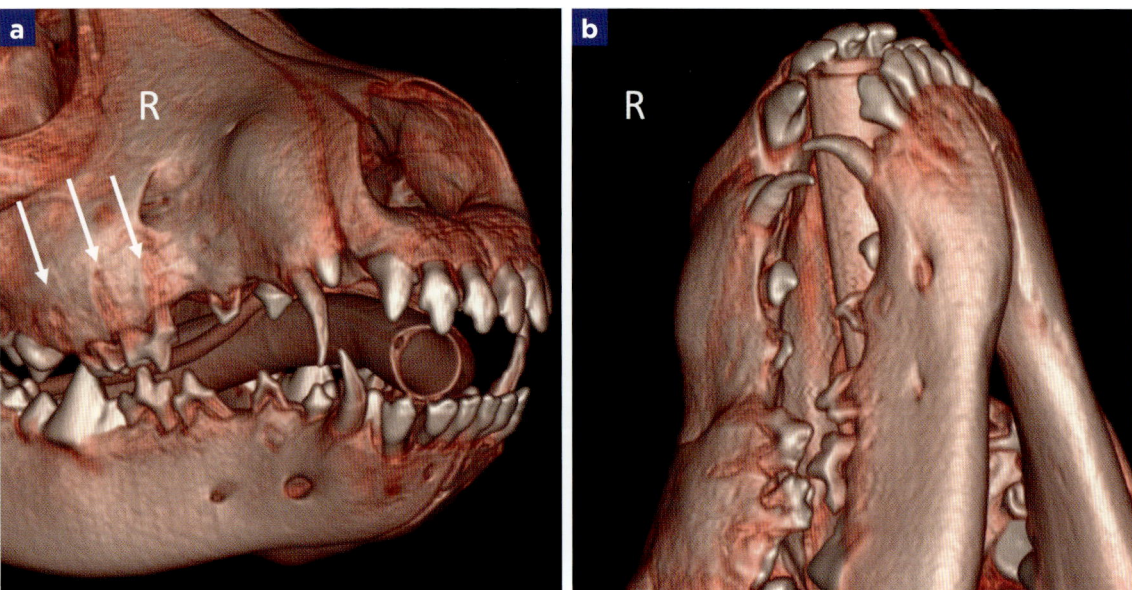

1.6. Detalle de los premolares deciduos del maxilar 2.º, 3.º y 4.º. Imágenes oblicuas lateral derecha (a) y ventrolateral derecha (b). Estos premolares deciduos son de menor tamaño y con raíces más delgadas que sus correspondientes permanentes. Los deciduos se sitúan vestibularmente a los dientes permanentes y sus raíces erosionan el hueso maxilar (flechas blancas).

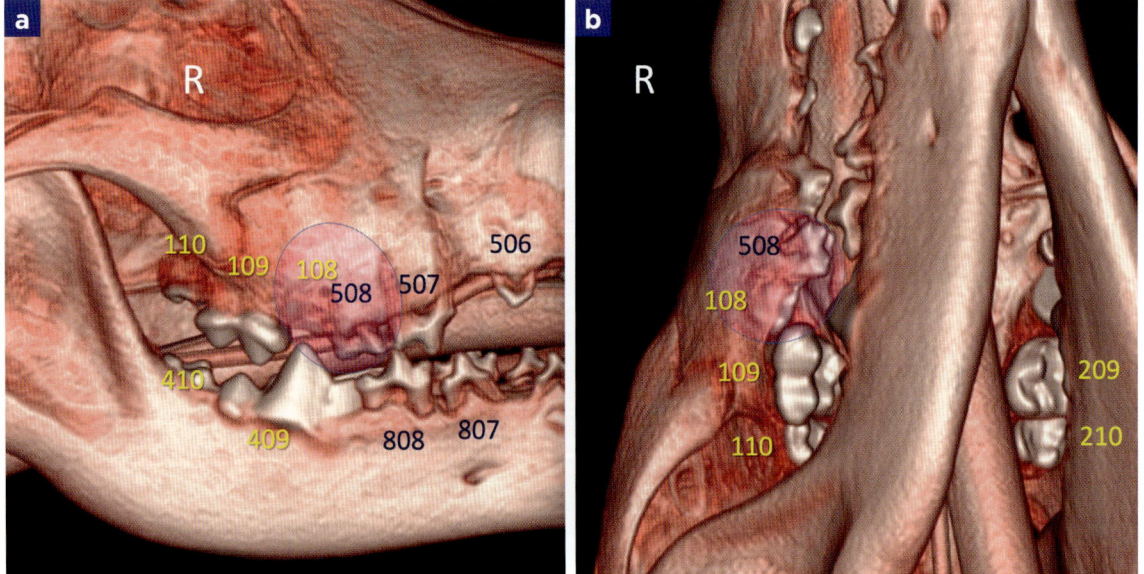

1.7. Comparación entre deciduos y permanentes. Imágenes lateral derecha (R) (a) y ventrolateral derecha (b) para apreciar las características de las coronas de los distintos dientes. En la región del cuarto premolar del maxilar se aprecia el diente deciduo (508) y el permanente (108) que aún no ha erupcionado. Los dientes molares muestran ya caras oclusales bien desarrolladas.

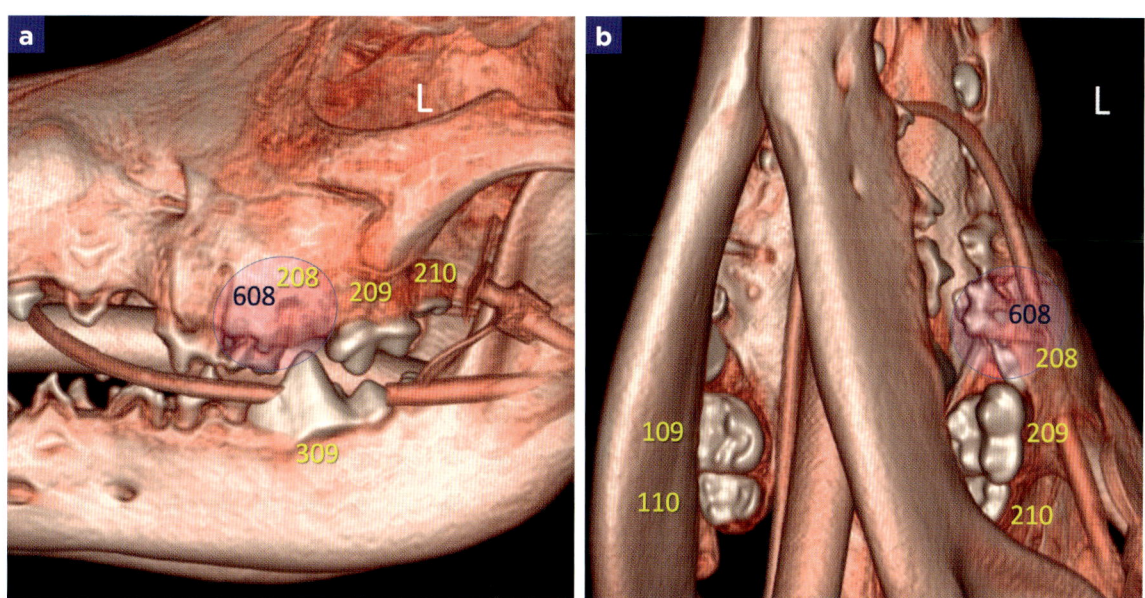

1.8. Comparación entre deciduos y permanentes. Imágenes lateral izquierda (L) (a) y ventrolateral izquierda (b) para apreciar las características de las coronas de los distintos dientes. Se destaca la gran cúspide coronal del primer molar mandibular izquierdo (309). El desarrollo de las hemiarcadas izquierdas es bastante similar a las del lado derecho.

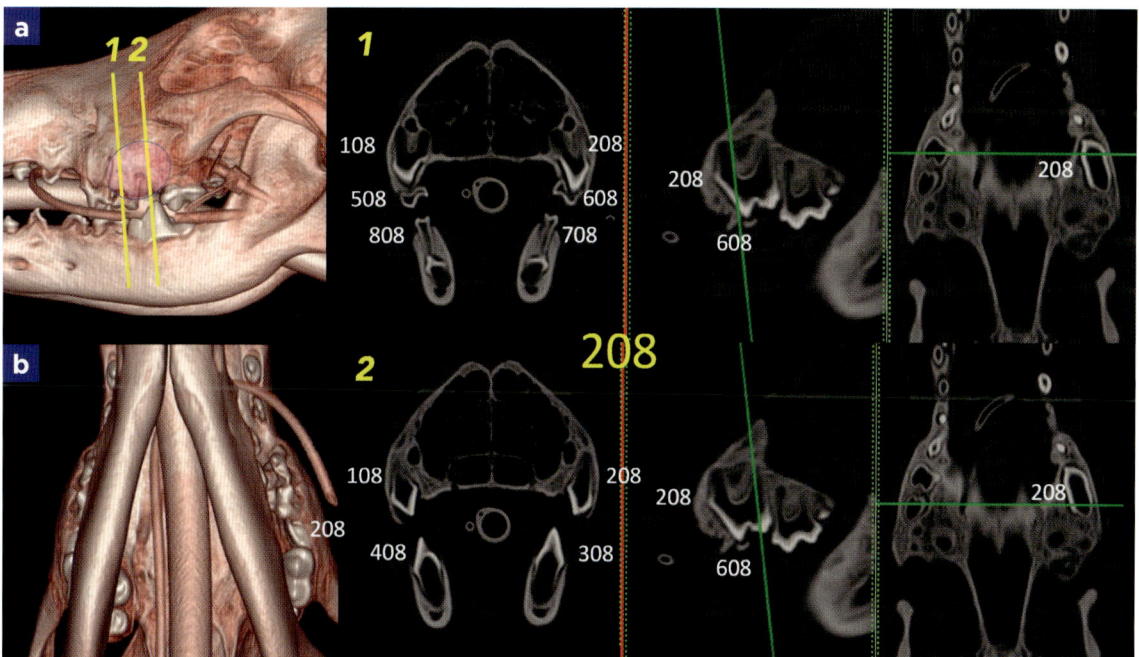

1.9. Características del 4.º premolar permanente izquierdo (208) en reconstrucciones ortogonales. Imágenes lateral izquierda (a) y ventral ligeramente oblicua (b). Planos ortogonales obtenidos a los niveles indicados en las raíces mesiovestibular y mesiolingual (1) y distal (2) del 4.º premolar superior izquierdo (208). Por el fenómeno de rizólisis fisiológica, debido al recambio dental, se aprecian las cúspides coronales en formación de los dientes 4.º premolar superior (108 y 208) bajo las raíces de sus dientes homólogos deciduos (508 y 608) (1), en un corte más distal (2) se aprecia cómo las coronas de los dientes permanentes (108 y 208) están muy próximas a la erupción. El diente permanente muestra una amplia cámara pulpar. Se señala con un círculo la posición del 208 en el hueso maxilar aún no erupcionado (a).

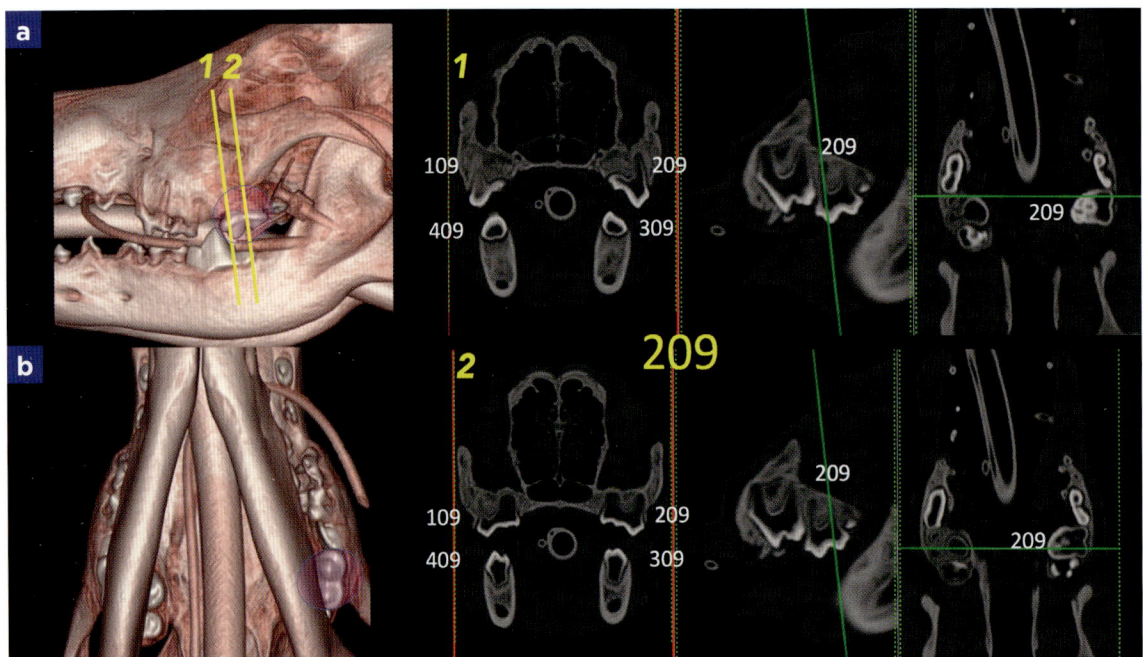

1.10. Características del 1.er molar (209) en reconstrucciones ortogonales. Imágenes lateral izquierda (a) y ventral ligeramente oblicua (b). Planos ortogonales obtenidos a los niveles indicados en la raíz mesial (1) y distales (2) del 1.er molar maxilar izquierdo (209) (círculo). A pesar de la apariencia en las reconstrucciones en 3D, el diente no ha erupcionado todavía, al no sobrepasar la mucosa, como se aprecia en los cortes transversales y sagitales. Ya se distingue una superficie oclusal bien desarrollada.

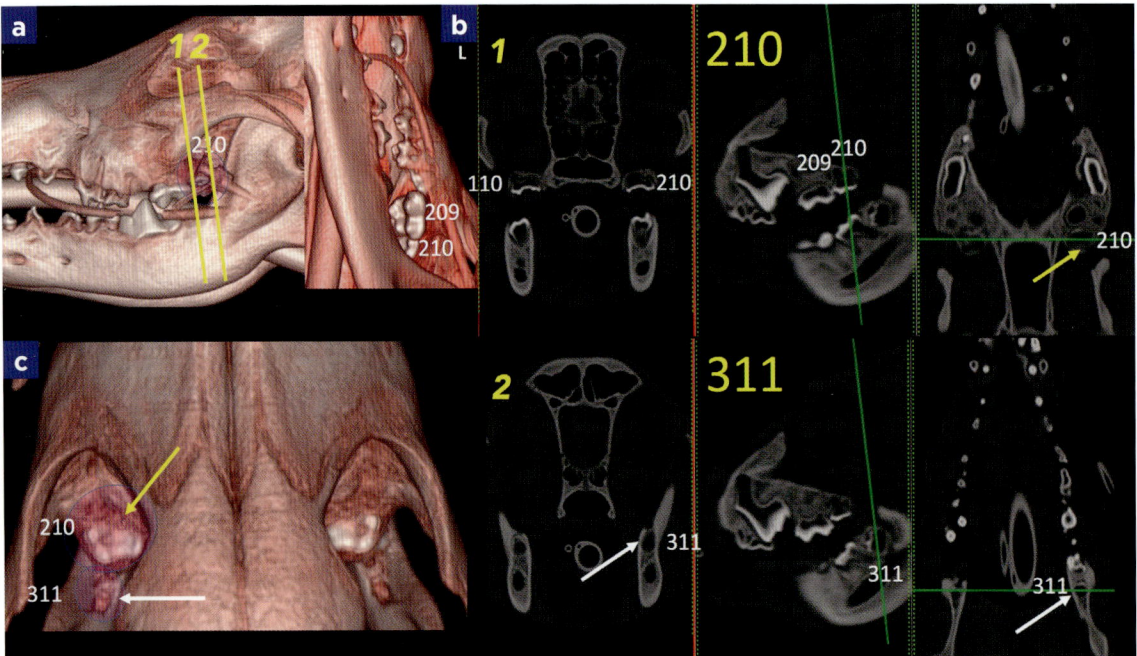

1.11. Características de los últimos molares (210 y 311) en reconstrucciones ortogonales. Imágenes lateral izquierda (a), ventrolateral izquierda (b) y dorsal vista desde la cuenca orbitaria (c). Planos ortogonales obtenidos a nivel de los últimos molares del maxilar (210) y de la mandíbula (311) (círculos). El último molar del maxilar se sitúa en el fondo de la cavidad orbitaria.

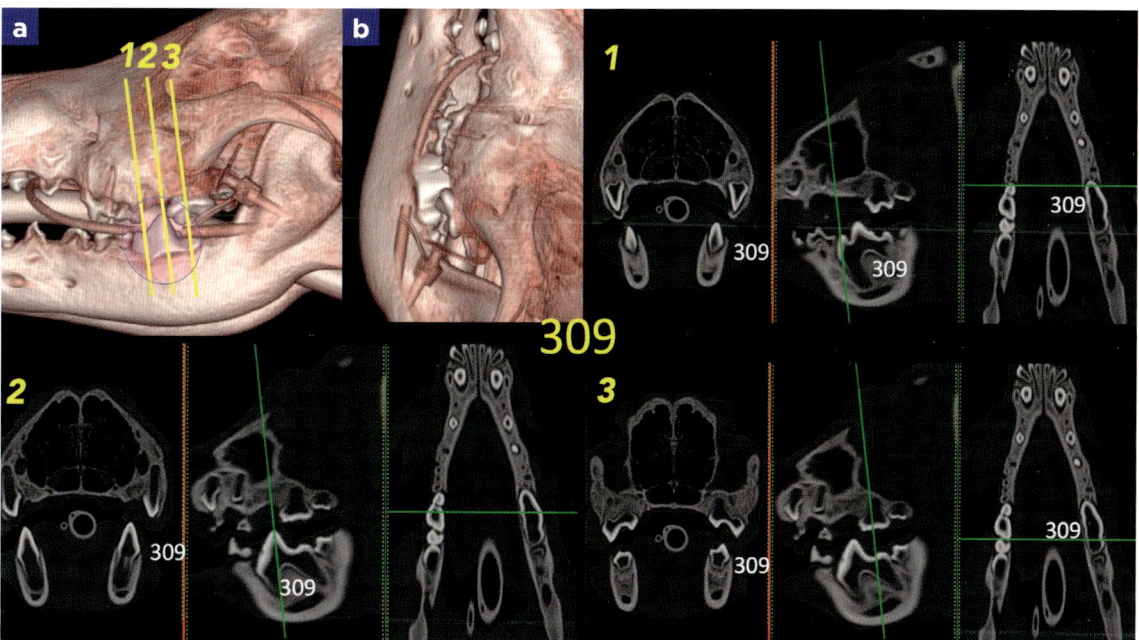

1.12. Características del primer molar mandibular izquierdo (309) en reconstrucciones ortogonales. Imágenes lateral izquierda (a) y dorsolateral izquierda (b). Planos ortogonales del 309 obtenidos a tres niveles distintos que muestran un diente ya muy desarrollado a esta edad.

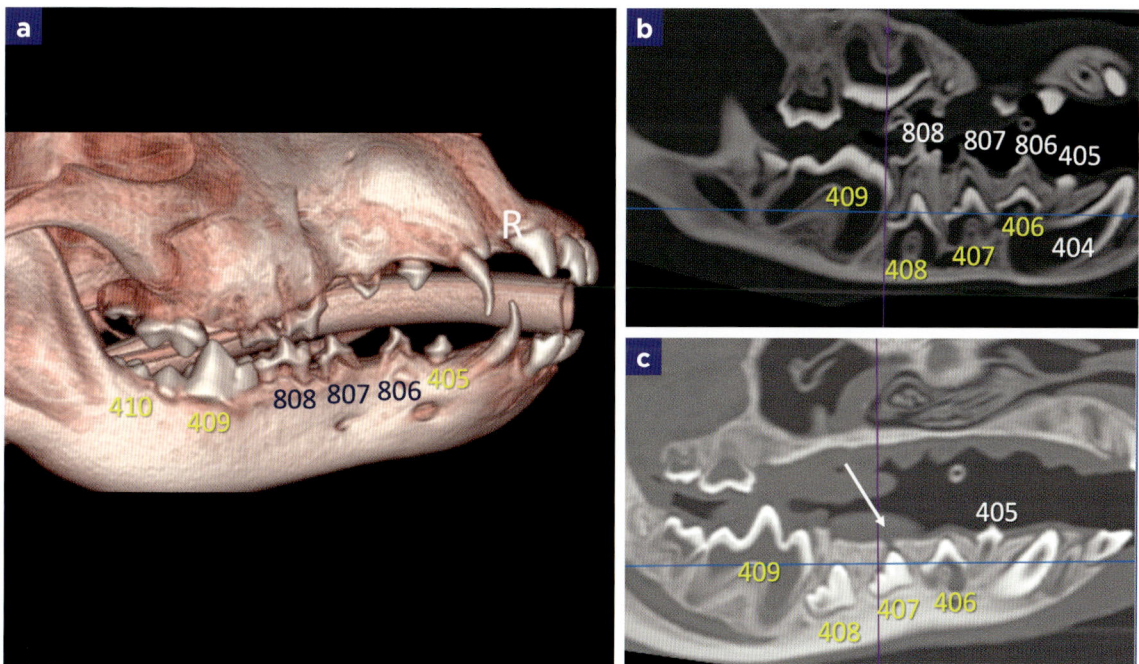

1.13. Características de los premolares deciduos y permanentes mandibulares a los 4,5 meses de edad. Imágenes lateral derecha (a) y cortes sagitales obtenidos a la altura de los premolares deciduos (b) y permanentes (c). En la mandíbula se puede apreciar la forma de los deciduos y cómo las coronas en formación de los dientes permanentes se sitúan bajo los mismos. En la imagen c, el corte se ha obtenido más labialmente para apreciar el canal gubernacular del 407 (flecha).

VÍDEO DEL CASO 1

DISCUSIÓN

La erupción dental se define como el movimiento de los dientes desde su lugar de desarrollo dentro de la apófisis alveolar hasta su posición funcional en la cavidad oral.[1] El presente caso constituye una buena razón para repasar la anatomía dental de un perro joven con dentición mixta. Se considera como tal el periodo de edad en el que están presentes los dientes deciduos y permanentes.[2] Los dientes que no han perforado la mucosa oral se consideran dientes no erupcionados.[2] Aunque el tipo de reconstrucción en 3D empleado no muestra los tejidos blandos y algunos dientes parecen haber erupcionado, los planos transversales y sagitales sí señalan la posición exacta de los dientes en relación con la mucosa oral, lo que permite conocer el estado de erupción de cada diente.

En general en el perro, los incisivos permanentes erupcionan a los 3-5 meses[3] y, por tanto, en este animal, de 4,5 meses, han erupcionado dentro del intervalo de edad. Los caninos que erupcionan entre los 4-6 meses[3] todavía no han surgido, como tampoco los premolares permanentes que erupcionan a los 4-6 meses y los molares a los 5-7 meses de edad.[3] En consecuencia, el desarrollo dental en esta perra Pastor Belga Malinois de 4,5 meses es normal para la edad que presenta. El estudio muestra un desarrollo bastante simétrico de las hemiarcadas.

También es normal que los deciduos sean de pequeño tamaño y presenten cúspides coronales más estrechas y agudas[3] y que sus raíces se dispongan vestibularmente a sus correspondientes permanentes.[4] El estudio permite apreciar también la imagen que ofrece el canal gubernacular que conecta el germen dental con la mucosa oral.[1]

En los casos de dentición mixta es importante evaluar todos los dientes, su disposición y las características normales a estas edades ya que, en edades posteriores, pueden presentarse dientes retenidos o más correctamente dientes deciduos persistentes[4,5] que pueden complicar el normal desarrollo dental.

Es muy importante reconocer las características normales de este tipo de dentición, para ver cómo es la cronología eruptiva dentaria y prever la aparición de maloclusiones dentales derivadas de la retención de los dientes deciduos.

El presente caso puede servir de ayuda a los especialistas en odontopediatría, una especialidad de la odontología que tiene por objeto el estudio de la dentición de los pacientes desde el nacimiento hasta el primer año de edad, periodo en el que ya ha finalizado el crecimiento óseo maxilofacial y los dientes definitivos han erupcionado y cerrado su ápice.[6]

BIBLIOGRAFÍA

1. Marks SC, Schroeder HE. Tooth eruption: Theories and facts. Anat Rec. 1996; 245 (2):374-93.

2. American Veterinary Dental College (2017), http://www.avdc.org

3. Whyte A, Obón J, Whyte J, Rodríguez Blanco A. Morfología, anatomía, erupción y oclusión dental. En: Whyte A y San Román F, editores. Odontología en el perro gato y exóticos. Madrid: Editorial Marbán. 2019: 21-32.

4. Du Pont G, DeBowes L. Atlas of dental radiography in dogs and cats. St Louis. Missouri: Saunders Elsevier. 2019

5. Peralta S, Fiani N. Interpretation of dental radiographs in dogs and cats. Part 2: Normal variations and abnormal findings. TVP Journal.com January/February 2017; 55-66.

6. Castejón-González A, de la Morena Cabanillas M, San Román-LLorens F, Fernández-Sánchez JM, Trobo-Muñiz I, San Román-Ascaso F. Odontopediatría canina y felina. Clín Vet Peq Anim. 2016; 36 (2): 79-89.

La ortodoncia es una especialidad odontológica que estudia, previene y corrige las alteraciones del desarrollo, las formas de las arcadas dentarias y la posición de los maxilares, con el fin de restablecer el equilibrio morfológico y funcional de la boca y de la cara, mejorando también la estética facial.

En odontología humana, se realizan estudios cefalométricos basados en proyecciones radiológicas craneales laterales, sobre las que se toman distintos puntos y planos cefalométricos que sirven para determinar el origen de la mala oclusión (maloclusión) dental (esquelética o dental) y permiten realizar unos estudios muy detallados fundamentales para planificar un tratamiento corrector ortodóncico. Cada vez más, se están complementando estos estudios cefalométricos con imágenes obtenidas por tomografía computarizada de haz cónico (CBCT: *cone beam computed tomography*).

En odontología veterinaria, debido a la gran variedad de perfiles faciales (meso-, dolico- y braquifacial) y la multitud de razas, es inviable la adaptación y aplicación de los estudios cefalométricos usados en odontología humana. Por esta razón, resulta muy útil la aplicación de la TC o CBCT para realizar un diagnóstico, planificación, tratamiento y seguimiento de los pacientes con alteraciones ortodóncicas.

CASO 2

Diente supernumerario

PRESENTACIÓN

Staffordshire Terrier Americano, macho de 6 meses.

El paciente presenta un diente supernumerario. El estudio permite reconocer suturas maxilofaciales de interés.

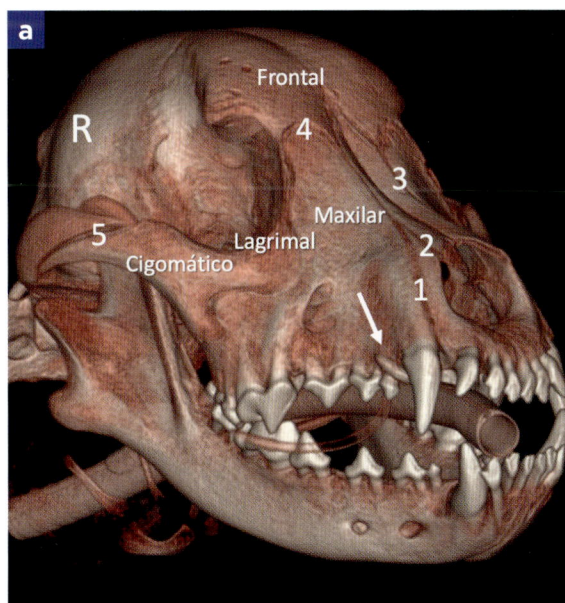
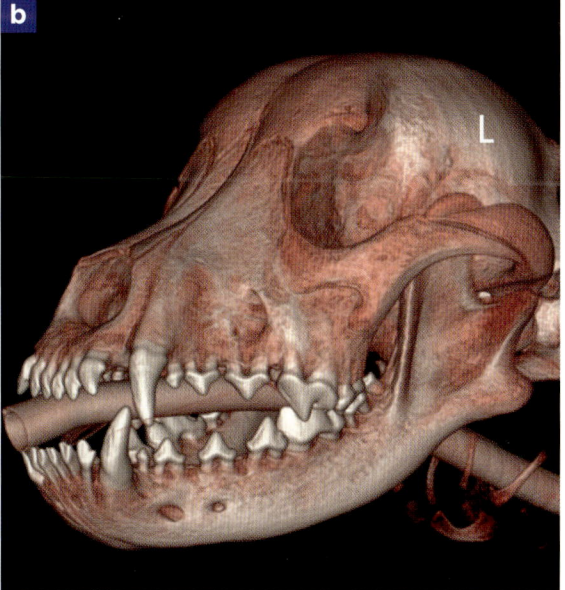

2.1. Diente supernumerario. Reconstrucciones tridimensionales de la cabeza por el lado derecho (a) e izquierdo (b). Se aprecia un diente supernumerario (flecha) con linguoversión entre el canino y el primer premolar maxilar derecho. El resto de los dientes son permanentes y están bien implantados en las diferentes arcadas. Referencias: sutura incisivomaxilar (1), sutura nasoincisiva (2), sutura internasal (3), sutura frontomaxilar (4), sutura temporocigomática (5).

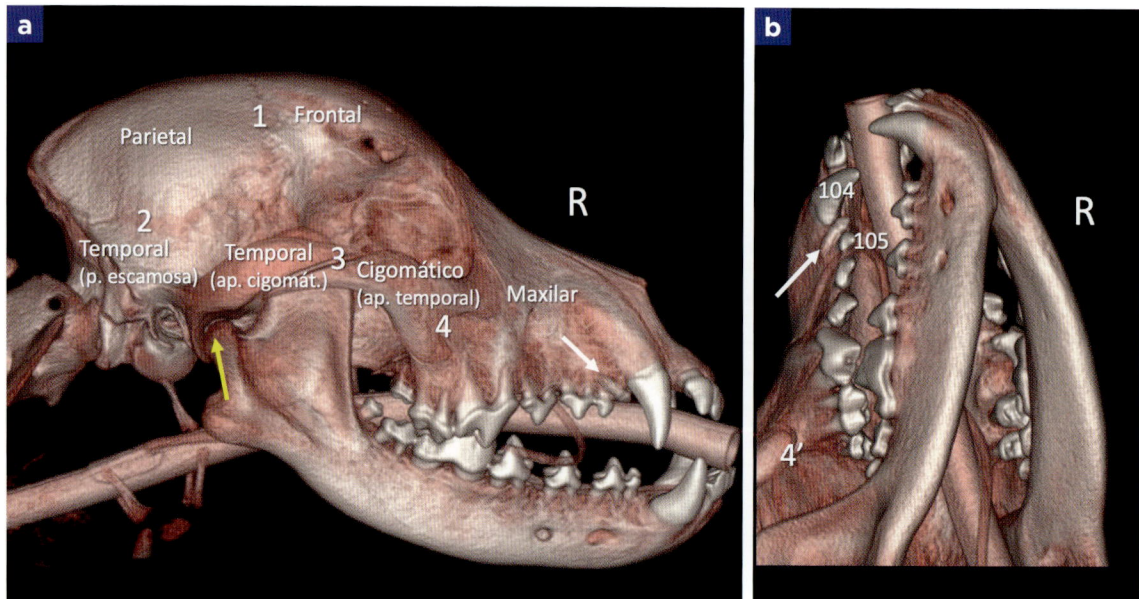

2.2. Posición del diente supernumerario. Reconstrucciones tridimensionales de la cabeza por el lado derecho (R) en vistas lateral (a) y oblicua (b). Las imágenes permiten conocer la posición exacta del diente supernumerario (flecha), que se desplaza hacia la cara lingual (palatina) y se sitúa entre el canino maxilar derecho (104) y el primer premolar maxilar derecho (105). Las superficies oclusales visibles aparecen ya bien desarrolladas. Referencias: sutura frontoparietal (1), sutura temporoparietal (2), sutura temporocigomática (3), sutura cigomáticomaxilar (4). El arco cigomático está formado por la apófisis temporal del cigomático y la apófisis cigomática del temporal y se unen en la sutura temporocigomática.

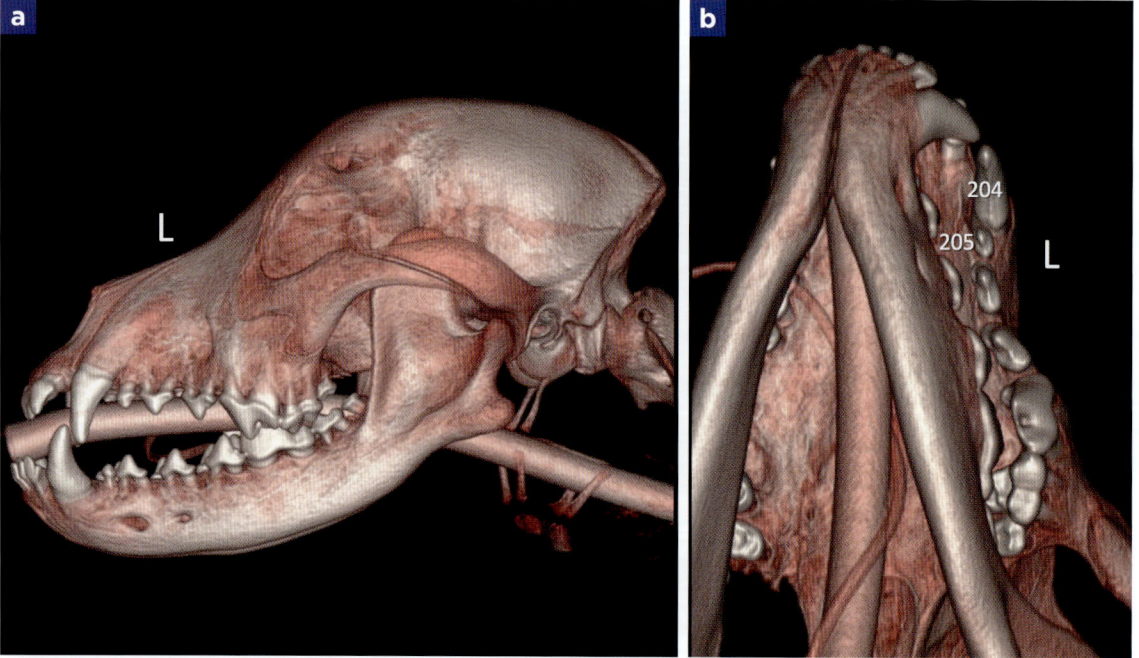

2.3. Dientes permanentes con 6 meses de edad. Reconstrucciones tridimensionales de la cabeza por el lado izquierdo (L) en vistas lateral (a) y oblicua (b). Por este lado, los dientes aparecen bien desarrollados y sus superficies oclusales son normales para la edad.

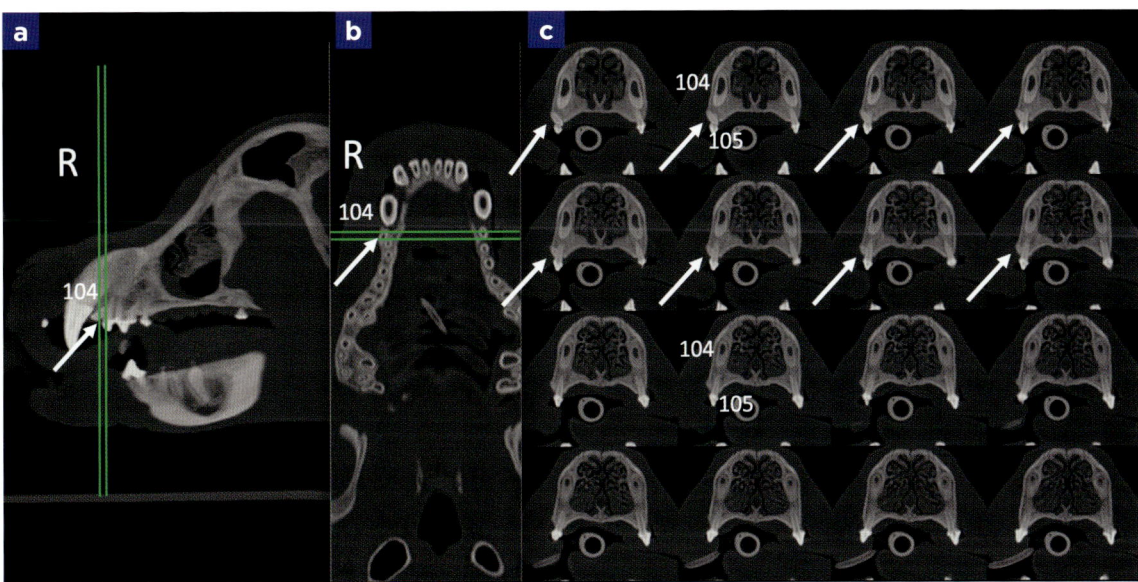

2.4. Estudio en detalle de la raíz del diente supernumerario. Planos de corte sagital derecho (a), dorsal (b) y 12 planos transversales consecutivos (c) obtenidos entre las dos líneas verdes marcadas en a y b. La imagen a se ha obtenido mediante una proyección de máxima intensidad (MIP) para engrosar las estructuras de estudio. Se observa la malposición (mesogresión) del diente supernumerario (flecha) desplazado palatinamente/lingualmente, pero sin anomalías en su raíz.

VÍDEO DEL
CASO 2

DISCUSIÓN

A los 6 meses de edad todos los dientes han podido erupcionar[1] como en el caso de este animal. Es evidente la presencia de un diente supernumerario entre el canino y el primer premolar maxilar derecho. La presencia de un diente supernumerario, también llamado poliodoncia[2-4] o hiperodoncia[3,5,6] es la alteración por la que el número de dientes está aumentado y puede aparecer tanto en dentición decidua como permanente.[6] Puede presentarse en cualquier localización de las arcadas dentarias, llegando incluso a presentarse más de un diente en el mismo animal.[2] En este perro el diente se desplaza en bloque, corona y raíz, palatinamente/lingualmente y esta malposición se denomina mesiogresión. En el momento del estudio no está produciendo anomalías sobre los dientes próximos (104 y 105).

La poliodoncia aparece especialmente en las razas Boxer, Bulldog y Rottweiler.[7] Se presenta principalmente en incisivos y premolares. Se ha descrito específicamente la presencia de un diente supernumerario en el primer premolar maxilar de los perros de raza Greyhound.[8] En un estudio con un número elevado de animales se describió la prevalencia de la hiperodoncia en un 7,6 %, especialmente significativa en razas grandes de cabezas mesocéfalas y braquicéfalas.[5] Los dientes supernumerarios se observan directamente distales al diente canino (como en el presente animal), distal al tercer incisivo o en la porción distal de la arcada dentaria. En todos los casos estudiados había un espacio para la erupción completa sin efectos adversos en la boca.[5]

Sin embargo, se describen casos de alteraciones de la erupción, apiñamientos[5] o disminución del espacio con mala alineación de los dientes.[4] En ocasiones, se puede llegar a producir enfermedad periodontal.[2] Específicamente en el primer premolar está descrita la presencia de un quiste dentígero, que puede demostrarse tanto por radiografías intraorales[9] como por tomografía computarizada.[10] Aunque a través de las imágenes en 3D se puede conocer la localización y posición exacta, es necesario tener en cuenta que la evaluación en los tres planos de corte permite estudiar con precisión la existencia o no de patologías en la raíz del diente afectado. En casos de dientes muy pequeños, el uso de la proyección de máxima intensidad (MIP) permite obtener cortes de mayor grosor, lo que mejora la observación de dientes muy pequeños. El uso de uno u otro método posibilita el mejor enfoque terapéutico en caso de extracciones dentales o tratamientos endodóncicos que no siempre son necesarios.[5]

Se ha sugerido que la presencia de dientes supernumerarios podría ser la consecuencia de alteraciones genéticas favorecidas por la endogamia, por lo que es importante advertir a los propietarios sobre la heredabilidad de esta anomalía.[5] Algunos autores consideran que los dientes supernumerarios pueden ser considerados como variantes anatómicas.[2]

Por otra parte, las reconstrucciones tridimensionales permiten reconocer con gran precisión las suturas craneales.[11] Se trata de uniones fibrosas entre los huesos dermales o entre los huesos dermales y endocondrales del cráneo y sirven para articular y sostener los elementos óseos del cráneo permitiendo su deformación (especialmente durante el nacimiento), absorber el estrés mecánico y posibilitar el crecimiento óseo.[12] Además, aportan flexibilidad al recibir las cargas durante la actividad muscular o los impactos traumáticos. Es importante reconocer las suturas normales, como en este caso, ya que es especialmente interesante su evaluación cuando se producen traumatismos en animales jóvenes, como se verá en otro caso del presente texto.

BIBLIOGRAFÍA

1. Whyte A, Obón J, Whyte J, Rodríguez Blanco A. Morfología, anatomía, erupción y oclusión dental. En: Whyte A, San Román F, editores. Odontología en el perro gato y exóticos. Madrid: Editorial Marbán. 2019. 21-32.

2. Peralta S, Fiani N. Interpretation of dental radiographs in dogs and cats. Part 2: Normal variations and abnormal findings. TVP Journal.com January/February 2017: 55-66.

3. LLorens P, Whyte A, San Román Llorens F, Manzo B, San Román F. Radiología de la cavidad oral. En: Whyte A, San Román F, editores. Odontología en el perro gato y exóticos. Madrid: Editorial Marbán. 2019. 45-64.

4. Trobo JI, Whyte A, Rodríguez Blanco A, Trobo A, San Román F. Maloclusión dental y técnicas ortodóncicas: diagnóstico, planificación, diseño y alternativas terapéuticas. En: Whyte A, San Román F, editores. Odontología en el perro gato y exóticos. Madrid: Editorial Marbán. 2019. 227-43.

5. Pavlica Z, Erjavec V, Petelin M. Teeth abnormalities in the dog. Acta Vet Brno. 2001; 70: 65-72.

6. Castejón-González A, de la Morena Cabanillas M, San Román-LLorenes F, Fernández-Sánchez JM, Trobo-Muñiz I, San Román-Ascaso F. Odontopediatría canina y felina. Clín Vet Peq Anim. 2016; 36 (2): 79-89.

7. Hermanson JW, De la Hunta A, Evans HE. Millers and Evans' Anatomy of the Dog. 5ed ed. Missouri (US): Elsevier. 2023.

8. Dole RS, Spurgeon TL. Frequency of supernumerary teeth in a dolicocephalic canine breed, the greyhound. Am J Vet Res. 1998; 59: 16-7.

9. Du Pont G, DeBowes L. Atlas of dental radiography in dogs and cats. St Louis. Missouri (US): Saunders Elsevier. 2019.

10. Wisner E, Zwingenberger A. Atlas of Small Animal CT and MRI. West Sussex (UK): Wiley-Blackwell. 2015.

11. Ruberte J, Suatet J. Atlas de anatomía del perro y del gato. Volumen 1 (Cabeza y cuello). Universitat Autònoma de Barcelona: Gráfica IN. 1995.

12. Geiger M, Haussmann S. Cranial suture closure in domestic dog breeds and relations to skull morphology. Anat Rec. 2016; 299: 412-23.

Braquicéfalo con anomalías en la dentición

PRESENTACIÓN

Perro mestizo, macho de 10 años.

Cabeza de braquicéfalo con algunas anomalías en la dentición.

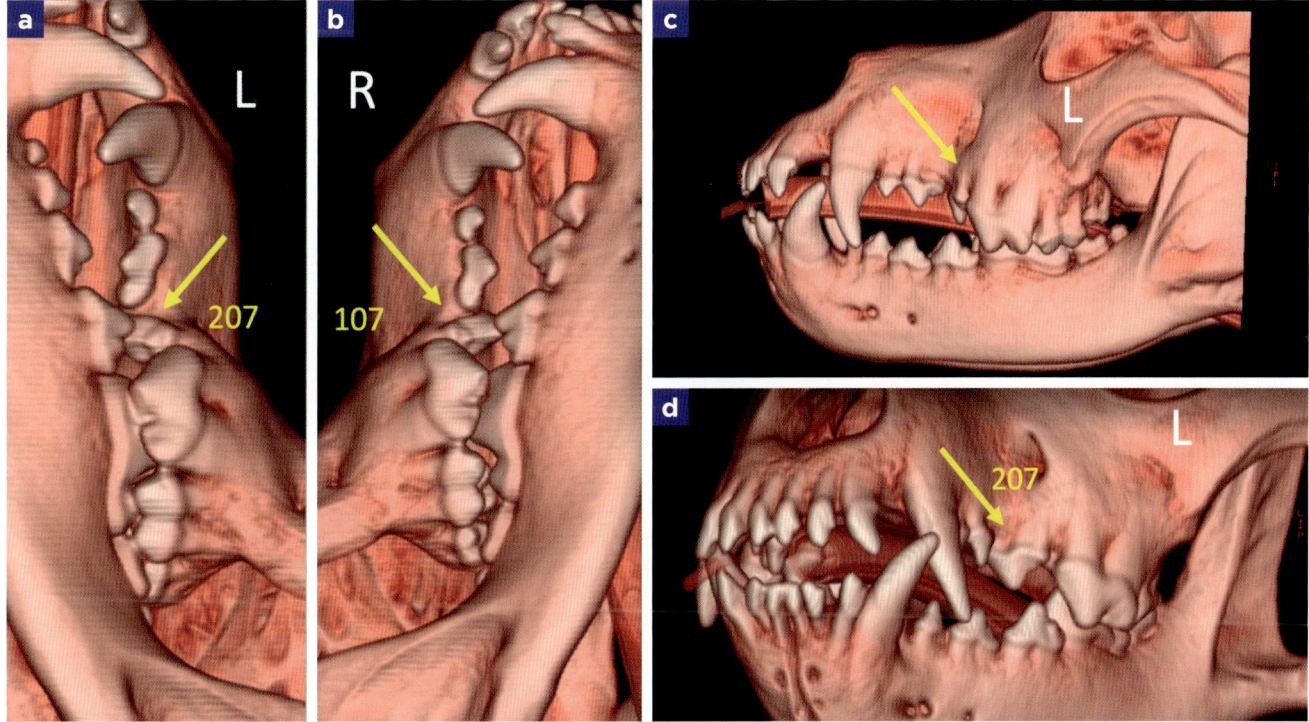

3.1. Características de la dentición de un braquicéfalo. Imágenes en 3D vistas por las caras vestibulares izquierda (a), derecha (b), lateral izquierda (c) y oblicua izquierda (d) de la cabeza de un perro braquicéfalo (índice facial, 179) con cabeza corta y ancha. El maxilar muestra, con carácter bilateral, unas eminencias muy marcadas sobre los caninos (eminencia canina) y sobre la zona del último premolar y primer molar. Este ensanchamiento aparece ya en los terceros premolares superiores de ambos lados (dientes 107 y 207) que muestran una rotación distolingual (flechas). Las dos raíces se disponen en el mismo plano transversal y no una delante (mesial) de otra (distal) como sería normal.

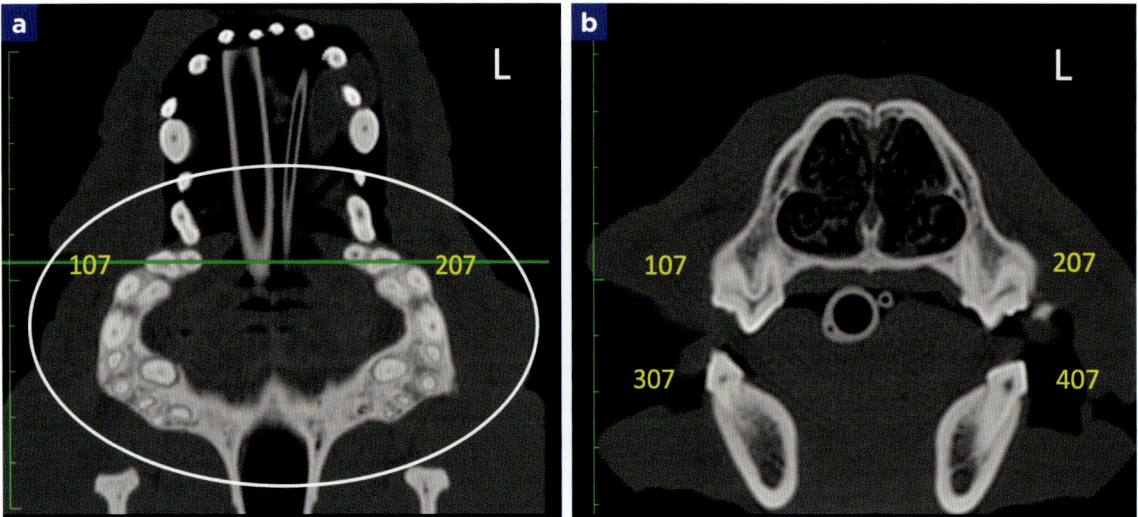

3.2. Características de los terceros premolares superiores. Plano dorsal (a) (obtenido a nivel de las caras oclusales de los premolares superiores) y transversal (b), realizada al nivel de corte de los terceros premolares superiores (dientes 107 y 207). Se aprecia la disposición horizontal de dichos dientes (a) y cómo las dos raíces se disponen casi en el mismo plano transversal, una vestibular y otra palatina, ensanchando mucho el hueso maxilar en esta zona y en toda la porción caudal del hueso (círculo). Por otra parte, en la mandíbula, los terceros premolares inferiores izquierdos y derechos (dientes 307 y 407) se inclinan vestibularmente para ocluir en los dientes 107 y 207, que aparecen rotados.

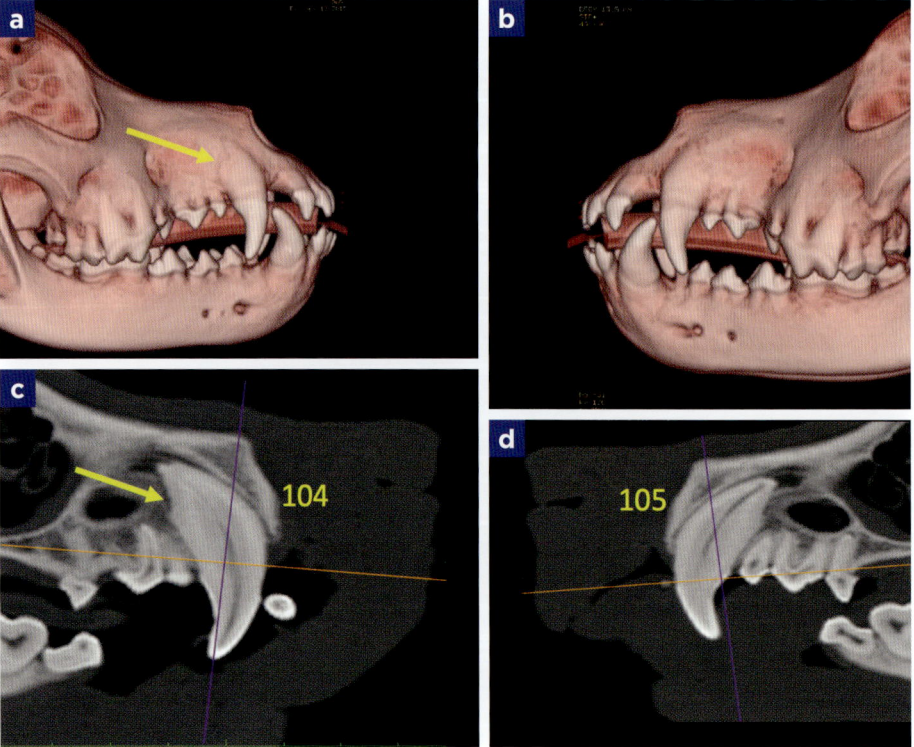

3.3. Alteraciones del canino superior derecho. Imágenes en 3D de las caras lateral izquierda (a), derecha (b) y detalle de planos sagitales de los correspondientes dientes caninos superior derecho o diente 104 (c) y canino superior izquierdo o diente 204 (d). Existe un estrechamiento leve de la superficie distal del tercio apical de la raíz del canino superior derecho (diente 104) (flecha).

VÍDEO DEL CASO 3

DISCUSIÓN

El animal presenta una rotación distolingual de los cuartos premolares superiores derecho e izquierdo (dientes 107 y 207) y alteración leve radicular del canino superior izquierdo (diente 204), producida por su proximidad con el foramen infraorbitario; este hallazgo es más frecuente en las razas braquicéfalas.[1]

En estas razas es más frecuente un acortamiento del hueso maxilar, una elongación de la mandíbula o una combinación de ambas. El acortamiento del hueso maxilar produce una discrepancia oseodentaria (DOD) negativa. La DOD se define como la diferencia entre el espacio óseo habitable de cada arcada (espacio disponible) y el tamaño dentario (espacio necesario). Tiene como objetivo averiguar si hay espacio suficiente en las arcadas para la correcta colocación de los dientes permanentes. Puede ser de 3 tipos:

- Positiva: exceso de espacio para la colocación de los dientes, producirá diastemas.
- Negativa: defecto de espacio, producirá apiñamiento.
- Cero: ni exceso ni defecto de espacio para el alineamiento dentario.[2]

BIBLIOGRAFÍA

1. Barros Feijoo JJ, Tapia Vidal E, Mayoral Sanz P. Estudio de modelos en dentición mixta y permanente: discrepancia óseo-dentaria. En: Fernández Sánchez J, editor. Manual de prácticas de Odontopediatría, Ortodoncia y Odontología Preventiva. Madrid: Editorial Ripano. 2005: 49-61.

2. Canut Brusola, JA. Ortodoncia clínica y terapéutica. Ed. Masson. 2000.

Braquicéfalo con maloclusión de tipo III

PRESENTACIÓN

Chow Chow, hembra de 10 meses.

Cabeza de braquicéfalo con maloclusión de tipo III.

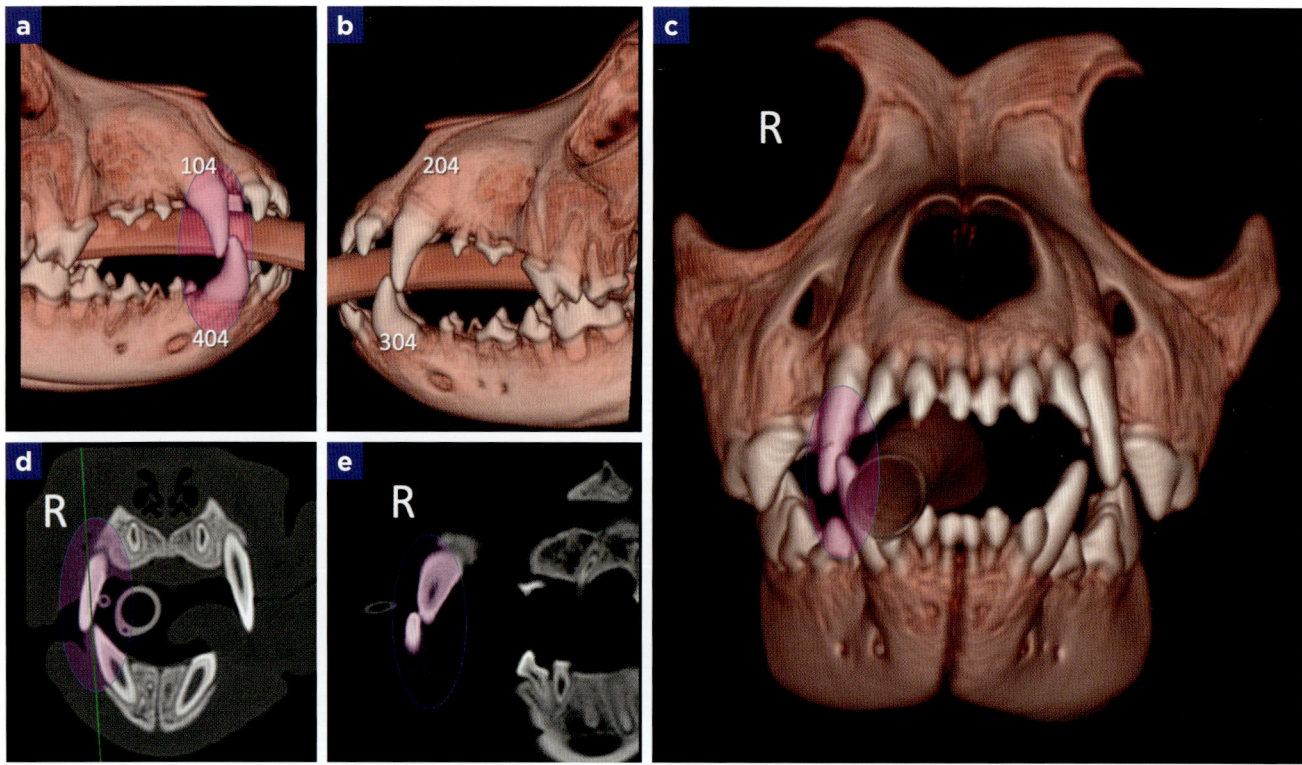

4.1. Cabeza de braquicéfalo con mala oclusión de tipo III. Imágenes en 3D de la cara en vistas lateral derecha (a), izquierda (b) y rostral (c). Planos transversal (d) y sagital derecho (e) de los dientes caninos del lado derecho al nivel de corte indicado en el plano transversal. Se trata de una raza braquicéfala (cabeza ancha aplanada en sentido anteroposterior, con una conformación craneofacial con disminución de la longitud y aumento de la anchura). El tubo endotraqueal no permite evaluar la oclusión incisal, pero sí es evidente que los dientes caninos inferiores de ambos lados (dientes 304 y 404) se desvían vestibulodistalmente, por lo que no ocluyen en el espacio interproximal entre los terceros incisivos y los caninos superiores y sí contactan con estos. Esta alteración oclusal es característica de las maloclusiones de tipo III por un sobrecrecimiento de la mandíbula. Se aprecia especialmente bien en los planos de corte transversal y sagital del lado derecho. En la imagen b se puede apreciar un apiñamiento de los sectores posteriores con una giroversión más pronunciada del cuarto premolar inferior izquierdo (308) en comparación con el diente contralateral (408).

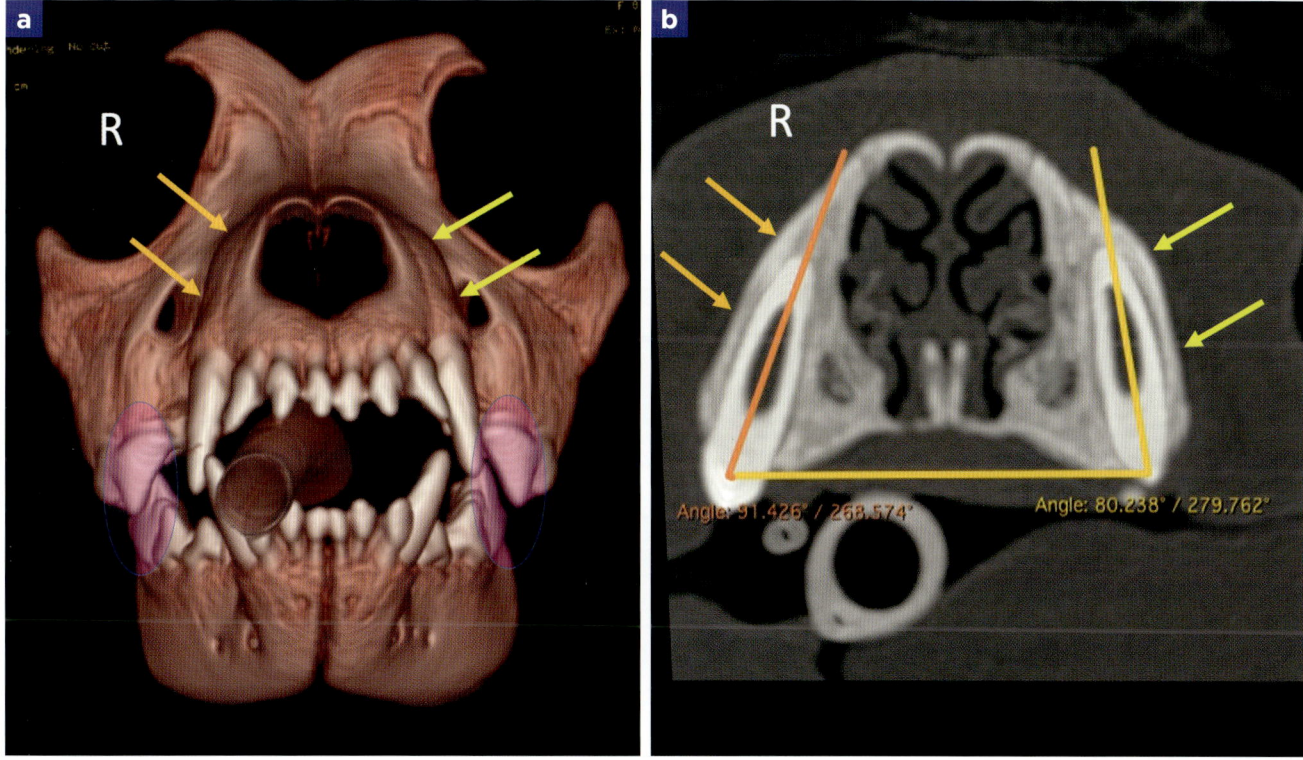

4.2. Braquicéfalo, maloclusión de tipo III con diferencias en las eminencias caninas. Imagen en 3D de la cara en vista rostral (a) y proyección de máxima intensidad (MIP) transversal a nivel de los caninos (b). Se aprecia la distinta inclinación de los dientes caninos superiores (dientes 104 y 204) dentro de sus correspondientes alvéolos dentarios. El ángulo de inclinación de los dos caninos superiores con respecto a un plano horizontal paralelo al paladar duro muestra claramente una diferencia de inclinación entre ambos, lo que provoca un mayor arqueamiento de los huesos maxilares del lado izquierdo (flechas amarillas) y un mayor hundimiento del derecho (flechas naranjas). En la imagen (a), se ve que el primer molar inferior derecho (409) contacta de forma normal con la fosa lingual del cuarto premolar superior derecho (108), pero en el lado contralateral no ocurre (círculos). La maloclusión de tipo III es más pronunciada en el lado izquierdo, pues se puede apreciar una giroversión más pronunciada del cuarto premolar inferior izquierdo (308). La formación o maduración completa del diente canino es a los 18 meses, a la edad de este paciente (10 meses), el ápice radicular está abierto y el hueso es más prominente. Como además tiene maloclusión de tipo III más acentuada en el lado izquierdo, esto explica la diferente conformación de la eminencia canina de cada lado.

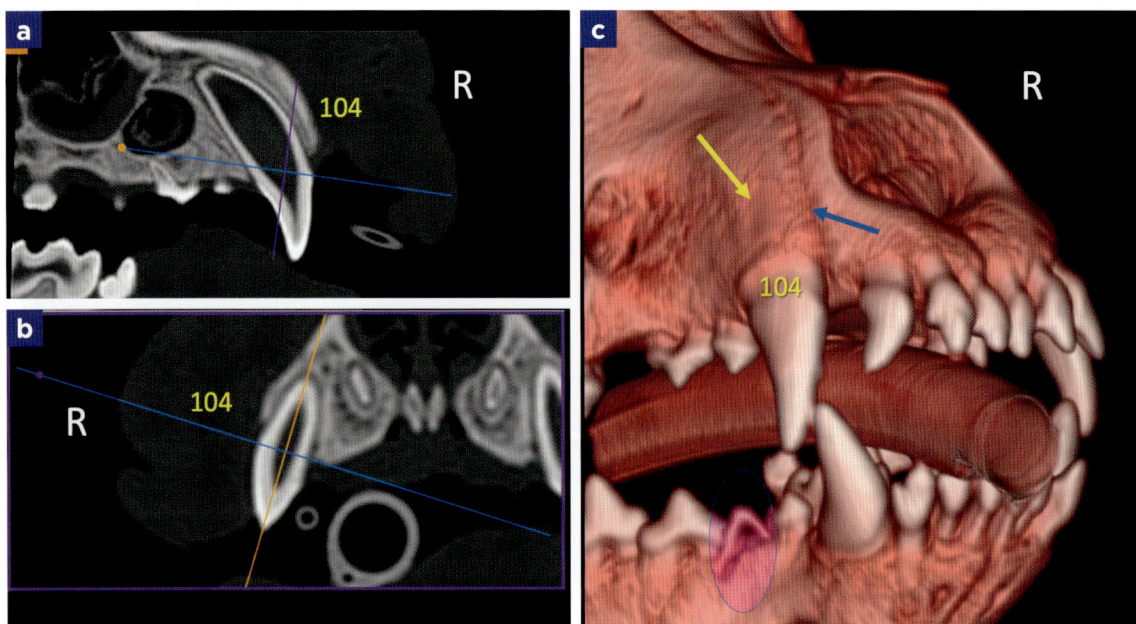

4.3. Detalles del canino maxilar derecho y de la eminencia alveolar. Reformateo multiplanar del diente 104 para mostrar el desarrollo normal a esta edad (a y b), con una amplia cavidad pulpar, y una imagen oblicua de la cara (c) que muestra el relativo aplanamiento de la eminencia alveolar o canina derecha (flecha amarilla). El canino se sitúa inmediatamente caudal a la sutura maxiloincisiva (flecha azul). Aparece un segundo premolar deciduo mandibular inferior derecho (806) retenido (círculo).

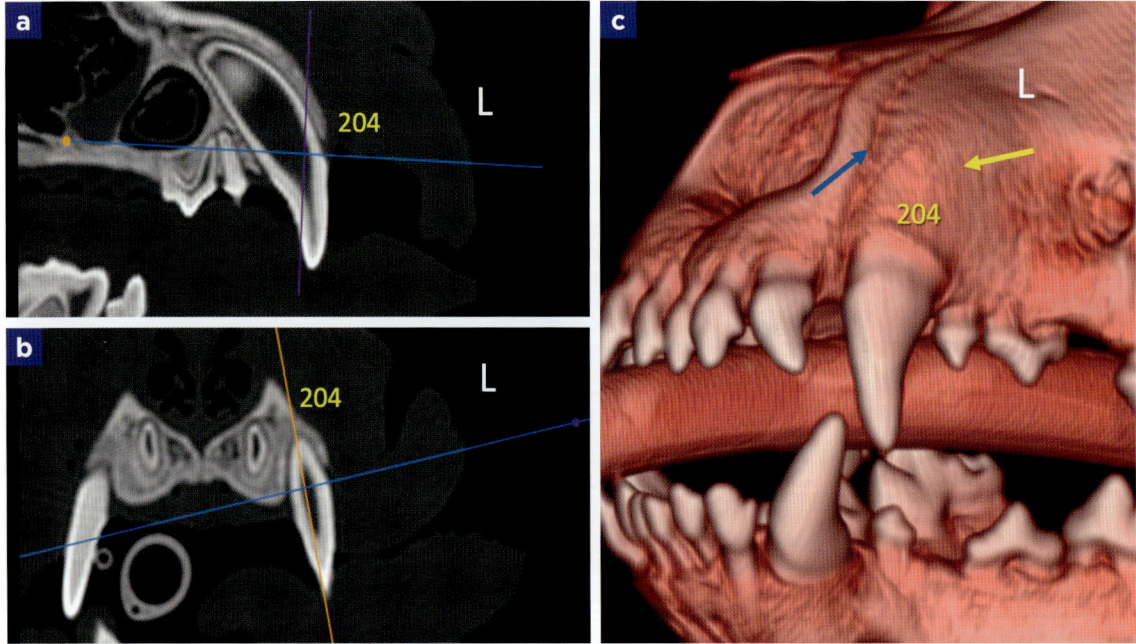

4.4. Detalles del canino maxilar izquierdo y de la eminencia alveolar. Reformateo multiplanar del diente 204 para mostrar el desarrollo normal a esta edad (a y b), con una amplia cavidad pulpar, e imagen oblicua de la cara (c) que muestra un cierto abombamiento de la eminencia alveolar derecha o eminencia canina (flecha amarilla) (si se compara con la izquierda de la imagen anterior). El canino se sitúa inmediatamente caudal a la sutura maxiloincisiva (definida también como la sutura premaxilo-maxilar, si bien el nombre de premaxilar para el hueso incisivo es menos correcto) (flecha azul).

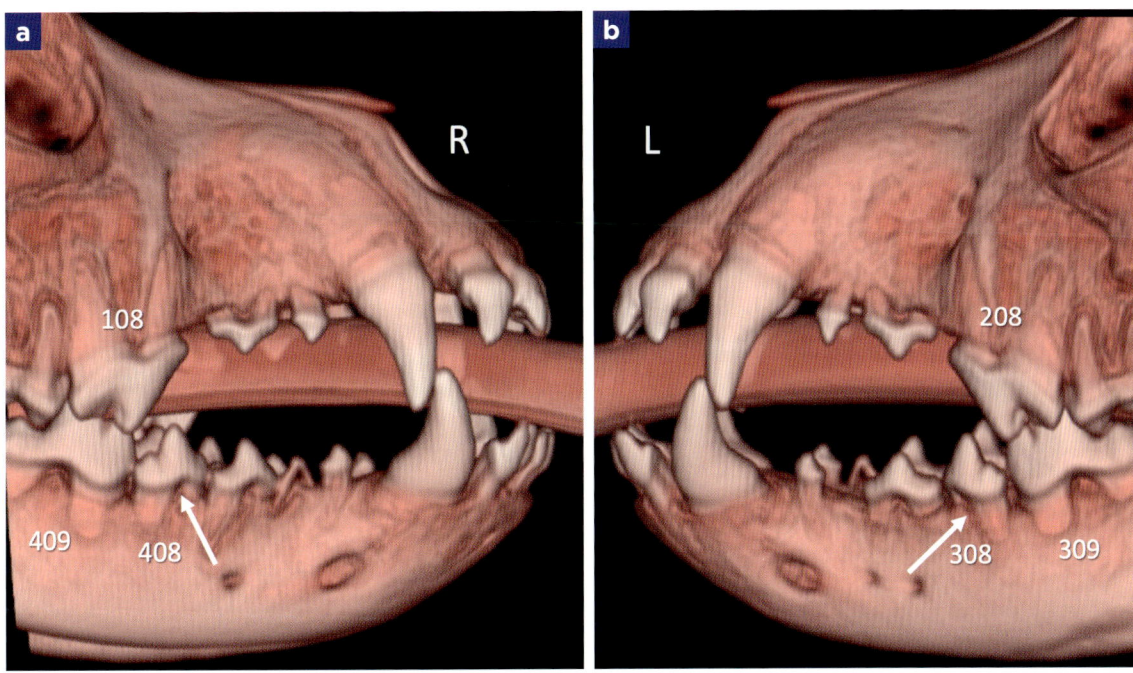

4.5. Giroversión del tercer premolar mandibular izquierdo. Imágenes laterales de los premolares y molares por los lados derecho (a) e izquierdo (b). Los cuartos premolares mandibulares (308 y 408) muestran cierto grado de giroversión (flechas), más pronunciada en el diente 308.

VÍDEO DEL CASO 4

DISCUSIÓN

La formación o maduración completa del diente canino se completa a los 18 meses, a la edad de este paciente (10 meses), el ápice radicular está abierto y el hueso es más prominente. Como además tiene maloclusión de tipo III[1-3] más acentuada en el lado izquierdo, esto explica la diferente conformación de la eminencia canina de cada lado. Al ser una leve maloclusión esquelética de tipo III, la mayor prominencia de la eminencia canina del lado izquierdo no tendrá ninguna repercusión funcional y una mínima repercusión estética por la elevación en la zona.

BIBLIOGRAFÍA

1. American Veterinary Dental College (Nomenclature Committee) 2012. www.avdc.org
2. Mageet AO. Classification of skeletal and dental malocclusion: revisited. Stomatol Edu J. 2016; 3 (2): 38-43.
3. Trobo JI, Whyte A, Rodríguez Banco A, Trobo A, San Román F. Maloclusión dental y técnicas ortodóncicas: diagnóstico, planificación, diseño y alternativas terapéuticas. En: Whyte A, San Román F, editores. Odontología en el perro gato y exóticos. Madrid: Editorial Marbán. 2019. 227-43.

Rinitis y enfermedad periodontal por malposición dental

PRESENTACIÓN

Perra mestiza de 6 años.

Paciente con rinitis secundaria a la posición anómala de un diente canino maxilar y enfermedad periodontal.

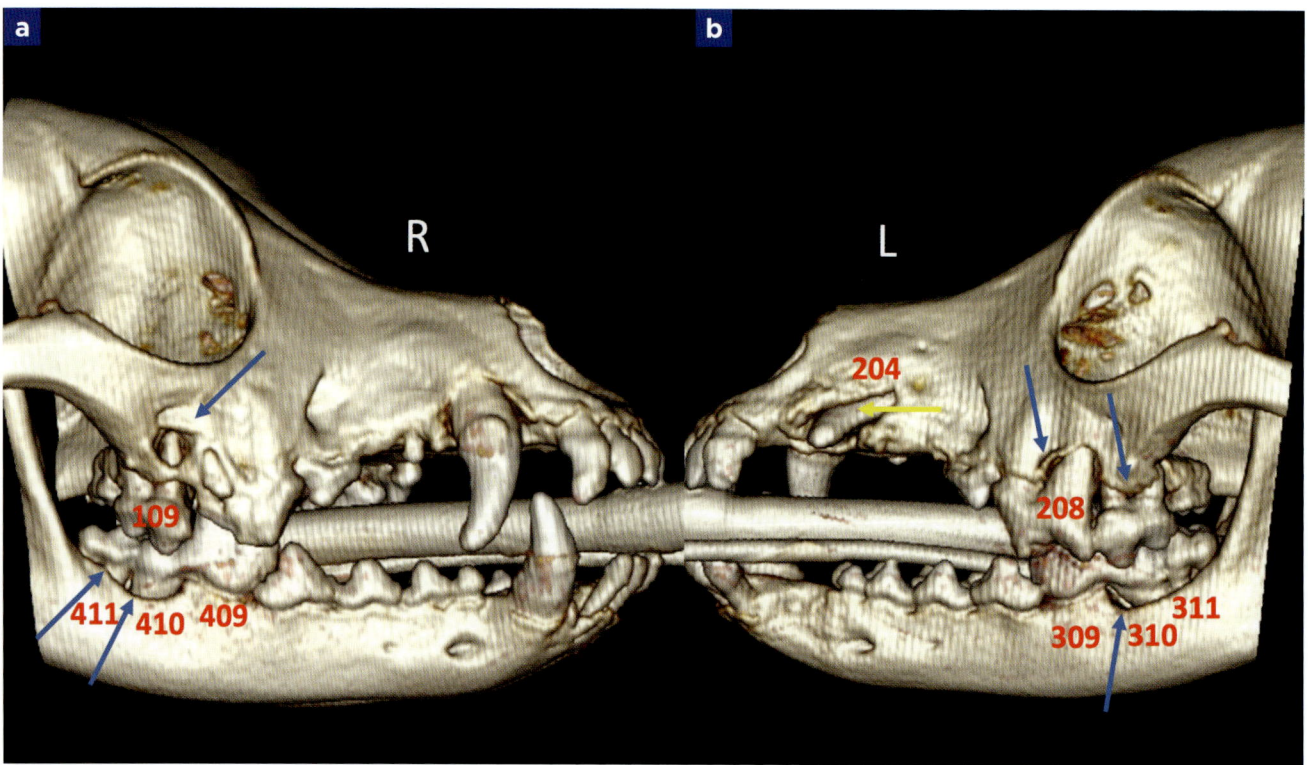

5.1. Malposición del canino maxilar izquierdo (204) (flecha amarilla). Imágenes en 3D de la cabeza, lateral derecha (a) e izquierda (b). En el lado izquierdo (L) faltan los tres primeros dientes premolares (205, 206 y 207) y el canino mandibular izquierdo (304). En el lado derecho persisten restos radiculares de los primeros premolares. Existen también múltiples signos de exposición de la furca dental en diversos dientes (flechas azules) y es especialmente llamativa la lisis periapical de la raíz mesiovestibular del primer premolar maxilar derecho (109).

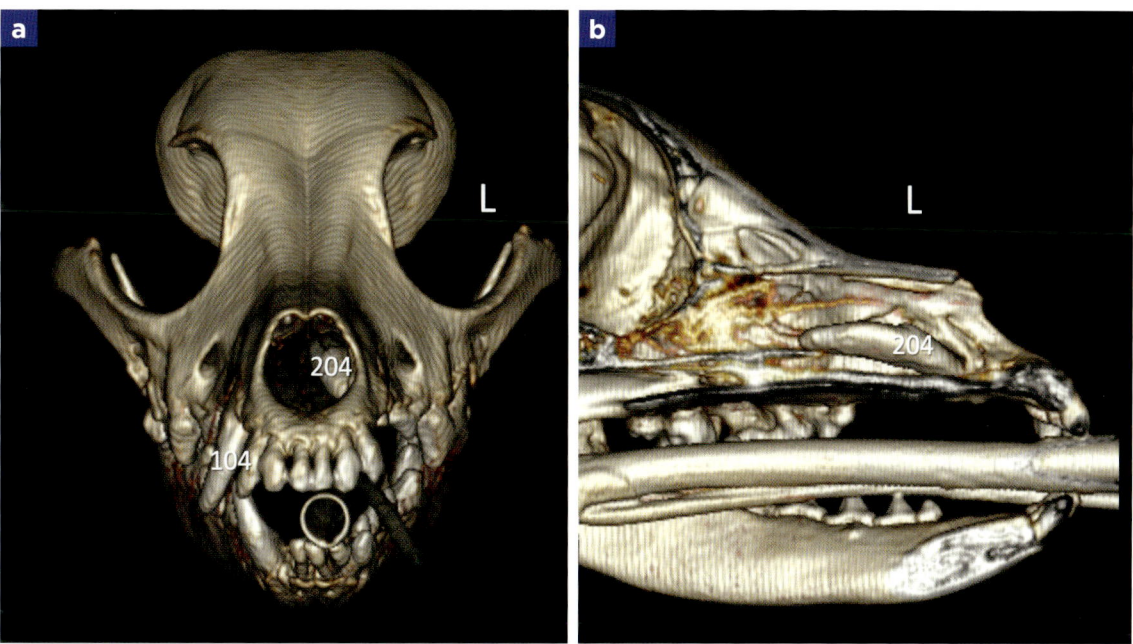

5.2. Retención (tipo inclusión) del canino maxilar izquierdo (204). Imágenes en 3D rostral (a) y vista cortada por el plano mediosagital (b) para mostrar la cara lateral izquierda por el lado medial. Se aprecia bien la retención del canino maxilar izquierdo (204) en el interior de la cavidad nasal. Faltan dos incisivos mandibulares derechos (402 y 403).

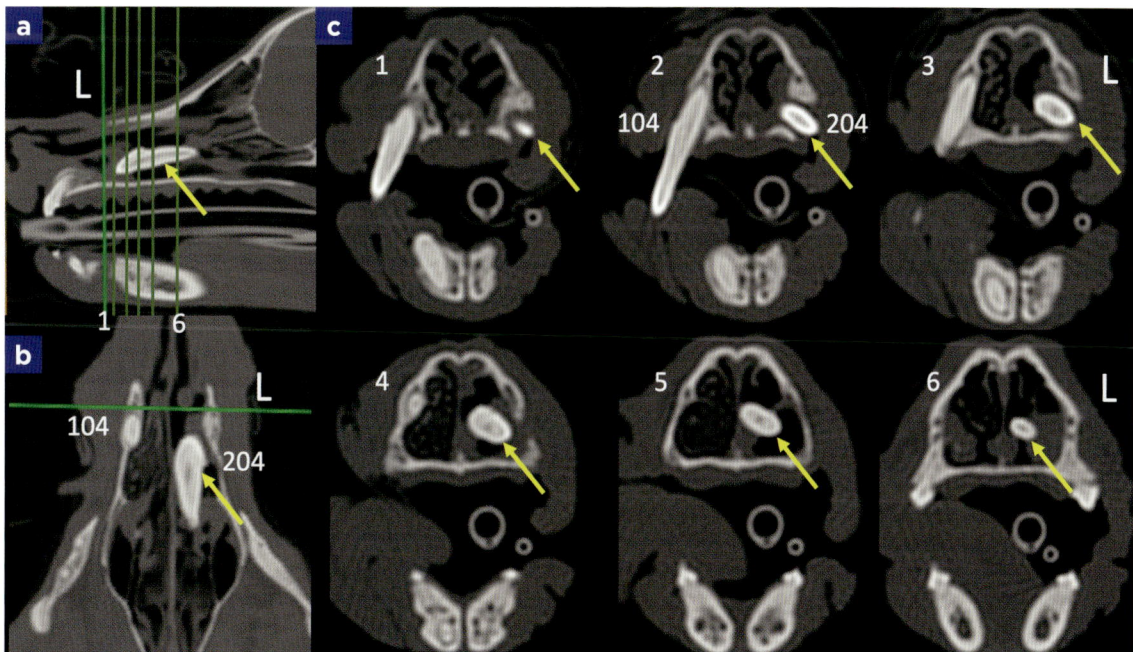

5.3. Rinitis secundaria a la retención (tipo inclusión) del canino maxilar izquierdo (204) en la cavidad nasal. Plano sagital izquierdo (a), dorsal (b) y planos transversales (c) cortados a la altura de las líneas verdes indicadas (1-6). El diente 204 (flechas amarillas) queda incrustado en el cornete nasal ventral perdiéndose la arquitectura de las circunvoluciones. Existe material con atenuación de tejido blando compatible con secreción. El grado de desarrollo del canino parece similar al que presenta el 104.

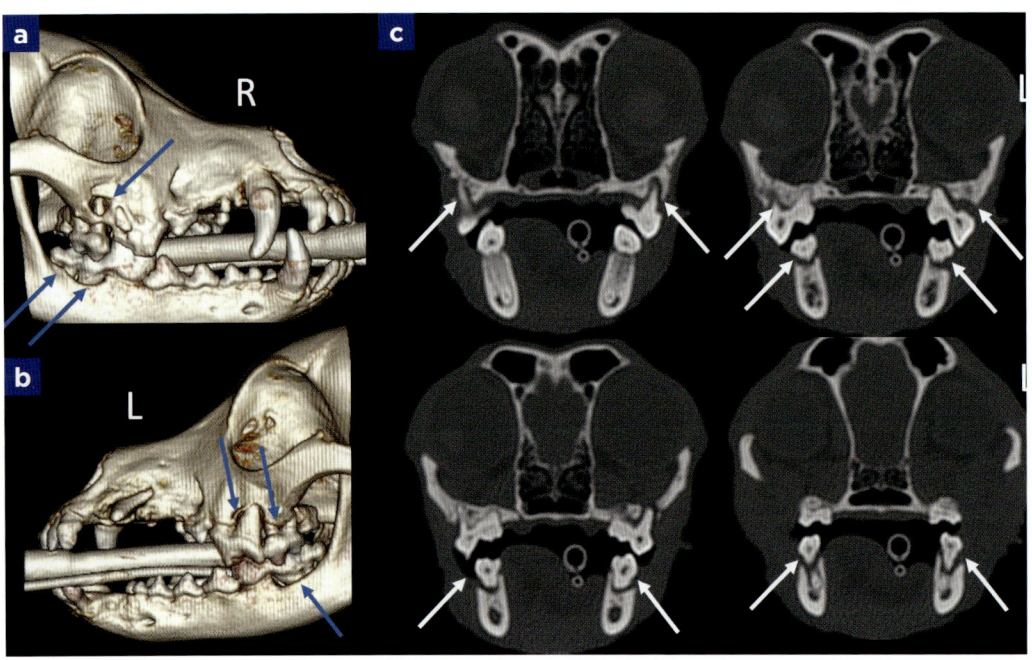

5.4. Enfermedad periodontal. Imágenes en 3D de la cabeza en vistas lateral derecha (a) e izquierda (b) y planos transversales de los últimos molares (c). En ellos se observa un área hipoatenuante homogénea a lo largo del ápice que se produce por ampliación del espacio del ligamento periodontal apical con reabsorción circunscrita del hueso alveolar (flechas blancas). Existe una clara exposición de la furca dental en estos molares (flechas azules).

VÍDEO DEL CASO 5

DISCUSIÓN

Se trata de un caso claro de rinitis en la cavidad nasal secundaria a la retención del diente canino 204. Al ser un animal recogido de una protectora es difícil de saber si la retención del diente canino maxilar se ha producido por un problema eruptivo de desarrollo o por un traumatismo. El diente canino retenido está bien desarrollado y existe pérdida de dientes en el mismo lado, por lo que quizá se trate de una lesión traumática. No existen fracturas en el hueso maxilar.

Se considera que existen dientes retenidos cuando no han erupcionado cronológicamente en su tiempo correcto. Pueden estar incluidos o enclavados/impactados. Se denominan **incluidos** cuando los dientes han quedado en las ramas óseas y están cubiertos por hueso. En cambio, se denominan **enclavados o impactados** cuando no han erupcionado o lo han hecho parcialmente por un impedimento de tejidos blandos u otro diente que no le ha permitido salir hacia la cavidad oral.[1] Cuando se produce la impactación del diente en la cavidad nasal se origina una rinitis secundaria de origen dental.[2]

En este animal ocasiona, además, enfermedad periodontal, afección inflamatoria que destruye progresivamente la inserción del diente. En los últimos molares se aprecia la pérdida del hueso vertical, lo que conlleva la ampliación del ligamento periodontal que progresa a lo largo de la raíz del diente.[3]

BIBLIOGRAFÍA

1. Trobo JI, Whyte A, Rodríguez Banco A, Trobo A, San Román F. Maloclusión dental y técnicas ortodóncicas: diagnóstico, planificación, diseño y alternativas terapéuticas. En: Whyte A, San Román F, editores. Odontología en el perro gato y exóticos. Madrid: Editorial Marbán. 2019. 227-43.

2. Saunders J, Schwarz T. Nasal cavities and frontal sinuses. In: Schwarz T, Saunders J, editors. Veterinary Computed Tomography. West Sussex (UK): Wiley-Blackwell. 2011: 93-109.

3. Campbell RD, Peralta S, Fiani N, Scrivani PV. Comparing intraoral radiography and computed tomography for detecting radiographic signs of periodontitis and endodontic disease in dogs: an agreement study. Front Vet Sci. 2016; vol 3: article 68.

La periodontología o periodoncia es la especialidad de la odontología que estudia la prevención, diagnóstico y tratamiento de las enfermedades o anomalías que afectan a los tejidos periodontales (encía, cemento, ligamento periodontal y hueso alveolar) que soportan los dientes. Las principales enfermedades periodontales son la gingivitis y la periodontitis.

La importancia de la TC en las alteraciones periodónticas es muy relevante, pues nos permite tener una visión general en una misma imagen del grado de periodontitis generalizada, manifestada como pérdida de hueso alveolar horizontal y vertical, reabsorciones radiculares de origen inflamatorio y otras patologías.

CASO 6

Enfermedad periodontal crónica

PRESENTACIÓN

Cocker Spaniel, hembra de 11 años.

Paciente con enfermedad periodontal crónica grave y adenocarcinoma de las glándulas de Meibomio.

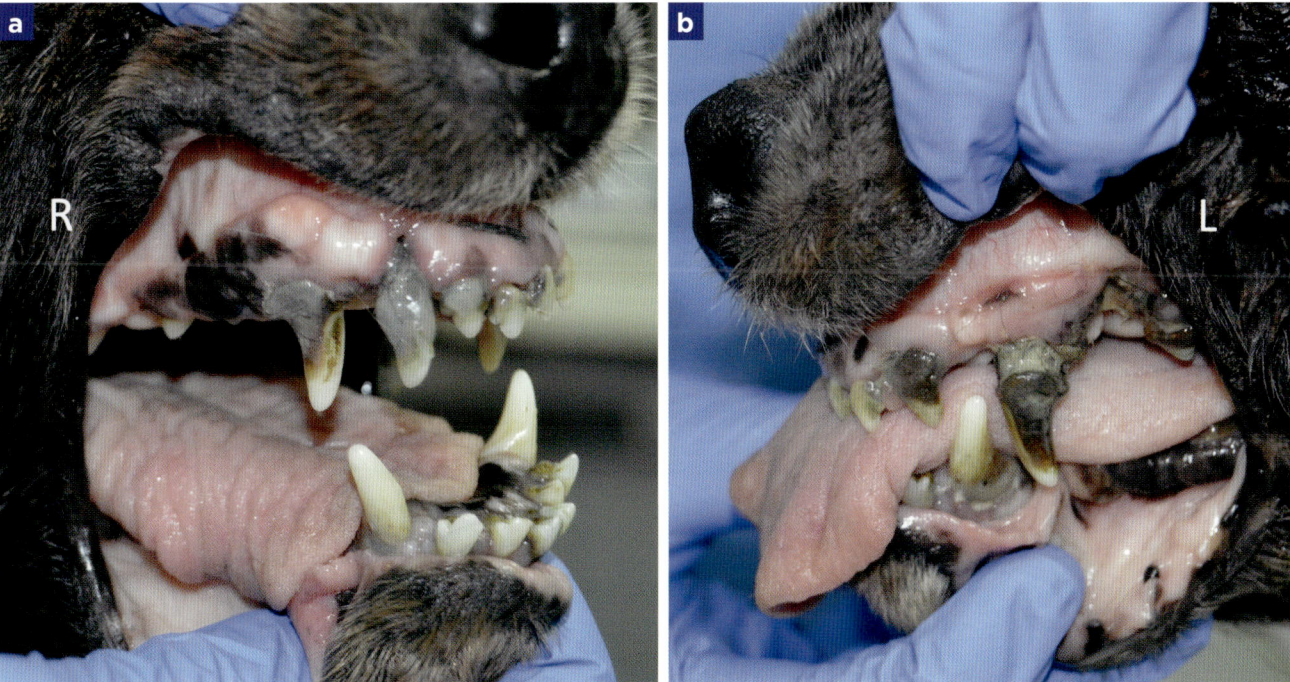

6.1. Enfermedad periodontal grave. Se solicita estudio por un tumor ulcerado en la región orbitaria izquierda. Se lleva a cabo una exploración intraoral por la presencia de enfermedad periodontal avanzada. Imágenes de detalle de la porción rostral de la boca por el lado derecho (a) e izquierdo (b). Se aprecia una enfermedad periodontal grave con depósito de cálculos dentales o sarro en más del 80 % de la superficie de los dientes y la presencia de recesión gingival en el diente 103 (a) y 204 (b).

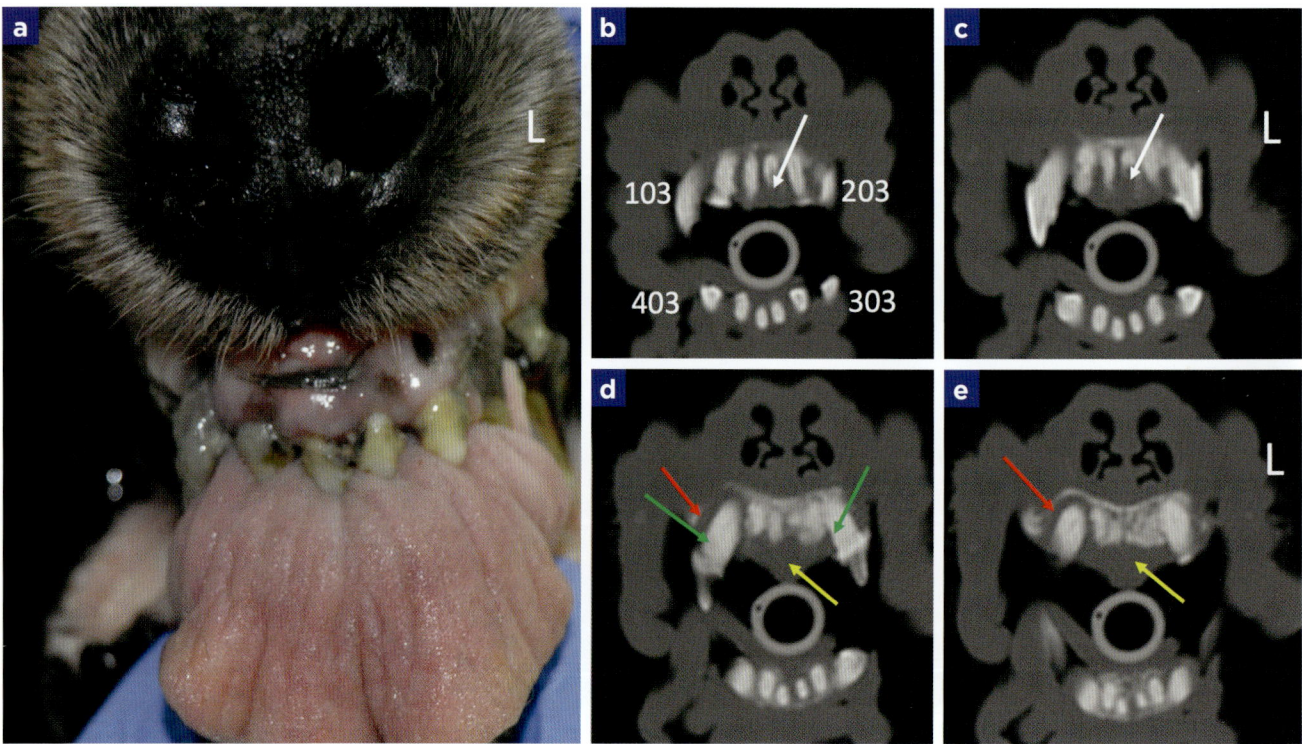

6.2. Enfermedad periodontal en los incisivos. Imagen de detalle de los incisivos del maxilar (a) y planos transversales de los incisivos, ordenados de rostral (b) a caudal (e). En la imagen de los incisivos superiores (a) aparece una importante inflamación de la encía y mucosa de los incisivos y depósito grave de placa bacteriana y cálculos dentales, sobre todo en el lado derecho, donde se puede apreciar una recesión gingival por periodontitis en el diente 103. En los planos transversales (b-e) se aprecia una evidente lisis de los huesos incisivos (flechas blancas). Los incisivos centrales e intermedios prácticamente han perdido sus raíces, mientras que en los incisivos extremos (103 y 203) aún se conservan, pero con un mayor desarrollo de la raíz (flechas verdes). Existe una ampliación del espacio del ligamento periodontal en el incisivo extremo derecho (103) (flechas rojas). Se destaca la papila incisiva (flechas amarillas). No se aprecian anomalías en la cavidad nasal en esta región.

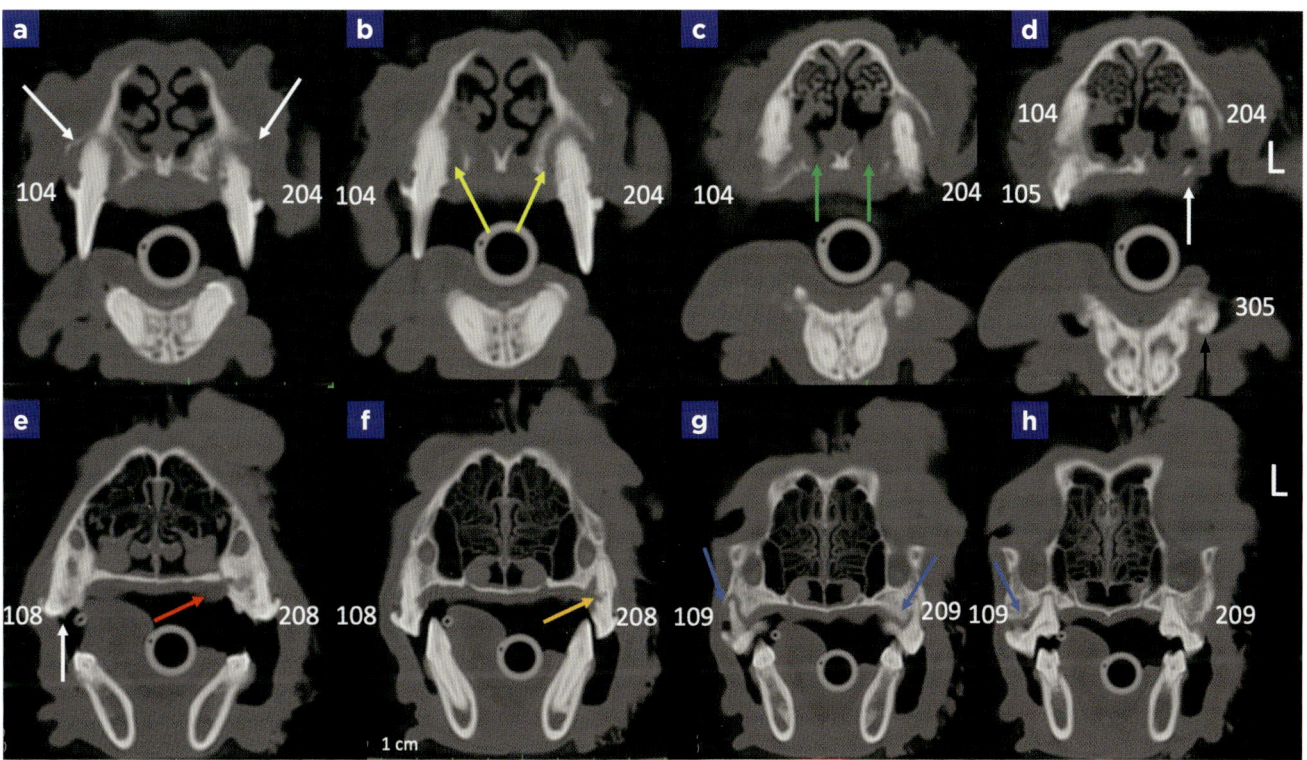

6.3. Enfermedad periodontal en los premolares y molares y fístula oronasal. Planos transversales consecutivos (a-h) entre los caninos del maxilar (104 y 204) y los primeros molares del maxilar (109 y 209). Es evidente la ampliación de la superficie vestibular de los alvéolos dentarios de los caninos del maxilar (104 y 204) (flechas blancas). Las raíces de los caninos superiores (104 y 204) muestran un contorno irregular y ampliación del espacio del ligamento periodontal (flechas amarillas) por la formación de cálculos dentales subgingivales por enfermedad periodontal avanzada. En sus superficies palatinas, las raíces de los caninos contactan con los cornetes nasales ventrales y producen una osteólisis en el paladar duro (flechas verdes). Existe, por tanto, una rinitis de origen dental y una fístula oronasal en esta región. Los cornetes nasales dorsales conservan su morfología y grado de atenuación. Falta el primer premolar maxilar izquierdo (205) y las raíces mesiovestibular y mesiopalatina del cuarto premolar derecho (108) (flecha blanca). El cuarto premolar maxilar derecho (208) muestra pérdida de la raíz (flecha roja) y una fractura de la raíz distal (flecha naranja). A nivel de los primeros molares superiores existen zonas de ampliación del ligamento periodontal, con lesión de la furca dental (flechas azules). Todos los tejidos blandos del lado izquierdo (L), desde el labio superior hasta la región supraorbitaria, aparecen aumentados de tamaño. La región mandibular muestra a la altura del primer premolar mandibular izquierdo (305) un fragmento mineralizado (flecha negra).

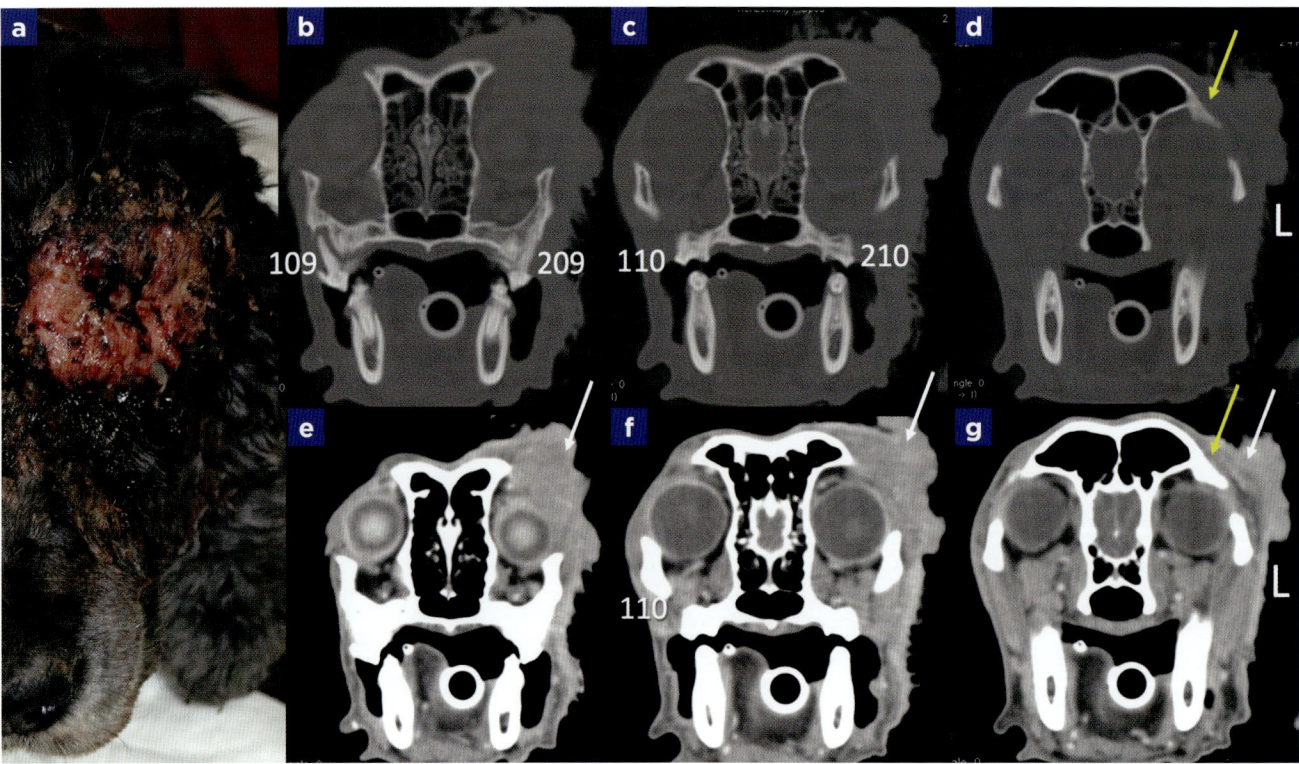

6.4. Adenocarcinoma de las glándulas de Meibomio. Imagen dorsal del lado izquierdo de la cabeza (a) y planos transversales, desde la raíz distal del 109 (b y e), 110 (c y f) y arco cigomático (d y g). En la región supraorbitaria izquierda aparece un tumor ulcerado que invade la piel y el plano fascial subyacente, pero que no llega a la órbita (flechas blancas); invade los músculos periorbitarios, pero permite distinguir la grasa que lo rodea (flecha amarilla). El tumor parece quedar limitado por el ligamento periorbitario. Los huesos adyacentes (frontal, arco cigomático, rama mandibular y huesos que conforman la pared medial de la órbita) no se encuentran afectados. Tampoco se observa afectación del seno frontal izquierdo. El globo ocular izquierdo aparece ligeramente desplazado ventralmente, no apreciándose alteraciones de tamaño o atenuación en su interior. Dentro de la cuenca orbitaria, la glándula salivar cigomática y el músculo pterigoideo medial aparecen normales.

VÍDEO DEL **CASO 6**

DISCUSIÓN

Este animal presenta dos problemas bien diferenciados: en la boca y en la región supraorbitaria izquierda.

En la boca aparece una enfermedad periodontal crónica grave, con zonas de lisis, especialmente en premolares y molares, que produce una rinitis secundaria. Al lisar el paladar duro ha producido además una fístula oronasal.[1]

La rinitis de origen dental puede llegar a producir una descarga nasal purulenta en los casos en que la infección periapical (periodontitis apical) de los dientes premolares se extiende a la cavidad nasal.[2]

La fístula oronasal, que es la comunicación anormal entre las cavidades oral y nasal[1,2], se forma en la cara palatina de la dentición maxilar y es una complicación habitual de la enfermedad periodontal o periodontitis.[2] Otras causas de fístula oronasal son la extracción de dientes maxilares, anomalías congénitas o adquiridas del paladar, complicaciones de maxilectomías, neoplasia, terapia por radiación y traumatismos.[2]

En estos casos se produce una pérdida de la inserción del tejido periodontal o periodonto (compuesto por la encía, el cemento, el hueso alveolar y el ligamento periodontal).[1] Las fístulas son especialmente frecuentes en los perros de raza pequeña y también en la raza Teckel. Los dientes caninos se ven especialmente afectados por fístulas oronasales[1], como en el caso de este animal.

En los estudios de TC en especies de mayor tamaño y razas más grandes, son muy fáciles de diagnosticar las fístulas oronasales pues producen grandes aperturas o estomas fácilmente visibles en las imágenes transversales; en cambio, en los animales más pequeños son más difíciles de apreciar cuando los márgenes de la mucosa están próximos entre sí.[2-4]

Se reserva el término de fístula oroantral para aquellos casos en que se produce la comunicación anormal entre la cavidad oral y los recesos maxilares, los cuales se sitúan distalmente al tercer premolar del maxilar.[1] En este paciente no estaban afectados.

Este animal padecía también, en la región supraorbitaria izquierda, una tumoración diagnosticada como adenocarcinoma de las glándulas de Meibomio (glándulas sebáceas modificadas distribuidas en los párpados). Se trata de un tumor maligno de presentación infrecuente entre los tumores del párpado del perro.[5]

El estudio de TC ayudó a delimitar la extensión del tumor en las estructuras afectadas y, además, que las lesiones oculares y de la boca eran independientes. Los nódulos linfáticos regionales mostraron aumento de tamaño y opacidad, en ambos lados, especialmente el izquierdo. En este último, la imagen era compatible con una metástasis regional, aunque también podía tratarse de una inflamación de los nódulos linfáticos ante la extensión de las patologías dentales. No se detectó metástasis pulmonar.

BIBLIOGRAFÍA

1. Sauvé CP, McGee SE, Crowder SE, Schultz L. Oronasal and oroantral fistulas secondary to periodontal disease: A retrospective study comparing the prevalence withing dachshunds and a control group. J Vet Dent. 2019; 36: 236-44.

2. Mulherin BL, Ewing JR, Miles K. Diagnostic imaging of oronasal fistulas in a dachshund. J Small Anim Pract. 2018; 59 (6): 373-7.

3. Saunders J, Schwarz T. Nasal cavities and frontal sinuses. In: Schwarz T, Saunders J, editors. Veterinary Computed Tomography. West Sussex (UK): Wiley-Blackwell. 2011: 93-109.

4. Wisner E, Zwingenberger A. Atlas of Small Animal CT and MRI. West Sussex (UK): Wiley-Blackwell. 2015.

5. Wan S-L, Dawson Ch, Wei LN, Lin ChT. The investigation of histopathology and locations of excised eyelid masses in dogs. Vet Rec Open. 2019;6:e000344.

CASO 7

Malformaciones dentales y otitis bilateral

PRESENTACIÓN

Bulldog Francés, macho de 8 años.

Paciente braquicéfalo con numerosas malformaciones dentales y otitis bilateral que explican la linfadenomegalia. Esto último era lo único que preocupaba al propietario.

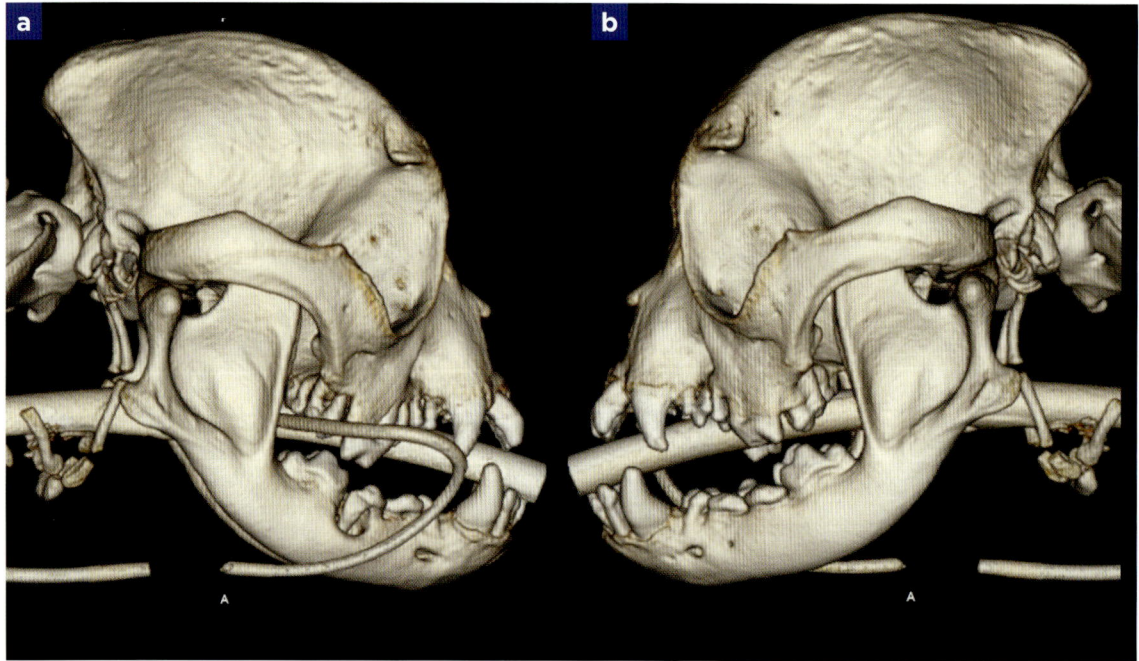

7.1. Cabeza característica de un perro braquicéfalo. Imágenes en 3D de la cabeza por el lado derecho (a) e izquierdo (b). Presenta una nariz achatada, un cráneo grande y los premolares apiñados. La cortical externa mandibular derecha a la altura de la raíz mesial del cuarto premolar (408) muestra una osteólisis grave, secundaria a enfermedad periodontal grave.

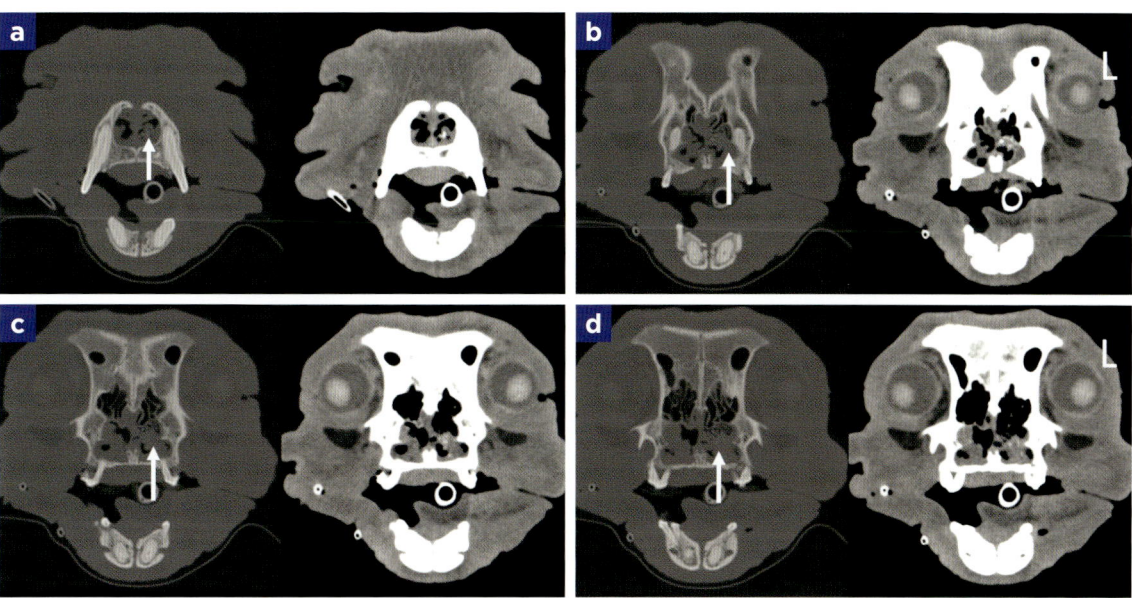

7.2. Rinitis dental en braquicéfalo. Planos transversales (a-d) en fase de poscontraste y en ventanas para el hueso y los tejidos blandos, en las regiones comprendidas entre los caninos y los segundos premolares del maxilar. Se aprecian zonas hiperatenuantes que no captan contraste, compatibles con secreción mucosa, que ocupan ambos lados de los cornetes nasales ventrales y parte de los dorsales (flechas), ocultando la arquitectura propia de los cornetes.

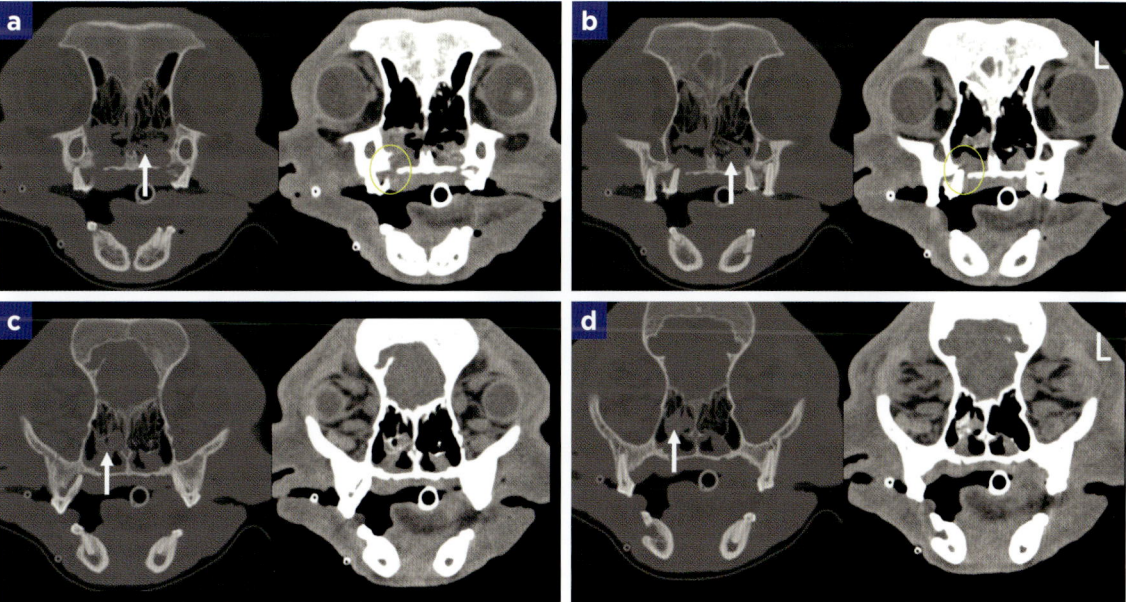

7.3. Rinitis dental, lisis del paladar duro y maloclusión. Planos transversales (a-d) en fase de poscontraste y en ventanas para el hueso y los tejidos blandos, en las regiones comprendidas entre los terceros premolares y los primeros molares del maxilar. La secreción mucosa sigue ocupando el fondo de la cavidad nasal (flechas) infiltrándose ligeramente en el laberinto etmoidal. En la imagen (b) se aprecia una osteólisis periapical en la raíz mesial del tercer premolar superior derecho (107, círculo amarillo), que presenta una maloclusión por giroversión, con la raíz mesial rotada según el eje longitudinal del diente en sentido lingual. Esta maloclusión junto con la pérdida de hueso alveolar y palatino por enfermedad periodontal ha provocado una periodontitis apical con drenaje hacia la cavidad nasal, siendo el origen de una rinitis.

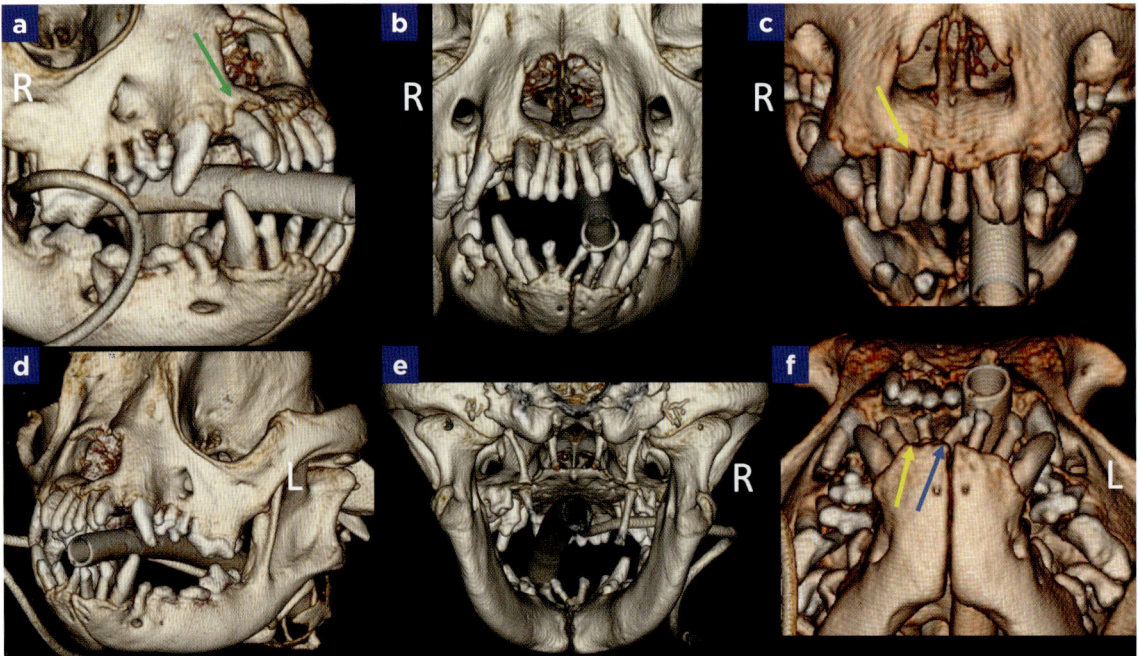

7.4. Características de los dientes incisivos. Imágenes en 3D en vistas oblicuas derecha e izquierda (a y d), rostral de los incisivos (b), caudal de las mandíbulas (e) y detalle de los incisivos maxilares (c) y mandibulares (f). Los incisivos son anchos y se disponen en línea recta, especialmente en el maxilar. Existe un desarrollo irregular de la cresta alveolar de los incisivos (flechas amarillas), que no siempre se adapta bien a la cara palatina del hueso (flecha verde). El primer incisivo derecho mandibular (401) presenta una maloclusión por mesiolinguoversión, pues está desplazado mesial y lingualmente (flecha azul). Se aprecia la ausencia del segundo incisivo inferior izquierdo (302). En una vista caudal se observa bien la cara lingual de las mandíbulas, ligeramente arqueadas, característico de la raza.

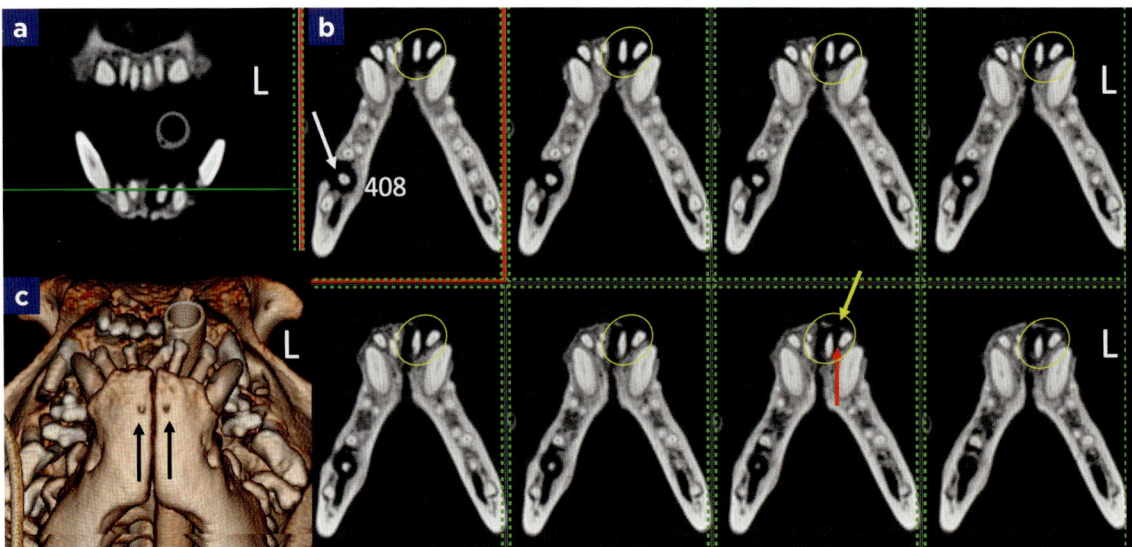

7.5. Características de los incisivos mandibulares. Plano transversal (a) y planos dorsales consecutivos (b) obtenidos al nivel marcado por la línea verde (a). Imagen en 3D de la cara labial de los incisivos (c). En el lado izquierdo (L) hay lisis de la cortical externa del hueso incisivo (círculo). Se ha destruido la cresta alveolar (flecha amarilla) y existe una gran pérdida ósea en las porciones horizontal y vertical del hueso (flecha roja), sin llegar a producir una osteólisis de la cara labial del cuerpo del incisivo, que aparece intacta. Se observa osteólisis alrededor de la raíz distal del cuarto premolar inferior derecho (408) (flecha blanca). Estos signos indican la existencia de enfermedad periodontal grave. Se pueden apreciar los agujeros mentonianos rostrales (flechas negras) a cada lado de la articulación intermandibular.

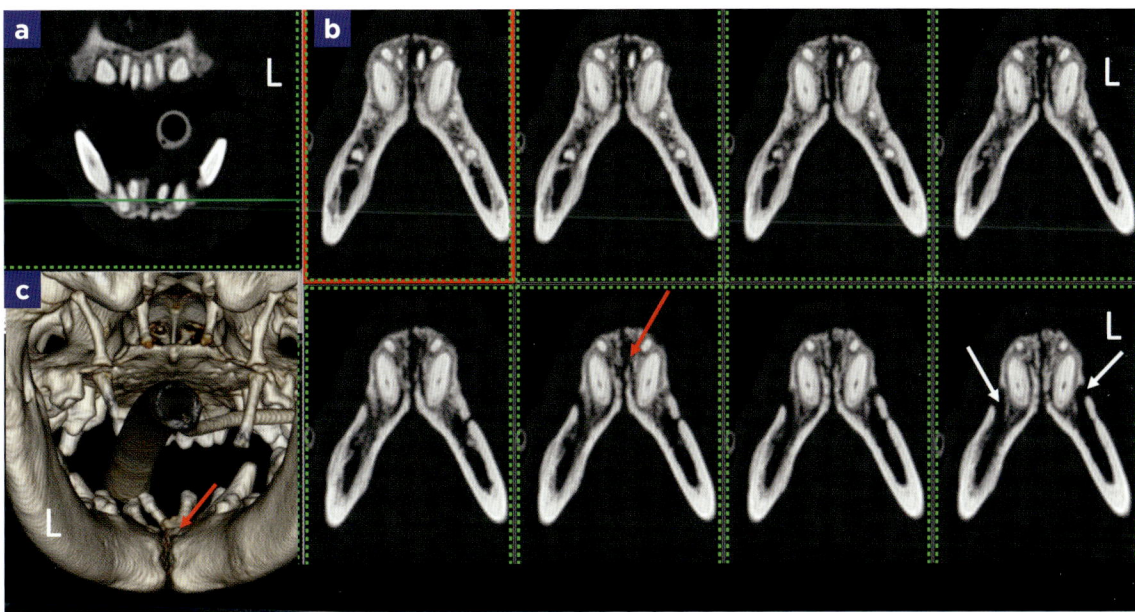

7.6. Características de la sínfisis mandibular. Plano transversal (a) y planos dorsales consecutivos (b) obtenidos al nivel marcado por la línea verde (a). Vista caudal de la sínfisis mandibular (c). La lisis de la porción incisiva de la mandíbula se sitúa próxima a la sínfisis (flechas rojas). También se destacan los agujeros mentonianos medios (flechas blancas), próximos a las raíces de los dientes caninos inferiores.

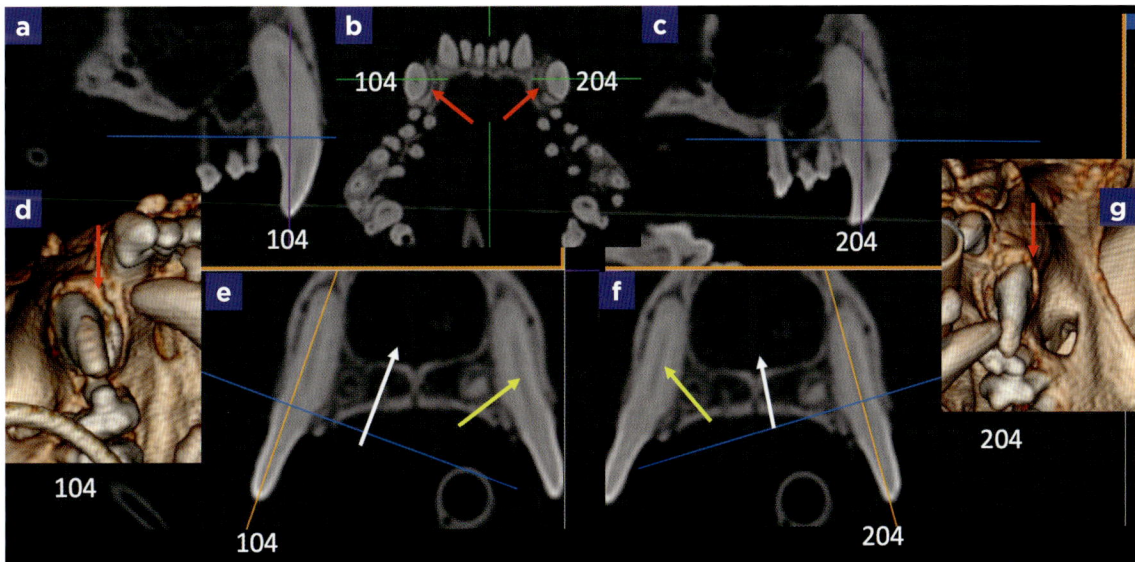

7.7. Características de los dientes caninos. Detalle de los caninos del maxilar derecho (104) (a, b, d y e) e izquierdo (204) (b, c, f y g). Conforme avanza la edad, la cavidad pulpar queda reducida a un fino conducto radicular (flechas amarillas), fruto de la formación y depósito constante de dentina secundaria por parte de los odontoblastos. En este animal se ha perdido el ligamento periodontal produciéndose una esclerosis de la lámina dura del hueso alveolar (flechas rojas), que se aprecia también por las caras oclusales (d y g). En la cavidad nasal aparece una atenuación de tejidos blandos/líquido (flechas blancas), que oculta la arquitectura del cornete nasal ventral, imagen compatible con secreción nasal.

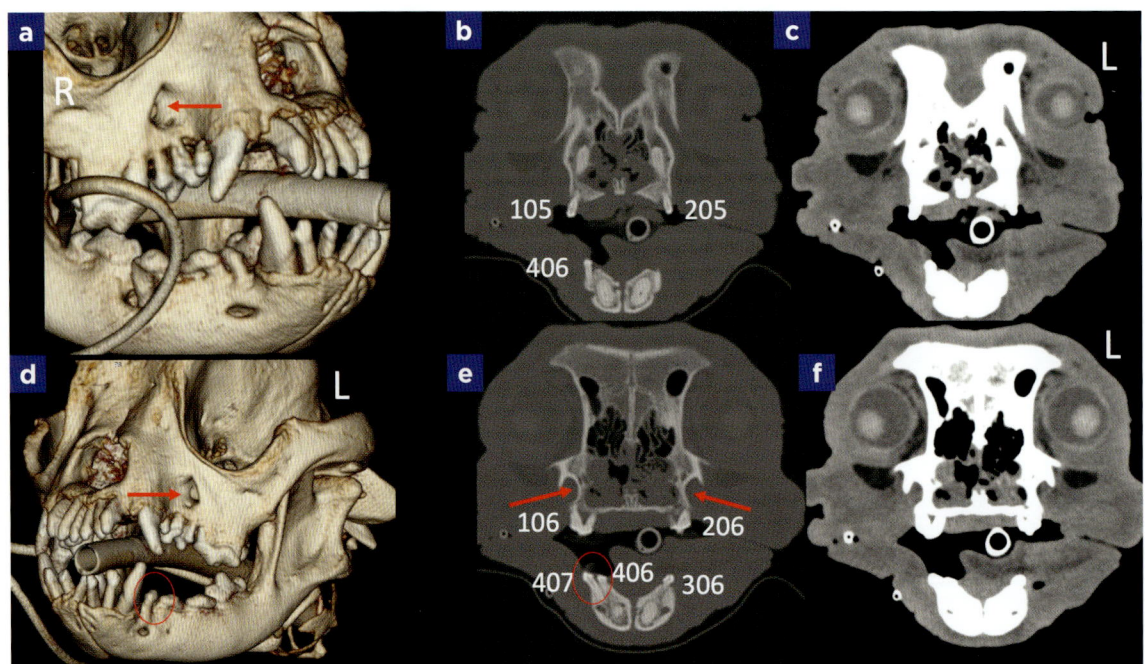

7.8. Detalle de los premolares del maxilar. Imágenes en 3D en vistas oblicuas derecha e izquierda (a y d); planos transversales de los primeros premolares (b, c, e y f) en fase de poscontraste y en ventanas para el hueso y los tejidos blandos. Los premolares aparecen agrupados con una marcada angulación entre premolares y molares. Se aprecian zonas hiperatenuantes que no captan contraste (compatibles con secreción mucosa) que ocupan todo el cornete nasal ventral y parte del dorsal, tapando la arquitectura propia de los cornetes. Es una imagen compatible con una rinitis bilateral. Los segundos y terceros premolares del maxilar (106-107 y 206-207) tienen dispuestas sus raíces en el mismo plano transversal, consecuencia de una maloclusión del tipo giroversión, con las raíces mesiales en localización palatina o lingual por la rotación del diente según su eje longitudinal. La raíz distal de los dientes 106, 107, 206 y 207 se localiza a la altura del agujero infraorbitario (flechas rojas). Estas raíces no están implantadas en el hueso por existir reabsorción ósea del septo interradicular (entre las raíces de un mismo diente), con exposición de la furca. En la mandíbula faltan el primer premolar de cada lado (305 y 405), y los dos premolares siguientes (306, 307, 406 y 407) aparecen rotados de tal forma que la raíz distal del 406 queda situada lingualmente con respecto a la raíz mesial del 407 (círculo).

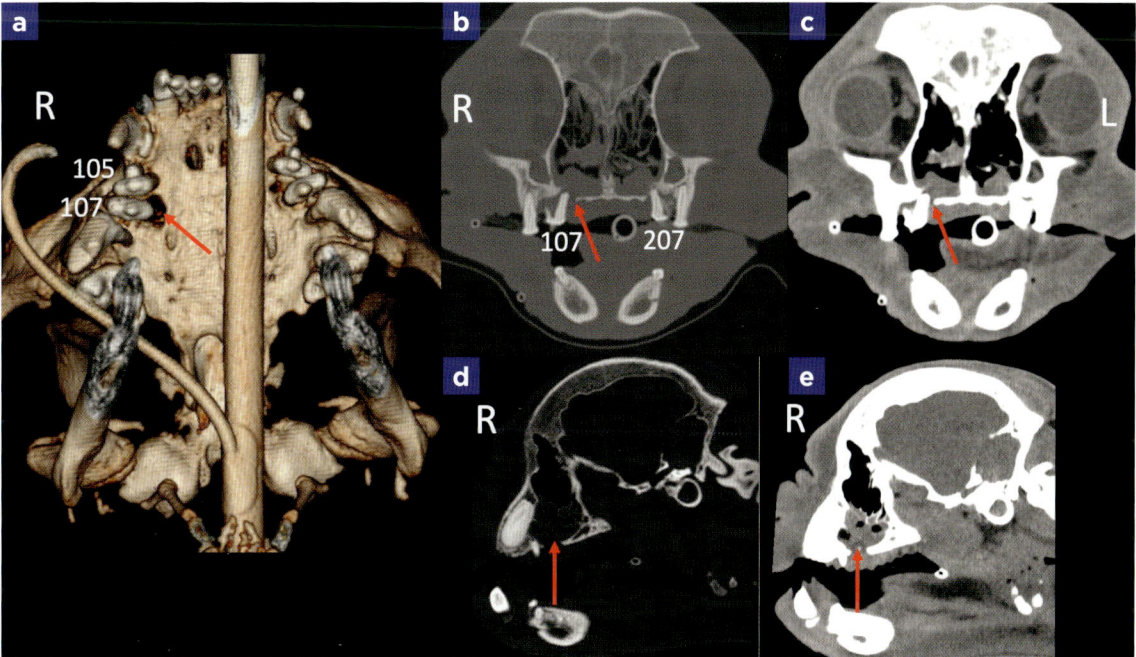

7.9. Rinitis de origen dental. Imagen ventral de la cara oclusal de los premolares (a). Planos transversales a la altura de los terceros premolares del maxilar (107 y 207) en ventanas para el hueso y para los tejidos blandos (b y c) y planos sagitales del lado derecho (d y e). Los premolares aparecen apiñados y presentan giroversión, es decir, una maloclusión donde las raíces mesiales aparecen rotadas situándose casi en el mismo plano transversal. Existe osteólisis del paladar duro en la raíz mesial del diente 107 (flechas rojas), con abundante secreción mucosa en el cornete nasal ventral de ambos lados. El paladar blando a este nivel aparece engrosado. Estos signos indican la presencia de una rinitis de probable origen dental por una periodontitis apical crónica supurativa.

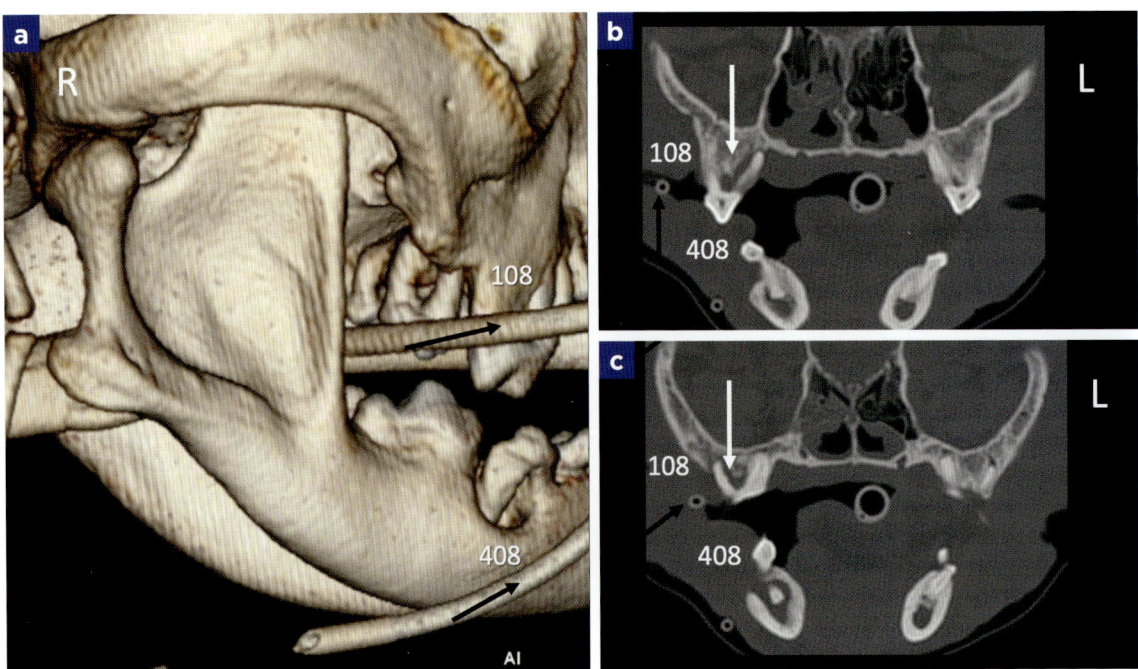

7.10. Características del cuarto premolar maxilar derecho (108) y del cuarto premolar mandibular (408). Imagen en 3D en vista caudolateral derecha (a) y planos transversales de sus raíces (b y c). Existe una evidente pérdida de hueso interradicular (con exposición de la furca) (flechas blancas). La mandíbula derecha (R) presenta osteólisis de la cara vestibular del cuerpo de la mandíbula a la altura de la raíz distal del 408, típica de enfermedad periodontal grave. Las válvulas de control del tubo endotraqueal al ser de material opaco se superponen sobre las zonas de estudio (flechas negras).

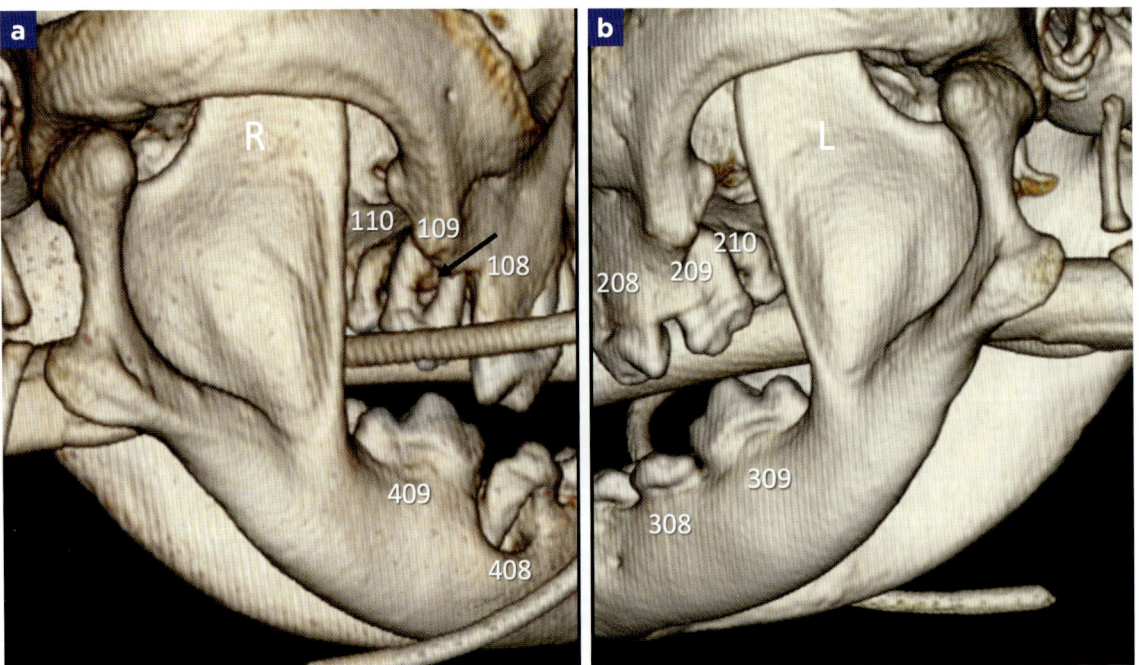

7.11. Características de los molares. Imagen en 3D en vistas caudolateral derecha (a) e izquierda (b). En el primer molar maxilar derecho (109) existe pérdida del hueso interradicular con exposición de la furca (flecha). Se aprecia también la osteólisis de la cortical externa mandibular a nivel del 408. En ambas mandíbulas solo existen los primeros molares (309 y 409) con ausencia de los dos últimos. Estas lesiones osteolíticas son típicas de la enfermedad periodontal.

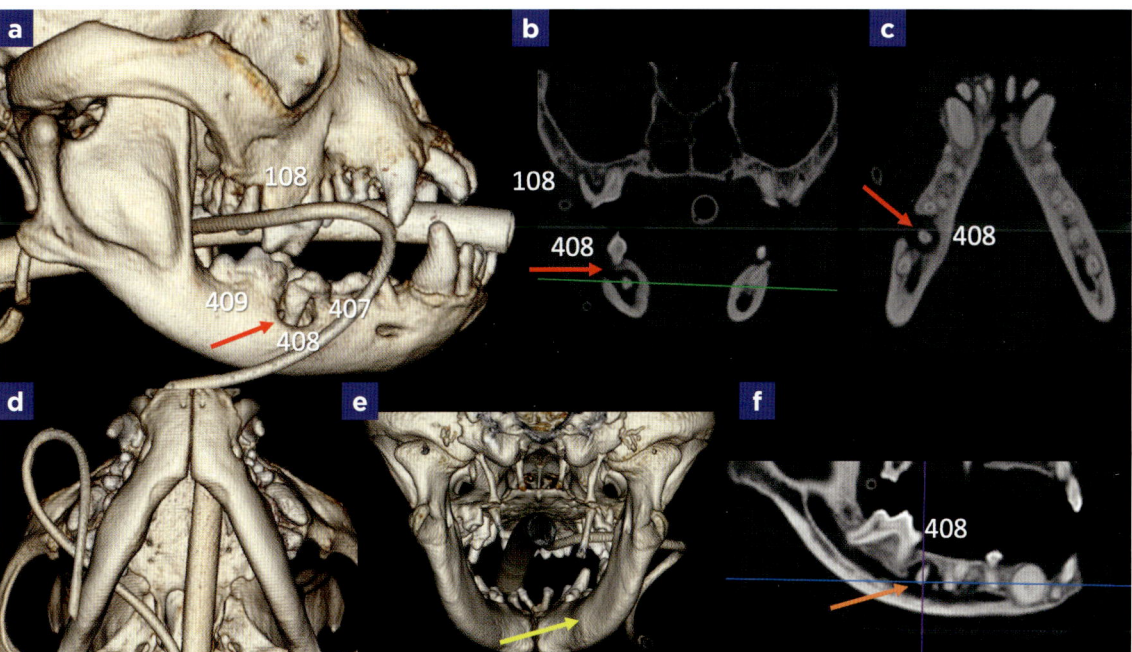

7.12. Característica de la osteólisis del cuarto premolar inferior derecho (408). Imagen en 3D de la cabeza, por las caras lateral (a), ventral (d) y caudal (e); planos de corte transversal (b), dorsal (c) y sagital derecho (f). A la altura de la raíz distal del cuarto premolar inferior derecho (408), existe una importante osteólisis del ápice de la raíz (periodontitis periapical), con ampliación del espacio del ligamento periodontal, que se localiza sobre la cortical externa mandibular (flechas rojas), pero no afecta a la cortical interna (flecha amarilla). Es interesante ver la ampliación del espacio del ligamento periodontal a nivel apical y que la zona de osteólisis alcanza el canal mandibular (flecha naranja). Los signos son característicos de una enfermedad periodontal grave y avanzada en los dientes 108 y 408.

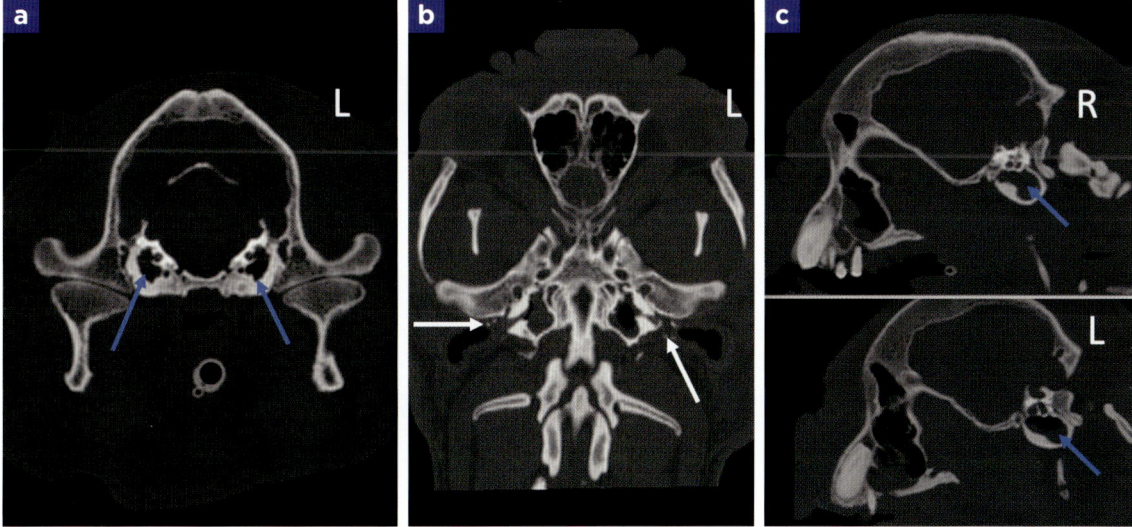

7.13. Alteraciones en las bullas timpánicas. Planos transversal (a), dorsal (b) y sagitales derecho (c) e izquierdo (d). Las bullas timpánicas se encuentran llenas de contenido (flechas azules) con algunas mineralizaciones en la porción horizontal de ambos conductos auditivos externos (flechas blancas). Las paredes de las bullas aparecen engrosadas. Estos signos son característicos de una otitis media y externa bilateral, frecuente en la raza.

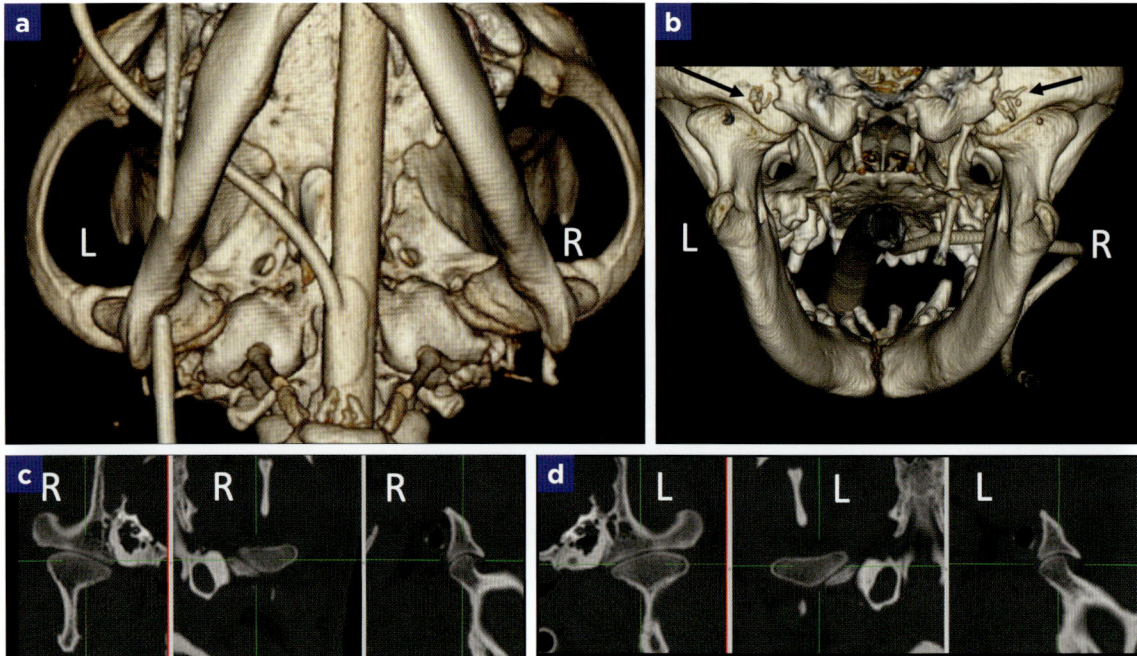

7.14. Características de las articulaciones temporomandibulares (ATM). Imagen en 3D de las ATM, en vistas ventral (a) y caudal (b) y planos ortogonales de la ATM derecha (c) e izquierda (d) para mostrar la correcta conformacion de ambas articulaciones. Las apófisis articulares están poco desarrolladas (característica racial) y las dos bullas timpánicas aparecen llenas de secreción.

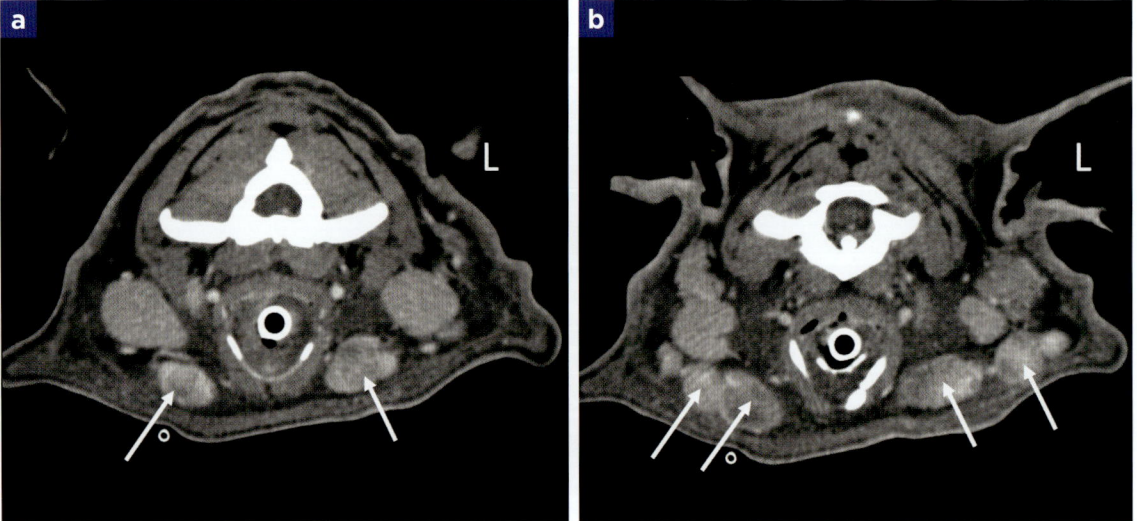

7.15. Características de los nódulos linfáticos mandibulares. Planos transversales (a y b) donse aparecen dichos nódulos linfáticos aumentados de tamaño y con un realce heterogéneo del medio de contraste (flechas). Posiblemente se trata de una linfadenomegalia reactiva por las patologías dentales y nasales detectadas.

DISCUSIÓN

Hay dos patologías importantes que afectan a los dientes: la periodontitis y la enfermedad endodóntica. Estudios comparados entre radiología intraoral y tomografía computarizada han demostrado que en casos de periodontitis y enfermedad endodóntica las técnicas pueden resultar similares con muy buen grado de acuerdo entre ambas técnicas, siempre que se realicen cortes finos (de 0,5 a 1 mm de grosor). Excepto en el caso de la periodontitis de los incisivos mandibulares, donde existe mayor capacidad de diagnóstico con la radiología intraoral, para el resto es innecesario realizar ambas técnicas.[1]

La periodontitis es una enfermedad inflamatoria crónica inducida por placa bacteriana que destruye progresivamente la inserción del diente. Si no se trata puede producir pérdida del diente, fractura patológica de la mandíbula, formación de fístulas oronasales, osteomielitis y celulitis.

La pérdida de hueso secundaria a una periodontitis tiene dos patrones radiológicos básicos: vertical y horizontal. La pérdida de hueso vertical empieza con una ampliación del espacio del ligamento periodontal y progresa de forma paralela a la raíz del diente. La pérdida del hueso horizontal se produce paralela al margen alveolar y es el patrón más frecuente en veterinaria. La cantidad de inserción perdida es un factor pronóstico importante.[1]

En enfermedades no maxilofaciales (por ejemplo, rinopatías) es necesario evaluar la dentición y se debe diagnosticar la presencia de periodontitis o enfermedad endodóntica.[1]

La enfermedad endodóntica conlleva la pérdida de la estructura vital del diente (por ejemplo, la pulpa). La forma más frecuente en veterinaria es por fractura o traumatismo del diente. Se puede producir una inflamación o infección localizada y en algunos casos puede provocar una enfermedad sistémica. Los indicadores radiológicos incluyen una cavidad pulpar relativamente amplia (en comparación con su diente contralateral), lisis periapical (periodontitis apical), reabsorción de la raíz por inflamación externa y, con frecuencia, pérdida de la integridad de la corona.[1]

Existen varios tipos de reabsorción o resorción radicular en el perro. Algunos autores indican la conveniencia de utilizar un esquema de clasificación de la reabsorción humana ampliamente aceptado para clasificar la reabsorción dental en perros.[2] Siguiendo este esquema, hay siete tipos de reabsorción dental en perros, según lo determinado por la apariencia radiográfica: reabsorción de la superficie externa, reabsorción externa de reemplazo, reabsorción inflamatoria externa, reabsorción de la superficie de la raíz cervical externa, reabsorción de la superficie interna, reabsorción de reemplazo interno y reabsorción inflamatoria interna.

Como resumen, hay que indicar que los tipos más habituales de reabsorción dental encontrados en el perro son la reabsorción externa de reemplazo y la reabsorción inflamatoria externa.

Aunque en este animal se solicitó una TC por la linfadenomegalia cervical, el estudio de la cabeza permite presentar las características principales de la cabeza de un braquicéfalo: cabezas cortas, con incisivos anchos[3] que se disponen en línea recta y de escasa curvatura especialmente en el maxilar.[4] En los perros se puede apreciar como, a medida que avanza la edad, la cavidad pulpar queda reducida a un fino conducto[5], siendo llamativa la importante esclerosis de la lámina dura del hueso alveolar que rodea a estos dientes.

En esta raza, el acortamiento maxilar preferentemente y mandibular en menor proporción produce unas longitudes de arcada superior e inferior más cortas, favoreciendo la presencia de apiñamientos dentales y maloclusiones por la falta de espacio óseo para los dientes. El tipo de maloclusión más frecuente en las razas braquicéfalas es la giroversión, en la que los dientes giran sobre su eje longitudinal rotándose y localizándose las raíces mesiales en posición lingual o palatina. Esto se produce sobre todo en los segundos y terceros premolares superiores y los segundos, terceros y cuartos premolares inferiores. Estos dientes apiñados y rotados favorecen la formación de zonas de retención de la placa dental y puede predisponer a la aparición de periodontitis focal.[6] En este animal se ha lisado el paladar duro y ha podido provocar una rinitis de origen dental.[7]

En el diente 408 es interesante evaluar la localización de la osteólisis periapical radicular con relación al hueso cortical, ya que influye en la apariencia de la lesión periapical. Cuando la lesión periapical es de tamaño moderado y no afecta al hueso cortical es improbable que se aprecie en las radiografías dentales, de ahí la importancia de la TC. Las lesiones de tamaño moderado y que implican a la cortical del hueso sí se podrán observar en las radiografías.[8] También es importante considerar la posible afectación del canal mandibular, lo que puede resultar útil en casos de exodoncia, cirugías (ortognática y oncológica) o de colocación de implantes.[9] Aunque el canal mandibular varía en su trayectoria según los animales, para los braquicéfalos se ha establecido que desciende ligeramente desde el foramen mandibular hasta el área molar y que continúa avanzando rostralmente por la porción ventral del cuerpo de la mandíbula, alcanzado la máxima distancia con la cresta alveolar a la altura del primer molar y cuarto premolar.[9]

Las articulaciones temporomandibulares del animal son normales. Es importante recordar que existen numerosas razas braquicéfalas, especialmente el Bulldog Francés, con marcadas modificaciones morfológicas en dichas articulaciones, que son asintomáticas y que tendrían que considerase como variaciones raciales.[10]

A los signos presentados se unen el de otitis bilateral externa y media, frecuente en el perro de raza Bulldog Francés.[11]

En función de las lesiones dentales, nasales y de ambos oídos es de suponer que la linfadenomegalia bilateral es de naturaleza reactiva.

BIBLIOGRAFÍA

1. Campbell RD, Peralta S, Fiani N, Scrivani PV. Comparing intraoral radiography and computed tomography for detecting radiographic signs of periodontitis and endodontic disease in dogs: an agreement study. Front Vet Sci. 2016; 31 (3): article 68.

2. Darcey J, Qualtrough A. Resorption: part 1. Pathology, classification and aetiology. Brit Dent Jour. 2013; 214(9): 439-51.

3. Geiger M, Haussmann S. Cranial suture closure in domestic dog breeds and relations to skull morphology. Anat Rec. 2016; 299: 412-23.

4. Whyte A, Obón J, Whyte J, Rodríguez Blanco A. Morfología, anatomía, erupción y oclusión dental. En: Whyte A, San Román F, editores. Odontología en el perro gato y exóticos. Madrid: Editorial Marbán. 2019. 21-32.

5. Obón J, Whyte J, Crovetto R, Whyte A. Embriología y desarrollo dentario. En: Whyte A, San Román F, editores. Odontología en el perro gato y exóticos. Madrid: Editorial Marbán. 2019. 11-23.

6. Peralta S, Fiani N. Interpretation of dental radiographs in dogs and cats. Part 2: Normal variations and abnormal findings TVP Journal. com January/February 2017b: 55-66.

7. Saunders J, Schwarz T. Nasal cavities and frontal sinuses. In: Schwarz T, Saunders J, editors. Veterinary Computed Tomography. West Sussex (UK): Wiley-Blackwell. 2011: 93-109.

8. Menzies RA, Reitzer A, Lewis JR. Assessment of apical periodontitis in dogs and humans: a review. J Vet Dent. 2014; 31: 8-21.

9. Vilamizar Martínez LA, Gioso MA, Marcelo C, Lobos V, Foseca Pinto ACB. Localization of the mandibular canal in brachyocephalic dogs using computed tomography. J Vet Dent. 2009; 26: 156-63.

10. Paran E, Bouyssou S, King A. Morphological assessment of the temporomandibular joint in asymptomatic brachycephalic dogs using computed tomography. J Vet Dent. 2023; 1-8.

11. Belmudes A, Pressanti C, Barthez P, Castilla-Castaño E, Fabries L, Cadiergues M. Computed tomographic findings in 205 dogs with clinical signs compatible with middle ear disease: a retrospective study. Vet Dermatol. 2018; 29: 45-e23.

CASO 8

Enfermedad periodontal generalizada

PRESENTACIÓN

Labrador, hembra de 11 años.

Se solicita una TC por la presencia de un secreción nasal mucopurulenta de tres semanas de evolución. Se detectan cuerpos extraños en los cornetes y una enfermedad periodontal muy grave que no preocupaba al propietario.

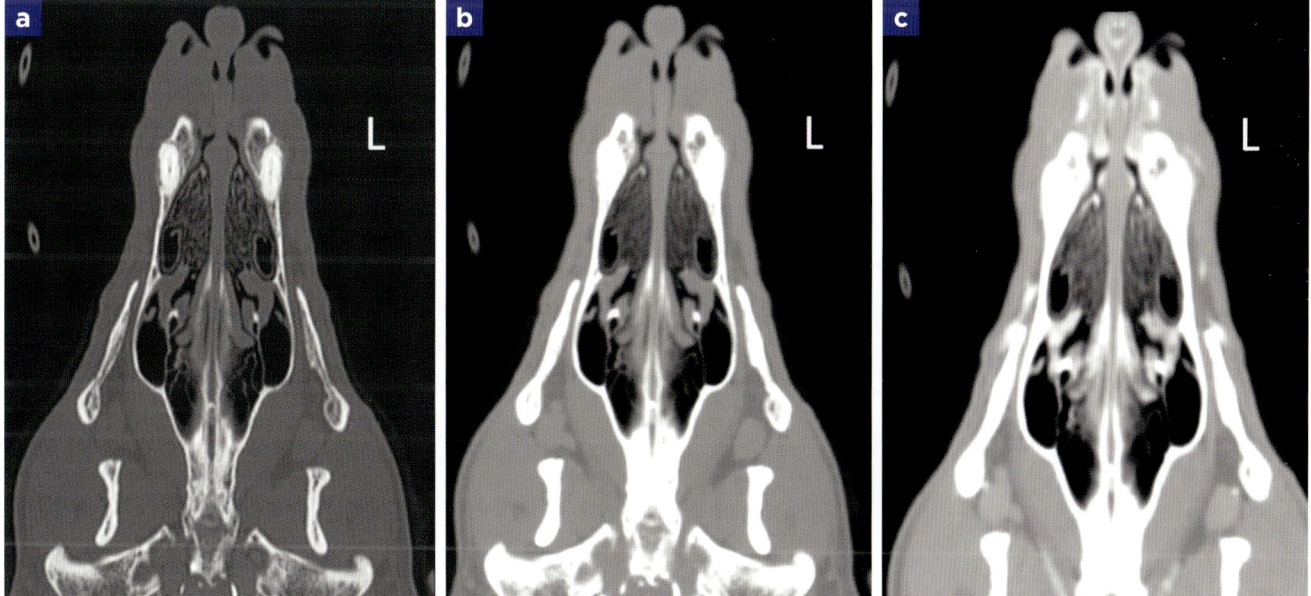

8.1. Cavidad nasal normal. Planos dorsales de la cavidad nasal en ventanas de hueso (a) y de tejidos blandos sin contraste (b) y con contraste (c). La anatomía de la cavidad nasal se distribuye de forma simétrica en los dos compartimentos. No existe captación anormal de contraste. No se detectan anomalías en estos planos.

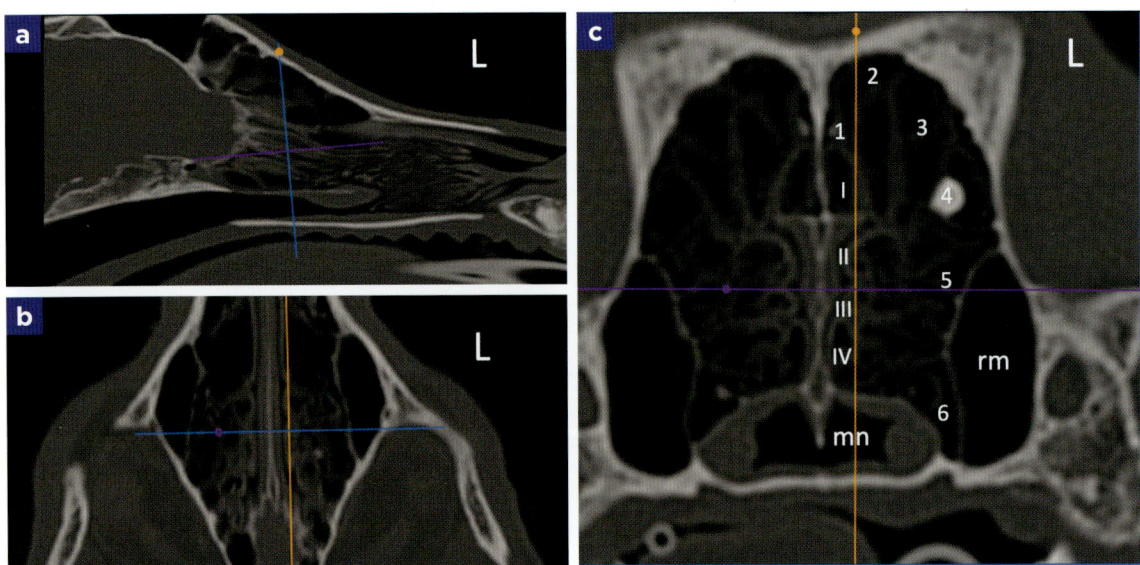

8.2. Identificación del laberinto etmoidal y presencia de un cuerpo extraño. Imágenes multiplanares en 3D en los planos sagital izquierdo (a) dorsal (b) y transversal (c). En la porción caudal de la cavidad nasal se encuentra el laberinto etmoidal, donde se aprecian los meatos etmoidales entre los endo- y ectoturbinados. En los tres planos las líneas se entrecruzan en los endoturbinados, que se disponen verticalmente y paralelos al cartílago del septo nasal y se identifican con números romanos (I a IV). Con números arábigos (1 a 6) se numeran los ectoturbinados, y en el 4 se aprecia un cuerpo extraño mineralizado de 4,3 mm, hiperatenuante (1.643 UH). No se aprecian alteraciones de la arquitectura en las zonas que rodean al fragmento ni engrosamiento especial de la mucosa olfatoria que reviste las delgadas láminas. Si se compara la arquitectura y engrosamiento de la mucosa de ambos lados es prácticamente similar, lo que indicaría que el cuerpo extraño no parece estar irritando especialmente la mucosa nasal. Referencias: receso maxilar (rm); meato nasofaríngeo (mn).

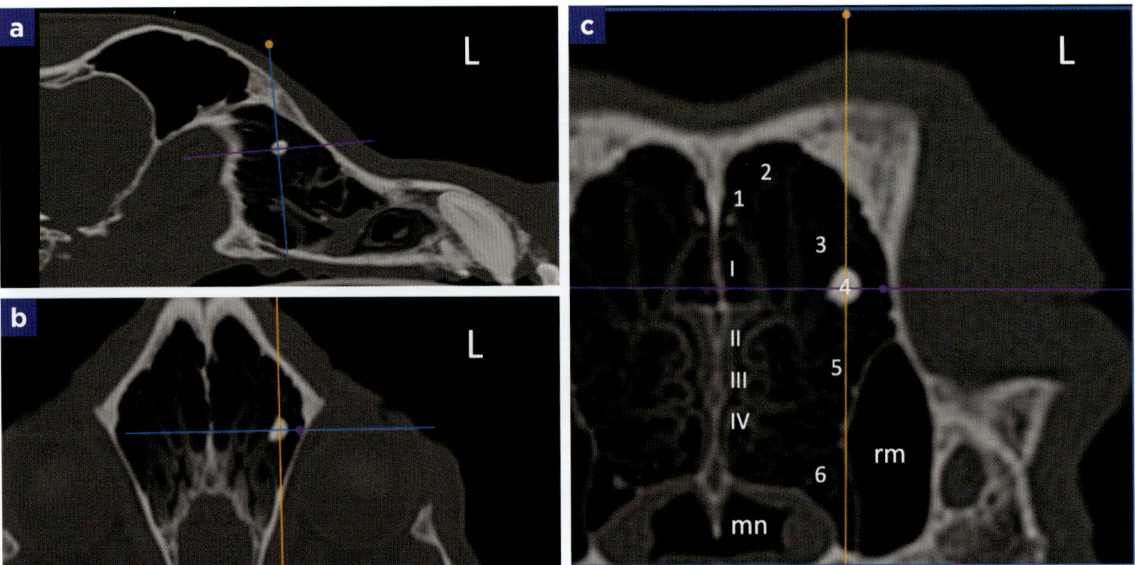

8.3. Identificación del laberinto etmoidal y presencia de un cuerpo extraño. Imágenes multiplanares en 3D en los planos sagital izquierdo (a) dorsal (b) y transversal (c). Si se compara la imagen (b) con la figura anterior se puede ver que los ectoturbinados se sitúan en una posición más lateral. Por otra parte, se aprecia el cuerpo extraño anterior sobre el ectoturbinado 4, identificándose bien en los tres planos de corte.

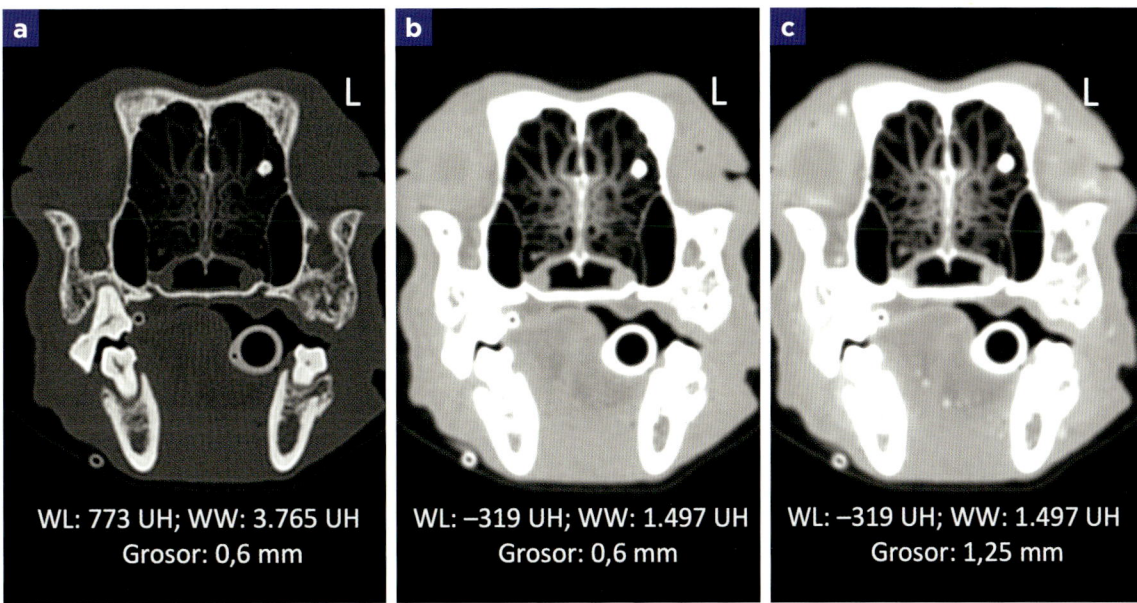

8.4. Niveles de atenuación del cuerpo extraño, sin contraste y con contraste. Planos transversales del fondo de la cavidad nasal. Imágenes en ventana de hueso (a) y de tejidos blandos sin contraste (b) y con contraste (c). El plano de corte c es de mayor grosor. El cuerpo extraño tiene una atenuación de hueso (1.643 UH) y no aumenta su atenuación con el medio de contraste. No existen alteraciones de la mucosa que tapiza el laberinto etmoidal.

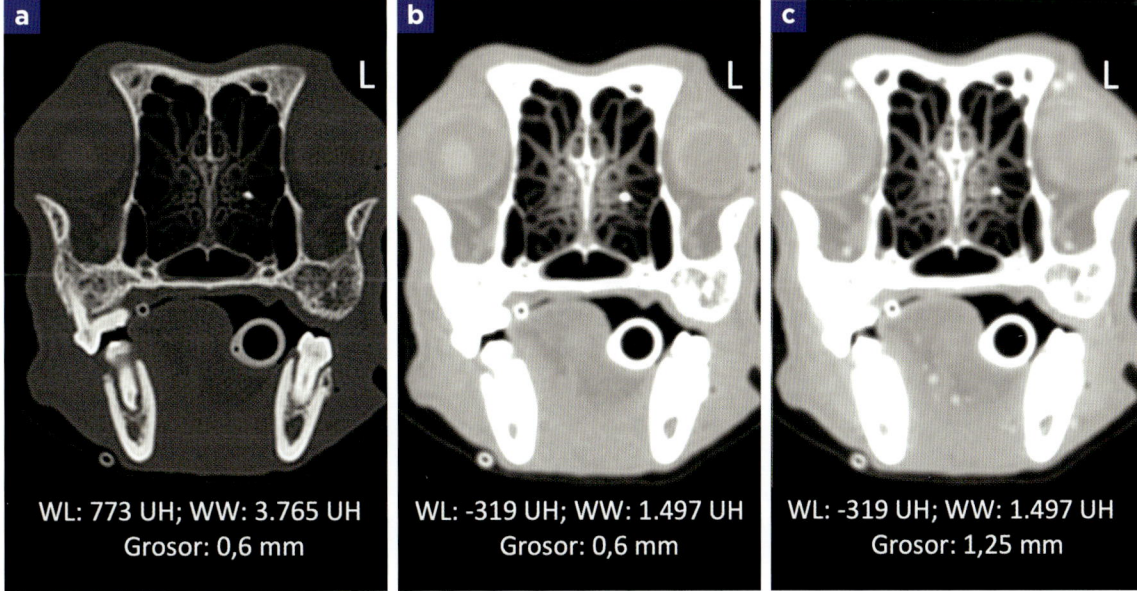

8.5. Niveles de atenuación del cuerpo extraño, sin contraste y con contraste. Planos transversales del fondo de la cavidad nasal. Imágenes en ventana de hueso (a) y de tejidos blandos sin contraste (b) y con contraste (c). El plano de corte c es de mayor grosor. Se identifica otro cuerpo extraño mineralizado, de 2,1 mm, también hiperatenuante (1.320 UH) que muestra características idénticas al localizado en la figura anterior.

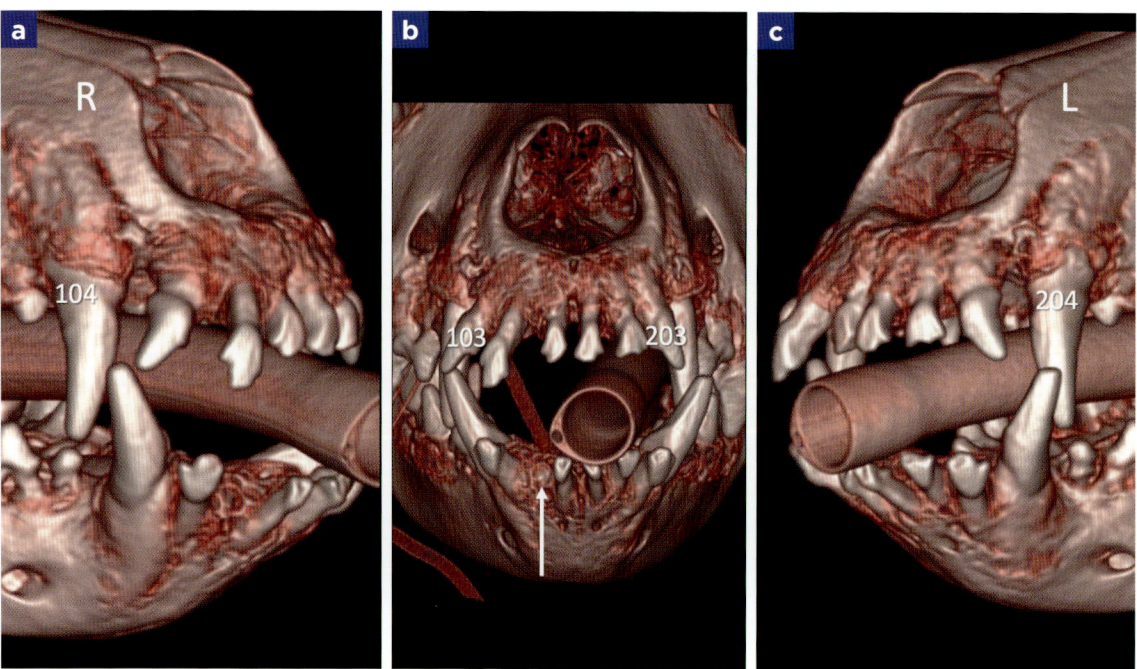

8.6. Enfermedad periodontal en los incisivos. Imágenes en 3D de los incisivos: rostrolateral derecha (a), rostral (b) y rostrolateral izquierda (c). Se aprecia una extrusión o sobreerupción del segundo incisivo maxilar (102) compatible con periodontitis apical y una maloclusión por distovestibuloversión del tercer incisivo maxilar (103), así como restos radiculares del segundo incisivo mandibular (402) (flecha). Es evidente la abundante erosión del hueso incisivo maxilar y de la porción incisiva de la mandíbula.

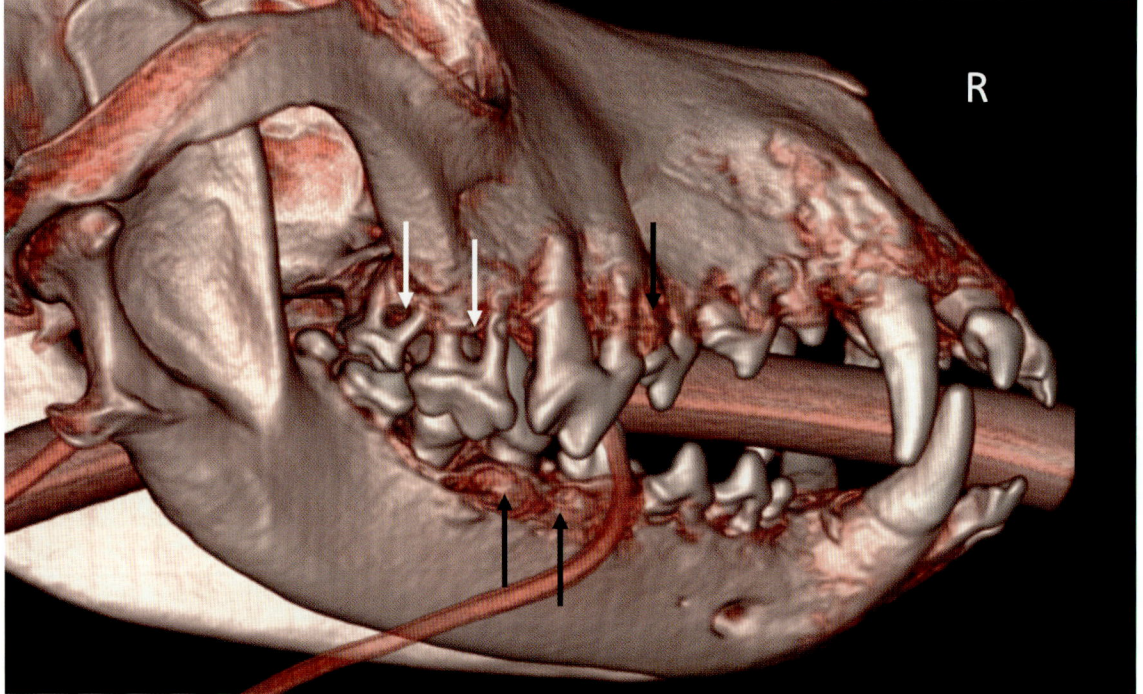

8.7. Enfermedad periodontal avanzada en premolares y molares. Existe una evidente erosión tanto del maxilar como de la mandíbula con pérdida del hueso horizontal, paralela al margen alveolar (flechas negras), y una clara exposición de la furca dental en los últimos molares del maxilar (flechas blancas).

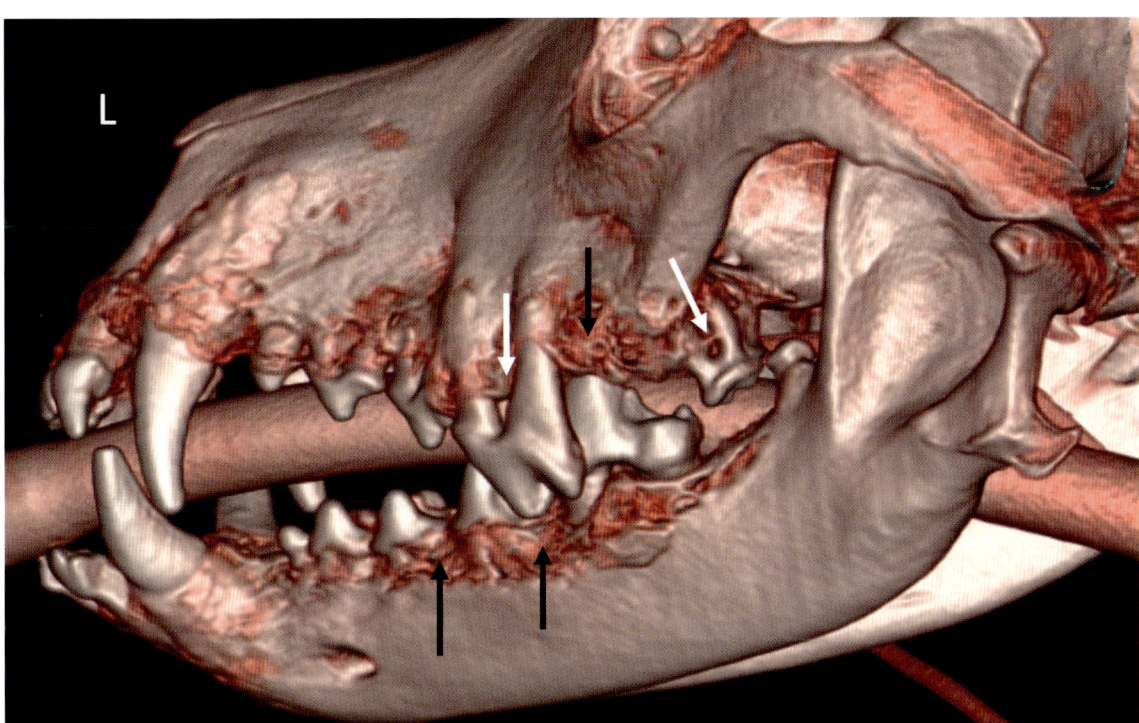

8.8. Enfermedad periodontal avanzada en premolares y molares. En este lado también existe pérdida del hueso alveolar paralela al margen alveolar (flechas negras) y exposición de la furca dental (flecha blanca). Faltan algunos dientes molares por este lado.

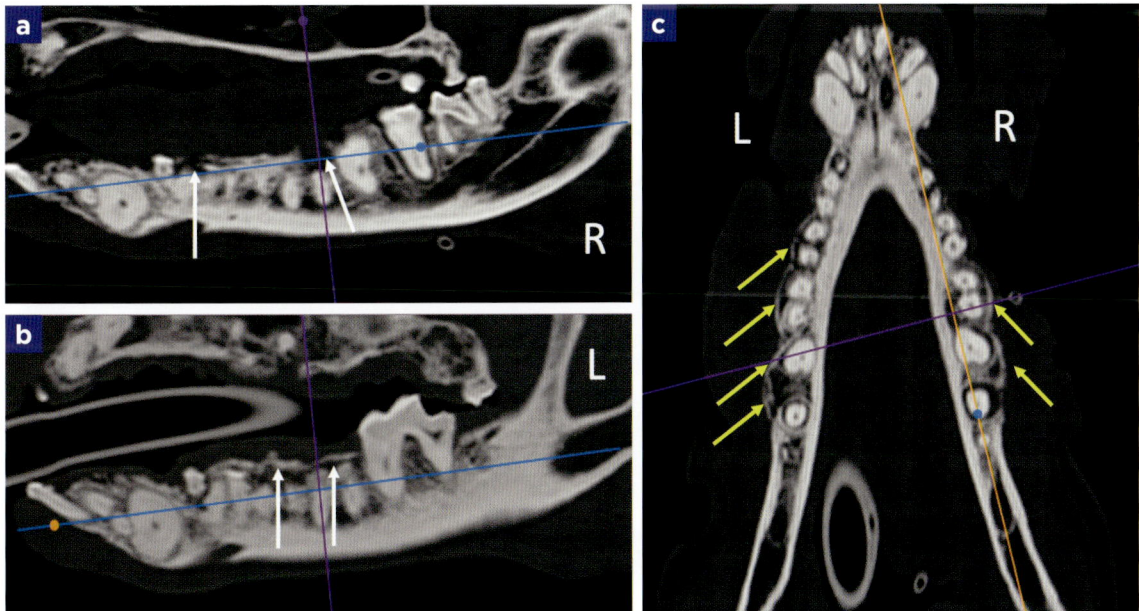

8.9. Enfermedad periodontal avanzada en premolares y molares mandibulares. Planos sagitales de la mandíbula derecha (a) e izquierda (b) y plano dorsal (c). Existe pérdida horizontal del hueso alveolar paralela a la línea amelocementaria (flechas blancas) y una muy llamativa calcificación de las superficies vestibulares de la cortical externa de los alvéolos de ambas mandíbulas (flechas amarillas).

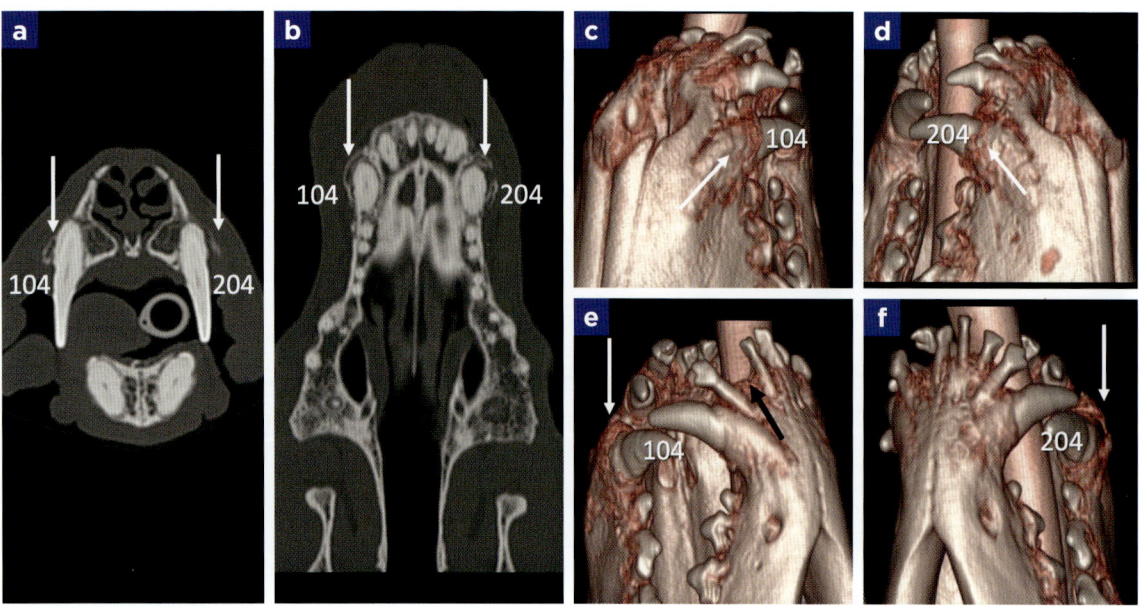

8.10. Enfermedad periodontal avanzada de los caninos del maxilar (104 y 204). Planos transversal (a), dorsal (b) e imágenes en 3D de los caninos en vistas dorsolaterales (c y d) y ventrolaterales (e y f). Existe una lesión expansiva del hueso alveolar (osteítis expansiva) que rodea a las raíces de los caninos del maxilar (104 y 204) (flechas blancas). Falta el segundo incisivo mandibular derecho (402) (flecha negra).

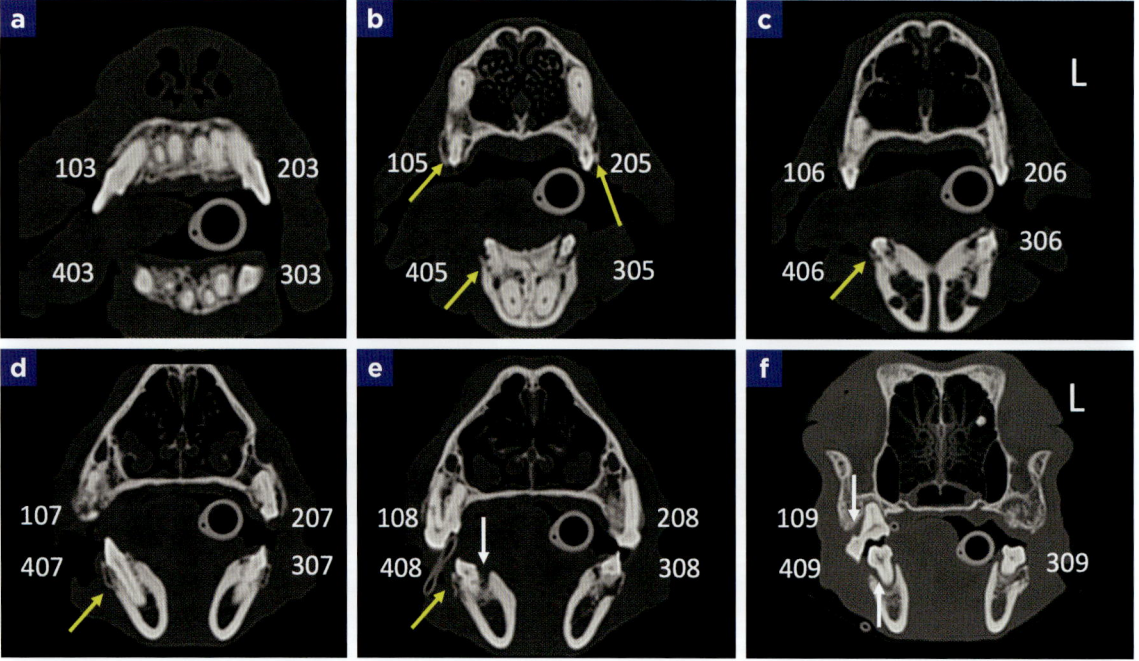

8.11. Enfermedad periodontal generalizada. Planos transversales de los dientes a diversos niveles (a-f). Aparece una marcada expansión con calcificación de los alvéolos dentarios (flechas amarillas) y pérdida vertical del hueso alveolar en algunos dientes (flechas blancas) por la presencia de bolsas periodontales.

VÍDEO DEL
CASO 8

DISCUSIÓN

En este animal se solicitó un estudio de TC por presentar secreción nasal mucopurulenta, de 3 semanas de evolución, que mejoraba parcialmente con el tratamiento con antibióticos debido a una rinitis. Adicionalmente se detectaron signos de enfermedad periodontal generalizada que inicialmente no preocupaban al propietario. Se ha señalado que en el caso de rinopatías es necesario evaluar la dentición, ya que puede diagnosticarse la presencia de periodontitis o enfermedad endodóntica.[1]

Para estudiar la rinitis se realizó un estudio de la cavidad nasal y senos paranasales con cortes finos (de 0,6 mm de grosor) para poder apreciar con detalle la anatomía. Las imágenes cumplían con las características de normalidad: estructuras simétricas con cornetes nasales bien distribuidos e interespaciados y tapizados por una fina mucosa que no aparecía asimétricamente engrosada.[2]

Los cuerpos extraños en la cavidad nasal son un reto para la TC[3] y, en el presente caso, se detectaron dos cuerpos extraños mineralizados en el laberinto etmoidal que eran hiperatenuantes y no realzaban contraste. Esto permitió establecer diagnósticos diferenciales entre una secreción nasal mineralizada (improbable) o la de cuerpos extraños sin reacción inflamatoria asociada. El estudio histopatológico mostró que el fragmento de mayor tamaño presentaba restos de pelos intactos, queratina y material acelular no identificado. En función de los datos obtenidos en el estudio, la cavidad nasal aparecía normal y los dos cuerpos extraños deberían de tratarse de hallazgos incidentales.

A pesar de no detectar una rinitis en la TC, el estudio anatomopatológico demostró la existencia en el compartimiento izquierdo de la cavidad nasal de una rinitis purulenta subaguda-crónica grave y una hemorragia reciente asociada a la presencia de cuerpo extraño, y en el compartimiento derecho de la cavidad nasal una rinitis linfocítica leve con hiperemia activa. Esto sugiere que, en el caso de la rinitis, independientemente de la identificación de los dos cuerpos extraños, la TC resultó poco efectiva para detectarla.

La segunda patología totalmente diferente y que no preocupaba al propietario era la enfermedad periodontal generalizada. Tradicionalmente la radiología intraoral ha sido la técnica diagnóstica de imagen utilizada en odontología veterinaria para diagnosticar patologías dentales[4-6], ya que proporciona información valiosa sobre la cantidad de pérdida ósea existente, así como el patrón que sigue la pérdida de hueso.[6] No obstante, la radiología intraoral tiene algunas limitaciones, y puede aportar información insuficiente en algunos casos, como pueden ser: en casos de premolares y molares del maxilar con varias raíces, cuando existen dientes apiñados, en braquicéfalos (que no es el caso) o cuando las radiografías se realizan con angulación inadecuada del haz de rayos X.[1] La TC supera estas limitaciones al poder obtener cortes finos transversales que pueden ser reformateados en cortes multiplanares.[1] El diagnóstico de las lesiones dentales mediante TC se realiza con algoritmos de hueso y cortes finos[7], como el realizado en nuestro estudio.

En veterinaria, la TC de cabeza se ha realizado normalmente para diagnóstico de enfermedades intra- y extracraneales, enfermedad nasal y enfermedades maxilofaciales no relacionadas con la dentición. Las TC para diagnosticar enfermedades dentales son infrecuentes, siendo la modalidad de imagen preferida la tomografía computarizada de haz cónico (*cone beam computed tomography*, CBCT).[8]

Estudios comparados entre ambas técnicas (radiología intraoral y tomografía computarizada) han demostrado que en casos de periodontitis y enfermedad endodóntica las técnicas pueden resultar similares con muy buen grado de similitud, entre ambas técnicas, siempre que se realicen cortes finos (de 0,5 a 1 mm de grosor). Excepto en el caso de la periodontitis de los incisivos mandibulares donde existe mayor capacidad de diagnóstico con la radiología intraoral para el resto es innecesario realizar ambas técnicas.[1]

En el caso de la enfermedad periodontal existen dos patrones básicos:

■ Pérdida de hueso vertical: empieza con una ampliación del espacio del ligamento periodontal y progresa de forma paralela a la raíz del diente. Está relacionado con la presencia de bolsas periodontales que se identifican y miden con la sonda periodontal CP12.

■ Pérdida del hueso horizontal: se produce paralela al margen alveolar y es el patrón más frecuente en veterinaria. [4-6] En algunos dientes existía una exposición de la furca dental dejando claramente visibles las raíces dentales.

Aunque el diagnóstico de las lesiones dentales se realiza especialmente en los planos transversales y sagitales, en este caso los planos dorsales permitieron apreciar la lesión expansiva de la cara vestibular. Las imágenes en 3D, aunque no son las adecuadas para el diagnóstico, ayudan a entender la distribución en conjunto de las lesiones en la boca.

En el presente caso, hemos podido visualizar unas imágenes en las superficies vestibulares de los dientes, sobre todo en los caninos superiores, de crecimiento nuevo de hueso, denominado osteítis expansiva. Este proceso es una reacción del hueso alveolar ante el aumento de la movilidad de un diente afectado de periodontitis o enfermedad periodontal. Se produce una mayor formación de hueso para intentar reforzar la inserción del ligamento periodontal al hueso alveolar y retrasar la pérdida del diente. Este proceso es muy frecuente en los dientes caninos superiores de los gatos.

BIBLIOGRAFÍA

1. Campbell RD, Peralta S, Fiani N, Scrivani PV. Comparing intraoral radiography and computed tomography for detecting radiographic signs of periodontitis and endodontic disease in dogs: an agreement study. Front Vet Sci. 2016; 31 (3) article 68.

2. Wisner E, Zwingenberger A. Atlas of Small Animal CT and MRI. West Sussex (UK): Wiley-Blackwell. 2015.

3. Moreno-Aguado B, Carrera I, Holdsworth A, Agthe P, Maddox TW, Trevail T. CT findings in 20 dogs and six cats with confirmed nasal foreign bodies. Vet Radiol Ultrasound. 2020; 61 (4): 417-23.

4. Du Pont G, DeBowes L. Atlas of dental radiography in dogs and cats. St Louis, Missouri (US): Saunders Elsevier. 2019.

5. Peralta S, Fiani N. Interpretation of dental radiographs in dogs and cats. Part 2: Normal variations and abnormal findings. TVP Journal.com January/February 2017; 55-66.

6. Llorens P, Whyte A, San Román Llorens F, Manzano B, San Román F. Radiología de la cavidad oral. En: Whyte A, San Román F, editores. Odontología en el perro gato y exóticos. Madrid: Editorial Marbán. 2019. 45-64.

7. Forrest LJ, Schwarz T. Oral cavity, mandible, maxilla and dental apparatus. In: Schwarz T, Saunders J, editors. Veterinary Computed Tomography. West Sussex (UK): Wiley-Blackwell. 2011: 111-24.

8. Soukup JW, Drees R, Koening LJ, Snyder Ch J, Hetzel S, Miles ChR, Schwarz T. Comparison of the diagnostic image quality of the canine maxillary dentoalveolar structures obtained by cone beam computed tomography and 64-multidetector row computed tomography. J Vet Dent. 2015; 32 (2): 80-6.

La aplicación de la TC en el diagnóstico y seguimiento de las patologías de las vías respiratorias altas como la cavidad nasal, senos paranasales, faringe y laringe es de gran importancia, pues esta es la prueba de elección no superada por ninguna otra, a excepción de la rinoscopia para la cavidad nasal, aunque esta última tiene sus limitaciones, pues solo permite ver los cornetes y meatos nasales, pero no alteraciones más profundas y extensas que afecten al tejido óseo.

CASO 9

Estornudos y descarga nasal persistente por espiga

PRESENTACIÓN

Carlino, macho de 4 años.

Paciente con estornudos y descarga nasal persistente; con una espiga nasal no apreciada en la TC. También muestra alteraciones dentales propias de un braquicéfalo.

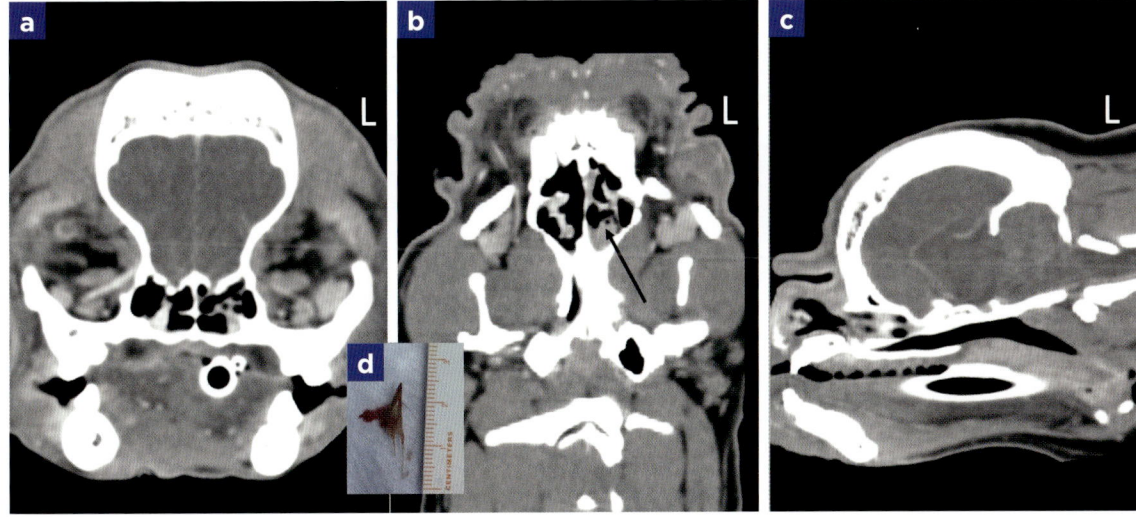

9.1. Braquicéfalo con espiga nasal. Planos transversal (a), dorsal (b) y sagital izquierdo (c) en fase de poscontraste y ventana de tejidos blandos y espiga extraída de la cavidad nasal izquierda (d). El estudio de TC no mostraba específicamente la espiga, pero sí un aumento de tamaño de la mucosa de la cavidad nasal izquierda (L) (flecha).

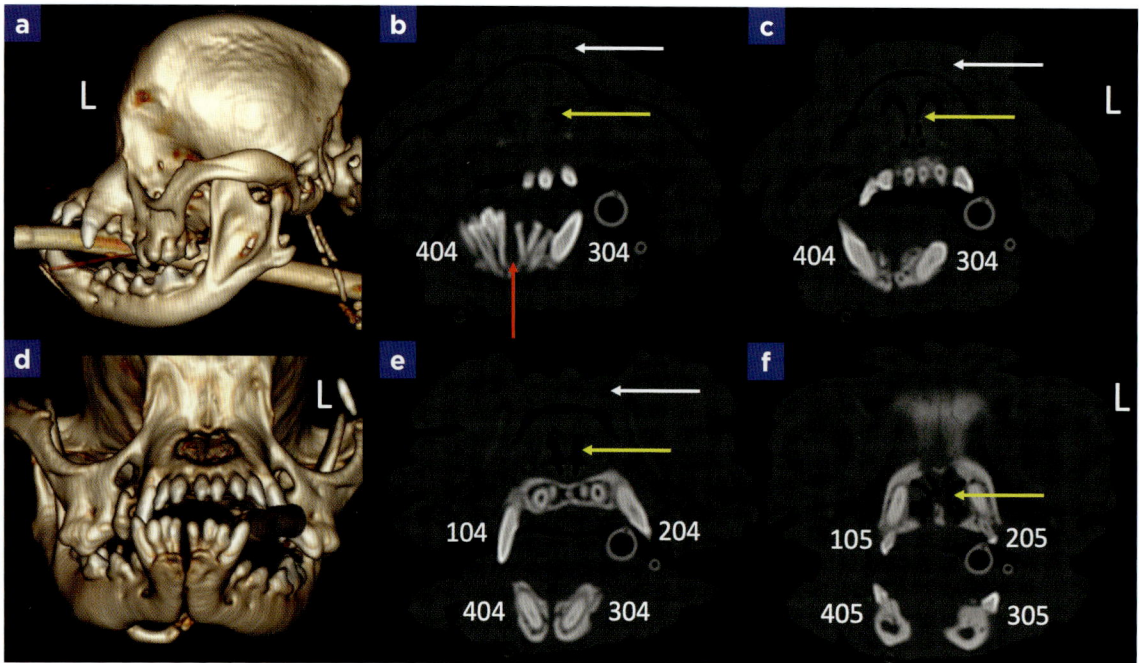

9.2. Alteraciones en los incisivos mandibulares. Imágenes en 3D lateral izquierda (a) y rostral (d) y planos transversales a la altura de los incisivos y primer premolar inferior (b, c, e y f). Se destaca el enorme desarrollo del pliegue facial (flechas blancas) y la estenosis de las fosas nasales (flechas amarillas), ambas características de la raza. En la región mandibular existe una falta de fusión de la articulación intermandibular con los incisivos mandibulares desigualmente desarrollados y con un evidente diastema entre los incisivos centrales (flecha roja). En las porciones rostrales existe una distribución simétrica de la mucosa de la cavidad nasal.

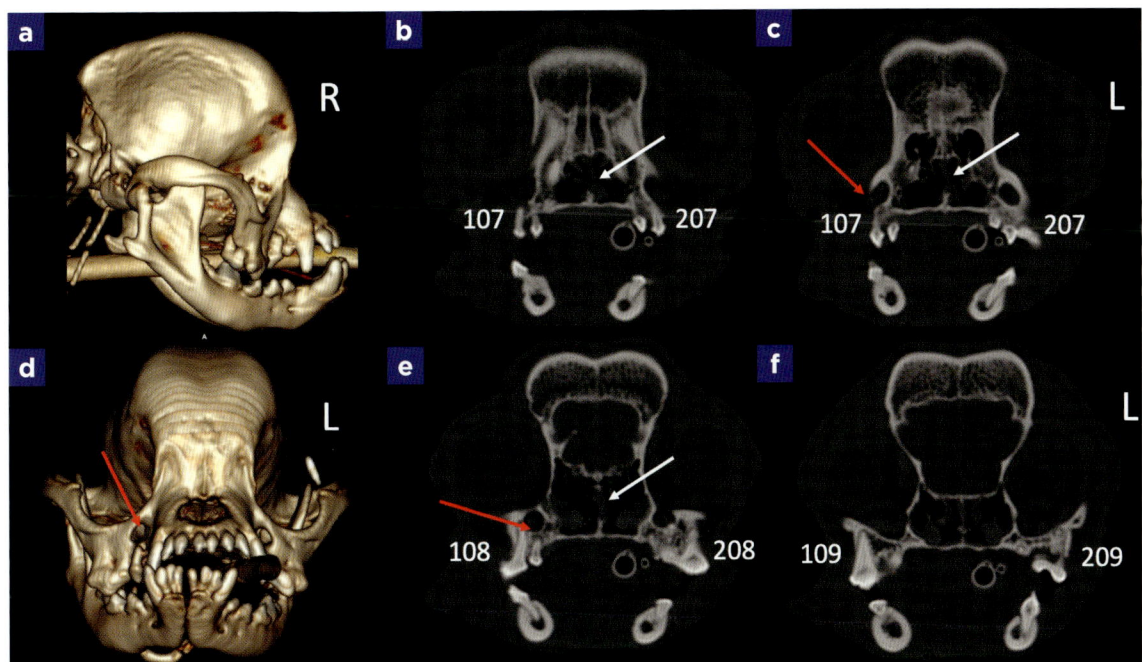

9.3. Alteraciones en premolares y desviación del septo nasal cartilaginoso. Imágenes en 3D lateral derecha (a) y rostral (d) y planos transversales a la altura de los últimos premolares y primeros molares superiores (b, c, e y f). En estas imágenes se destaca el estrecho contracto entre los premolares maxilares derechos tercero y cuarto (107 y 108) y el canal infraorbiario (flechas rojas). No se detectan diferencias importantes en la mucosa a ambos lados de la cavidad nasal, pero sí una marcada desviación del septo nasal hacia el lado izquierdo (flechas blancas).

VÍDEO DEL CASO 9

DISCUSIÓN

La presencia de cuerpos extraños lineales en la cavidad nasal es uno de los diagnósticos diferenciales de la enfermedad nasal crónica[1], respaldado por la forma de presentación o la presencia de descarga nasal unilateral, con estornudos.[2] La investigación de la presencia de estos cuerpos extraños lineales en la cavidad nasal mediante TC supone un reto especialmente, y no son infrecuentes los falsos negativos o positivos.[2]

La presencia de focos hipo- o hiperatenuantes con respecto a los tejidos blandos adyacentes, zonas con gas alrededor de la lesión o de estructuras angulares o lineales que no forman parte de la anatomía puede servir de ayuda para el diagnóstico[2-4] o incluso también ayuda evaluar la pérdida de la arquitectura de los cornetes nasales.[3]

En un estudio de 26 casos con cuerpos extraños en la cavidad nasal, en el 19,2 % no eran claramente visibles, con la presencia de una lesión focal unilateral, de aspecto lineal, homogénea y atenuante (20-60 UH) como posible signo sugerente, aunque sin poderse diferenciar de material mucoso o exudado. En otras ocasiones donde la lesión no era claramente visible aparecía una lesión heterogénea lineal o irregular caracterizada por la presencia de material de tejidos blandos atenuante y pequeñas burbujas de gas, por lo que se puede concluir que un estudio que no muestre los cuerpos extraños en la cavidad nasal no puede excluir su presencia.[4]

Es importante evaluar el posible cuerpo extraño en los tres planos de corte, en ventana de hueso y de tejidos blandos y tras la administración de un medio de contraste.[3]

El presente caso es interesante por mostrar una espiga, extraída de la cavidad nasal de un perro braquicéfalo, muy difícil de buscar en este tipo de cabezas con una cavidad nasal tan corta. La espiga se había plegado en el interior y no había forma de detectarla en la TC. En un estudio específico sobre espigas en la cavidad nasal se indicó que su presencia era raramente visible en TC (solamente en el 5 % de los casos), si bien la técnica puede servir para discriminar la rinitis producida por cuerpo extraño de otras formas de rinitis. [5]

El estudio sirve, además, para mostrar los característicos premolares apiñados de este tipo de cabezas. [6]

La desviación del septo nasal puede ser es una variante anatómica no relacionada con la edad, raza o sexo y los perros con índice facial mayor (por ejemplo, los perros braquicéfalos) suelen presentar mayor ángulo de desviación septal. [7] Sin embargo, en un estudio comparado entre braquicéfalos y perros con una conformación normal de la cabeza no se encontraron diferencias significativas en el ángulo de desviación septal entre estos grupos. [8]

También es interesante observar la falta de unión de la articulación intermandibular (sínfisis mandibular) y el estrecho contacto anatómico entre los últimos premolares del lado derecho con el canal infraorbitario. Cualquier infección de los mismos puede producir importantes alteraciones secundarias.

En conclusión, en este animal el cuerpo extraño no producía alteraciones dentales, las cuales eran dependientes del tipo racial.

BIBLIOGRAFÍA

1. Saunders JH, van Bree H, Gielen I, Rooster H. Diagnostic value of computed tomography in dogs with chronic nasal disease. Vet Radiol Ultrasound. 2003; 44 (4): 409-13.
2. Lamb CR, Pope EHW, Lee KCL. Results of computed tomography in dogs with suspected wooden foreign bodies. Vet Radiol Ultrasound. 2017; 58 (2): 144-50.
3. Vansteenkiste DP, Lee KCL, Lamb CR. Computed tomographic findings in 44 dogs and 10 cats with grass seed foreign bodies. J Small Anim Pract. 2014; 55 (11): 579-84.
4. Moreno-Aguado B, Carrera I, Holdsworth A, Agthe P, Maddox TW, Trevail T. CT findings in 20 dogs and six cats with confirmed nasal foreign bodies. Vet Radiol Ultrasound. 2020; 61 (4): 417-23.
5. Lafuma F, Tréhiou CB, Bernardin F, Blond L. Computed tomography may be helpful in discriminating grass awn foreign body rhinitis from non-foreign body rhinitis in dogs. Vet Radiol Ultrasound. 2021; 62: 533-40.
6. Peralta S, Fiani N. Interpretation of dental radiographs in dogs and cats. Part 2: Normal variations and abnormal findings. TVP Journal.com January/February 2017; 55-66.
7. Miles S, Schwarz T. Canine nasal septum deviation can be a normal variation and correlates with increasing skull indices. Vet Rad Ultrasound. 2020; 61 (3): 279-84.
8. Auger M. Alexander K, Beauchamp G. Dunn M. Use of CT to evaluate and compare intranasal features in brachycephalic and normocephalic dogs. J Small Anim Pract. 2016; 57 (10): 529-36.

CASO 10

Rinitis linfoplasmocitaria grave con fístula oronasal

PRESENTACIÓN

Dálmata, macho de 12 años.

Paciente con secreción nasal y estornudos por una rinitis linfoplasmocitaria grave con fístula oronasal secundaria.

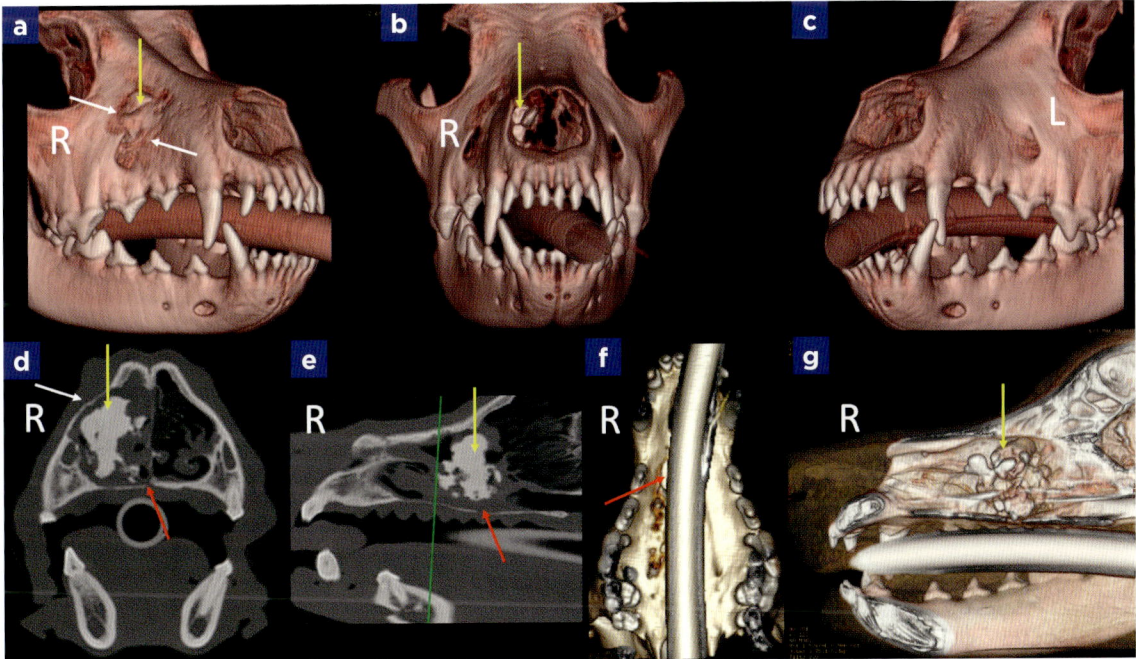

10.1. Fístula oronasal. Imágenes en 3D oblicua derecha (a), rostral (b) y oblicua izquierda (c); plano transversal, a la altura del tercer premolar maxilar derecho (107) (d), plano sagital derecho (R), imagen en 3D de la cara ventral del paladar duro (f) y reconstrucción en 3D de la mitad derecha de la cavidad nasal cortada por el plano mediosagital (g). En el lado derecho de la cavidad nasal derecha existe una masa hiperatenuante de gran tamaño (flechas amarillas) que produce erosión importante del maxilar derecho (flechas blancas), dorsalmente al agujero infraorbitario. También aparece lisis del paladar duro (flechas rojas), lo que da lugar a la producción de una fístula oronasal. Como hallazgo, a este animal le falta el primer premolar de las cuatro hemiarcadas.

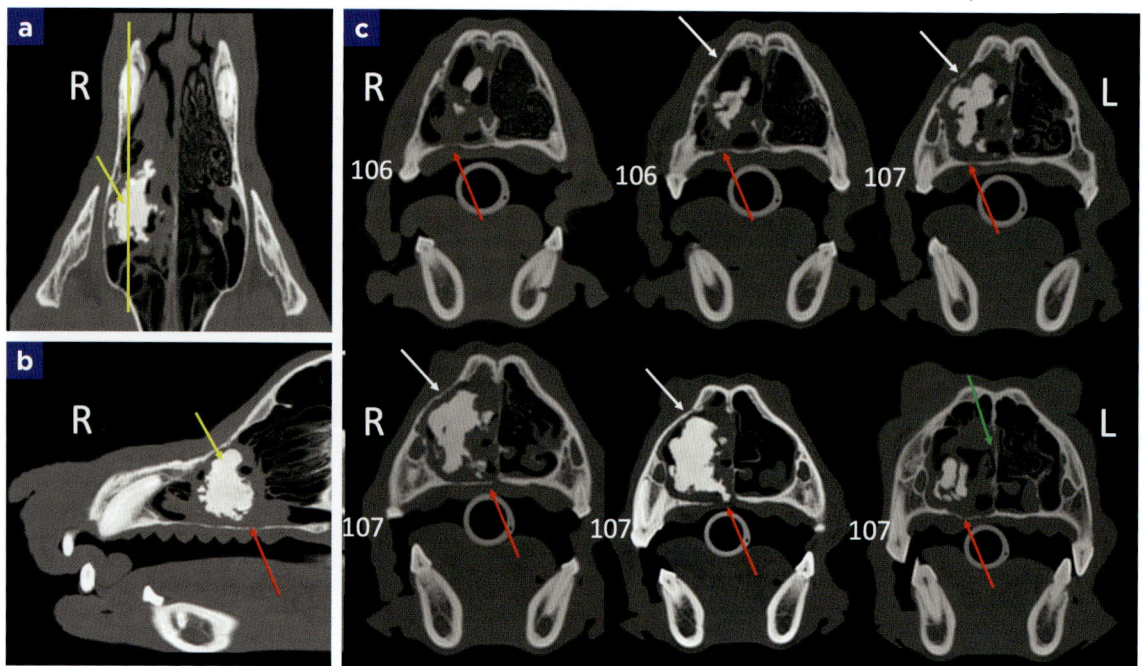

10.2. Masa en cavidad nasal. Plano dorsal (a) y sagital derecho (b) al nivel indicado por la línea amarilla (a) y planos transversales consecutivos entre el 106 y 107 (c). El lado derecho (R) de la cavidad nasal muestra una masa de gran tamaño y morfología irregular hiperatenuante (de atenuación mineral) presente en la porción media de la cavidad nasal (flecha amarilla). La masa se rodea de abundante opacidad de tejidos blandos (que se corresponden con proliferación mucosa y exudado). Existe pérdida completa de la arquitectura de los cornetes nasales dorsal y ventral del lado derecho y ligera desviación del septo nasal cartilaginoso (flecha verde) hacia el lado izquierdo (L) de la cavidad, que no se encuentra afectado. El hueso nasal está muy adelgazado dorsalmente al canal infraorbitario y prácticamente lisado en algunas zonas (flechas blancas). Algo similar ocurre en el paladar duro (flechas rojas). El laberinto etmoidal no está afectado.

VÍDEO DEL CASO 10

DISCUSIÓN

El animal muestra una rinosinusitis crónica que afecta al compartimiento derecho de la cavidad nasal, con una lesión aguda en superfice que se superpone a otra más crónica y grave. En el análisis histopatológico se diagnosticó una rinitis de tipo linfoplasmocitaria grave. El estudio descartó la naturaleza neoplásica de la lesión y la presecia de agentes infecciosos de tipo micótico.

La descarga nasal crónica, típica de los perros de gran tamaño[1], constituye uno de los problemas más frecuentes en el perro y no siempre es posible conocer su causa. Los dos orígenes más frecuentes son los tumores nasales y la aspergilosis, siendo menos frecuentes las rinitis por cuerpos extraños, las secundarias a enfermedades dentales y la rinitis linfoplasmocitaria idiopática (también conocida como rinitis inflamatoria crónica o rinitis inmunomediada), como es el caso de este animal.[2]

Los tumores nasales y la aspergilosis son las dos causas más habituales de descarga nasal crónica, que suele producir descarga nasal unilateral inicialmente, pero que progresa a bilateral a lo largo del tiempo. De igual forma, las rinitis de origen dental y la producida por cuerpos extraños se asocian a descarga nasal unilateral, mientras que la rinitis relacionada con infección, inflamación crónica, alergia o inmunitaria debería producir descarga nasal bilateral.[3]

La imagen de calcificación no es habitual de la rinitis linfoplasmocitaria, este tipo de imagen la producen también las rinitis por cuerpos extraños y los tumores nasales, entre otros procesos.[4]

BIBLIOGRAFÍA

1. Lefebvre J, Kuehn NF, Wortinger A. Computed tomography as an aid in the diagnosis of chronic nasal disease in dogs. J Small Anim Pract. 2005; 46 (6): 280-5.

2. Windsor RC, Johnson LR, Herrgesell EJ, De Cook AVE. Idiopathic lymphoplasmacytic rhinitis in dogs: 37 cases (1997-2002). J Am Vet Med Assoc. 2004; 224 (12): 1952-7.

3. Burgener DC, Slocombe RF, Zerbe CA. Lymphoplasmacytic rhinitis in five dogs. J Am Anim Hosp Assoc. 1987; 23: 565-8.

4. Wisner E, Zwingenberger A. Atlas of Small Animal CT and MRI. West Sussex (UK): Wiley-Blackwell. 2015.

Rinitis fúngica por *Aspergillus fumigatus*

PRESENTACIÓN

Pastor Alemán, macho de 10 años.

El paciente presenta descarga nasal bilateral crónica debido a una rinitis fúngica por *Aspergillus fumigatus*. Adicionalmente aparece una fractura dental, desgastes de superficies oclusales y artrosis de las ATM que no preocupaban al propietario. Se presentan tres estudios separados 10 meses entre sí.

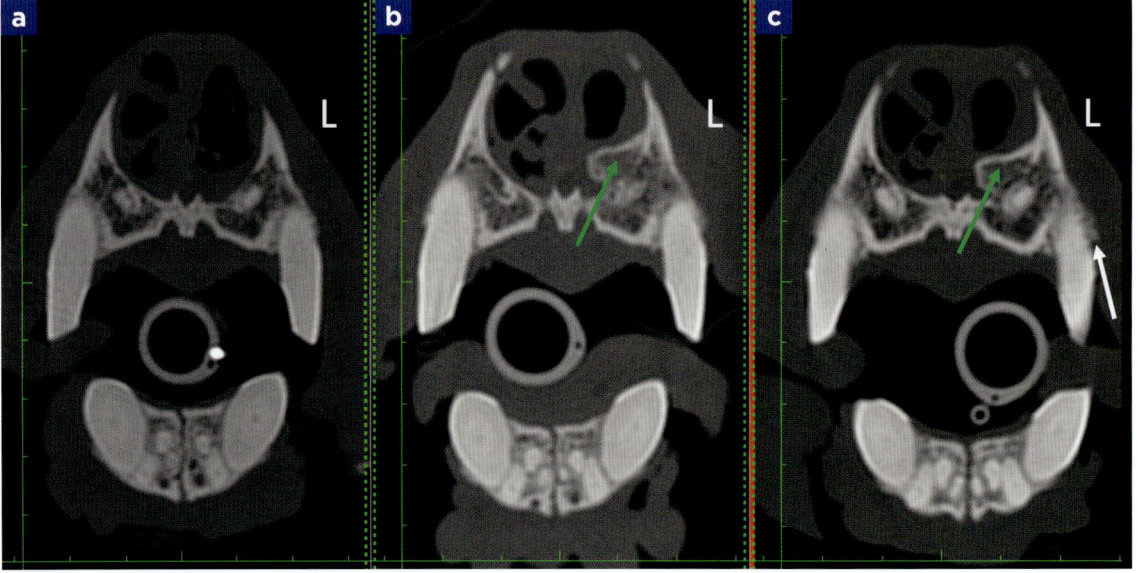

11.1. Rinitis fúngica con reacción del hueso maxilar. Cortes transversales a la altura de los caninos, separados por un intervalo de 10 meses entre sí (a-c). En el lado derecho de la cavidad nasal aparece una densidad de tejido blando, compatible con secreción, que engruesa la mucosa en los pliegues rectos y alar (es decir, las prolongaciones de los cornetes dorsal y ventral respectivamente), estrechando los meatos nasales dorsal medio y común. También aparece muy engrosada la mucosa del cartílago del septo nasal. En el lado izquierdo de la cavidad nasal se ha perdido la arquitectura de los pliegues, y en los estudios 2.º y 3.º (b y c) aparece lingualmente a la raíz del tercer incisivo maxilar izquierdo (203) una reacción de la cara medial del hueso incisivo (flecha verde). En el último estudio aparece una ligera reacción del hueso maxilar en la raíz del canino maxilar izquierdo (204) (flecha blanca).

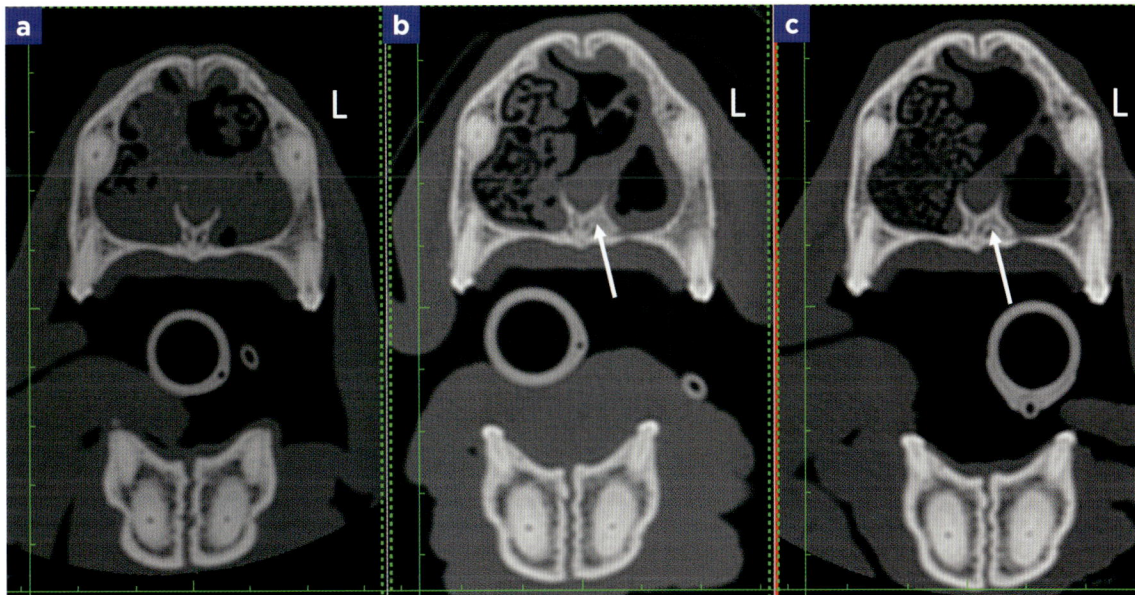

11.2. Rinitis fúngica a la altura de los primeros premolares maxilares. Cortes transversales separados por un intervalo de 10 meses entre sí (a-c). En ambos lados de la cavidad nasal, especialmente en los estudios de control (b y c), se pierde la arquitectura nasal del lado izquierdo y aparece una neoformación ósea lateral al hueso vómer (flechas blancas).

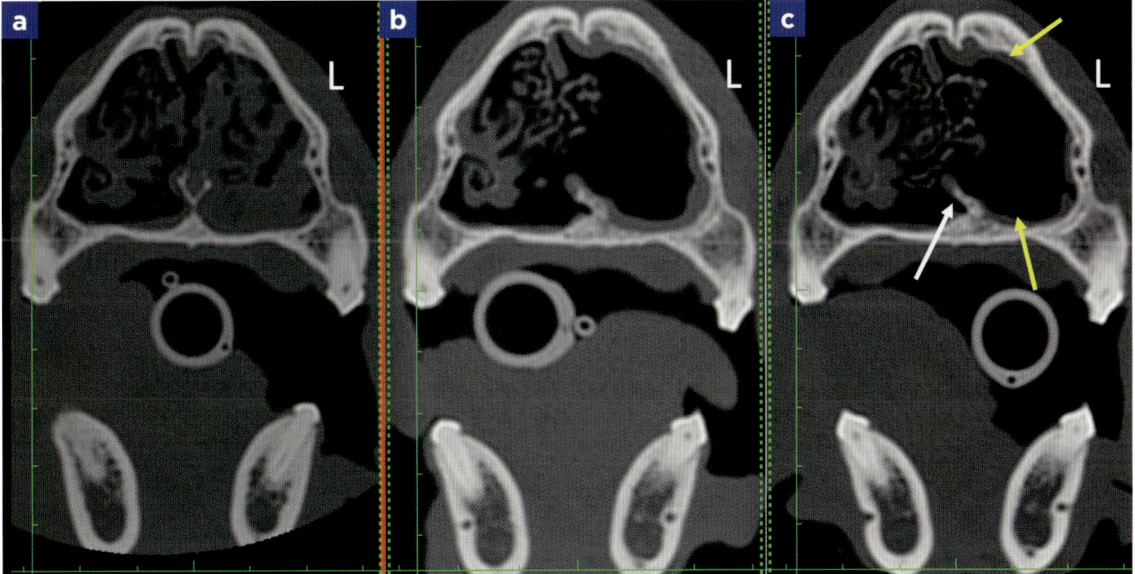

11.3. Rinitis fúngica a la altura de los terceros premolares maxilares. Cortes transversales separados por un intervalo de 10 meses entre sí (a-c). Es llamativa la completa desorganización del hueso vómer en los dos últimos estudios (flecha blanca). En el lado izquierdo de la cavidad nasal (L) existe una pérdida grave e intensa de la arquitectura de los cornetes nasales y solamente se aprecia un engrosamiento de la mucosa que tapiza las paredes de dicha cavidad (flechas amarillas).

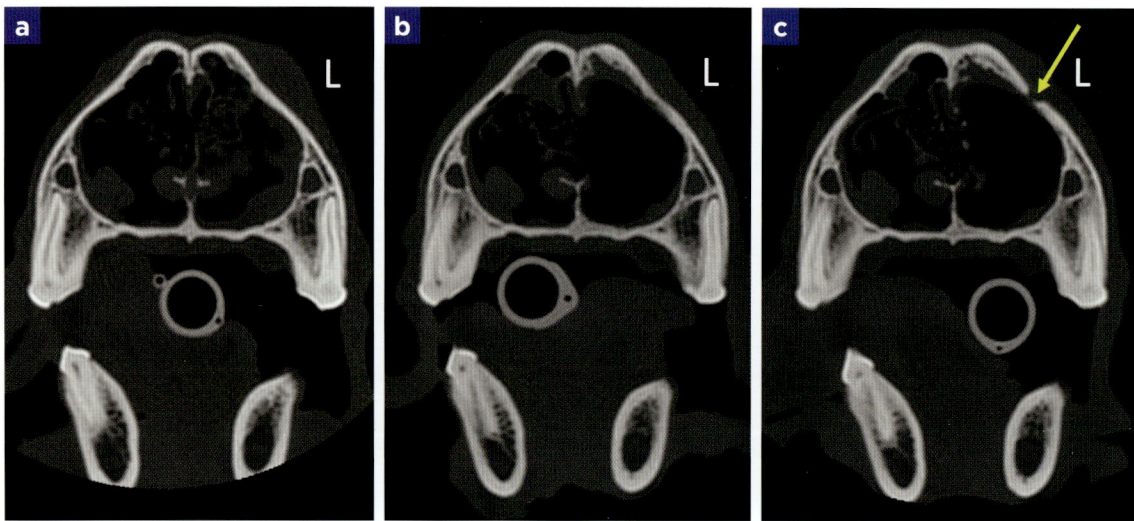

11.4. Rinitis fúngica a la altura de los cuartos premolares maxilares. Cortes transversales separados por un intervalo de 10 meses entre sí (a-c). Dorsalmente al conducto infraorbitario izquierdo y a la altura de las raíces mesiales del cuarto premolar maxilar izquierdo (208) se detecta una lisis del hueso maxilar (flecha amarilla). Está ausente el cuarto premolar mandibular izquierdo (308).

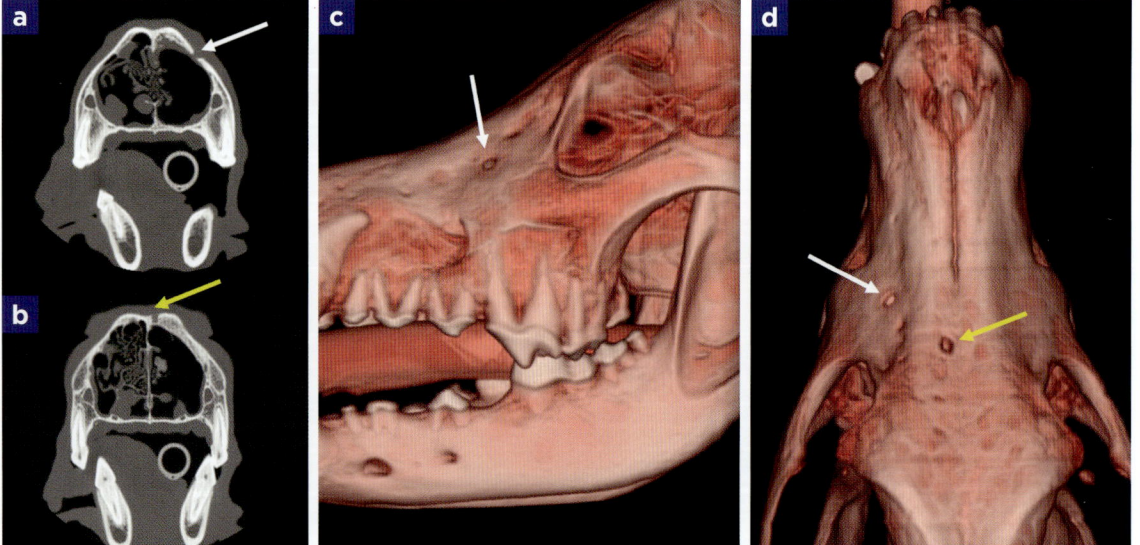

11.5. Rinitis fúngica con lisis del hueso maxilar. Cortes transversales a la altura del cuarto premolar maxilar (a y b) e imágenes en 3D de la región facial en vistas lateral (c) y dorsal (d), con áreas de lisis en el hueso maxilar (flechas blancas y amarillas) solamente presentes en el último control (a los 20 meses).

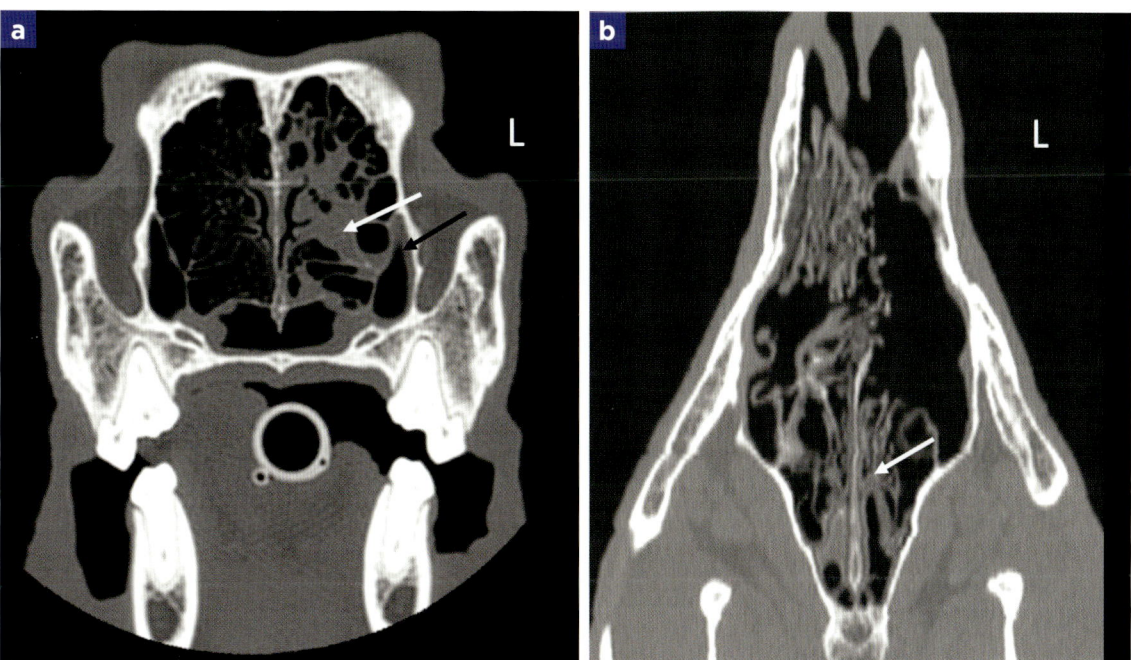

11.6. Rinitis fúngica (2.º estudio). Planos de corte transversal (a) y dorsal (b). Existen engrosamientos de la mucosa del laberinto etmoidal (flechas blancas) y acúmulo de secreción en las paredes del seno maxilar izquierdo (flecha negra).

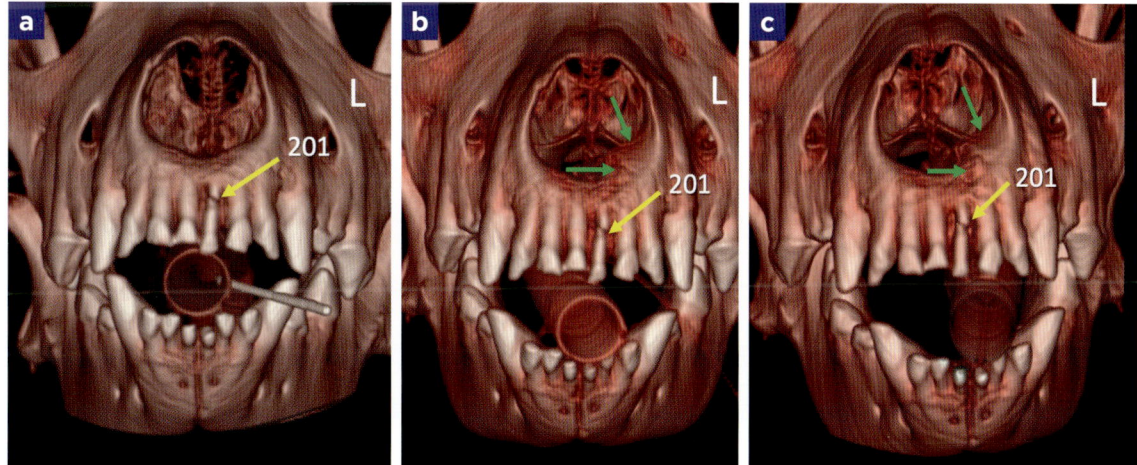

11.7. Fractura en la raíz del primer incisivo maxilar izquierdo (201) y remodelación del maxilar. Imágenes en 3D en vista rostral del mismo animal en un primer estudio (a); un segundo estudio a los 10 meses (b) y un tercer estudio a los 20 meses del primero (c). Se aprecia una fractura transversal de la raíz del primer incisivo maxilar izquierdo (201) (fractura de tipo 7) (flechas amarillas), sin grandes variaciones con el tiempo, y una importante remodelación ventromedial del hueso maxilar izquierdo (L), que aparece solo en los dos últimos estudios (flechas verdes).

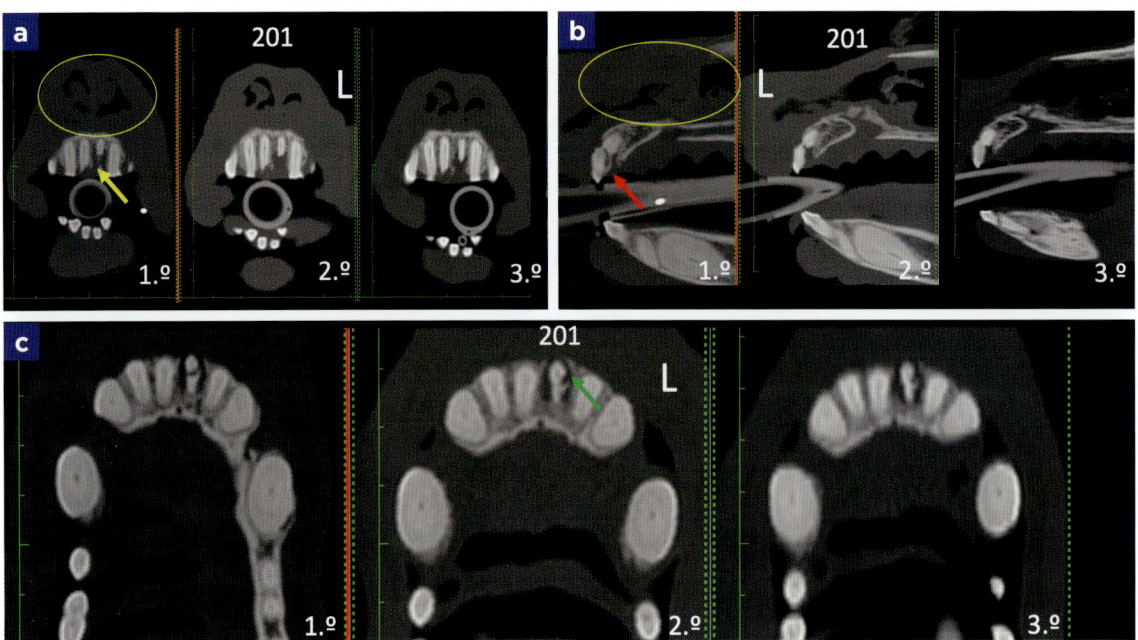

11.8. Evolución de la fractura de la raíz del primer incisivo maxilar izquierdo (201) en tres controles seriados, cada 10 meses. Planos transversales (a), sagitales del lado izquierdo (b) y dorsales (c). En cada plano se ordena, de izquierda a derecha, el estudio inicial (1.º) y los dos siguientes (2.º y 3.º). Los planos transversales (a) muestran una zona hipoatenuante correspondiente a la lisis de la porción ventral del hueso incisivo, especialmente a la altura de los dos incisivos centrales (flecha amarilla). Los planos sagitales (b) muestran el desplazamiento labial del fragmento de raíz fracturado (flecha roja); los planos dorsales (c) evidencian una importante ampliación de la zona del ligamento periodontal que rodea a los incisivos, compatible con una periodontitis radicular (flecha verde). Aunque no existen variaciones importantes en la fractura del diente incisivo, sí se aprecian en la arquitectura y densidad del vestíbulo nasal (círculos) (a y b) con una pérdida de la arquitectura del cartílago del septo nasal y del pliegue alar, especialmente en el lado izquierdo (L). La fractura del diente incisivo fue un hallazgo, en el primer estudio, que no producía especial preocupación en los propietarios.

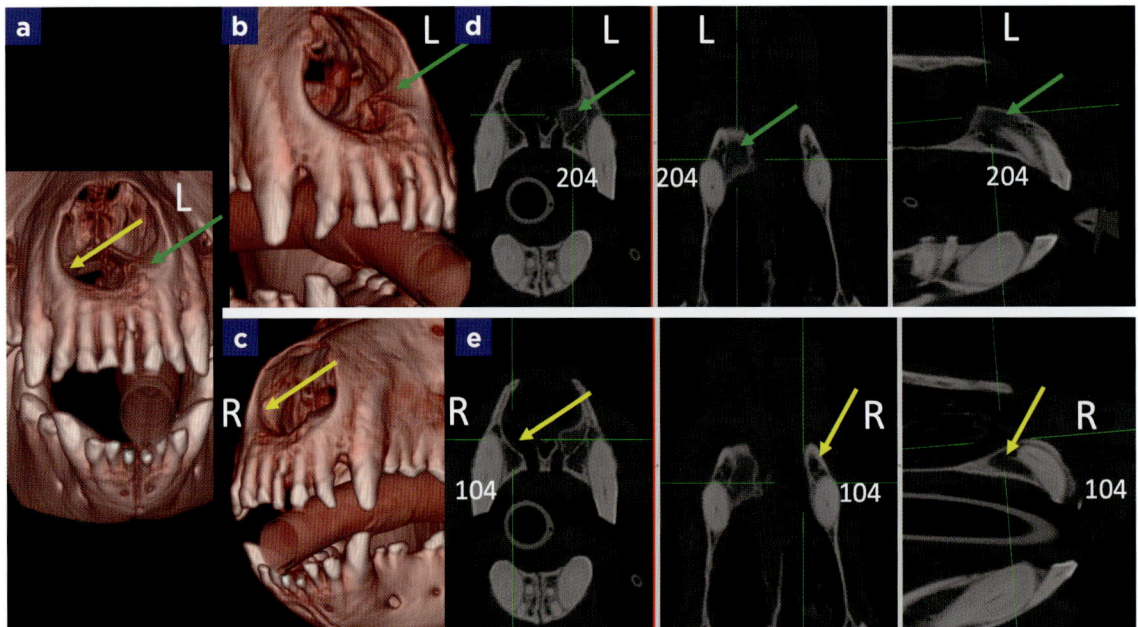

11.9. Remodelación del hueso maxilar izquierdo. Imágenes en 3D de los incisivos en vistas rostral (a) y oblicuas (b y c). Reconstrucciones ortogonales realizadas sobre el canino maxilar izquierdo (204) (d) y el derecho (104) (e). Se aprecia la reacción en la superficie ventromedial del hueso maxilar izquierdo (flechas verdes) en comparación con el lado derecho, que aparece normal (flechas amarillas).

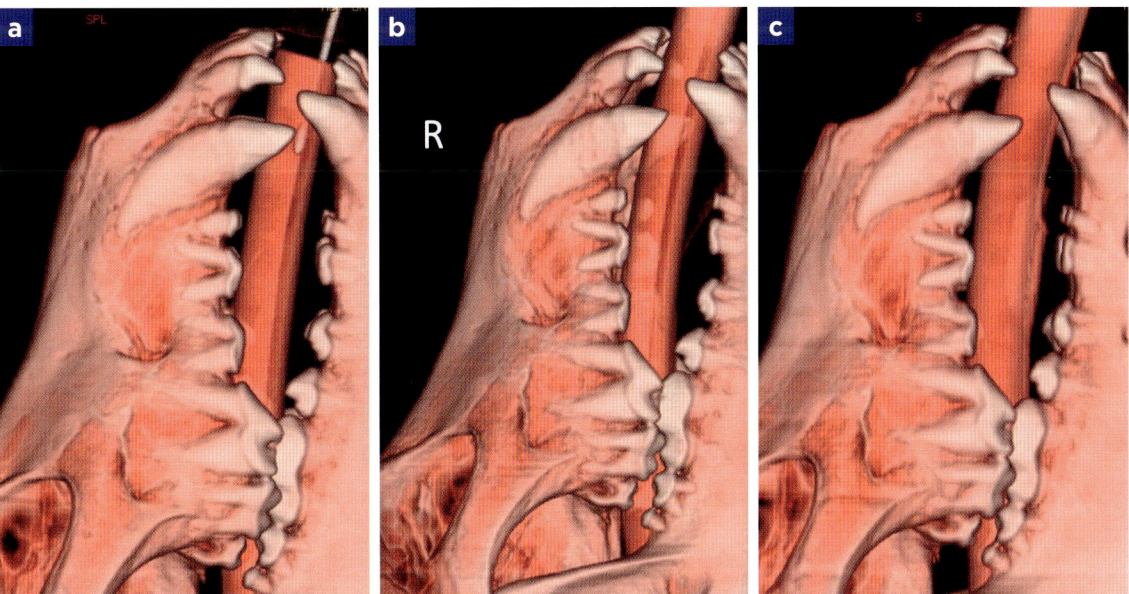

11.10. Características de la dentición del lado derecho (R). Vistas de la misma región en tres controles seriados cada 10 meses (a-c). Los premolares presentan sus cúspides coronales muy aplanadas, que no se han modificado en los tres estudios consecutivos.

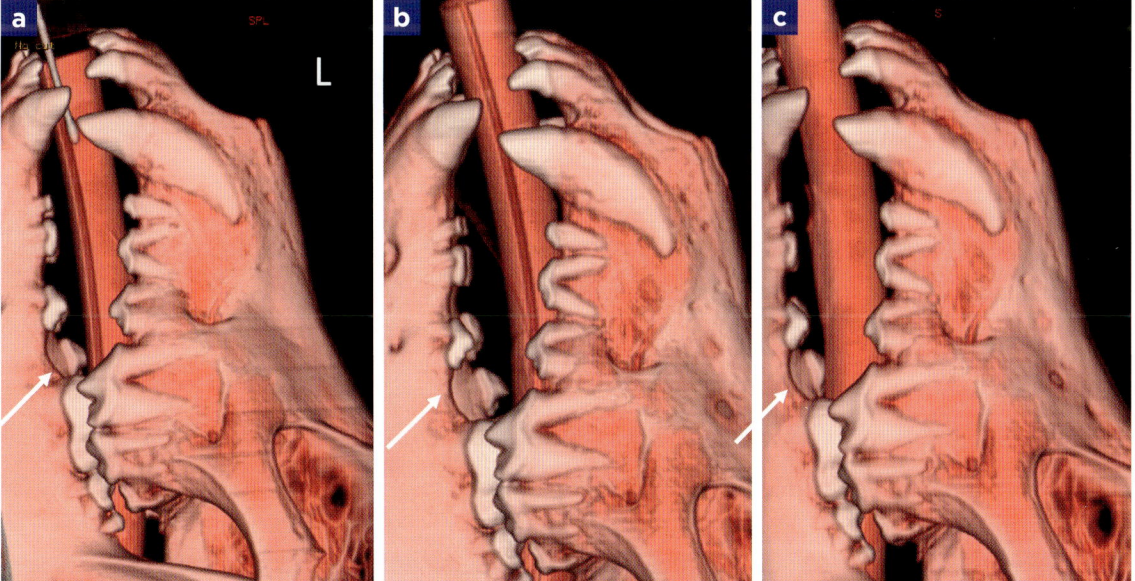

11.11. Características de la dentición del lado izquierdo (L). Vistas de la misma región en tres controles seriados cada 10 meses (a-c). A diferencia del lado derecho, en este lado las cúspides están algo más desarrolladas. Está ausente el cuarto premolar mandibular izquierdo (308) (flechas). No existen grandes modificaciones a lo largo de los 20 meses.

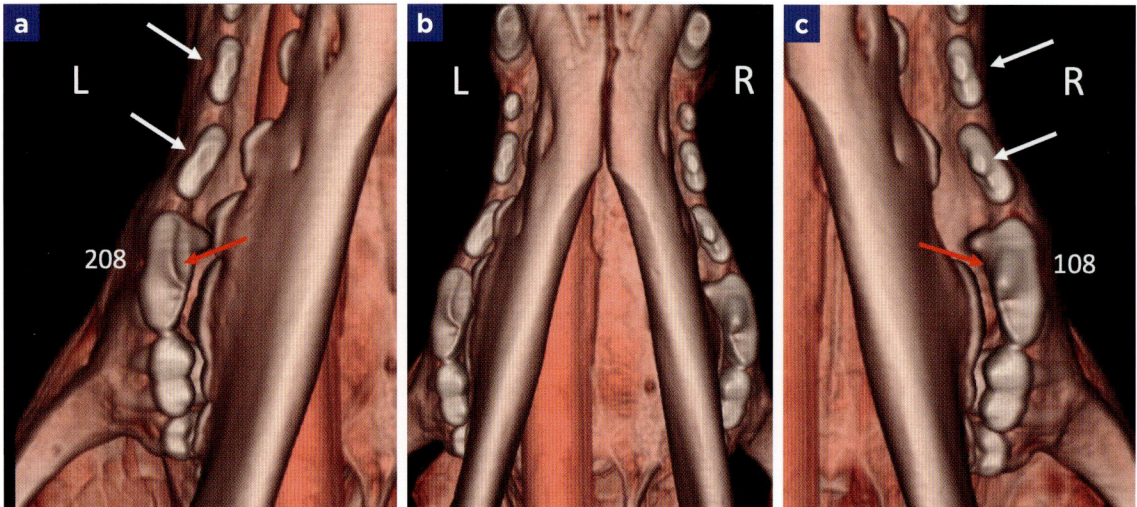

11.12. Desgaste desigual e irregular de las coronas de los premolares maxilares. Imágenes ventrales de la mandíbula (a-c). Mientras que en el lado izquierdo (L) se han perdido por desgaste las cúspides coronales de los premolares, en el lado derecho (R) se conservan (flechas blancas). Aparece muy distinto el desgaste coronal de la cara lingual del cuarto premolar maxilar izquierdo (208) si se compara con el del lado contralateral (108) (flechas rojas). Al estar ausente el cuarto premolar mandibular izquierdo (308), se ha producido un desplazamiento mesial o mesialización de los dientes molares de esta arcada, produciéndose contactos oclusales irregulares y anómalos que han provocado un desgaste coronal por atrición.

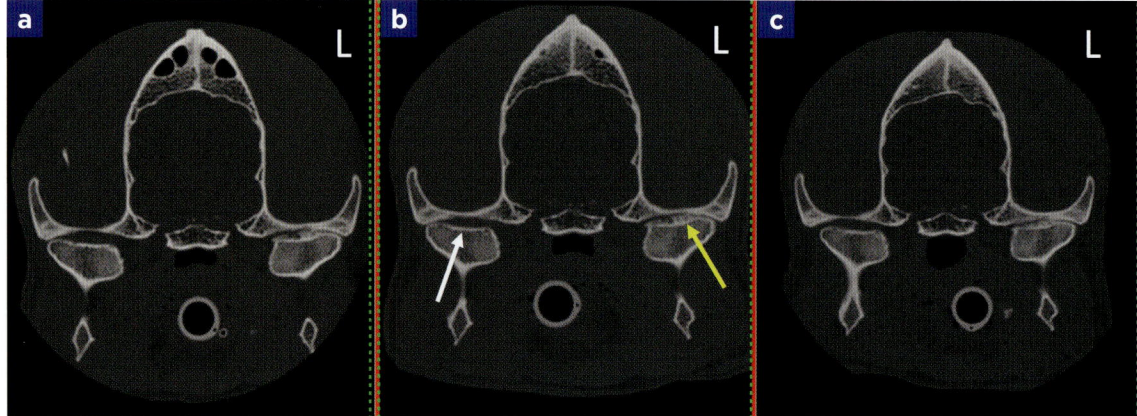

11.13. Artrosis de las articulaciones temporomandibulares. Cortes transversales separados por un intervalo de 10 meses entre sí (a-c). La ATM derecha muestra un claro aumento del espacio articular entre el hueso temporal y la apófisis condilar de la mandíbula (flecha blanca). La ATM izquierda (L) muestra una evidente remodelación del hueso subcondral de la apófisis condilar de la mandíbula (flecha amarilla). Las imágenes se mantienen similares en los tres estudios.

VÍDEO DEL
CASO 11

DISCUSIÓN

Este caso clínico presenta tres patologías bien distintas y no relacionadas entre sí: una rinitis fúngica bilateral crónica (aspergilosis nasal), una fractura de un diente incisivo superior complicada con periodontitis y la ausencia de un premolar inferior con repercusiones oclusales de desgaste por atrición.

La rinitis fúngica, en la que se identificó el hongo responsable, *Aspergillus fumigatus*, que suele ser el más frecuentemente implicado. Produce especialmente afectación de las porciones rostral y media de la cavidad nasal, destruyendo su arquitectura con presencia de masa de tejidos blandos.[1-3] Con frecuencia afecta a los huesos vómer y maxilar, como en este caso. En este animal, el laberinto etmoidal estaba invadido por secreción, pero sin presencia de lisis, si bien es verdad que cuando existe acúmulo del material citado en la mucosa se reduce la visibilidad anatómica de los cornetes para excluir fenómenos de lisis.[4] Tampoco existía afectación de los senos frontales, aunque sí del seno maxilar izquierdo, de ahí que utilicemos el término de rinosinusitis que es más preciso. En este caso afectaba de modo bilateral. Es llamativa la reacción del hueso incisivo, posiblemente a consecuencia de la infección.

En relación con la dentición, es interesante la fractura complicada, de tipo 7[5], del incisivo central maxilar izquierdo (201). Existe abundante lisis del hueso esponjoso alveolar que rodea a la raíz del diente. La fractura en ningún momento produjo preocupación en los propietarios, por no manifestar el perro síntomas o signos clínicos relevantes.

El estudio demuestra, asimismo, el desigual desgaste de la boca, especialmente en los premolares maxilares izquierdos, la pérdida del cuarto premolar mandibular izquierdo (308), y la mesialización del resto de dientes posteriores de la misma arcada.

Los dientes pueden sufrir desgastes por erosión, atrición y abrasión:

- La **erosión** es la pérdida progresiva de la superficie dental por la disolución química o ácida. Es muy poco frecuente en los perros y gatos y muy habitual en los humanos por consumo demasiado frecuente de bebidas carbonatadas y zumos de frutas con altos niveles de acidez. Puede aparecer en animales que sufran reflujo gastroesofágico.
- La **atrición** es la pérdida progresiva de la superficie dura de los dientes debido al rechinamiento o masticación contra los dientes opuestos.
- La **abrasión** es la pérdida progresiva del esmalte dental y se asocia normalmente a malos hábitos como morder palos, piedras o correas metálicas.[6]

La TC es la técnica por imagen de elección para el diagnóstico de la artrosis de la ATM.[7-12] En el lado derecho existe una clara incongruencia articular y en el izquierdo una remodelación del hueso subcondral, signos no especialmente habituales que se suelen caracterizar más bien por la presencia de osteofitos en la porción medial de la apófisis condilar y no tanto por los mostrados en este perro. La artrosis puede ser compatible con una sobrecarga articular en este lado derecho, estar producida por hábitos parafuncionales, interferencias oclusales o maloclusiones. En este caso en particular no se aprecian maloclusiones ni interferencias oclusales importantes y la causa más probable es por hábitos parafuncionales como morder cuerpos extraños por este lado (palos, piedras, correas).

El presente caso es un buen ejemplo para no pasar por alto en los estudios de TC las patologías dentales, aunque el caso fuese remitido por una evidente patología nasal.

BIBLIOGRAFÍA

1. Saunders JM, Zonderland JL, Clerck C, Gielen I, Snaps FR, Sullivan M, et al. Computed tomographic findings in 35 dogs with nasal aspergillosis. Vet Radiol Ultrasound. 2002; 43 (1): 5-9.

2. Lefebvre J, Kuehn NF, Wortinger A. Computed tomography as an aid in the diagnosis of chronic nasal disease in dogs. J Small Anim Pract. 2005; 46 (6): 220-5.

3. Benitah N. Canine nasal aspergillosis. Clin Tech Small Anim Pract. 2006; 21 (2):81-8.

4. Uosyte R, Shaw DJ, Gunn-Moore DA, Fraga-Manteiga E, Schwarz T. Effects of fluid and computed tomographic technical factors on conspicuity of canine and feline nasal turbinates. Vet Radiol Ultrasound. 2015; 56 (5): 494-502.

5. American Veterinary Dental College (Nomemclature Committee) 2012. www.avdc.org

6. Díaz ROE, Estrada EBE, Franco G, Espinoza PCA, González MRA, Badillo ME. Lesiones no cariosas: atrición, erosión, abrasión, abfracción, bruxismo. Oral. 2011; 38: 742-4.

7. King AM. Diagnostic imaging of the tympanic bulla and temporomandibular joint in the dog, cat and rabbit. Doctoral thesis. Glasgow (UK). 2008.

8. Gracis M. Temporomandibular joint disease in dogs and cats. World Small Animal Veterinary Association. World Congress Proceedings. 2015.

9. Arzi B, Cissell DD, Verstraete FJM, Hass JM, Kass PH, DuRaine GD, et al. Computed tomographic findings in dogs and cats with temporomandibular joint disorders; 58 cases (2006-2011). J Am Vet Med Assoc. 2013; 242 (1): 69-75.

10. Castejón AC, Ruiz Fernández MJ, Novales M, San Román Ascaso F. Articulación temporomandibular: En: San Román Acaso F, editor. Cirugía oral y maxilofacial del perro y el gato. Zaragoza: Editorial Servet. 2021: 132-45.

11. Wisner E, Zwingenberger A. Atlas of Small Animal CT and MRI. West Sussex (UK): Wiley-Blackwell. 2015.

12. San Román Ascaso F, De la Morena Cabanillas M, García Real I, Novales Durán M, San Román Llorens JM, Fernández Sánchez JM. Patología quirúrgica de la articulación temporomandibular en pequeños animales. Rev Argos. 2016; 177: 38-43.

En este apartado se describen dos casos que tienen en común haber producido modificaciones importantes en la posición del aparato hiodeo.

CASO 12

Múltiples patologías detectadas por TC

PRESENTACIÓN

Perra mestiza de 7 años.

Paciente con otitis externa supurativa del oído izquierdo e inflamación cervicofacial ipsilateral por un absceso, fractura del aparato hioideo, presencia de un nódulo nasofaríngeo y alteraciones dentales muy graves.

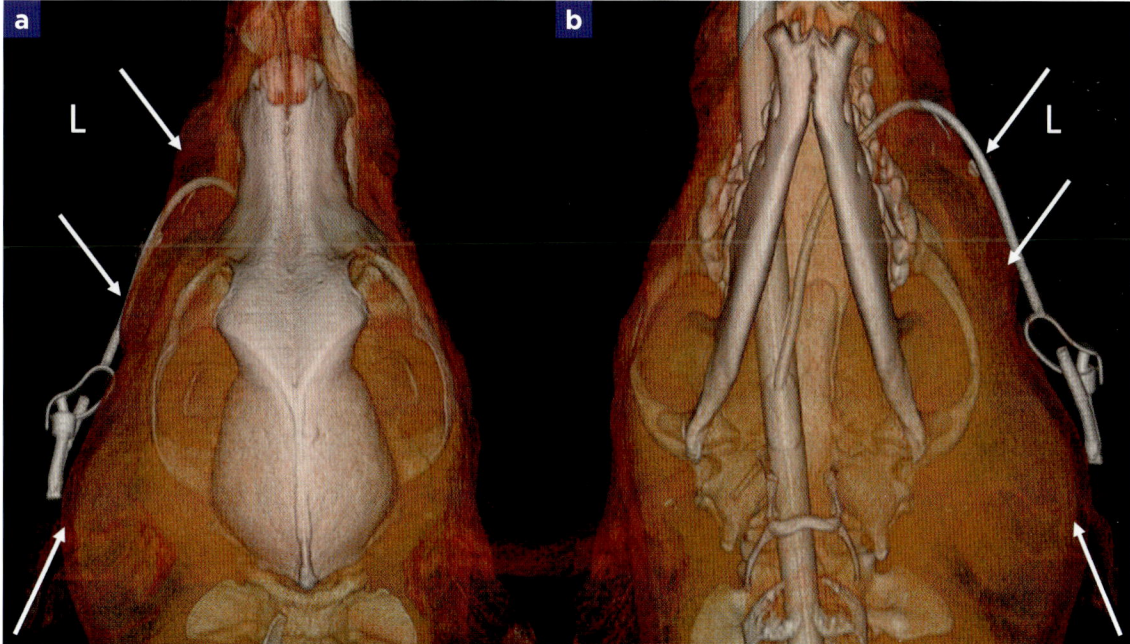

12.1. Signos de inflamación cervicofacial izquierda. Imágenes en 3D en vistas dorsal (a) y ventral (b) destacando los tejidos blandos y la extensión de la inflamación que se extiende hasta la mitad de la cara (flechas). En el lado izquierdo (L), aparece un accesorio para el inflado del tapón de neumotaponamiento del tubo endotraqueal. Se aprecia la ausencia de los incisivos mandibulares.

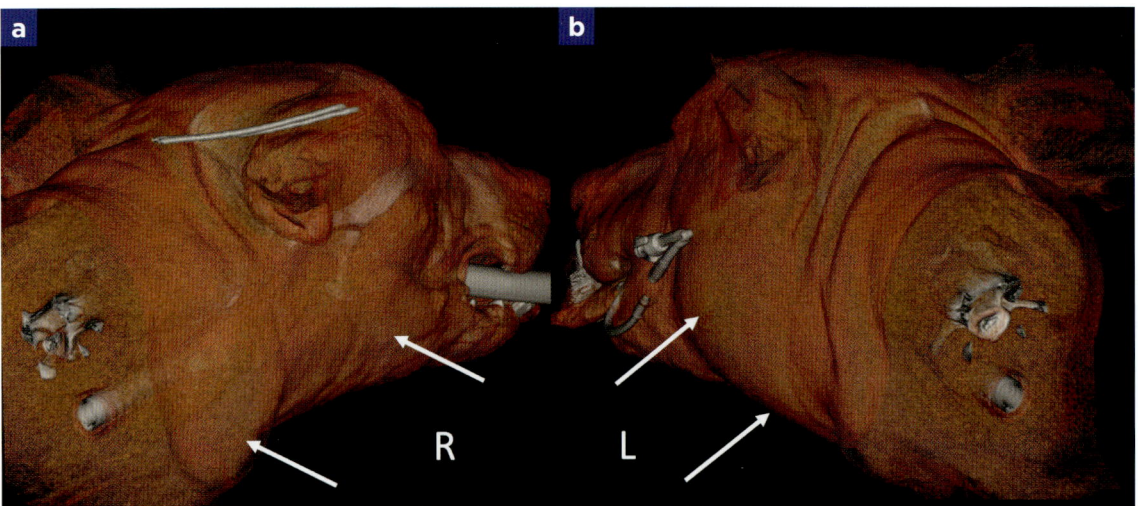

12.2. Inflamación de ambos lados del cuello. Imágenes en 3D oblicuas derecha (a) e izquierda (b) que destacan, por ambos lados, la inflamación de la porción caudal de la cara y craneal del cuello (flechas).

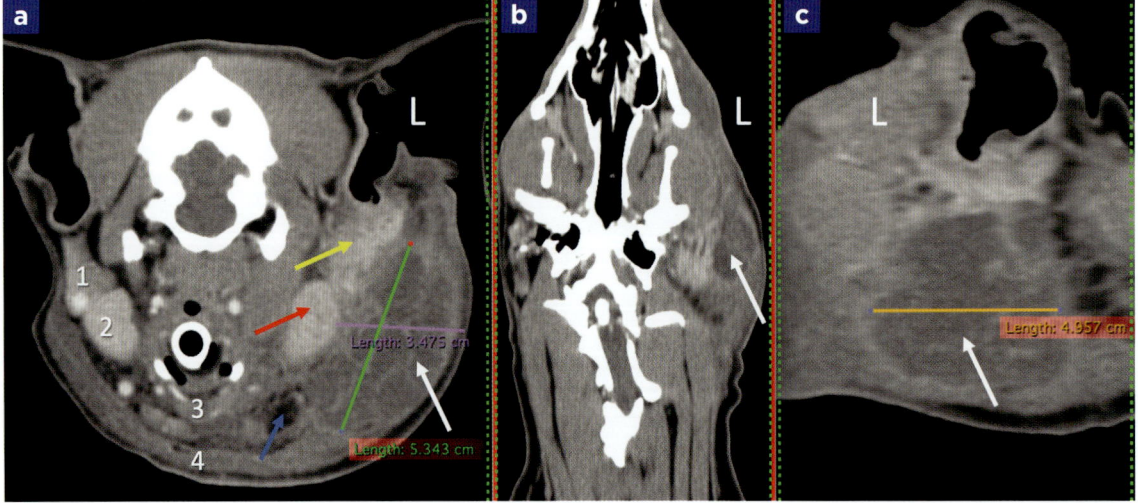

12.3. Absceso en la región cervicofacial izquierda. Planos transversal (a), dorsal (b) y sagital izquierdo (c). Bajo el pabellón auricular izquierdo aparece un área de gran tamaño (3,4 cm de anchura×5,3 cm de altura×4,9 cm de longitud), hipoatenuante (15 UH), de bordes mal delimitados (compatible con líquido o secreción purulenta) (flecha blanca), que deforma lateralmente la región y desplaza medialmente las glándulas salivares parótida (flecha amarilla) y mandibular (roja). En porciones ventrales se aprecian zonas con gas entre el músculo milohiodeo y el músculo platisma (flecha azul). La parótida izquierda aparece mal delimitada ventralmente y con menor atenuación que la contralateral. Referencias: glándula parótida (1), glándula mandibular (2), músculo milohiodeo (3), músculo platisma (4).

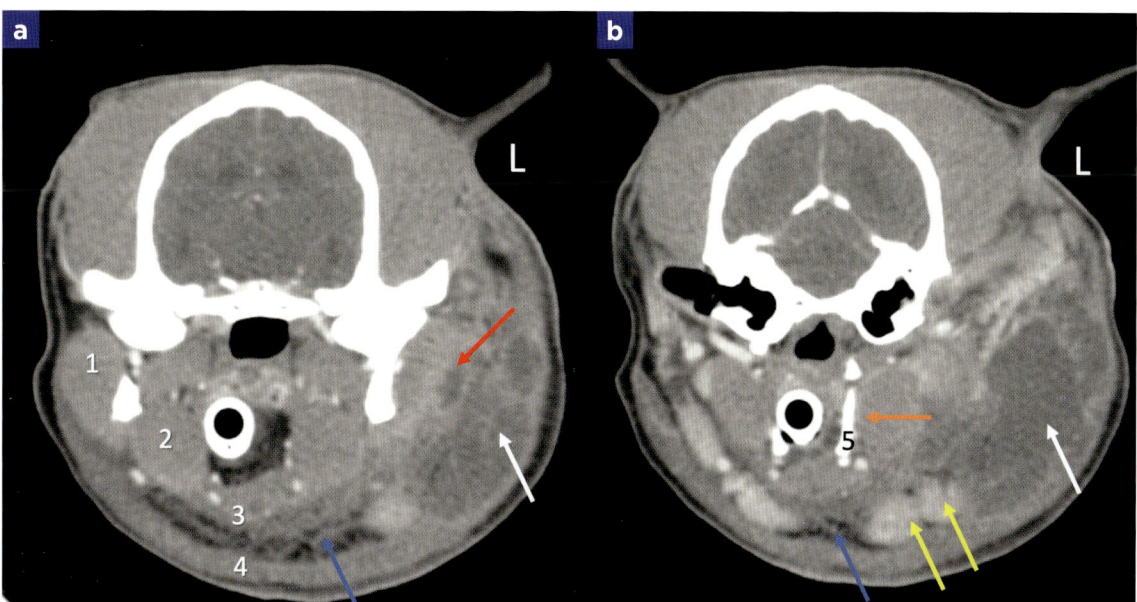

12.4. Absceso en la región cervicofacial izquierda. Plano transversal a la altura de las ATM (a) y de las bullas timpánicas (b). El absceso (flechas blancas) asciende hasta el conducto auditivo izquierdo que lo comprime y se infiltra en el músculo masetero (flecha roja), produciendo un desplazamiento medial del aparato hioideo (flecha naranja). Existen signos de infiltración de gas dorsalmente al músculo platisma (flechas azules). Los nódulos linfáticos mandibulares (flechas amarillas) aparecen aumentados de tamaño con respecto a los contralaterales. Referencias: músculo masetero (1), músculo pterigoideo medial (2), músculo milohiodeo (3), músculo platisma (4), hueso epihioides (5).

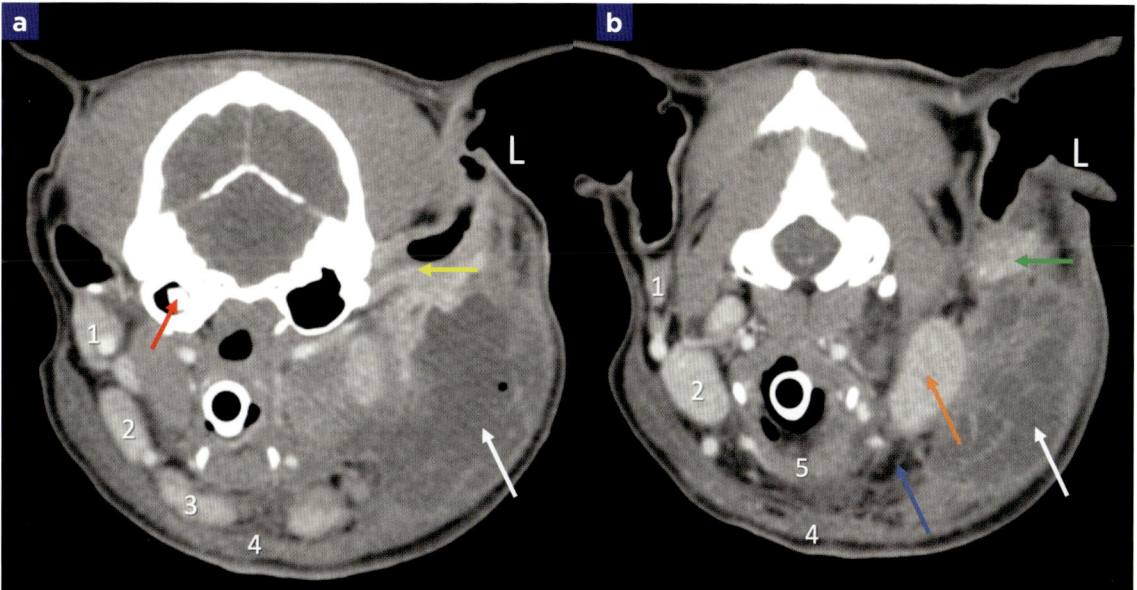

12.5. Absceso en la región cervicofacial izquierda. Plano transversal a la altura de las bullas timpánicas (a) y de los cóndilos del occipital (b). El absceso (flechas blancas) desplaza dorsalmente a la parótida (flecha verde), que se muestra hipoatenuante con respecto a la contralateral. La glándula mandibular izquierda aparece aumentada de tamaño (flecha naranja). A este nivel persiste la infiltración de gas entre el músculo milohiodeo y el músculo platisma (flecha azul). Existe un aumento de tamaño y opacidad de la porción horizontal del conducto auditivo izquierdo (flecha amarilla) y un otolito en la bulla timpánica derecha (flecha roja). Referencias: glándula parótida (1), glándula mandibular (2), nódulo linfático mandibular (3), músculo platisma (4), músculo milohiodeo (5).

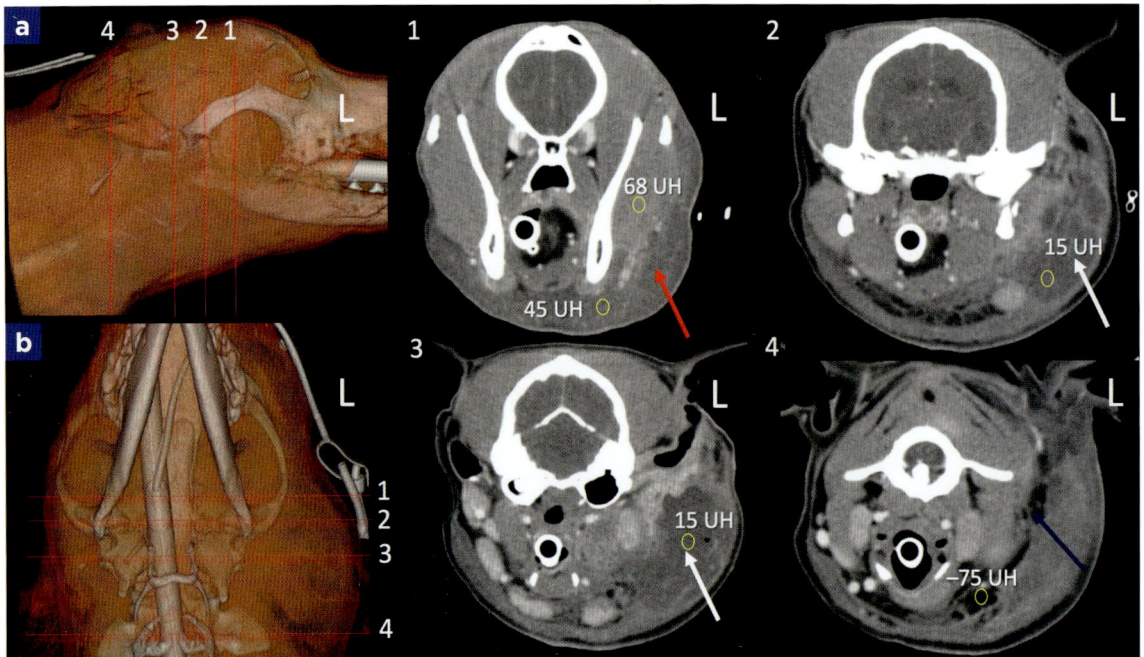

12.6. Relación entre la deformación de cara y cuello y las alteraciones en los tejidos blandos. Imágenes en 3D lateral derecha (a) y ventral (b). Aparecen cuatro líneas (1-4) que indican al nivel que se han obtenido los correspondientes planos transversales. Mediante círculos se marca la región de interés (ROI) para determinar las unidades Hounsfield (UH) en distintas zonas. Así, se identifican las del músculo masetero (68 UH); edema (45 UH), que se distribuye a ambos lados en las porciones ventrales del cuello (flecha roja); absceso, con mayor contenido líquido (15 UH); incluso zonas de aire en planos fasciales (–75 UH), indicativo de pequeñas zonas de enfisema. El conjunto de todas estas alteraciones en los tejidos blandos explica la deformación cervicofacial.

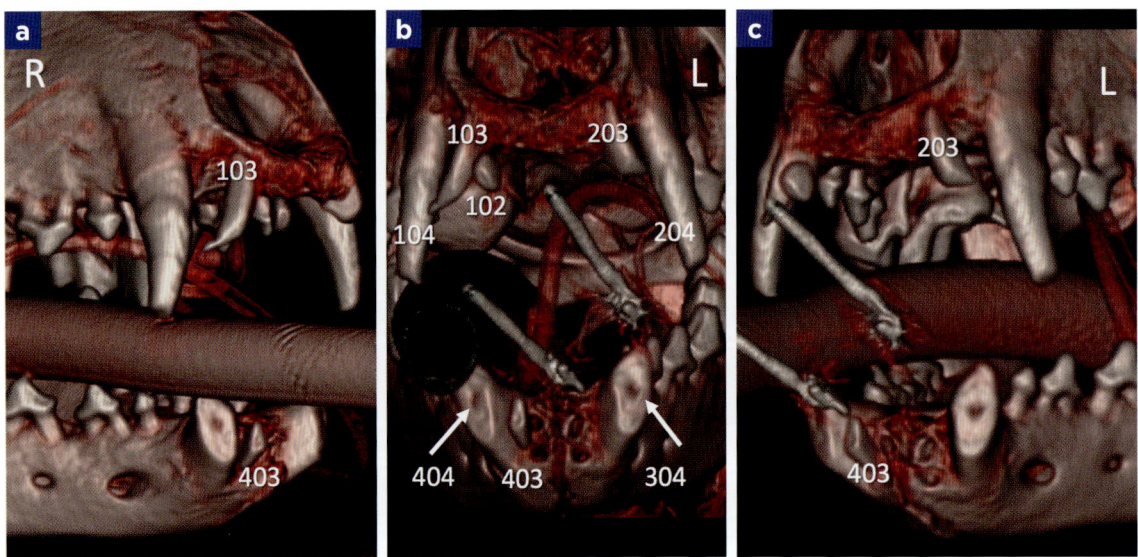

12.7. Enfermedad periodontal en los incisivos y fracturas coronales de los caninos mandibulares. Imágenes en 3D de los incisivos en vistas oblicua rostrolateral derecha (a), rostral (b) y rostrolateral izquierda (c). Ausencia de los primeros incisivos, restos radiculares de incisivos segundo y tercero y fractura coronal del segundo incisivo mandibular derecho (403), indicativo de una enfermedad periodontal de los incisivos. Además, existen fracturas coronales complicadas (con exposición pulpar) en los caninos mandibulares (304 y 404).

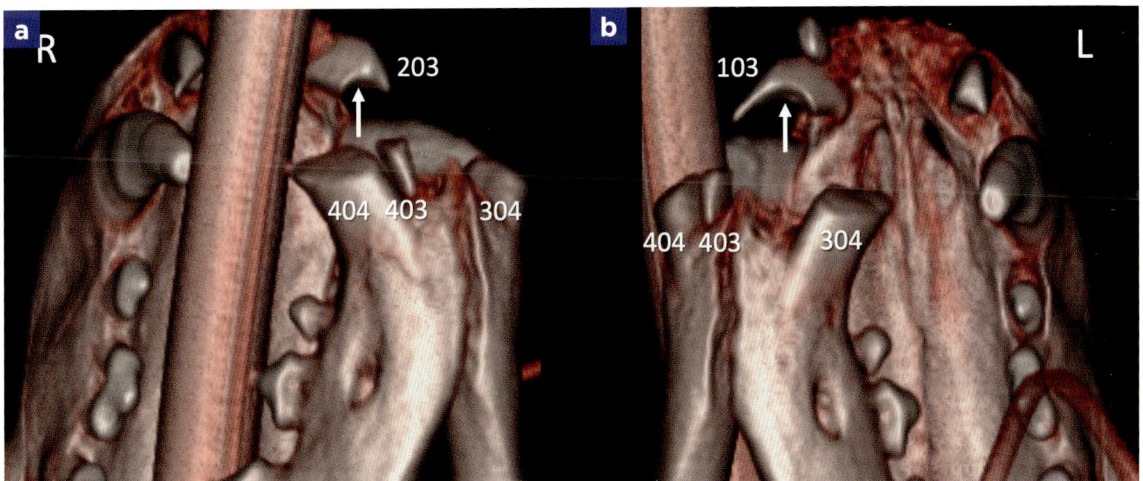

12.8. Detalle de los bordes incisales de los terceros incisivos maxilares (103 y 203) (flechas). Imagen en 3D de los incisivos en vistas ventrales oblicuas derecha (a) e izquierda (b). Se puede apreciar el gran desgaste dentario del tercer incisivo superior derecho (103) por atrición a causa del contacto no deseado (alteración ortodóncica) que tuvo con la cúspide coronal del diente canino inferior del mismo lado (404) antes de su fractura. En las mandíbulas existe una lisis importante del hueso incisivo, por la enfermedad periodontal. Las fracturas coronales complicadas corresponden a fracturas de tipo 4.

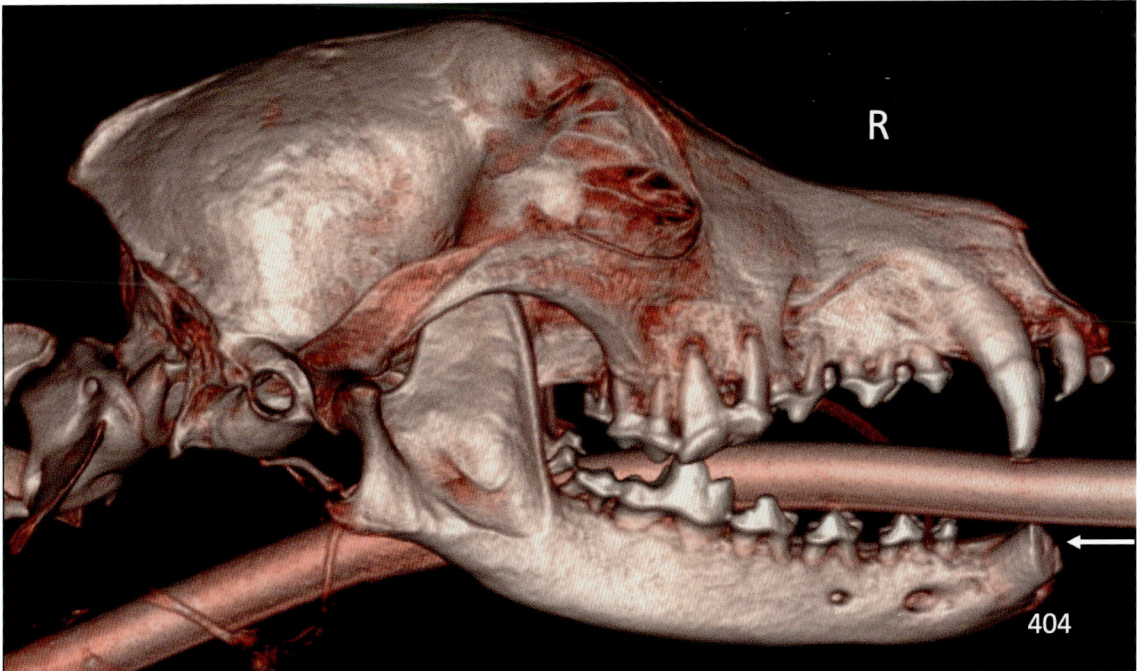

12.9. Ausencia de incisivos y fractura coronal complicada del canino mandibular derecho (404) (flecha). Imagen en 3D lateral derecha. No existen alteraciones óseas ni anomalías en los premolares y molares ni en la ATM.

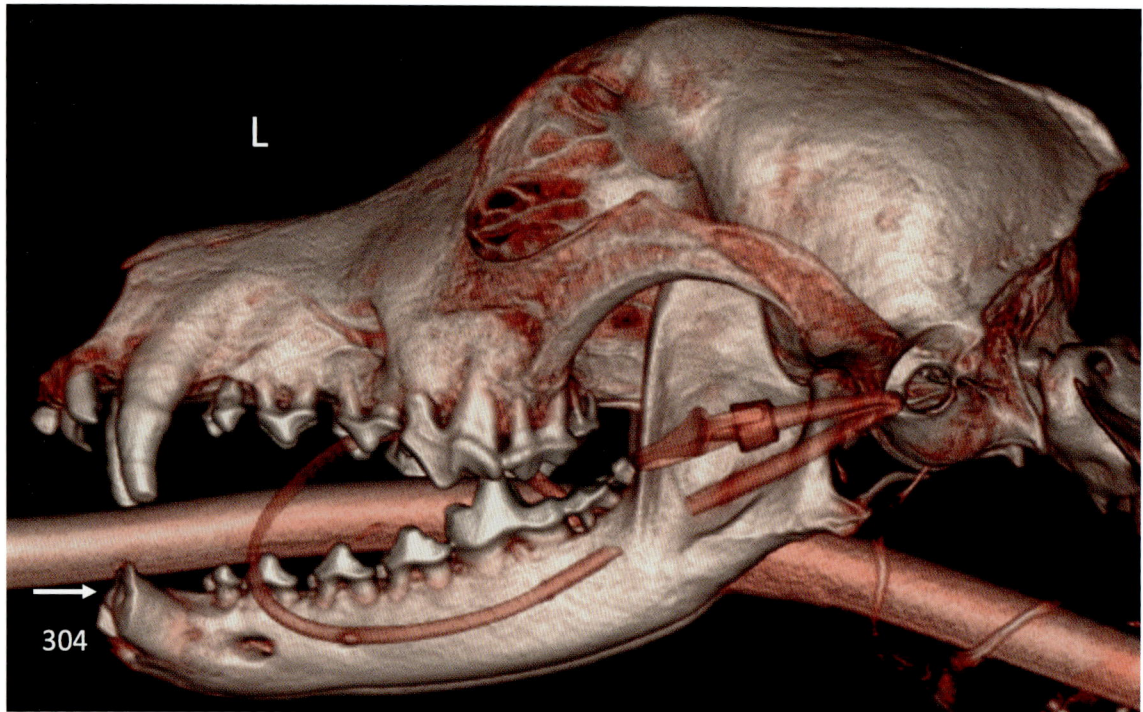

12.10. Ausencia de incisivos y fractura coronal complicada del canino mandibular izquierdo (304) (flecha). Imagen en 3D lateral izquierda. No existen alteraciones óseas ni anomalías en los premolares y molares ni en la ATM.

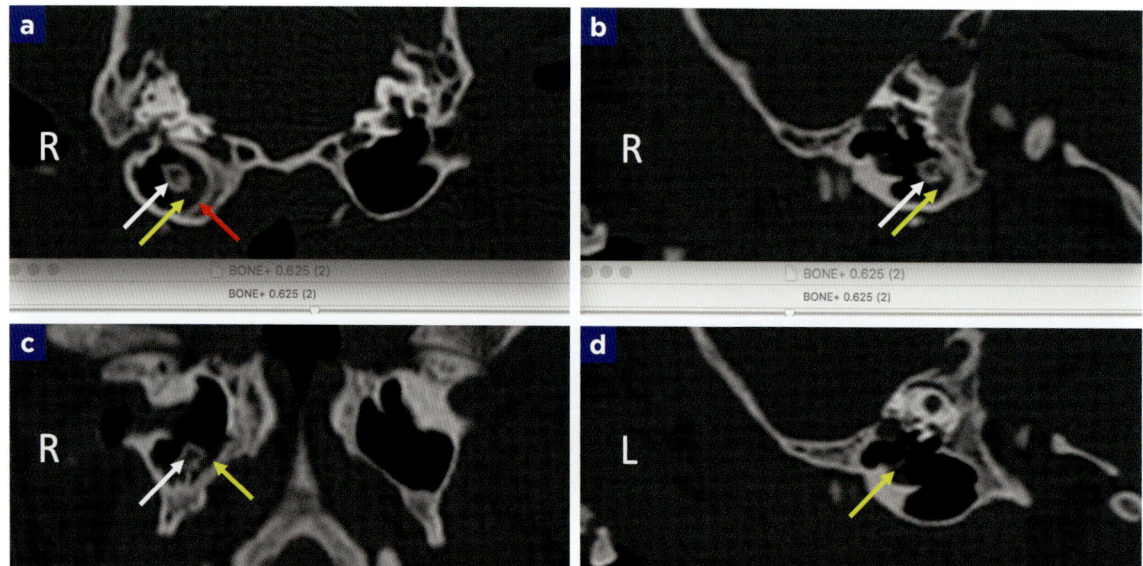

12.11. Detalle de las bullas timpánicas. Bulla derecha (R), en planos transversal (a), sagital (b) y dorsal (c) y bulla izquierda (L) en plano sagital (d). En la derecha se aprecia un otolito de 5,5 mm (flecha blanca), la presencia de contenido con atenuación de tejido blando compatible con material o líquido en su interior (flecha amarilla) y una reacción perióstica de la porción interna de la pared ventromedial de la bulla (flecha roja). En la bulla izquierda solo existen muy pequeñas cantidades de material, compatible con secreción (flecha amarilla).

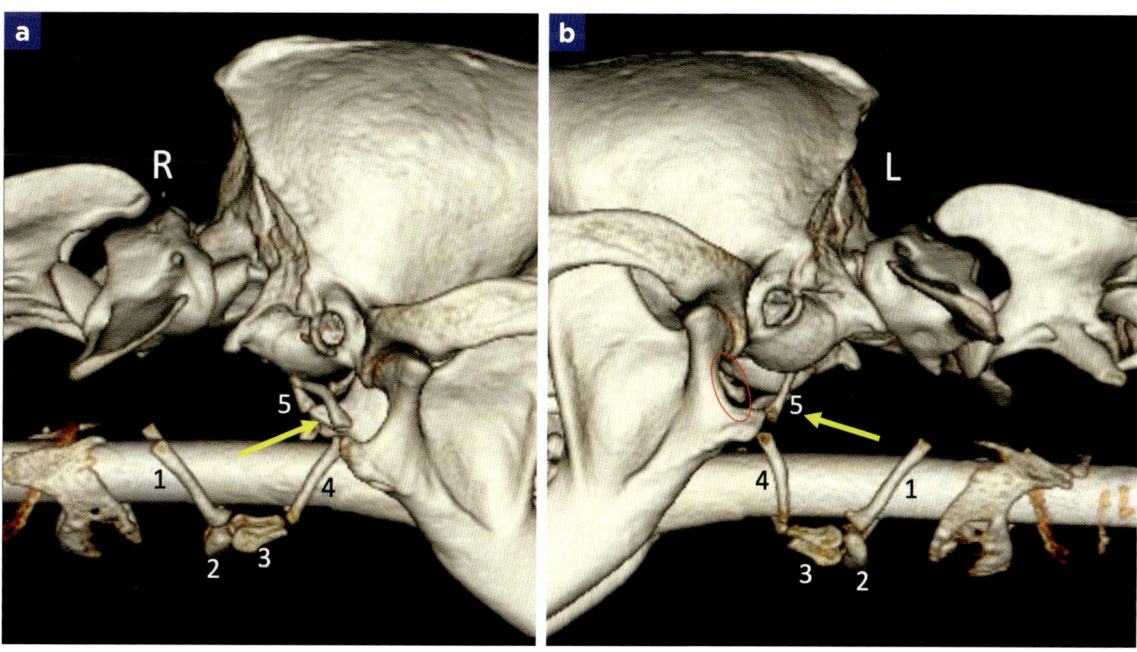

12.12. Detalles laterales del aparato hioideo. Imágenes en 3D que realzan el hueso, en vistas derecha (a) e izquierda (b). Los huesos tirohioides (1) están muy desarrollados, aparecen inclinados y se extienden caudalmente hasta el cartílago tiroideo de la laringe; existe un solo hueso basihioides (2); los dos huesos queratohioides (3) son cortos y aumentan de tamaño caudalmente; los huesos epihioides (4) están muy desarrollados y se articulan casi en ángulo recto con los huesos estilohioides (5). Se aprecian las distintas inclinaciones de estos dos últimos (flechas amarillas) y un fragmento óseo, situado caudalmente a la rama de la mandíbula izquierda (círculo).

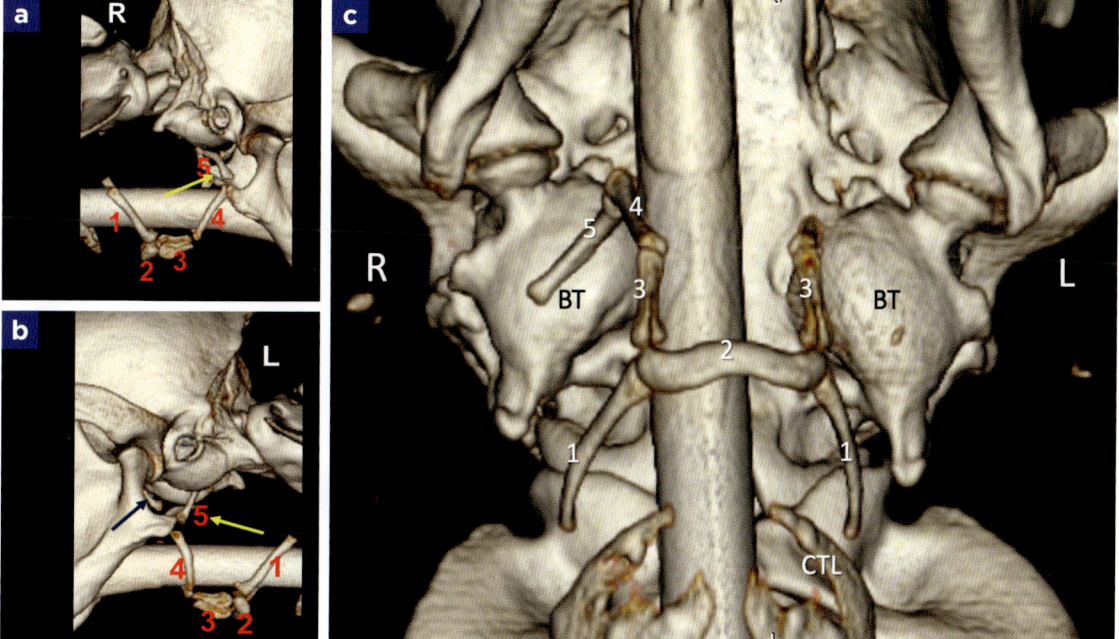

12.13. Detalles laterales (a y b) y ventral (c) del aparato hioideo. Los distintos huesos del aparato hioideo se unen mediante sincondrosis. El basihioides (2) es el único hueso impar. Se dispone transversal en la musculatura de la base de la lengua y se curva ventralmente. Su cuerpo se articula caudalmente con los huesos tirohioides (1) que a su vez se unen caudalmente al cartílago tiroideo (CTL) y cranealmente con los huesos queratohioides (3). Más cranealmente se disponen el epihioides (4) y el estilohioides (5). Cada estilohioides se incurva para adaptarse a las bullas timpánicas (BT) y superarlas antes de unirse a la base del cráneo. En el lado izquierdo no se aprecian los huesos epihioides y estilohioides, ya que se han desplazado medialmente y el estilohioides no se adapta al contorno de la bulla timpánica.

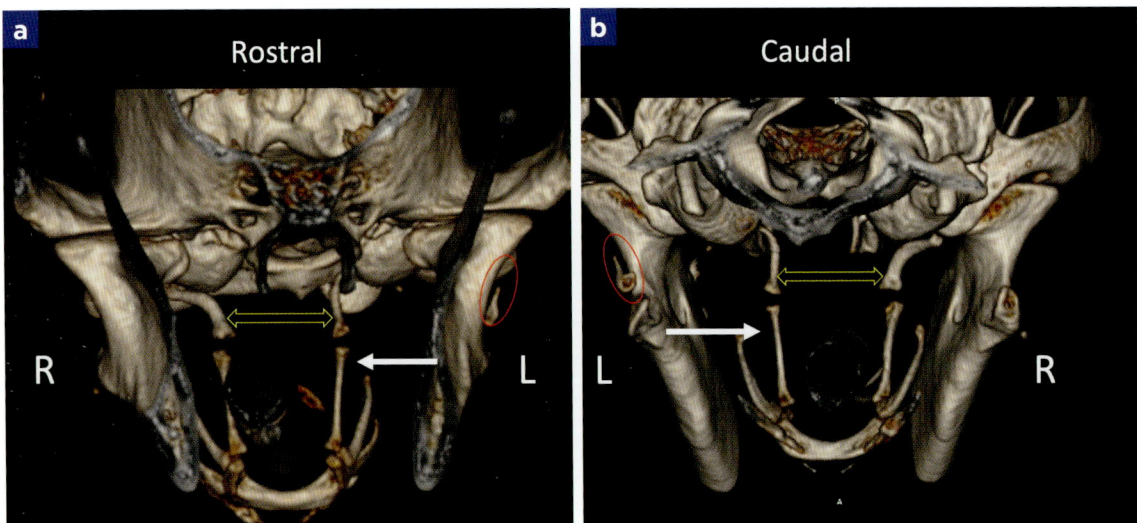

12.14. Detalles rostral (a) y caudal (b) del aparato hiodeo. Se aprecia el desplazamiento de los huesos epihioides y estilohioides del lado izquierdo (L) hacia el plano medio (flechas blancas) y la distinta disposición de los huesos estilohioides (flechas amarillas). También se observa un fragmento localizado caudolateralmente a la rama vertical de la mandíbula izquierda (círculos).

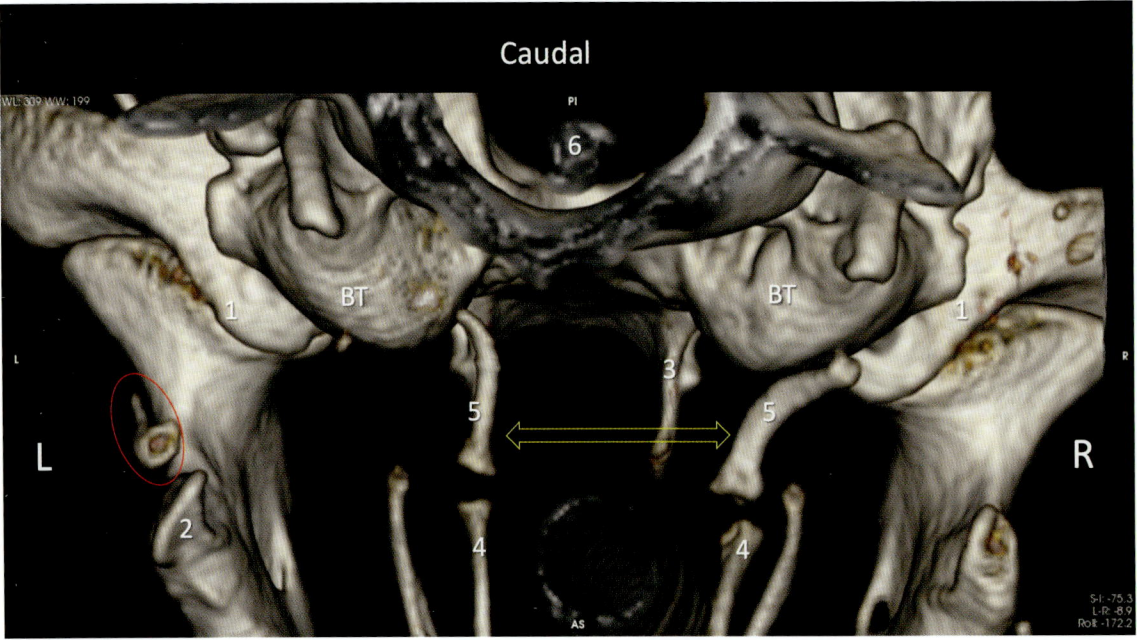

12.15. Detalle caudal del aparato hioideo. Distinta posición (flecha) y morfología de los huesos estilohioides (5). Mientras que el derecho (R) se adapta en su curvatura a la bulla timpánica (BT), el izquierdo (L) se dispone medialmente. Se aprecia el fragmento caudolateral a la rama lateral de la mandíbula izquierda (círculo). Referencias: ATM (1), apófisis angular de la mandíbula (2), apófisis pterigoides (3) (la otra apófisis queda oculta por el hueso estilohioides), hueso epihioides (4), hueso estilohioides (5), diente del axis (6).

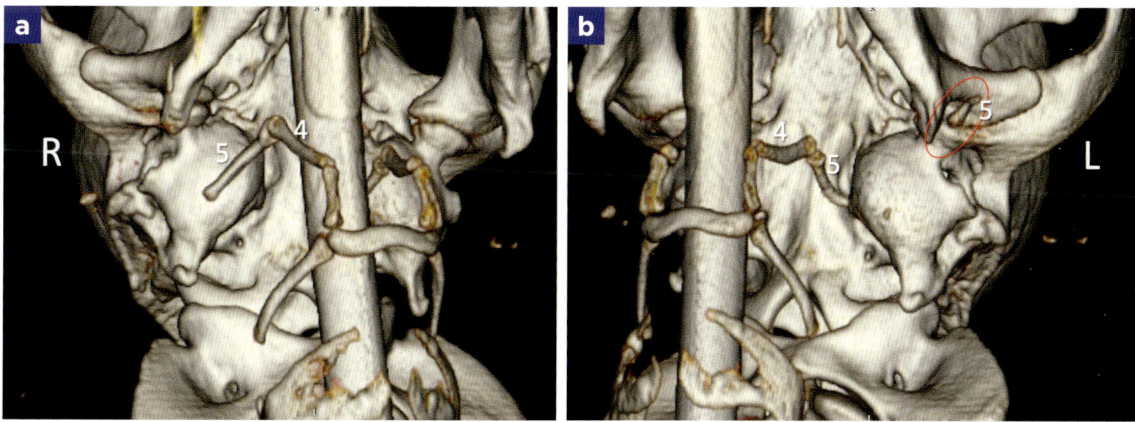

12.16. Fractura del hueso estilohioides izquierdo. El lado derecho muestra la disposición normal de los huesos epihioides (4) y estilohioides (5). Ambos presentan la misma longitud (1,5 cm) y el estilohioides se adapta a la pared ventromedial de la bulla timpánica. En el lado izquierdo el epihioides (4) se comprime ligeramente y el estilohioides (5) ha perdido claramente su posición anatómica, ya que no rodea la bulla, sino que se dispone medialmente a la misma. Este fragmento principal mide 1,1 cm y presenta un fragmento óseo desprendido (de 0,4 cm) que se dispone caudolateralmente a la rama de la mandíbula (círculo).

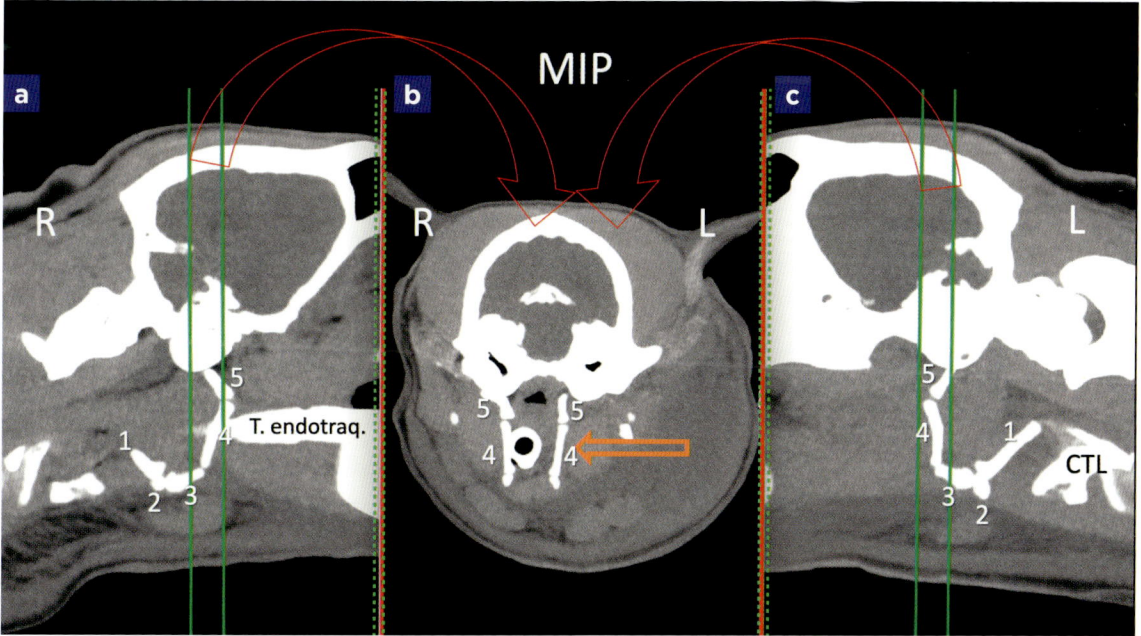

12.17. Proyección de máxima intensidad (MIP) del aparato hioideo. MIP en los planos sagital derecho (a), transversal (b) y sagital izquierdo (c). Dado que los huesos son pequeños y no se orientan en un solo plano es difícil apreciarlos. Mediante la MIP se seleccionan cortes de mayor grosor y se destacan los vóxeles que más brillan. Por ejemplo, el corte transversal abarca todo el grosor marcado entre las dos líneas verdes en los planos sagitales. En el MIP transversal queda muy evidente el desplazamiento medial de los huesos epihioides y estilohioides del lado izquierdo (flecha). Referencias: tirohioides (1), basihioides (2), queratohioides (3), epihioides (4), estilohioides (5).

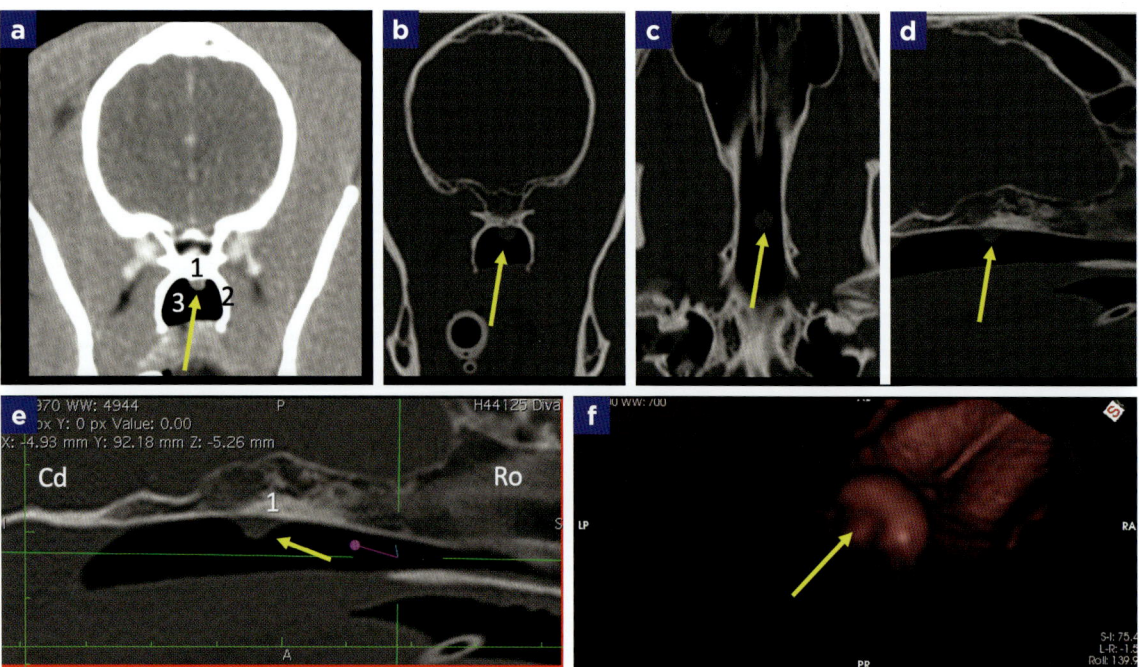

12.18. Pólipo nasofaríngeo. Imágenes de la porción nasal de la faringe en planos transversales con ventanas de tejidos blandos (a) y de hueso (b); planos dorsal (c), sagital (d) y sagital de detalle (e); endoscopia virtual (f) tomada desde la porción rostral vista desde la zona marcada con el punto rosa (e). En la nasofaringe se aprecia un pequeño nódulo con atenuación de tejido blando homogéneo (65 UH) y ligero realce de contraste periférico (flechas amarillas), compatible con un crecimiento polipoide (3 mm de anchura×2 mm de altura×5 mm de longitud). Referencias: hueso basiesfenoides (1), apófisis pterigoidea (2), nasofaringe (3), rostral (Ro), caudal (Cd).

VÍDEO DEL CASO 12

DISCUSIÓN

El presente caso es un buen ejemplo de las numerosas patologías que se pueden detectar en un estudio de TC maxilofacial.

Aunque el valor de las reconstrucciones tridimensionales es limitado, su uso adecuado ayuda a comprender mejor distintas regiones corporales. En este caso hemos utilizado tres tipos de reconstrucciones distintas: las primeras imágenes corresponden a reconstrucciones realzando los tejidos blandos. Esta técnica ayuda a ver la distribución de las zonas de inflamación, lo que es especialmente útil si se informa del caso sin ver al animal o si la cantidad de pelo no permite realmente apreciar la extensión de la zona afectada. Las segundas han sido reconstrucciones dentales, aparecen en rojo, y son realmente útiles para apreciar los dientes. Por último, recurrimos a reconstrucciones en 3D que destacan estructuras óseas finas, como son los huesos del aparato hioideo, que pueden no apreciarse en detalle con otro tipo de reconstrucción. Usando estas técnicas podremos tener una mejor idea de las lesiones presentes.

Al propietario le interesaba solamente el absceso cervicofacial, pero se detectaron otras alteraciones que se detallan:

- Absceso de tejidos blandos: es una colección de fluidos bien demarcados con una pseudocápsula periférica y un realce en anillo y se estudia en ventana de tejidos blandos y en fase de poscontraste.[1] En este paciente la cápsula envolvente del absceso estaba escasamente marcada.

- Alteraciones dentales: el animal había sido adoptado unos días antes y no se conocían datos de enfermedades previas. El estudio muestra la pérdida de muchos incisivos, tanto maxilares como mandibulares, y en la región mandibular se han lisado los alvéolos y el arco alveolar, siendo signos indicativos de una enfermedad periodontal crónica en los incisivos.[2] Es llamativo el desgaste desigual de los terceros incisivos del maxilar (103 y 203) lo que indicaría la cronicidad de la lesión y el desgaste por atrición del diente 103.

  En los caninos mandibulares (304 y 404) aparecen sendas fracturas coronales complicadas, consideradas así por la exposición de la cavidad pulpar. Corresponderían a fracturas de tipo 4 de la clasificación del Colegio Americano de Odontología Veterinaria (AVDC).[3] Al ser bilaterales y simétricas parecen haberse producido por alteraciones adquiridas, como traumatismos o por causas iatrogénicas, con un tratamiento dental inadecuado, o por alteraciones congénitas ortodóncicas.

- Alteraciones en los oídos: la TC es una técnica de diagnóstico excelente para el diagnóstico de patologías del oído externo y medio[4] y no tanto para las del oído interno.[5-6] El estudio en cada oído reveló:

  - Oído izquierdo: la presencia de un contenido con atenuación de tejidos blandos, compatible con material o fluido en el conducto auditivo externo, con engrosamiento de las paredes, es indicativo de otitis externa. La diseminación ventral de la otitis purulenta había producido un absceso con afectación de la glándula parótida (parotiditis), ligera invasión del músculo masetero, desplazamiento medial del aparato hioideo y expansión hacia la porción ventrolateral izquierda deformando el contorno cervicofacial. Existen signos adicionales de enfisema subcutáneo. El absceso se aprecia como un área hipoatenuante que capta contraste en la periferia.

  - Oído derecho: la bulla timpánica muestra una osificación redonda hiperatenuante, denominada otolito, asociada potencialmente a la presencia de otitis media crónica.[7,8] En algunos perros adultos se pueden encontrar pequeñas espículas óseas timpánicas no necesariamente asociadas a otitis.[9] Otros signos de afectación crónica de la bulla son la presencia de material hiperatenuante compatible con secreción o líquido y la importante reacción interna de la pared ventromedial de la bulla. Todos estos signos indican la existencia de una otitis media crónica.[6]

- Alteraciones en el aparato hioideo: debido a que el aparato hioideo lo constituyen huesos muy pequeños en distintos planos, los cortes transversales hacen difícil su identificación, para ello se utilizan las reconstrucciones en 3D[6,10-12] o las proyecciones de máxima intensidad (MIP).[6,10,12] En nuestra experiencia, la obtención de cortes finos (de 0,6 mm de espesor) es fundamental para obtener buenas reconstrucciones tridimensionales.

  En este perro es muy evidente el desplazamiento hacia el plano mediosagital de los huesos más dorsales del lado izquierdo, especialmente los huesos epihioides y estilohioides. Existe una clara fractura del hueso estilohioides, con un fragmento desprendido en posición caudolateral a la rama de la mandíbula. En una amplia revisión de 293 perros se detectaron fracturas del hioides en un total de 8 huesos y luxación en cuatro puntos, con presencia de fracturas/luxaciones en 9 de los 293 perros (3,1 %). La fractura más frecuente era en el epihioides y, ya que no se describían signos de traumatismos previos, disfagia o disnea, los autores concluyen que la fractura de este hueso podía ser un hallazgo incidental.[12] Aunque la causa normal de fractura suelen ser los traumatismos directos o mordeduras[6], en el presente caso podría haberse producido de forma secundaria a la presión producida por el absceso. No se detectaron signos de disfagia.

El aparato hioideo actúa como mecanismo suspensorio de la lengua y la laringe. Se une al cráneo dorsalmente y a la laringe y la base de la lengua ventralmente, suspendiendo estas estructuras en la porción caudal entre los cuerpos de la mandíbula. Los distintos componentes se unen por sincondrosis y está formado por un hueso simple, el basihioides, y el resto son huesos pares: tirohioides, queratohioides, epihioides y estilohioides. Además, dorsalmente a cada hueso estilohioides existen sendas pequeñas estructuras cartilaginosas: los cartílagos timpanohioides, que se continúan desde el estilohioides hasta la pequeña apófisis mastoides del cráneo[14], discurriendo por la porción craneolateral de la bulla timpánica.[10] Por su naturaleza cartilaginosa son muy difíciles de observar en la TC y no son apreciables en las reconstrucciones en 3D. En ocasiones se forman hematomas que producen un efecto masa sobre el aparato hioideo, desplazándolo del plano anatómico.[6]

■ Los pólipos nasofaríngeos son muy raros en los perros.[14] La endoscopia virtual es una técnica de valor muy limitado que se ha usado en otras regiones corporales como el oído[15] o el estómago, duodeno y colon.[16] La realización de endoscopia virtual a partir de imágenes de TC es realmente fácil con los actuales visores de imagen. En este caso permite tener una idea de la morfología del pólipo en la luz de la nasofaringe.

BIBLIOGRAFÍA

1. Fayad LM, Carrino JA, Fishman EK. Musculoskeletal Infection: role of CT in the emergency department. Radiographics. 2007; 27 (6): 1723-36.

2. Forrest LJ, Schwarz T. Oral cavity, mandible, maxilla and dental apparatus. In: Schwarz T, Saunders J, editors. Veterinary Computed Tomography. West Sussex (UK): Wiley-Blackwell. 2011: 111-24.

3. American Veterinary Dental College (Nomemclature Committee) 2012. www.avdc.org

4. Belmudes A, Pressanti Ch, Barthez PY, Castilla-Castaño E, Fabries L, Cadiergues MC. Computed tomographic findings in 205 dogs with clinical signs compatible with middle ear disease: a retrospective study. Vet Dermatol. 2018; 29 (1): 45-e20.

5. Drees R. External, middle and inner ear. In: Schwarz T, Saunders J, editors. Veterinary Computed Tomography. West Sussex (UK): Wiley-Blackwell. 2011: 153-60.

6. Wisner E, Zwingenberger A. Atlas of Small Animal CT and MRI. West Sussex (UK): Wiley-Blackwell. 2015.

7. Ziemer LS, Schwarz T, Sullivan M. Otolithiasis in three dogs. Vet Radiol Ultrasound. 2003; 44 (1): 28-31.

8. Salgüero R, Herrtage M, Holmes M, Mannion P, Ladlow J. Comparison between computed tomographic characteristics of the middle ear in nonbrachycephalic and brachycephalic dogs with obstructive airway syndrome. Vet Radiol Ultrasound. 2016; 57 (2): 137-43.

9. Parzefall B, Rieger A, Volk HA, Maierl H, Brühschwein A, Blutke A. Prevalence and characterization of small tympanic bone spicules and drumstick-like hyperostotic tympanic bone spicules in the middle ear cavity of dogs. Vet Radiol Ultrasound. 2015; 56 (1): 25-32.

10. Taeymans O, Schwarz T. Pharynx, larynx and thyroid gland. In: Schwarz T, Saunders J, editors. Veterinary Computed Tomography. West Sussex (UK): Wiley-Blackwell. 2011:175-84.

11. García I, LLorens P, López, Novales M, Frías C. Imágenes diagnósticas en cirugía maxilofacial. En: San Román Ascaso F, editor. Cirugía oral y maxilofacial del perro y el gato. Zaragoza: Editorial Servet. 2021:34-53.

12. Ruth JD, Stokowski SK, Clapp WAS, Were SR. Prevalence of hyoid injuries in dogs and cats undergoing computed tomography. Vet J. 2017; 223: 34-8.

13. Hermanson JW, De la Hunta A, Evans HE. Millers and Evans' Anatomy of the Dog. 5ed ed. Missouri: Elsevier. 2023.

14. Saunders J, Schwarz T. Nasal cavities and frontal sinuses. In: Schwarz T, Saunders J, editors. Veterinary Computed Tomography. West Sussex (UK): Wiley-Blackwell. 2011: 93-109.

15. Eom K, Kwak H, Kang H, Park S, Lee H, Hyungsub K. Virtual CT otoscopy of the middle ear and ossicles in dogs. Vet Radiol Ultrasound. 2008; 49 (6): 545–50.

16. Yamada K, Morimoto M, Kishimoto M, Wisner ER. Virtual endoscopy of dogs using multidetector-row CT. Vet Radiol Ultrasound. 2007; 48: 318-22.

Quiste nasofaríngeo

PRESENTACIÓN

Pastor Alemán, macho de 5 años.

El paciente presenta dificultad para respirar y secreción mucopurulenta por ambas narinas. Mediante rinoscopia se detecta una tumoración (como lesión elemental) nasofaríngea de gran tamaño, que parece haberse desarrollado durante varios años, de la que se extrajeron unos 100 ml de contenido líquido. El diagnóstico definitivo histopatológico confirmó que se trataba de un quiste nasofaríngeo.

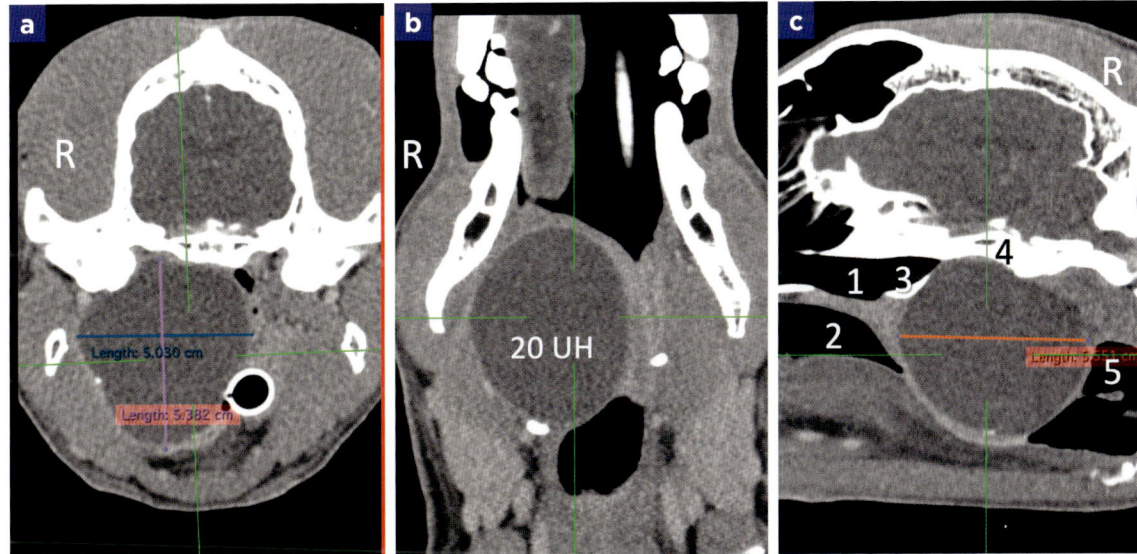

13.1. Quiste en la región nasofaríngea. Planos de corte transversal (a), dorsal (b) y sagital derecho (c) de la región nasofaríngea. Aparece una tumoración (como lesión elemental) bien delimitada, de gran tamaño (5 cm de altura×5,3 cm de anchura×5,5 cm de longitud), hipoatenuante (20 UH) y que no capta contraste, que ocupa el lado derecho (R) de la nasofaringe y llega hasta el plano mediosagital. La masa deprime ventralmente el paladar blando y comprime dorsalmente la orofaringe obstruyendo su luz casi por completo. Los límites de la masa son, rostralmente, el gancho pterigoideo, dorsalmente, el hueso basiesfenoides, ventralmente, el paladar blando y, caudalmente, la laringofaringe. Referencias: nasofaringe (1), orofaringe (2), gancho pterigoideo (3), basiesfenoides (4), laringofaringe (5).

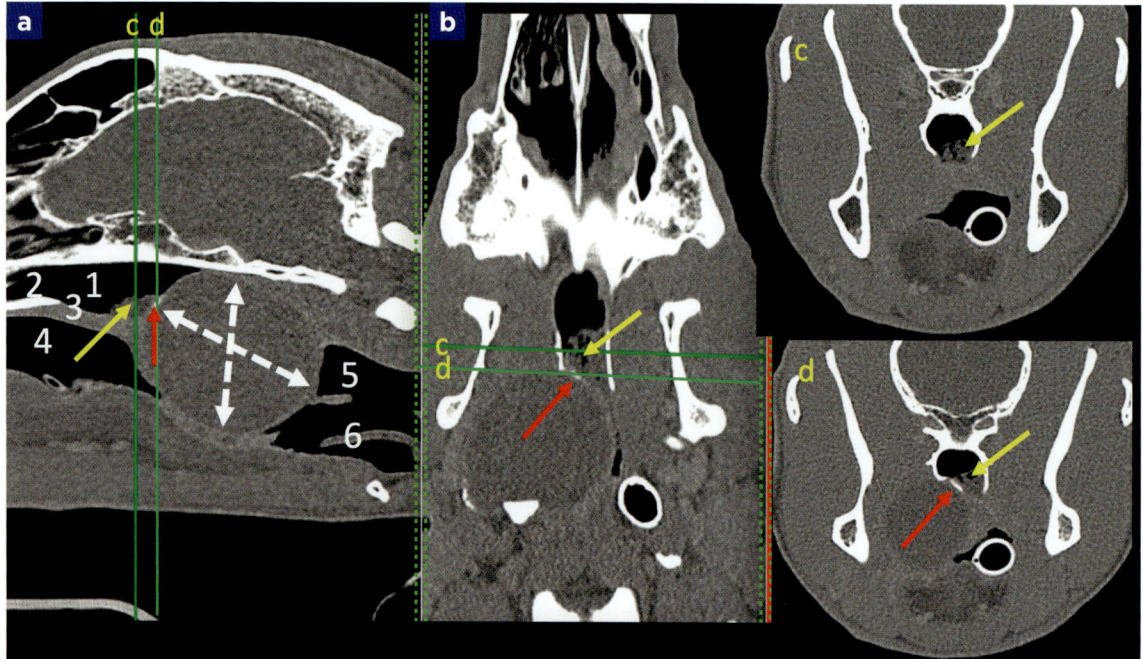

13.2. Presencia de secreción rostral a la masa y fractura del gancho pterigoideo derecho producida por la presión del quiste. Planos de corte sagital (a) y dorsal (b) que muestran dos líneas verdes (c y d) que marcan al nivel al que se han obtenido los dos planos transversales. Rostralmente al quiste se aprecia material con atenuación de tejido blando junto con burbujas de gas (compatible con secreción mucosa) (flechas amarillas), así como un desplazamiento medial de la apófisis pterigoides y un pequeño fragmento óseo del gancho pterigoideo (flechas rojas). Referencias: nasofaringe (1), paladar duro (2), paladar blando (3), orofaringe (4), laringofaringe (5), laringe (6).

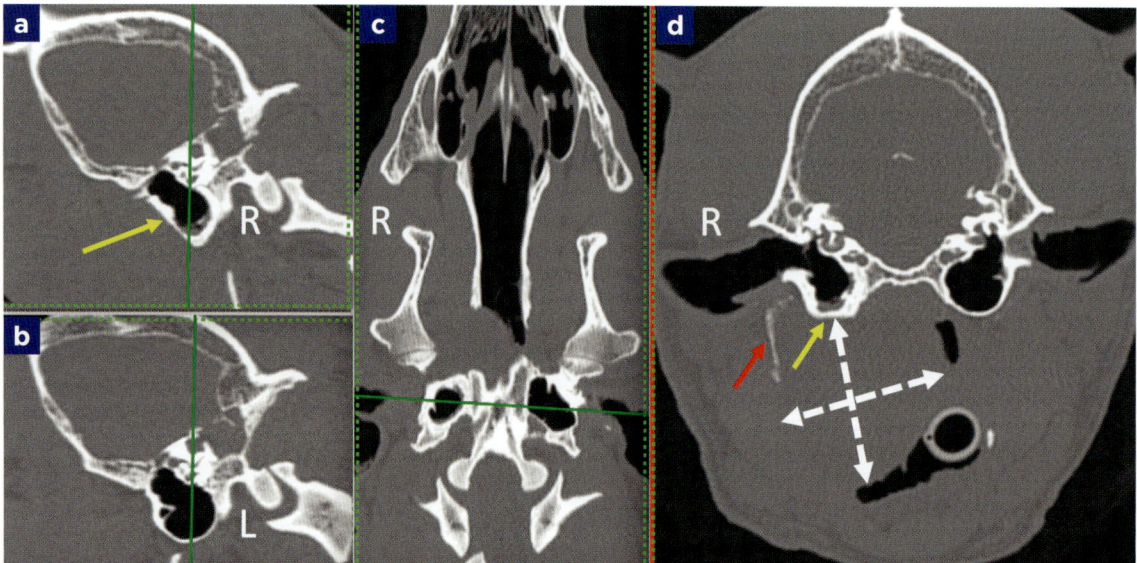

13.3. Alteraciones en la bulla timpánica derecha (R). Planos de corte sagitales derecho (a) e izquierdo (b), plano dorsal (c) y plano transversal (d). La presión de la masa ha producido en la bulla timpánica derecha (R) un engrosamiento de toda la pared y un aplanamiento de su porción ventral (flechas amarillas), con pequeñas cantidades de secreción en su interior, hallazgos indicativos de una otitis media. La bulla izquierda (L) es normal. Existe una calcificación distrófica de la pared dorsolateral de la masa (flecha roja). Las flechas blancas señalan el límite de la masa.

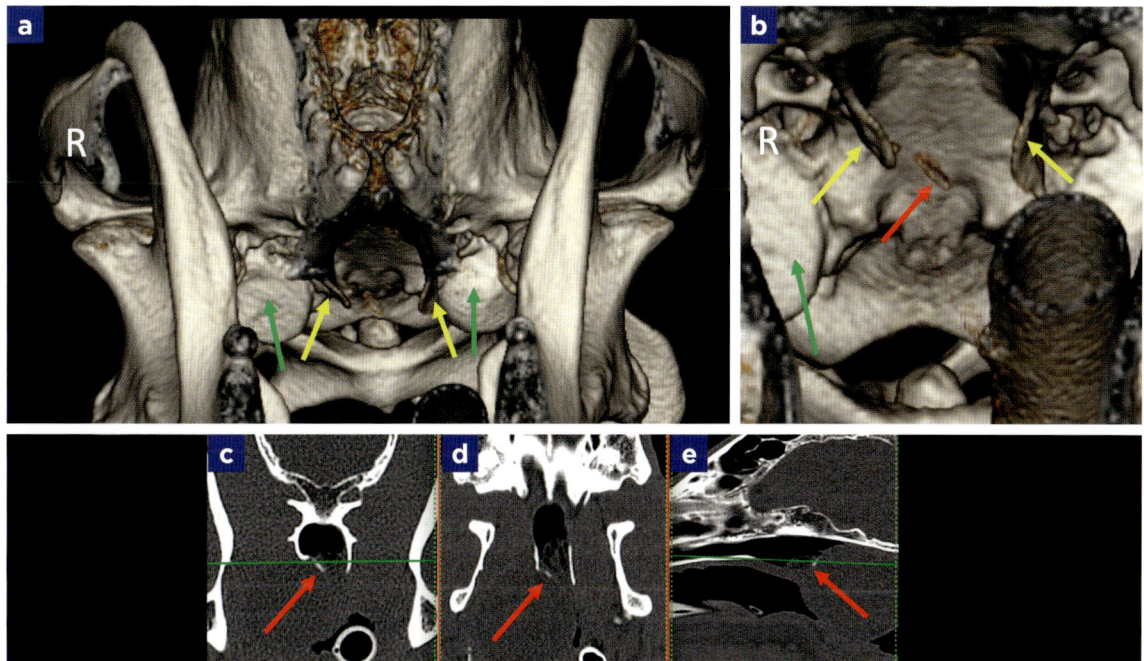

13.4. Aplanamiento de la pared de la bulla timpánica y fractura del gancho pterigoideo derecho. Reconstrucción en 3D de las ATM, bullas timpánicas y apófisis pterigoideas (a y b) y planos transversal (c), dorsal (d) y sagital derecho (e). Se puede comparar la morfología ventral de las bullas timpánicas (flechas verdes), muy aplanada la derecha, la diferente posición de ambos lados de la apófisis pterigoidea (flechas amarillas), con el desplazamiento medial de la porción derecha, y el fragmento óseo desprendido del gancho pterigoideo (flechas rojas).

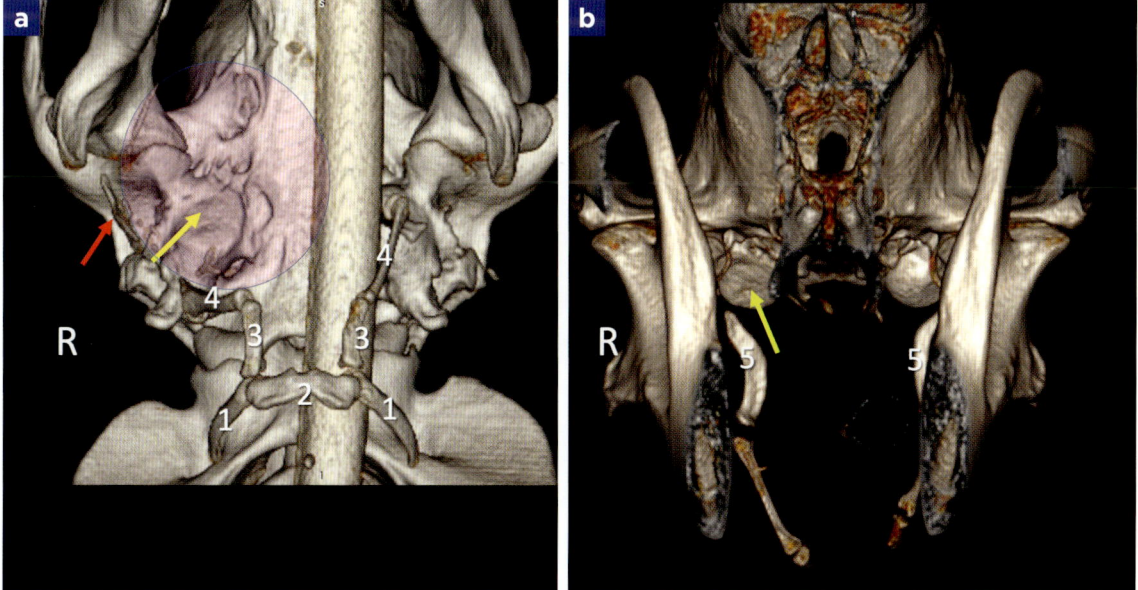

13.5. Localización aproximada del quiste. Reconstrucción en 3D de las ATM y bullas timpánicas en imágenes ventral (a) y rostral (b). El círculo señala los límites aproximados de la lesión. Se aprecia el aplanamiento ventral de la bulla timpánica derecha (flechas amarillas), la calcificación distrófica lateral de la lesión (flecha roja) y el desplazamiento caudal del hueso epihioides derecho (R). Referencias: huesos tirohioides (1), hueso basihioides (2), huesos queratohioides (3), huesos epihioides (4), huesos estilohioides (5).

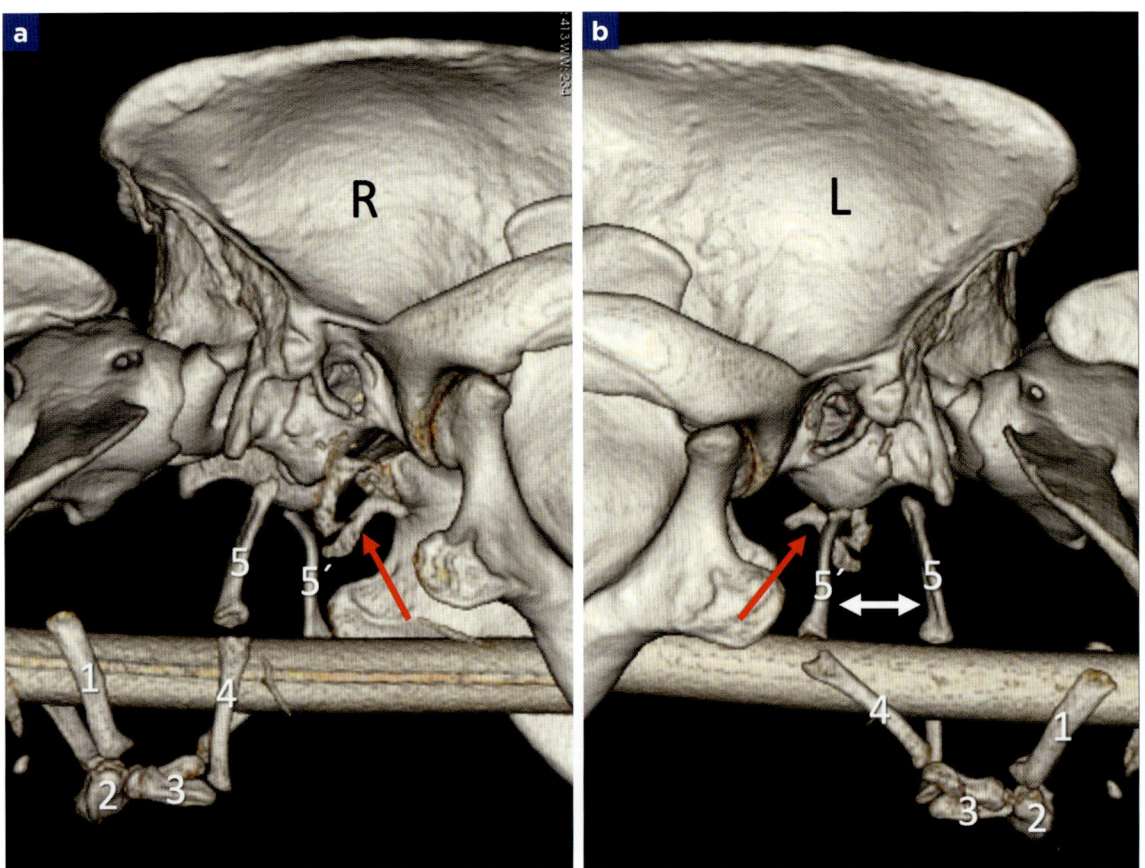

13.6. Ausencia de superposición de los huesos del aparato hioideo. Reconstrucción en 3D del aparato hioideo por los lados derecho (a) e izquierdo (b). Queda evidente la posición más caudal del hueso estilohioides derecho (5). En una vista lateral los huesos de ambos lados deberían superponerse. En el lado derecho los huesos epihioides y estilohioides están desplazados caudalmente. Se aprecia la calcificación distrófica del lado derecho (flechas rojas). Referencias: huesos tirohioides (1), hueso basihioides (2), huesos queratohioides (3), huesos epihioides (4), hueso estilohioides derecho (5), hueso estilohioides izquierdo (5').

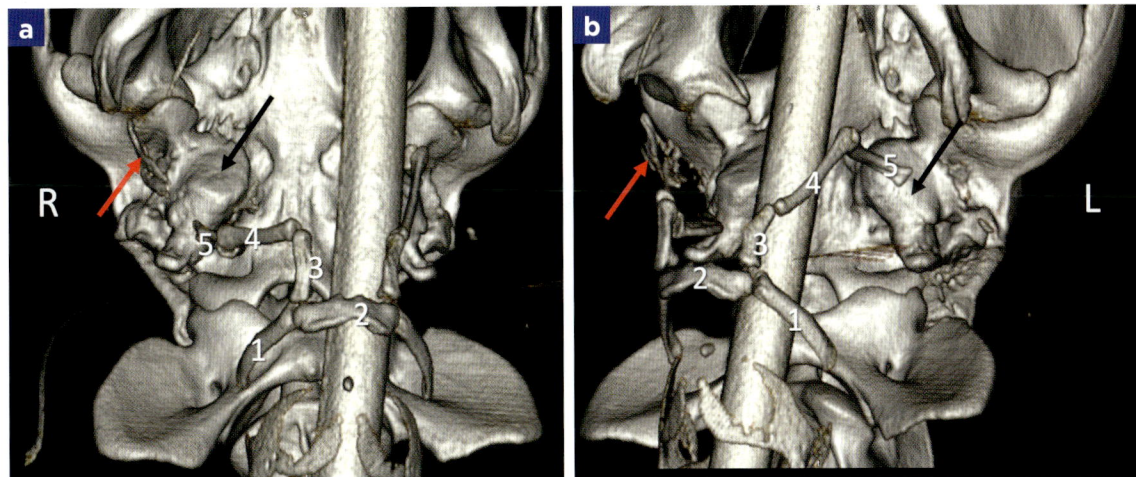

13.7. Diferencias en la morfología de las bullas timpánicas y posición de los huesos del lado derecho del aparato hioideo. Reconstrucciones en 3D ventrales y oblicuas derecha (a) e izquierda (b). Se puede comparar la morfología dc las bullas timpánicas (flechas negras), la derecha está anormalmente aplanada con respecto a la izquierda que es normal. En el lado derecho existe también un desplazamiento caudal de los huesos epihioides y estilohioides. Este último no rodea la pared ventromedial de la bulla como sería normal. Calcificación distrófica lateral de la lesión (flechas rojas). Referencias: huesos tirohioides (1), hueso basihioides (2), huesos queratohioides (3), huesos epihioides (4), huesos estilohioides (5).

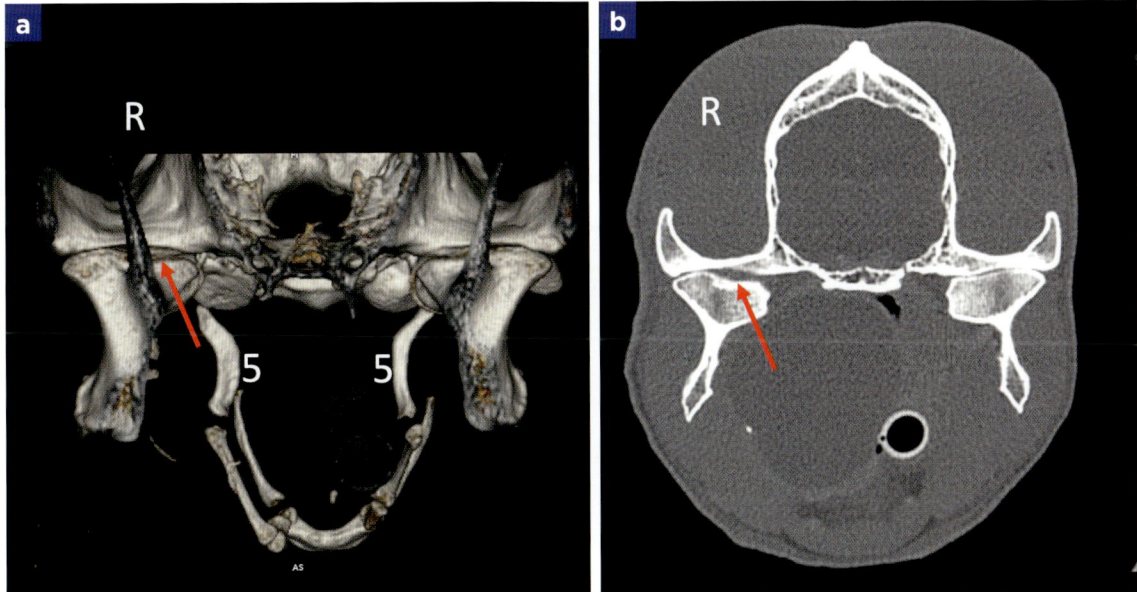

13.8. Diferencias en la amplitud de los espacios articulares de las ATM por la presión del quiste sobre la ATM derecha (R). Imagen en 3D de las ATM en vista rostral (a) y plano trasversal (b). El quiste produce el desplazamiento lateral de la mandíbula derecha (R) aumentando el espacio articular (flechas rojas). Este detalle se puede apreciar en la imagen en 3D si se recorta justo cranealmente a los espacios articulares. En esta vista se aprecia la forma normal de los huesos estilohioides (5) que se arquean medialmente por sus caras mediales y son más anchos ventralmente. El del lado derecho está ligeramente engrosado.

VÍDEO DEL CASO 13

DISCUSIÓN

La TC es una técnica de diagnóstico adecuada para cuantificar las dimensiones de las vías aéreas superiores.

La lesión de la nasofaringe, por las unidades Hounsfield (20 UH), señalaba la existencia de contenido líquido[1], que podía tratarse de material purulento/quístico. Los 100 ml extraídos y analizados confirmaron la existencia de un contenido quístico.

El paciente presentaba un proceso muy crónico que, además de disnea y disfagia, había producido en el lado derecho por presión directa sobre estructuras próximas varios signos de interés: deformación de la pared ventral de la bulla timpánica (con otitis media secundaria), fractura del gancho pterigoideo derecho, desviación de los huesos epihioides y estilohioides y ampliación del espacio articular de la ATM derecha. Las imágenes en 3D sirven para captar con detalle todas las alteraciones producidas.[2]

En este animal existía una calcificación de la pared del quiste, especialmente en su porción dorsolateral, con forma que podría ser similar a un cuerpo extraño. Se ha descrito el caso de un perro Boxer con un quiste similar donde la TC mostraba claramente una osificación de la pared muy parecida a la aquí descrita. Mientras que en nuestro caso solo fue posible analizar el líquido, en el del Boxer citado se pudo demostrar histológicamente que era un remanente de la bolsa de Rathke, una invaginación del epitelio faríngeo formado durante la fase embrionaria.[3]

BIBLIOGRAFÍA

1. Ohlerth S, Scharf G. Computed tomography in small animals. Basic principles and state of the art applications. Vet J. 2007; 173 (2): 254-71.
2. Novales M, Lucena R, Hernández EM, Ginel PJ, Fernández JM, Blanco B. Three-dimensional volume rendering in computed tomography for evaluation of the temporomandibular joint in dogs. Animals. 2023, 13, 3231.
3. Clements DN, Thompson H, Johnson VS, Clarke SP, Doust RT. Diagnosis and surgical treatment of a nasopharyngeal cyst in a dog. J Small Anim Pract. 2006; 47; 11; 674-7.

La introducción de medio de contraste en el conducto nasolagrimal y su estudio mediante TC se denomina dacriocistografía con tomografía computarizada (DCG-TC). Esta prueba nos permite obtener información de enorme interés sobre patologías de dicho conducto. La presentación de esta patología en un animal joven sirve de ayuda para evaluar la dentición a esta edad.

CASO 14

Afección del conducto nasolagrimal

PRESENTACIÓN

Mastín Español, hembra de 3 meses.

Paciente con epífora del ojo izquierdo. Se realiza una dacriocistografía con tomografía computarizada (DCG-TC) en ambos ojos.

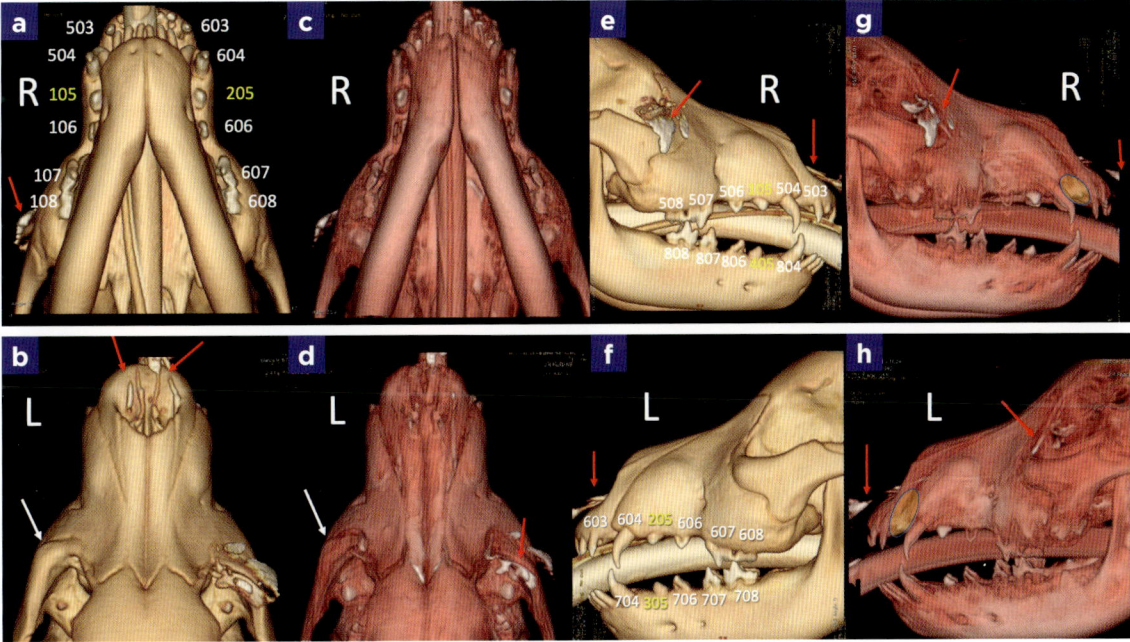

14.1. Dacriocistografía con tomografía computarizada (DCG-TC). Reconstrucciones en 3D de la cabeza en vistas ventral (a y c), dorsal (b y d), lateral derecha (e y g) y lateral izquierda (f y h). Con unos tratamientos de imagen se realza el hueso (a, b, e y f) y con otros los dientes (c, d, g y h). Ante la presencia de una epífora en el ojo izquierdo se realizó una DCG-TC, que consiste en la introducción de un medio de contraste yodado para teñir el conducto nasolagrimal y apreciar así sus zonas de entrada y salida (flechas rojas). Se aprecia el medio de contraste, algo extravasado en el punto de entrada en el lado derecho (R), en sus porciones de entrada y salida. En relación con la dentición a esta edad, existe una dentición mixta, coexistiendo dientes deciduos y permanentes. Están erupcionados todos los dientes deciduos y de los permanentes solamente el primer premolar de las cuatro hemiarcadas, considerados dientes permanentes desde su erupción y numerados como tales (105, 205, 305 y 405). En las imágenes b y d se puede apreciar que existe un mayor desarrollo de la apófisis temporal del cigomático izquierdo (flechas blancas) si se compara con la del lado derecho.

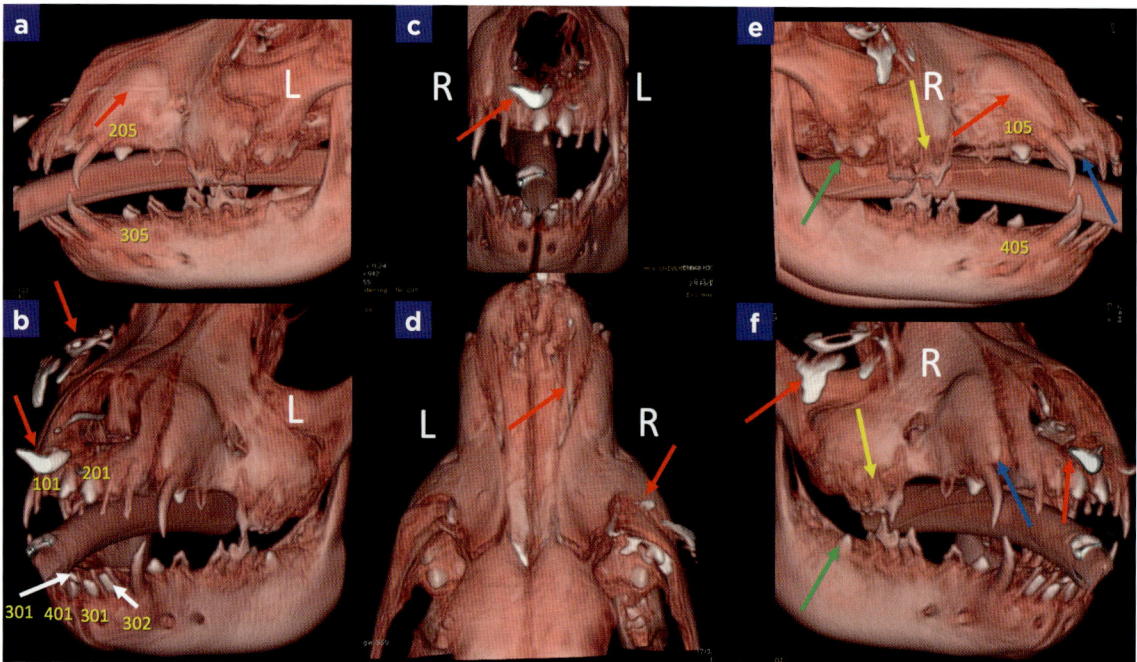

14.2. DCG-TC en perro con dentición mixta. Vistas por la cara izquierda lateral (a) y oblicua (b); rostral (c) y dorsal (d); y derecha lateral (e) y oblicua (f). Se señalan los lados izquierdo (L) y derecho (R) de cada vista. En la porción caudal del conducto nasolagrimal se introdujo, de forma simultánea por ambos ojos, un medio de contraste yodado (300 mg yodo/ml), que por tener una alta densidad resulta muy hiperatenuante y delimita bien cada conducto (flechas rojas). Se puede comparar esta atenuación con la que presenta el esmalte de los dientes permanentes, que son especialmente hiperatenuantes. A pesar de que solamente está erupcionado el primer premolar de cada hemiarcada (105, 205, 305 y 405), se pueden ver el resto de los dientes permanentes todavía sin erupcionar. Se aprecian los cuatro incisivos centrales (101, 201, 301 y 401) e incluso los segundos incisivos permanentes inferiores (302 y 402). Es posible comparar el grado de atenuación de dichos dientes no erupcionados, que al contener esmalte son hiperatenuantes, con respecto a los dientes deciduos, de menor consistencia. También se pueden ver las raíces dentales de los premolares deciduos y la posición que ocupan dentro de los huesos correspondientes (flechas amarillas). Aún sin erupcionar están los caninos permanentes (flechas azules) o algunos molares (flechas verdes). Esta forma de reconstrucción en 3D constituye un método interesante para comparar las diferencias de desarrollo de los dientes deciduos y permanentes.

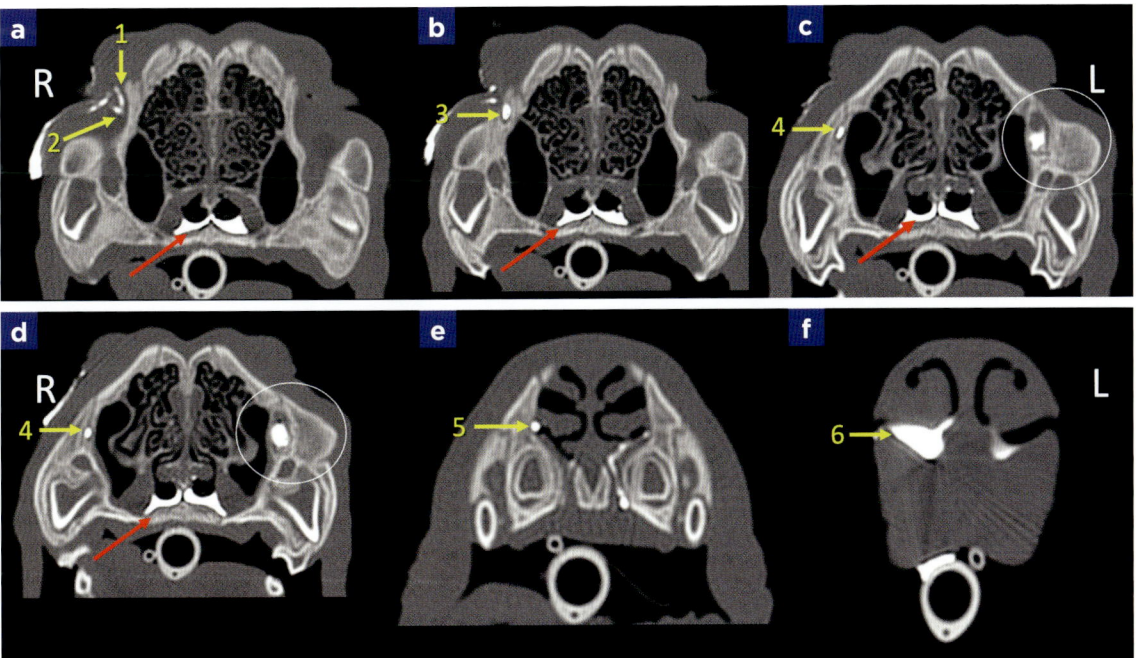

14.3. Estudio mediante DCG-TC de los conductos nasolagrimales normal derecho y anormal izquierdo. Planos transversales consecutivos ordenados de caudal (a) a craneal (f) siguiendo el trayecto de los conductos nasolagrimales derecho (R) e izquierdo (L). Cada conducto se inicia en el hueso lagrimal (en la fosa del saco lagrimal); discurre craneoventralmente por el hueso lagrimal y continúa por la superficie medial del maxilar para terminar ventralmente en la lámina basal del cornete nasal ventral. El medio de contraste termina saliendo por los orificios nasales. Parte del medio puede refluir a la porción más ventral de la cavidad nasal (flechas rojas). Las imágenes ponen de manifiesto la proximidad anatómica entre los dientes y el conducto nasolagrimal. Referencias: canalículo lagrimal superior (1), canalículo lagrimal inferior (2), saco lagrimal (3), conducto nasolagrimal (en el canal óseo) (4), conducto nasolagrimal (porción membranosa) (5), orificio nasal (6).

En el lado derecho (R) se pueden identificar los canalículos lagrimales, superior e inferior, y el saco lagrimal que aparecen repletos de contraste. El conducto lagrimal sigue un trayecto normal dentro del canal óseo, discurriendo por la porción craneoventral del hueso lagrimal y continuando por la superficie medial del hueso maxilar. Dicho conducto termina en la porción ventral del cornete nasal ventral y sale a través del orificio nasal. Parte del contraste puede drenar por la porción membranosa del conducto nasolagrimal que aparece teñida de contraste. La anchura del conducto nasolagrimal en la zona de entrada es de 1,8 mm. En conclusión, el conducto nasolagrimal derecho presenta una morfología normal y el contraste fluye bien por el conducto.

En el lado izquierdo (L) no aparecen teñidos los canalículos lagrimales superior e inferior. El saco lagrimal aparece repleto de contraste y de un tamaño superior al del lado derecho. El conducto lagrimal muestra un trayecto normal en el resto de su recorrido hasta drenar, con normalidad, por la porción membranosa del conducto nasolagrimal. La anchura del conducto nasolagrimal en la zona de entrada es mayor que la del lado izquierdo (3,4 mm), y existe una remodelación de contorno liso de la apófisis temporal del hueso cigomático, que muestra la sutura cigomático-lagrimal ampliada (círculos en c y d). Dicha remodelación podía ser de desarrollo o la consecuencia de un antiguo traumatismo. En el conducto nasolagrimal derecho existe una ectasia a nivel de la porción dorsal del saco lagrimal, por ampliación de la sutura nasolagrimal y remodelación de la apófisis temporal del hueso cigomático, que conlleva un retraso en el drenaje de dicho conducto, como se aprecia por la menor cantidad de contraste en el orificio nasal de dicho lado.

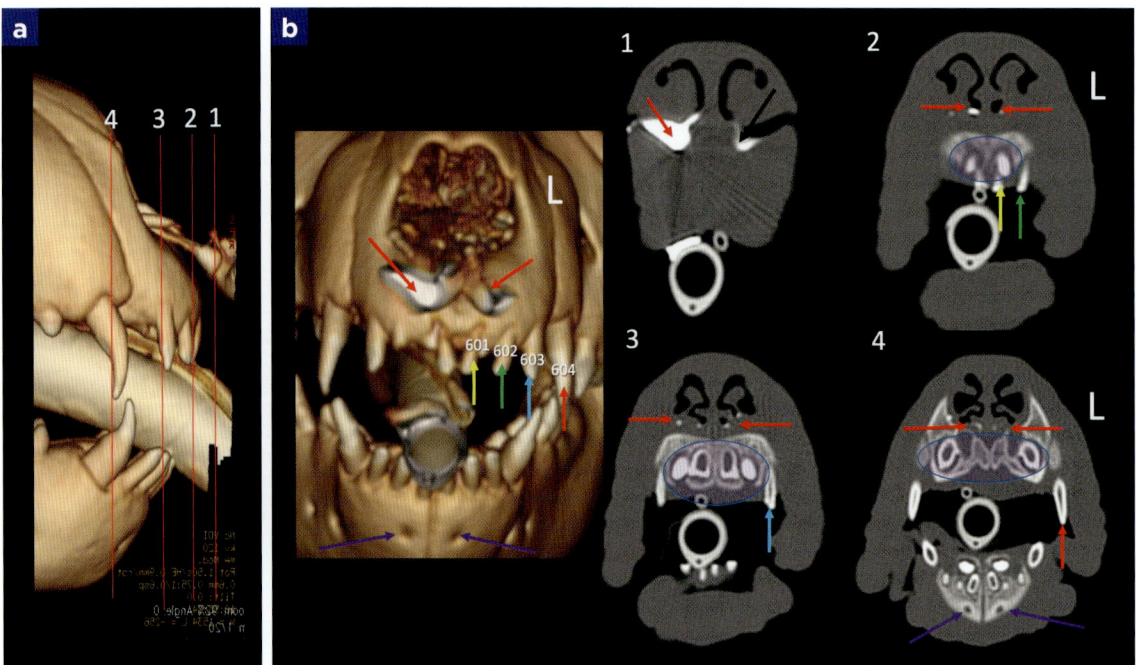

14.4. DCG-TC porción rostral de los conductos nasolagrimales. Reconstrucciones en 3D de la región de los incisivos en vistas lateral izquierda (a) y rostral (b). Se señalan cuatro líneas (1-4) que indican la altura a la que se han obtenido los correspondientes cortes transversales ordenados de rostral (1) a caudal (4). Por la porción rostral de ambos conductos nasolagrimales ha drenado el medio de contraste (flechas rojas). En sentido ascendente se observa cómo el medio de contraste ha salido por ambos orificios nasales (1) y viene drenando cubierto por la mucosa de la cavidad nasal hasta la porción más ventral de los cornetes nasales ventrales (4), donde queda confundido con la mucosa. El drenaje del conducto derecho es bastante más abundante que el del izquierdo. A esta edad los dientes incisivos temporales han erupcionado, como se observa en los cortes transversales al haber sobrepasado el nivel de la encía. Se indica con colores la correspondencia entre el primer incisivo deciduo superior del lado izquierdo (L) (601), segundo (602), tercero (603) y canino (604). Los incisivos del maxilar superior derecho presentan menor desarrollo evolutivo. Los incisivos deciduos mandibulares están todos erupcionados. Los colores de las flechas indican la correspondencia entre la reconstrucción rostral y los planos transversales. Las zonas circulares indican los correspondientes incisivos permanentes, aún sin erupcionar. En la mandíbula se señalan los agujeros mentonianos rostrales (flechas moradas) a ambos lados de la articulación intermandibular.

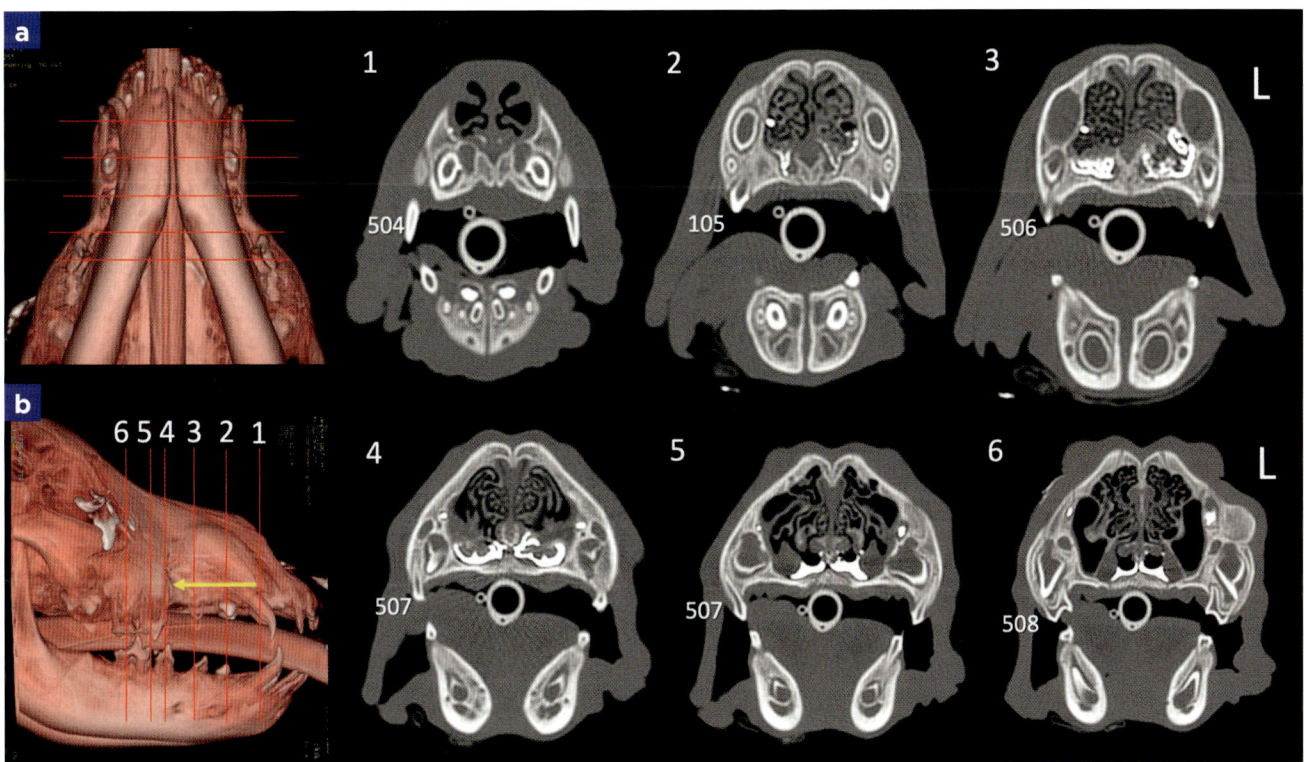

14.5. DCG-TC de la porción media de los conductos nasolagrimales. Reconstrucciones en 3D de la región de la cabeza en vistas ventral (a) y lateral derecha (b). Se señalan seis líneas (1-6) que indican la altura a la que se han obtenido los correspondientes cortes transversales ordenados de rostral (1) a caudal (6). De rostral a caudal se aprecia la porción membranosa (1-3) y la porción ósea del conducto nasolagrimal (4-6). Se puede observar la estrecha proximidad anatómica entre el conducto y los premolares del maxilar. La flecha amarilla indica la entrada del agujero infraorbitario.

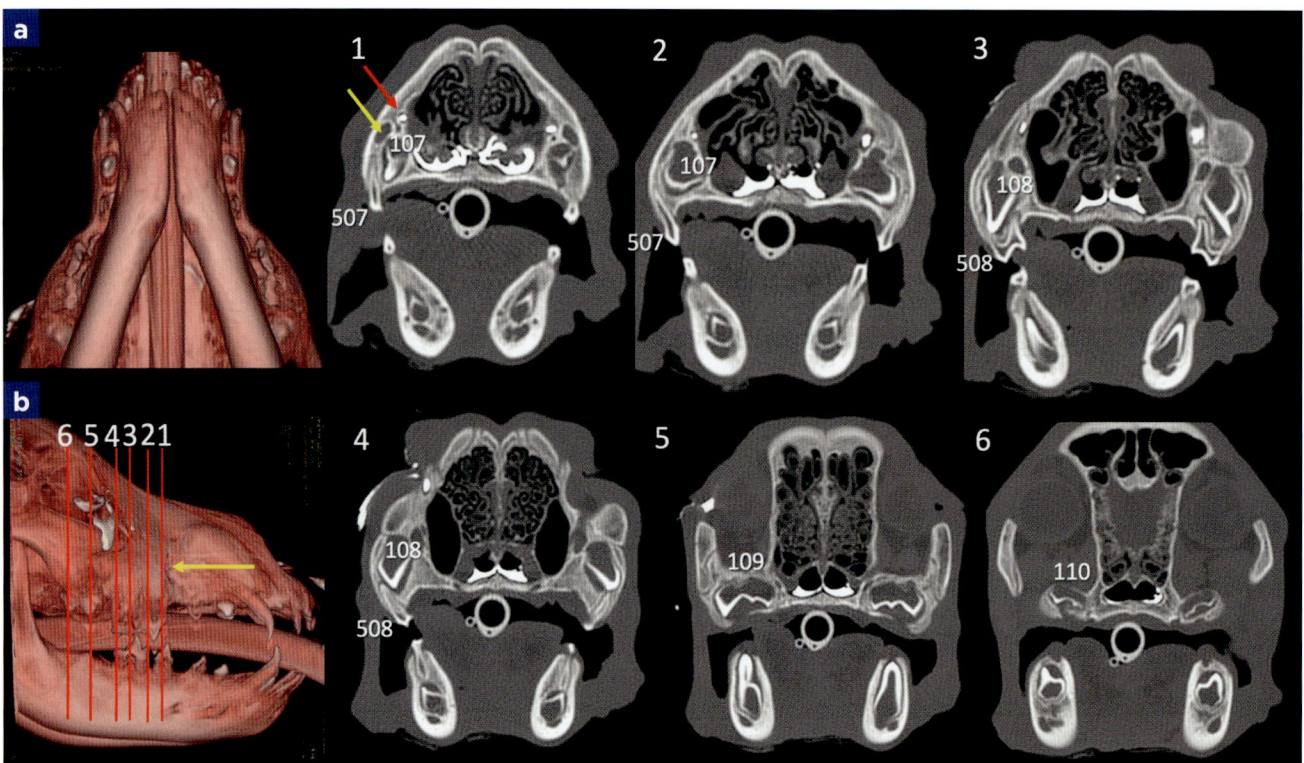

14.6. DCG-TC de la porción caudal de los conductos nasolagrimales. Reconstrucciones en 3D de la región de la cabeza en vistas ventral (a) y lateral derecha (b). Se señalan seis líneas (1-6) que indican la altura a la que se han obtenido los correspondientes cortes transversales ordenados de rostral (1) a caudal (6). En estas imágenes se pueden ver las porciones membranosa (1-3) y ósea (4-6) del conducto nasolagrimal ya comentadas. Se indica la entrada del agujero infraorbitario (flechas amarillas) y su relación con el tercer premolar deciduo (507) y permanente (107) y la proximidad con el conducto nasolagrimal (flecha roja). Los dientes molares permanentes del maxilar superior (109 y 209) aparecen dentro de sus alvéolos dentarios aún muy rudimentarios, solamente se aprecia el esmalte todavía sin formarse por completo.

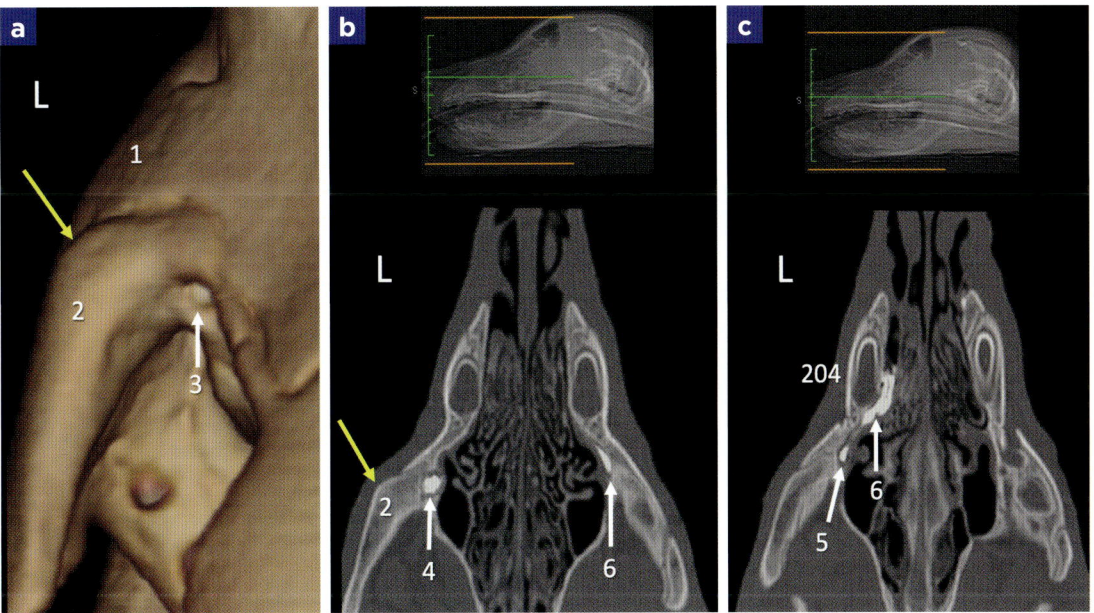

14.7. DCG-TC en planos dorsales. Reconstrucción tridimensional de la deformación del arco cigomático izquierdo en vista dorsal (a); radiografías de planificación (b y c). En cada una de ellas la línea verde horizontal indica el nivel al que se han obtenido los correspondientes planos dorsales que aparecen abajo (existe una diferencia de 0,5 cm entre los dos planos dorsales). Se aprecia la deformación del arco cigomático izquierdo (flecha amarilla). Se puede ver como el medio de contraste (hiperatenuante) discurre medialmente a la raíz del diente canino maxilar izquierdo (204). En el lado derecho existe menor cantidad de contraste. Referencias: hueso maxilar (1), arco cigomático (2), agujero lagrimal (3), saco lagrimal (4), porción ósea del conducto nasolagrimal (5), porción membranosa del conducto nasolagrimal (6).

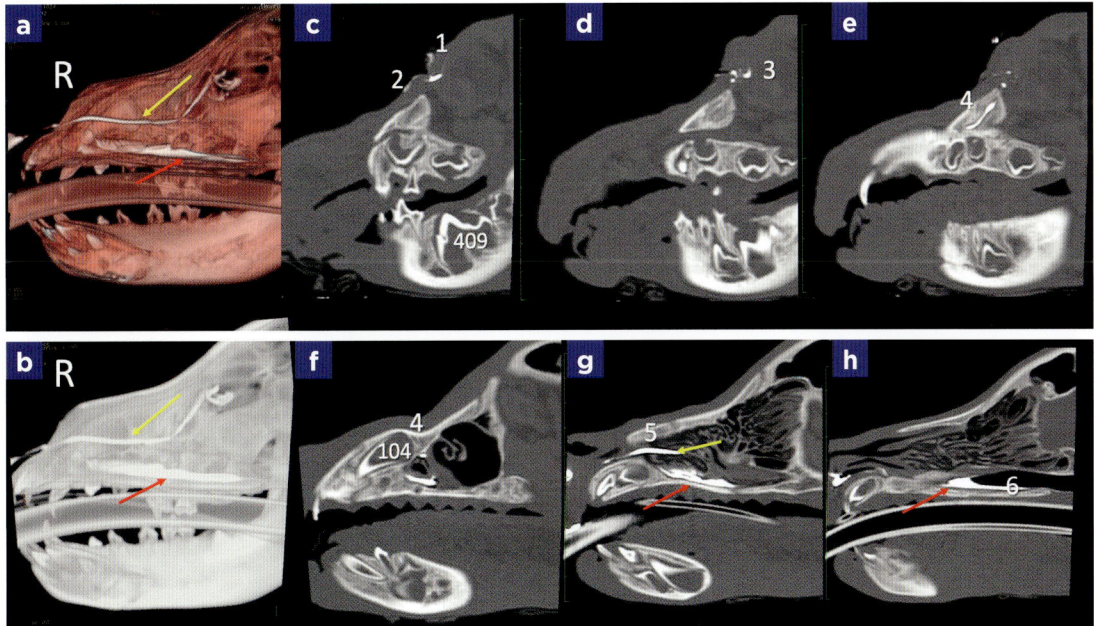

14.8. DCG-TC del trayecto normal del conducto nasolagrimal derecho (R) en planos sagitales. Reconstrucciones en 3D que muestran solamente el lado derecho (R) desde una vista interna (medial). Planos sagitales (c-h) en los que se aprecia la anatomía del trayecto del conducto en estos planos. Se observa la proximidad con el canino derecho del maxilar (104). Las flechas amarillas indican el flujo hacia la abertura nasal, las flechas rojas el reflujo hacia el fondo de la cavidad nasal. Los dientes permanentes aún no han erupcionado. Se aprecia especialmente bien en el canino maxilar derecho (104) y el primer molar mandibular derecho (409). Referencias: canalículo lagrimal superior (1), canalículo lagrimal inferior (2), saco lagrimal (3), conducto nasolagrimal (en el canal óseo) (4), conducto nasolagrimal membranoso (5), porción ventral de la cavidad nasal (6).

VÍDEO DEL CASO 14

DISCUSIÓN

La dacriocistografía (DCG) fue el primer método utilizado para evaluar el sistema de drenaje de los conductos lagrimales. Consiste en la realización de un estudio radiográfico del conducto nasolagrimal. Tiene por objetivo evaluar la morfología, contorno y calibres del conducto lagrimal mediante la introducción de un medio de contraste yodado.

A la técnica de DCG se han agregado nuevos métodos como la tomografía computarizada (TC) y la resonancia magnética (RM). La dacriocistografía combinada con la tomografía computarizada (DCG-TC) es una técnica excelente para evaluar la permeabilidad del conducto lagrimal e identificar las posibles causas de obstrucción.[1] Permite identificar, en casos de epífora crónica (lagrimeo constante y persistente), la presencia de masas en el conducto nasolagrimal o los traumatismos faciales que han podido dañar el conducto.[2] La DCG-TC ofrece más información que la DCG convencional, ya que permite evaluar la anatomía del conducto, los tejidos blandos y los tejidos óseos adyacentes. Las reconstrucciones tridimensionales (3D) junto con la DCG-TC agregan precisión en la interpretación de la anatomía de drenaje, de los tejidos blandos adyacentes, de la órbita y del esqueleto facial.

En el caso de esta Mastina de 3 meses con epífora crónica, la técnica pudo demostrar una importante remodelación de la apófisis temporal del cigomático y una ampliación de la sutura nasolagrimal que producían ectasia de la porción dorsal del saco lagrimal, con un retraso en el drenaje de dicho conducto. Es difícil saber si esta remodelación del hueso es una alteración del desarrollo o si se trata de una fractura en una fase muy inicial del periodo de vida, con remodelación posterior del hueso. Al haberse realizado la técnica en los dos conductos se obtiene una buena referencia de comparación. El caso resulta de interés para comparar la relación del conducto nasolagrimal con la disposición de los dientes en un animal de dentición mixta.

Las reconstrucciones en 3D permiten una clara observación de la relación entre estructuras tales como las raíces de los caninos del maxilar y el conducto nasolagrimal y los límites anatómicos del conducto.[3] En los perros mesocéfalos (como el presente) y dolicocéfalos, el conducto nasolagrimal cursa casi horizontal a través del canal nasolagrimal y discurre paralelo al paladar duro, algo que no ocurre en los perros braquicéfalos con una disposición del canal nasolagrimal más angulada.[4]

BIBLIOGRAFÍA

1. Wisner E, Zwingenberger A. Atlas of Small Animal CT and MRI. West Sussex (UK): Wiley-Blackwell. 2015.
2. Nykamp SG, Scrivani PV, Pease AP. Computed tomography dacryocystography evaluation of the nasolacrimal apparatus. Vet Radiol Ultrasound. 2004; 45: 23-8.
3. Rached PA, Canola JC, Schlüter C, *et al.* Computed tomographic-dacryocystography (CT-DCG) of the normal canine nasolacrimal drainage system with three-dimensional reconstruction. Vet Ophthalmol. 2011; 14 (3): 174-9.
4. Boroffk S. Orbita. In: Schwarz T, Saunders J, editors. Veterinary Computed Tomography. West Sussex (UK): Wiley-Blackwell. 2011: 137-43.

Las patologías de las glándulas salivares mayores (parótida, mandibular, sublingual, cigomática y molar en el gato) se identifican bien mediante el uso de la TC. Con esta técnica podemos diagnosticar patologías inflamatorias (sialoadenitis), tumorales, cálculos salivares o sialolitos y cuerpos extraños. Es una prueba imprescindible y complementaria a la realización de ecografías de alta definición y resonancias magnéticas.

CASO 15

Recidiva de sialocele

PRESENTACIÓN

Labrador, hembra de 3 años.

Paciente con recidiva de un sialocele intervenido hace un año.

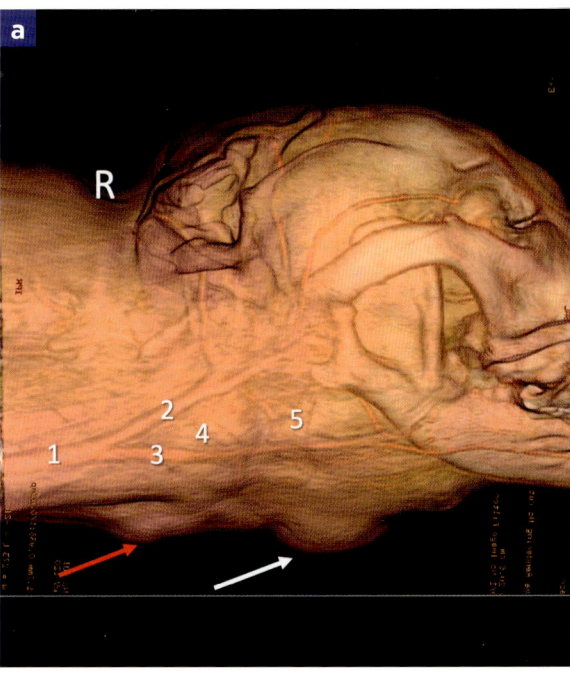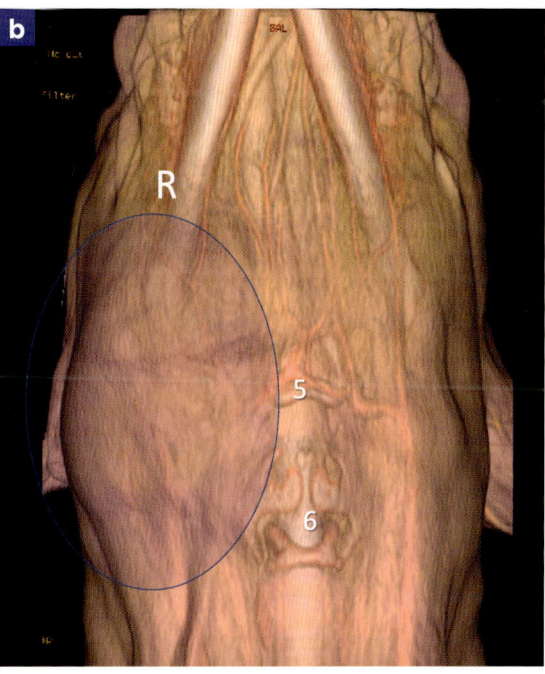

15.1. Características externas del sialocele y referencias anatómicas. Reconstrucción en 3D del contorno cervicofacial por las caras lateral derecha (a) y ventral (b). En la exploración se detectó un nódulo blando y fluctuante en la zona de proyección glandular, caudalmente a la región intermandibular, con dos bolsas ventrales: la más craneal es un sialocele originado en la glándula salivar sublingual monoestomática (flecha blanca) y la más caudal corresponde al sialocele de la glándula salivar mandibular (flecha roja). La imagen ventral muestra la distensión del lado derecho (R) partiendo de la porción caudal de la rama mandibular derecha (círculo). Se destacan los dos grandes troncos venosos que conforman la vena yugular: la vena maxilar dorsalmente y la vena linguofacial ventralmente. Referencias: vena yugular (1), vena maxilar (2), vena linguofacial (3), glándula salivar mandibular (4), aparato hioideo (5), cartílago cricoides (6).

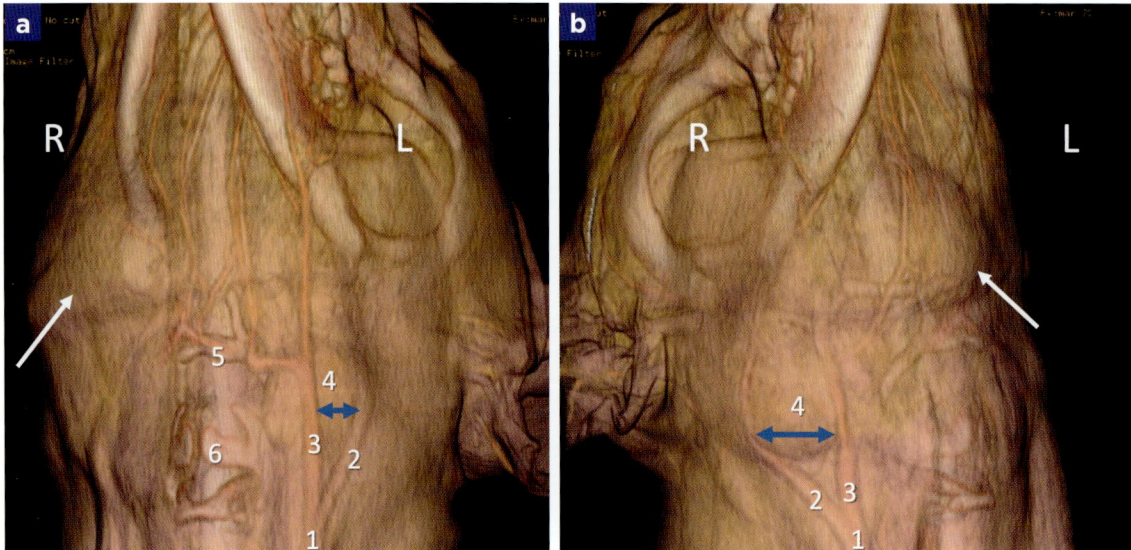

15.2. Características externas del sialocele y referencias anatómicas. Reconstrucción en 3D del contorno cervicofacial en imágenes oblicuas ventrales por los lados derecho (a) e izquierdo (b). Se marcan las bolsas del sialocele (flechas blancas) y la mayor separación entre las venas maxilar y linguofacial en el lado derecho indicativo de una distensión (flechas azules). Referencias: vena yugular (1), vena maxilar (2), vena linguofacial (3), glándula salivar mandibular (4), aparato hioideo (5), cartílago cricoides (6).

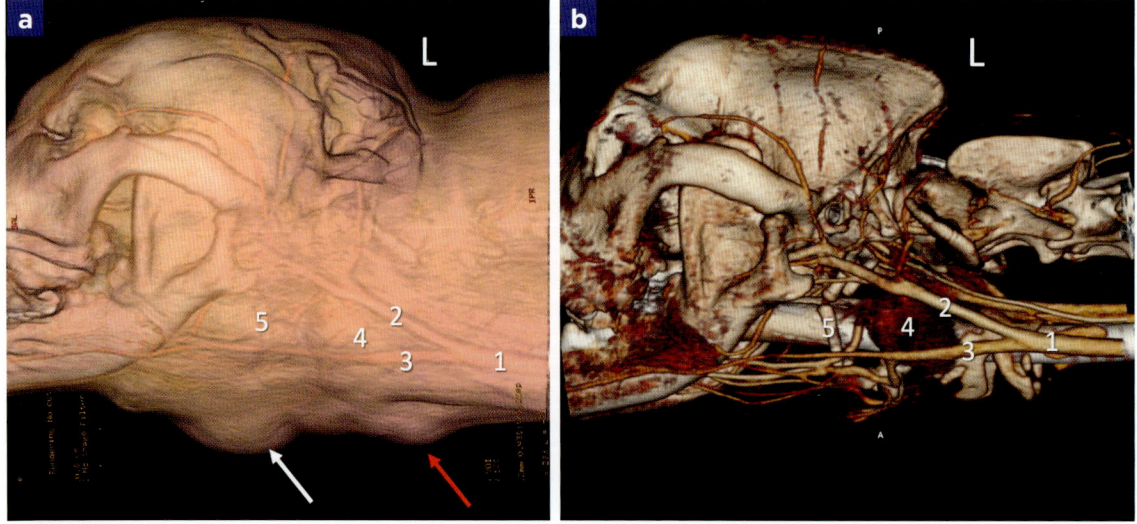

15.3. Características externas del sialocele y referencias anatómicas. Reconstrucciones en 3D destacando los tejidos blandos más superficiales (a) y las ramificaciones vasculares por el lado izquierdo (b). Aparecen distendidas las bolsas producidas por el sialocele, correspondientes a las glándulas salivares sublingual (flecha blanca) y mandibular (flecha roja). Referencias: vena yugular (1), vena maxilar (2), vena linguofacial (3), glándula salivar mandibular (4), aparato hioideo (5).

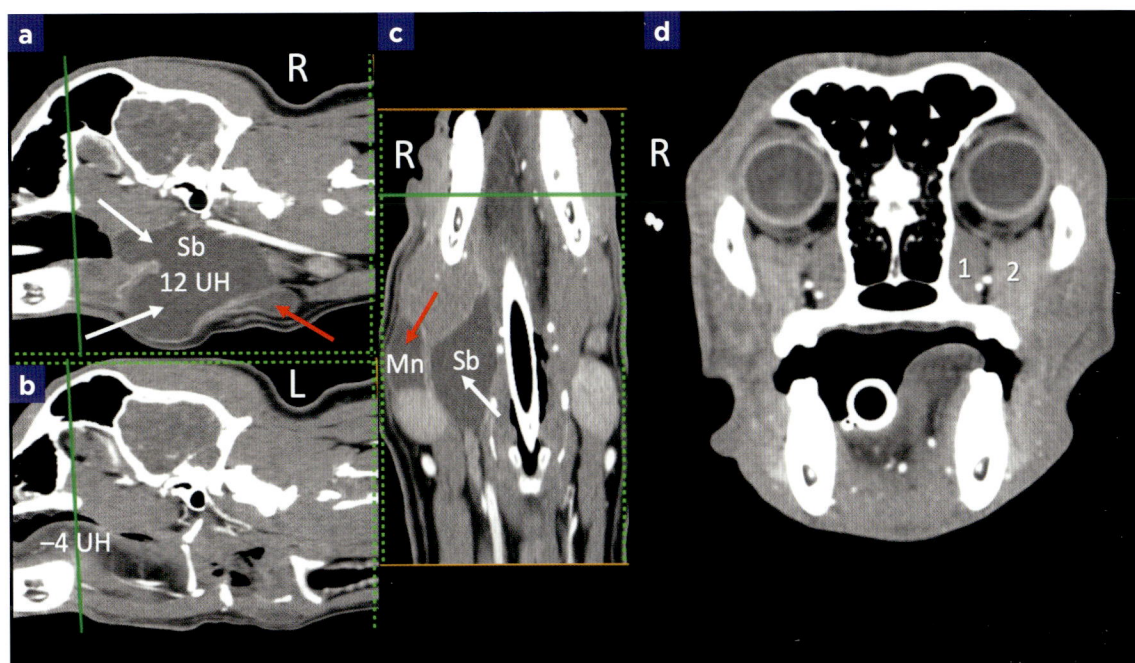

15.4. Glándulas cigomáticas normales y unidades Hounsfield del sialocele. Estudio en ventana de tejidos blandos y en fase de poscontraste. Cortes sagitales derecho (a) e izquierdo (b), dorsal (c) y transversal (d) obtenido al nivel marcado por las líneas verdes, que coincide con los globos oculares. En las imágenes (a y c) se identifican dos bolsas hipoatenuantes bien delimitadas, que no captan contraste y que se corresponden con acumulación de saliva en la glándula salivar sublingual monoestomática (Sb) (flechas blancas) y en la glándula salivar mandibular (Mn) (flechas rojas). Se puede comparar la atenuación de la saliva (12 UH) con la de la lengua, que por tener grasa tiene una menor atenuación (–4 UH). En el plano transversal, en el suelo de la órbita se aprecia el músculo pterigoideo medial (1) y la glándula salivar cigomática (2) con tamaño y grado de atenuación similar en ambos ojos. Tampoco existen zonas con atenuación de saliva en las dos regiones orbitarias. Por tanto, ambas glándulas salivares cigomáticas son normales.

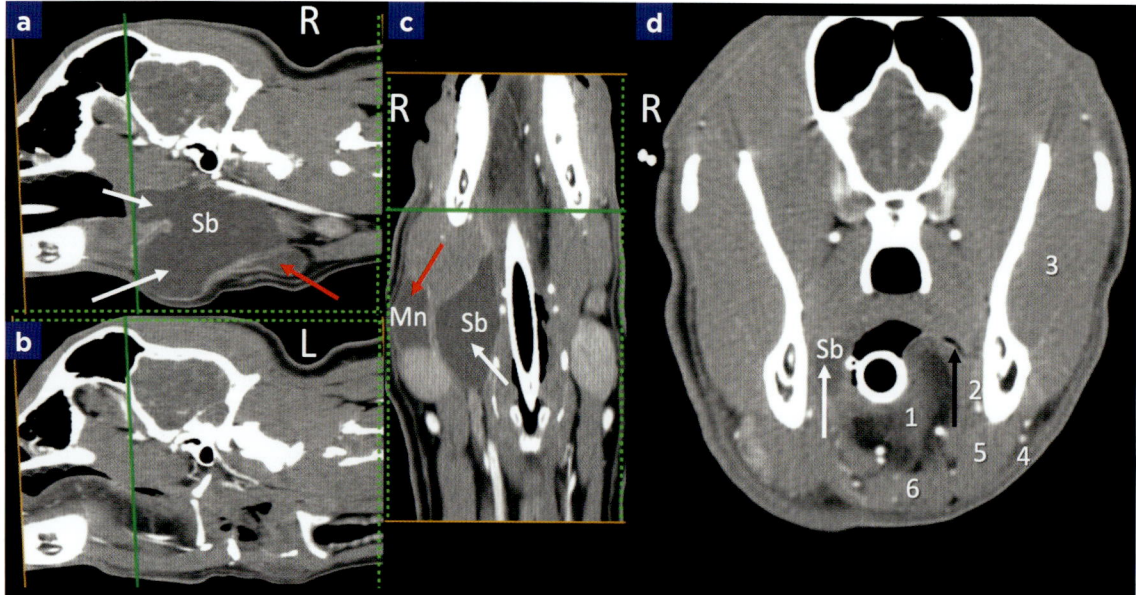

15.5. Sialoceles sublingual (Sb) y mandibular (Mn). Estudio en ventana de tejidos blandos y en fase de poscontraste. Cortes sagitales derecho (a) e izquierdo (b), dorsal (c) y transversal (d) obtenido al nivel marcado por las líneas verdes, que coincide con la porción caudal de las mandíbulas. En el lado izquierdo, la glándula sublingual normal (flecha negra) se sitúa entre la base de la lengua (1) y el músculo milohioideo (2). Este músculo se origina en la cara medial de la mandíbula y se dispone ventralmente, cerrando el espacio intermandibular junto con el músculo contralateral, en un rafe fibroso medio. En el lado derecho ya se empieza a ver la glándula sublingual con la porción craneal del sialocele sublingual (flechas blancas). En una posición más caudal y lateral empieza a observarse el sialocele de la glándula mandibular (flechas rojas), con características similares al anterior. Referencias: lengua (1), músculo milohioideo (2), músculo masetero (3), músculo cutáneo de la cara (platisma) (4), músculo digástrico (5), músculo genihioideo (6).

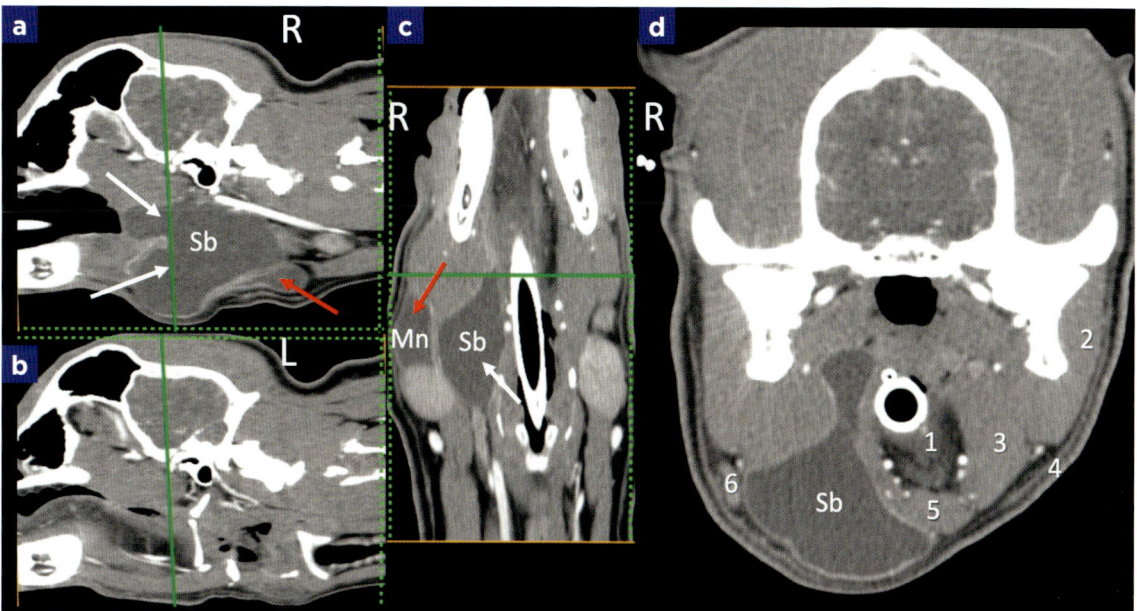

15.6. Sialocele sublingual (Sb). Estudio en ventana de tejidos blandos y en fase de poscontraste. Cortes sagitales derecho (a) e izquierdo (b), dorsal (c) y transversal (d) obtenido al nivel marcado por las líneas verdes, que coincide con las articulaciones temporomandibulares. El sialocele procedente de la glándula sublingual (flechas blancas) se distiende ventralmente por el lado derecho, quedando comprimido entre la lengua y el músculo digástrico de dicho lado. A este nivel todavía no aparece en el corte transversal el sialocele mandibular (flechas rojas). Referencias: lengua (1), músculo masetero (2), músculo digástrico (3), músculo cutáneo de la cara (platisma) (4), músculo genihioideo (5), nódulo linfático mandibular (6).

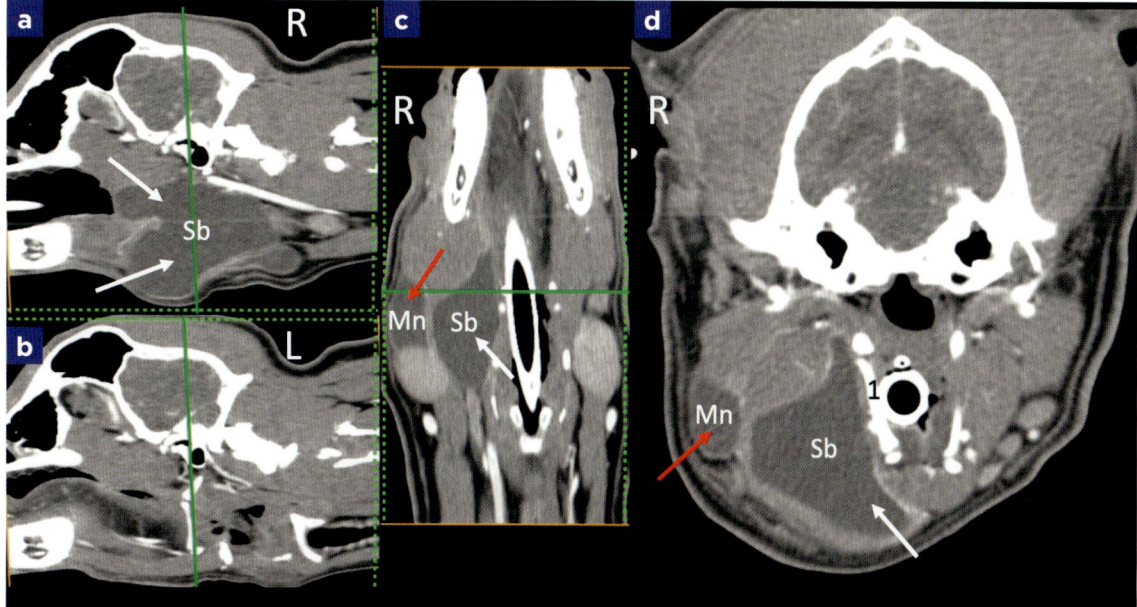

15.7. Sialoceles mandibular y sublingual y relación con el aparato hioideo. Estudio en ventana de tejidos blandos y en fase de poscontraste. Cortes sagitales derecho (a) e izquierdo (b), dorsal (c) y transversal (d) obtenido al nivel marcado por las líneas verdes, que coincide con el aparato hioideo. Se observan las dos bolsas ventrales bien separadas, una originada en la glándula mandibular (flechas rojas) y otra en la glándula sublingual monoestomática (flechas blancas), que desplazan el aparato hioideo (1) hacia el plano medio.

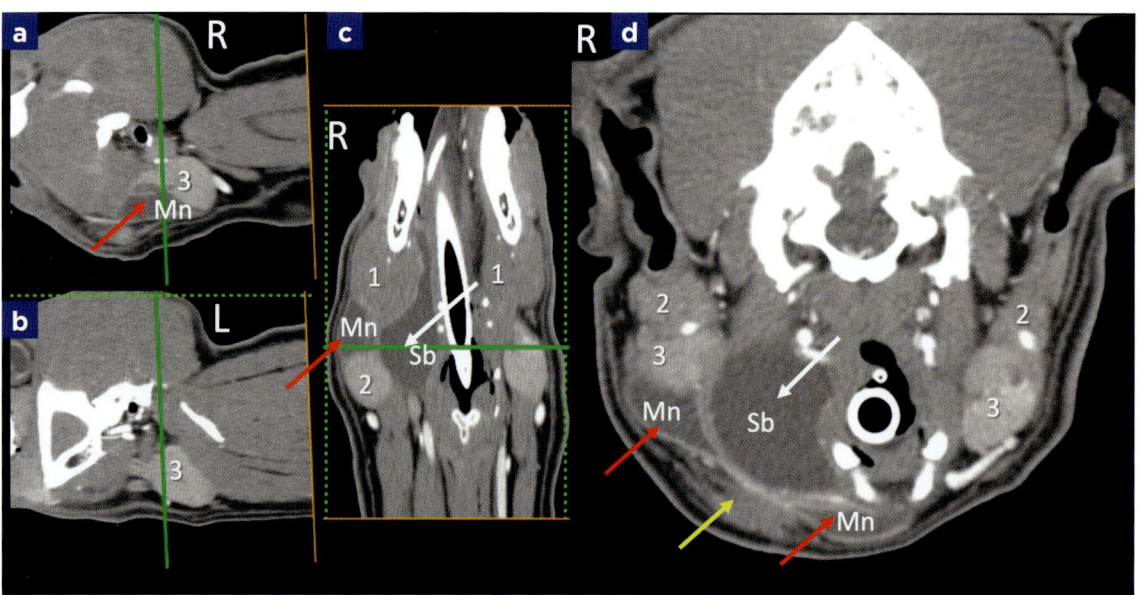

15.8. Sialoceles mandibular y sublingual y referencia de otras glándulas salivares. Estudio en ventana de tejidos blandos y en fase de poscontraste. Cortes sagitales derecho (a) e izquierdo (b), dorsal (c) y transversal (d) obtenido al nivel marcado por las líneas verdes, que coincide con las glándulas salivares parótida (2) y mandibular (3). Caudalmente a las mandíbulas se dispone el músculo digástrico de cada lado (1) y aparecen dos recesos distendidos con saliva: uno medialmente, y que se corresponde con el sialocele de la glándula sublingual monoestomática (flechas blancas) y otro que se corresponde con el sialocele producido en la glándula mandibular (3) (flechas rojas). En la porción ventrolateral derecha existe un engrosamiento del tejido subcutáneo (flecha amarilla), probablemente se evacuó saliva en el punto más declive, en la primera intervención. A este nivel persiste el desplazamiento del aparato hioideo hacia el plano medio. Sialocele de la glándula sublingual monoestomática (flechas blancas) y sialocele de la glándula mandibular (flechas rojas). Referencias: músculo digástrico (1), glándula parótida (2), glándula mandibular (3).

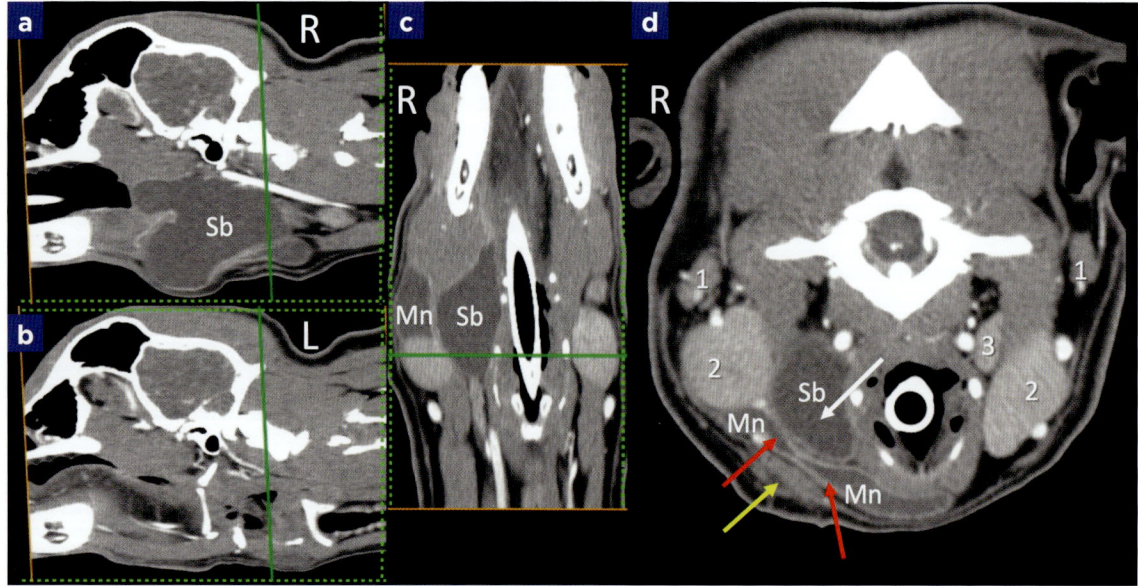

15.9. Sialoceles mandibular y sublingual bien diferenciados. Estudio en ventana de tejidos blandos y en fase de poscontraste. Cortes sagitales derecho (a) e izquierdo (b), dorsal (c) y transversal (d) obtenido al nivel marcado por las líneas verdes, que coinciden con las glándulas salivares parótida (1) y maxilar (2). Se aprecia como el procedente de la glándula mandibular discurre hasta las porciones más ventrales (flechas rojas) quedando separado del sialocele sublingual (flecha blanca). Quedan también restos de remodelación producida por la intervención anterior en la que hubo rotura del músculo platisma (flecha amarilla).

DISCUSIÓN

El perro posee cuatro pares de glándulas salivares mayores: cigomática, parótida, mandibular y sublingual, de las que existen excelentes descripciones anatómicas[1] e imágenes anatómicas de interés en planos anatómicos transversales.[2]

La **glándula cigomática** tiene una forma ovoide o irregular[3], se localiza en el suelo de la órbita, ventrocaudal al ojo, medial al arco cigomático y dorsal a los vasos y nervios infraorbitarios.[1] Más concretamente se sitúa en la fosa pterigopalatina y en TC se aprecia lateralmente al origen del músculo pterigoideo medial.[3]

La **glándula parótida** tiene forma triangular y se localiza bajo el pabellón auricular. Al no tener cápsula se mezcla con la grasa subcutánea y el tejido conjuntivo de los músculos del oído externo.[1] En la TC sus márgenes pueden ser difíciles de diferenciar de la glándula salivar mandibular.[3]

La **glándula mandibular** es grande y ovoide, se recubre de cápsula fibrosa y se encuentra caudoventral a la parótida. En la TC se localiza caudalmente a las ramas mandibulares[3] entre las venas linguofacial y maxilar en el sitio donde se unen para formar la vena yugular externa.[1]

La **glándula sublingual** tiene dos porciones: una monostomática y otra polistomática, las cuales no se pueden diferenciar sin introducir un medio de contraste en las mismas (sialografía).[3] La primera se origina en el borde rostroventral de la glándula mandibular. La porción polistomática se compone de muchos lóbulos relativamente independientes que rodean al conducto mandibular y descansan debajo de la mucosa oral, de modo que la secreción se vierte directamente a la cavidad oral.[1] Esta glándula es difícil de identificar en la TC. Se localiza caudalmente al nivel de la mandíbula entre la base de la lengua y el músculo milohioideo.[3]

Los **sialoceles**, también conocidos como **mucoceles salivares**, son acumulaciones de mucina salivar subcutánea o submucosa secundaria a la alteración de la glándula salivar o del conducto salivar.[4] Se pueden producir a consecuencia de traumatismos, sialolitos, sialonadenitis o neoplasias, aunque en muchas ocasiones la causa exacta no se identifica.

En función de su localización anatómica se clasifican en: sialocele cervical (que afecta al espacio intermandibular y región cervical craneal); sialocele sublingual (ránula), que implica a los tejidos sublinguales caudales a la apertura de los conductos sublingual y mandibular; sialocele faríngeo, que afecta a los tejidos nasofaríngeos; y sialocele cigomático, que afecta a los tejidos retrobulbares. Por último, existen sialoceles complejos que engloban dos o más de los tipos descritos.

En función de las glándulas salivares afectadas se pueden clasificar en sialoceles sublingual, mandibular, cigomático o parotídeo, y puede presentarse afectada una sola glándula o una combinación de varias.[4] Se ha descrito la apariencia del sialocele en TC, especialmente los sialoceles cigomáticos[5-8] y faríngeos.[4,9,10]

En una TC los sialoceles se muestran como estructuras hipoatenuantes llenas de líquido, con atenuación media de 18,5 UH (aunque pueden oscilar entre 0 UH[4,12] y 47 UH[4]), con tamaño y forma variable y rodeados de una pared con atenuación de tejido blando, que realzan el contraste de forma homogénea. Mientras que la parte externa de la pared es lisa, la pared interna puede ser nodular o tener estructura en forma de hoja de helecho, que se suele corresponder con tejido de granulación.[4] Pueden aparecer focos mineralizados en forma de sialolitos o metaplasia ósea y en algunas ocasiones pueden mostrar una vascularización local.[4]

Es interesante recordar que, en una TC, se pueden observar las glándulas salivares, pero no se aprecian las papilas y conductos cuando están normales.[3]

En el paciente se identificaron dos sialoceles independientes con las características descritas, pero sin alteraciones en la pared interna ni presencia de sialolitos o neovascularización regional.

El estudio seriado permitió identificar dos orígenes distintos de los sialoceles, el procedente de la glándula mandibular y el procedente de la glándula sublingual. La sublingual no vertía la saliva hacia la cavidad oral, tal y como se ha descrito[4], posiblemente debido a que estaba afectada su porción monostomática. La anamnesis indicaba que era la recidiva de una intervención previa que, por lo visto en las imágenes, parecía más bien un drenaje de una de las glándulas que una intervención específica sobre las bolsas. En la bibliografía se citan escasas recidivas, que oscilan entre el 0 y el 5 %.[4] Las reconstrucciones en 3D pueden ayudar a entender la localización de las zonas distendidas.

BIBLIOGRAFÍA

1. Gil Cano F. https://www.um.es/web/anatvet/docencia/recursos-docentes/videos-anatomia.

2. Ruberte J, Suatet J. Atlas de anatomía del perro y del gato. Volumen 1 (Cabeza y cuello). Universitat Autónoma de Barcelona. Gráfica IN. 1995.

3. Boroffka S, Dennison S, Schwarz T, Saunders J. Orbita, Salivary Glands and Lacrimal System. In: Schwarz T, Saunders J, editors. Veterinary Computed Tomography. West Sussex (UK): Wiley-Blackwell. 2011: 137-53.

4. Swan Oetelaar G, Gan Heng H, Kin Lim Ch, Randal E. Computed tomographic appearance of sialoceles in 12 dogs. Vet Radiol Ultrasound. 2022; 63 (1): 30-7.

5. Cannon MS, Paglia D, Zwingenbereger AL, Boroffka SA, Hollingsworth SR, Wisner ER. Clinical and diagnostic imaging findings in dogs with zygomatic sialadenitis: 11 cases (1990-2009). J Am Vet Med Assoc. 2011; 239 (9):1211-8.

6. Adams P, Halfacree ZJ, Lamb CR, Smith KC, Bainess SJ. Zygomatic salivary mucocele in a Lhasa apso following maxillary tooth extraction. Vet Rec. 2011; 168: 458.

7. Lee N. Choi M, Keh S, Kim T, Kim,Yoon J. Zygomatic sialolithiasis diagnosed with computed tomography in a dog. J Vet Med Sci. 2014; 76 (10): 1389-91.

8. Miño-Farina N, González-Cantalapiedra A, Vilar-Pastor M, Espino-López. Hallazgos tomográficos y tratamiento de un absceso retrobulbar asociado a una sialoadenitis cigomática en un perro. Clín Vet Peq Anim. 2016; 36 (1): 29-33.

9. Ploypetch S, Choisunirachon N, Kalpravidh C. Diagnosis of pharyngeal sialocele in a dog by CT scan: a case report. Thai J Vet Med. 2016; 6.

10. Lorenzi DD, Bertoncello D, Mantovani C, Bottero E. Nasopharyngeal sialoceles in 11 brachycephalic dogs. Vet Surg. 2018; 47 (3): 431-8.

11. Villamizar-Martínez LA, Tsugawa AJ. Diagnostic imaging of oral and maxillofacial anatomy and pathology. Vet Clin North Am Small Anim Pract. 2022; 52 (1): 67-105.

12. Wisner E, Zwingenberger A. Atlas of Small Animal CT and MRI. West Sussex (UK): Wiley-Blackwell. 2015.

Entre todas las aplicaciones de la TC como prueba diagnóstica es en los casos de tumores de la cavidad oral y región maxilofacial donde adquiere mayor relevancia, pues no solo nos permite ver la extensión y comportamiento del tumor, sino también la afectación de estructuras vecinas y nódulos linfáticos regionales y la mejor planificación quirúrgica para las exéresis tumorales. Actualmente no se plantea ninguna cirugía oncológica maxilofacial sin un estudio previo de TC de cabeza, cuello y tórax.

Según el origen histológico, los tumores orales se pueden dividir en dos grandes grupos:[1]
- **Tumores odontogénicos:** formados de remanentes de tejidos embrionarios implicados en la formación del diente y estructuras asociadas. Los más frecuentes son el odontoma, ameloblastoma central o intraóseo, ameloblastoma acantomatoso y tumor odontogénico productor de amiloide.
- **Tumores de origen no odontogénico:** constituyen el resto de los tumores maxilofaciales y son los de mayor prevalencia. Los más frecuentes son el melanoma maligno, el carcinoma de células escamosas y el fibroscarcoma, entre muchos otros. A su vez se dividen en epiteliales y mesenquimatosos.

Para su estudio mediante TC es interesante obtener planos de corte finos (de entre 0,6 y 1,5 mm de grosor), evaluar las imágenes sin y con contraste intravenoso y con ventanas para el hueso y los tejidos blandos.

En cualquier tipo de tumor maxilofacial sería importante evaluar:
- La posible afectación dental.
- La existencia de lisis ósea.
- El grado de atenuación de la masa sin y con contraste.
- La presencia de material similar al diente fuera de la localización (midiendo las unidades Hounsfield).
- La localización de la masa primaria intra- o extraósea.
- El tamaño, en los tres planos de corte (en ocasiones su volumen).
- La posible extensión a la cavidad oral u orofaríngea.
- El aumento de tamaño y realce del contraste de los nódulos linfáticos retrofaríngeos mediales y mandibulares.

La TC es una técnica bastante exacta en la medición de los nódulos linfáticos mandibulares y retrofaríngeos. En casos de perros con melanoma oral, distintos radiólogos eran capaces de reproducir las mismas medidas con bastante consenso.[2] En la actualidad, la determinación del volumen de los nódulos linfáticos a partir de imágenes en 3D, también en perros con melanoma oral, ha producido resultados prometedores (determinándose que los nódulos linfáticos mandibulares son de mayor tamaño en perros con metástasis que en perros sin metástasis o sanos), si bien los resultados todavía resultan insuficientes como para recomendarlos como único medio de diagnóstico.[3]

En un estudio de tumores de cabeza y cuello, para asegurar la exactitud del diagnóstico de metástasis a los nódulos linfáticos (mandibulares y retrofaríngeos mediales), se indicó que la TC no debería ser el único procedimiento para la evaluación de estos nódulos linfáticos, ya que con esta técnica resulta difícil diagnosticar pequeños nódulos metastásicos, por lo que está recomendada la escisión del nódulo afectado.[4]

En casos de tumores orales y del cuello, la metástasis tiende a producirse en los nódulos linfáticos retrofaríngeos mediales y mandibulares del lado de la lesión (ipsilaterales), aunque pueden afectarse los nódulos linfáticos contralaterales hasta en el 62 % de los casos.[5]

Siguiendo la experiencia en medicina humana, en los tumores de la cavidad oral del perro también se trata de identificar el **nódulo linfático centinela**, es decir, el primer nódulo linfático al que drenan los depósitos metastásicos. Existen diversas técnicas de mapeo para identificar el nódulo linfático y una de ellas es mediante TC, pero, a diferencia de la medicina humana, los resultados son todavía limitados.[6]

Mediante TC se puede realizar una **linfoangiografía con tomografía computarizada indirecta**.[7,8] En un estudio reciente sobre 39 perros[8] se describe bien la técnica, realizada después de haber llevado a cabo una evaluación de los nódulos linfáticos con contraste intravenoso. Consiste en la infiltración peritumoral de contraste diluido (1 ml de compuesto yodado y 1 ml de solución salina) en 4 puntos y de forma lenta (0,5 ml por punto, inyectando en cada punto durante 30 segundos, seguido por un masaje de la zona). Posteriormente se escanea la región a los 3 y 6 minutos. Si no se obtiene la imagen deseada, se puede volver a inyectar, 1 ml sin diluir, y repetir el escaneo a los 3 y 12 minutos. La técnica muestra resultados prometedores, llegando a demostrar que la mayoría de los casos drenan a un único nódulo linfático mandibular del lado de la lesión (ipsilateral).[8] Otros autores, por el contrario, opinan que la técnica aún no puede usarse de forma aislada para detectar la metástasis.[7]

En función de estos resultados, la citología y el estudio histopatológico de los nódulos linfáticos siguen siendo las técnicas recomendadas para el estadificación exacta y la planificación del tratamiento.[5]

> *En la presente obra definimos las lesiones como tumores (cuando son visibles), nódulos (cuando son palpables) y tubérculos (cuando son visibles y palpables) como lesiones elementales, no como diagnósticos histopatológicos.*

Por ejemplo, al palpar o tocar una "masa" que no se ve, aunque la "masa" haga prominencia en la piel, la lesión se define como nódulo, aunque luego la histopatología indique que es un tumor. En cambio, si se ve una lesión exofítica siempre es un tumor como lesión elemental, aunque luego la histopatología indique que es un granuloma.[9-11]

A continuación, se recogen algunos tumores de ambos grupos (ondontogénicos y no odontogénicos), describiendo en detalle no solo las alteraciones propias del tumor, sino cualquier otra presente en cada caso.

BIBLIOGRAFÍA

1. Fernández JM, Del Campo M, Mestrinho L, Rejec A. Tumores maxilofaciales. En: San Román Ascaso F, editor. Cirugía oral y maxilofacial del perro y el gato. Zaragoza: Editorial Servet. 2021: 169-183.

2. Cotter B, Zwicker LA, Waldner Ch, Randall E, Gagnon J Wiebe S, et al. Inter- and intraobserver agreement for CT measurement of mandibular and medial retropharyngeal lymph nodes is excellent in dogs with histologically confirmed oral melanoma. Vet Radiol Ultrasound. 2021; 63: 73-81.

3. Menghini TL, Schwarz T, Dancer S, Gray C, MacGillivray T, Bowit Blacklock KL. Contrast-enhanced CT predictors of lymph nodal metastasis in dogs with oral melanoma. Vet Radiol Ultrasound. 2023; 64: 694-705.

4. Skinner OT, Boston SE, Giglio RF, Whitley EM, Colee JC, Porter EG. Diagnostic accuracy of contrast-enhanced computed tomography for assessment of mandibular and medial retropharyngeal lymph node metastasis in dogs with oral and nasal cancer. Vet Comp Oncol. 2018; 16: 562-70.

5. Skinner OT, Boston SE, Souza CHM. Patters of lymph node metastasis identified following bilateral mandibular and medial retropharyngeal lymphadenectomy in 31 dogs with malignancies of the head. Vet Comp Oncol. 2017; 15 (3): 881-9. Epub 2016/05/20.

6. Beer P, Chiti LE, Nolff MC. The role of sentinel node mapping and lymphadenectomies in veterinary surgical oncology. Lymphatics. 2023; 1: 2-18.

7. Grimes JA, Secrest SA, Northrup NC, Saba CF, Schmiedt CW. Indirect computed tomography lymphangiography with aqueous contrast for evaluation of sentinel lymph nodes in dogs with tumours of the head. Vet Radiol Ultrasoud. 2017; 58 (5): 559-64.

8. Goldshmidt S, Stewart N, Ober Ch, Wolf-Ringwall A, Kent M, Lawrence J. Contrast-enhaced and indirect computed tomography lymphangiography accurately identifies the cervical lymphocenter at risk for metastasis in pet dogs with spontaneously occurring oral neoplasia. Plos One. 2923; 18 (3): e282500.

9. Griffiths C, Barker J, Bleiker T, Chalmers R, Creamer D. Rook's Textbook of Dermatology. 9th ed. London: John Wiley & Sons, Ltd. 2016.

10. Lawrence CM, Cox NH. Physical Signs in Dermatology. 2nd. London: Mosby. 2002.

11. Resnik KS, Ackermann AB. On standard definitions of individual skin lesions. Arch Dermatol. 1998; 134 (5): 636-67.

TUMORES ODONTOGÉNICOS

Fibroma ameloblástico

PRESENTACIÓN

Stafforshire Terrier Americano, macho de 8 años.

Paciente con tumefacción dura en la región nasal a la altura de la raíz del canino maxilar derecho, diagnosticado como fibroma ameloblástico, que presenta otras importantes alteraciones dentales.

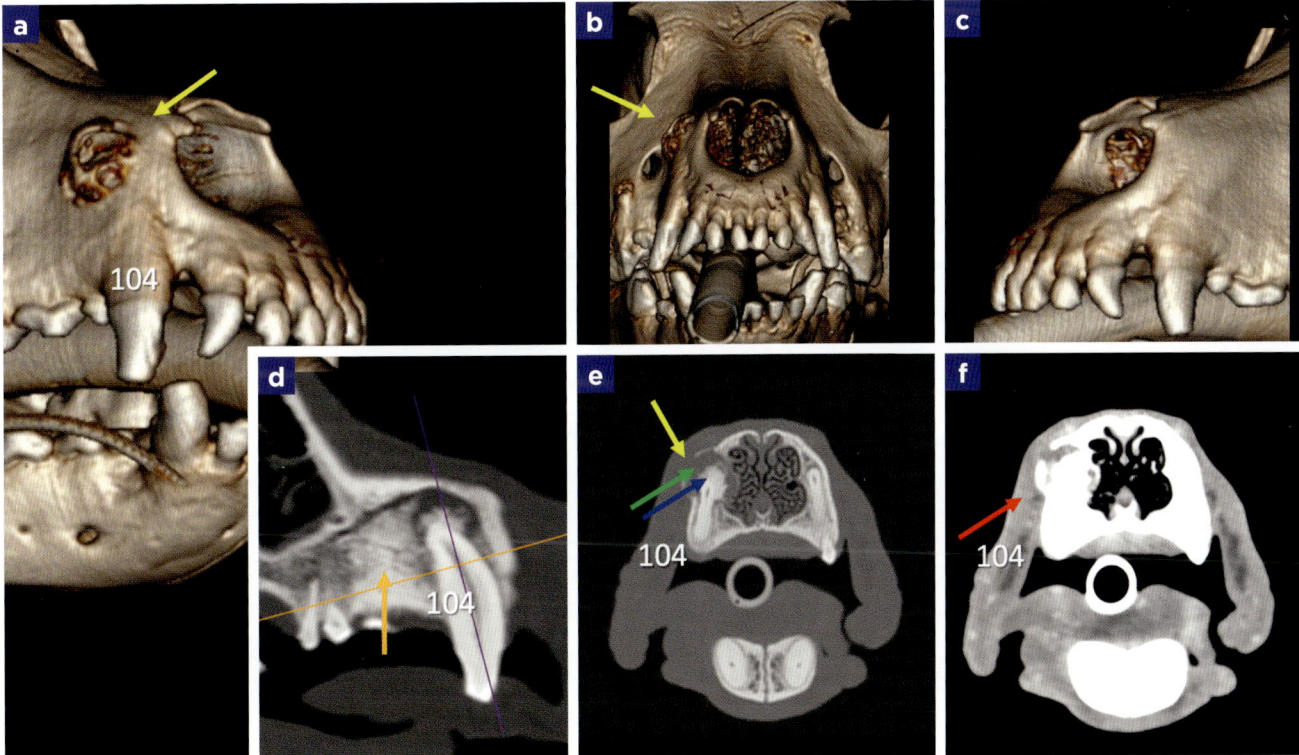

16.1. Tumefacción de consistencia dura en la región nasal, a la altura de la raíz del canino permanente superior derecho (104). Imágenes en 3D en vistas oblicua derecha (a), rostral (b) y oblicua izquierda (c); detalles del canino (104) en fase de poscontraste en los planos sagital (d) y transversales con ventanas para el hueso (e) y los tejidos blandos (f). En el maxilar superior derecho a la altura del tercio apical de la raíz del canino (104) existe una zona reactiva hiperatenuante de contorno muy irregular (flecha azul), rodeada de una zona hipoatenuante, correspondiente a la expansión del espacio ocupado por el ligamento periodontal (flecha verde), y una muy fina envoltura hiperatenuante que delimita la zona de lesión (flecha amarilla). Esta envoltura se expande hacia la cara palatina del diente produciendo un efecto de masa sobre los cornetes nasales, dorsal y ventral del lado derecho, a los que presiona lateralmente sin llegar a infiltrarse en dicha cavidad (e y f). La misma envoltura se expande por la cara vestibular produciendo la lisis del hueso nasal en esta zona (e). El músculo elevador nasolabial del lado derecho (flecha roja) aparece engrosado e hiperatenuante con respecto a su homólogo del lado izquierdo.

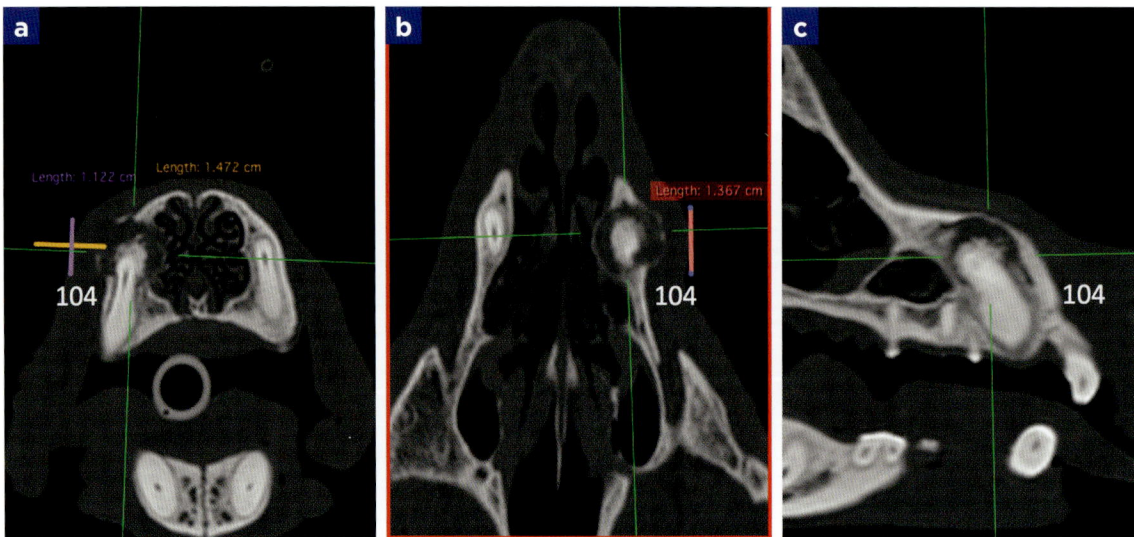

16.2. Detalle de la porción apical de la raíz del canino superior derecho (104). Imágenes en planos ortogonales transversal (a), dorsal (b) y sagital derecho (c). Las medidas de la tumoración (como lesión elemental no diagnóstica) son 1,1 cm de altura×1,4 cm de anchura×1,3 cm de longitud. El resto de la cavidad nasal derecha aparece normal y existe lisis evidente de la pared del hueso nasal.

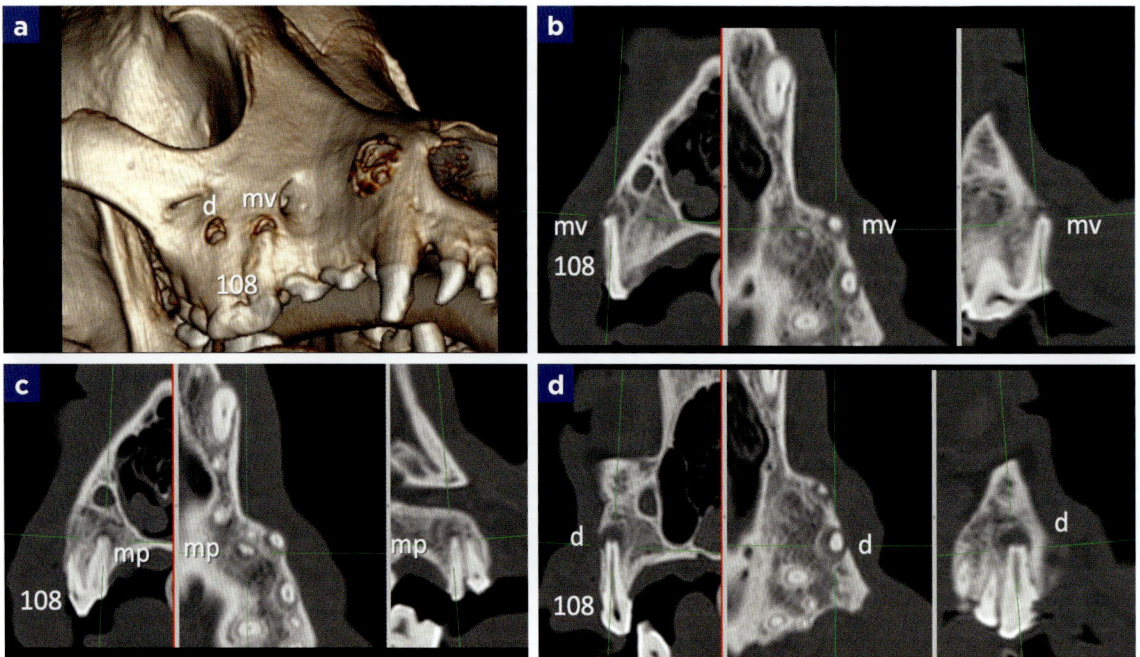

16.3. Detalle del cuarto premolar permanente superior derecho (108). Imagen en 3D oblicua derecha de la cara (a) e imágenes en planos ortogonales centrados en las raíces: mesiovestibular (mv), mesiopalatina (mp) y distal (d) (b-d). Las dos raíces externas (mv y d) muestran una amplia zona hipoatenuante correspondiente a una lisis periapical que afecta a la tabla alveolar vestibular y destruye externamente el hueso maxilar de forma parecida al de la raíz del canino. Por el contrario, la raíz interna (mp) aparece normal. Son signos indicativos de periodontitis apical.

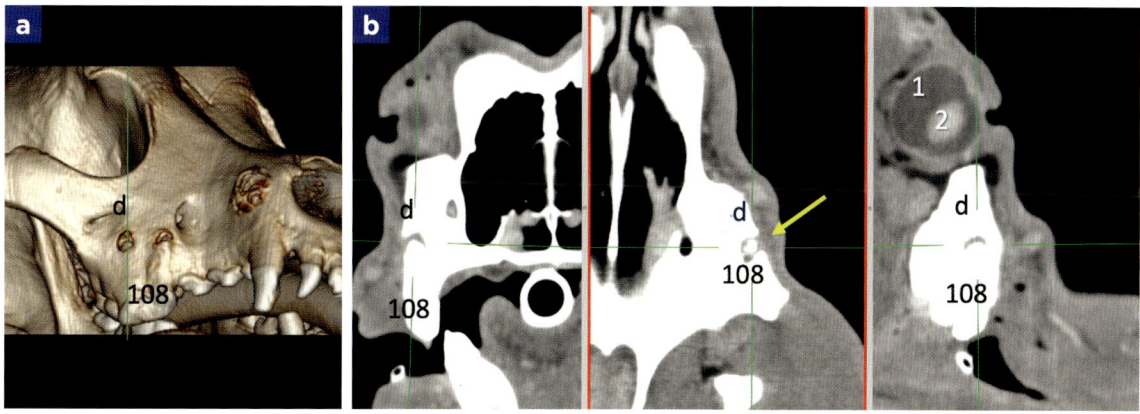

16.4. Detalle de la raíz distal del cuarto premolar permanente superior derecho (108), con ventana de tejidos blandos. Imagen en 3D oblicua derecha de la cara (a) e imágenes en planos ortogonales centrados en la raíz distal (d) del cuarto premolar permanente superior derecho (108) (b). Las imágenes en fase de poscontraste permiten observar, además de la lisis periapical y del hueso maxilar (flecha amarilla), la proximidad anatómica con el globo ocular (1). En su interior siempre aparece hiperatcnuante el cristalino (2).

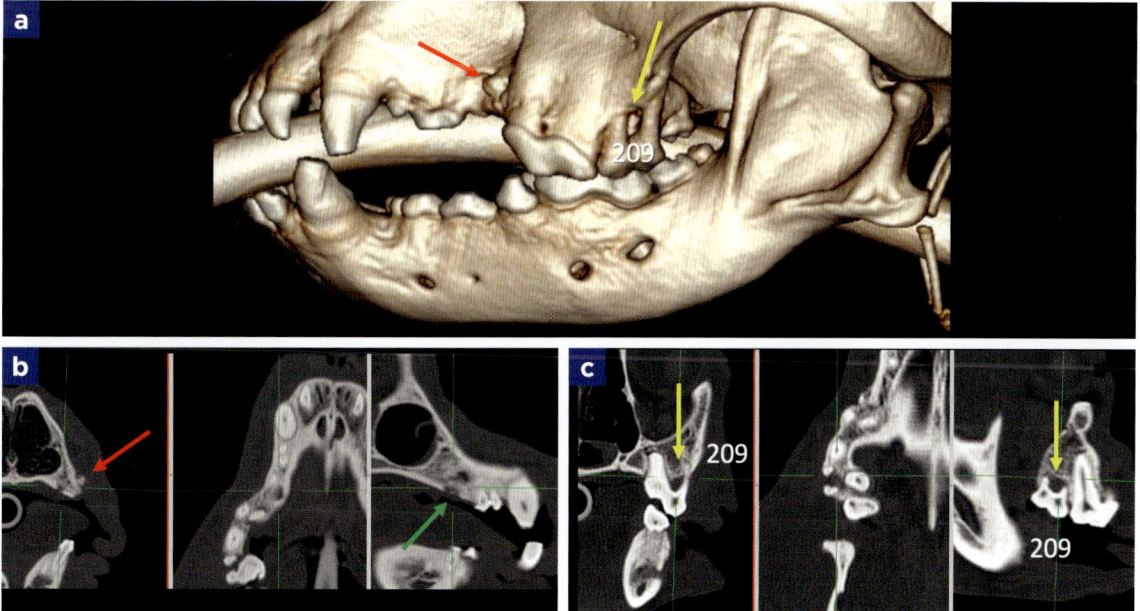

16.5. Detalles de los premolares superiores del lado izquierdo. Imagen en 3D del lado izquierdo (a) y planos ortogonales centrados en la zona correspondiente al tercer premolar permanente superior izquierdo (207, ausente) (b) y al primer molar permanente superior izquierdo (209) (c). El alvéolo del diente 207 está prácticamente relleno de hueso y existe una ligera reacción del periostio en dicha zona (flechas rojas). Queda todavía una pequeña zona de lisis próxima (flecha verde). En el diente 209 existe una lesión de la furca con pérdida del hueso alveolar en el fórnix dental entre las tres raíces del diente (flechas amarillas) (lesión de furca de grado III). Además, el animal muestra una pérdida de las cúspides coronales de los premolares y molares de ambos lados compatibles con atrición dental.

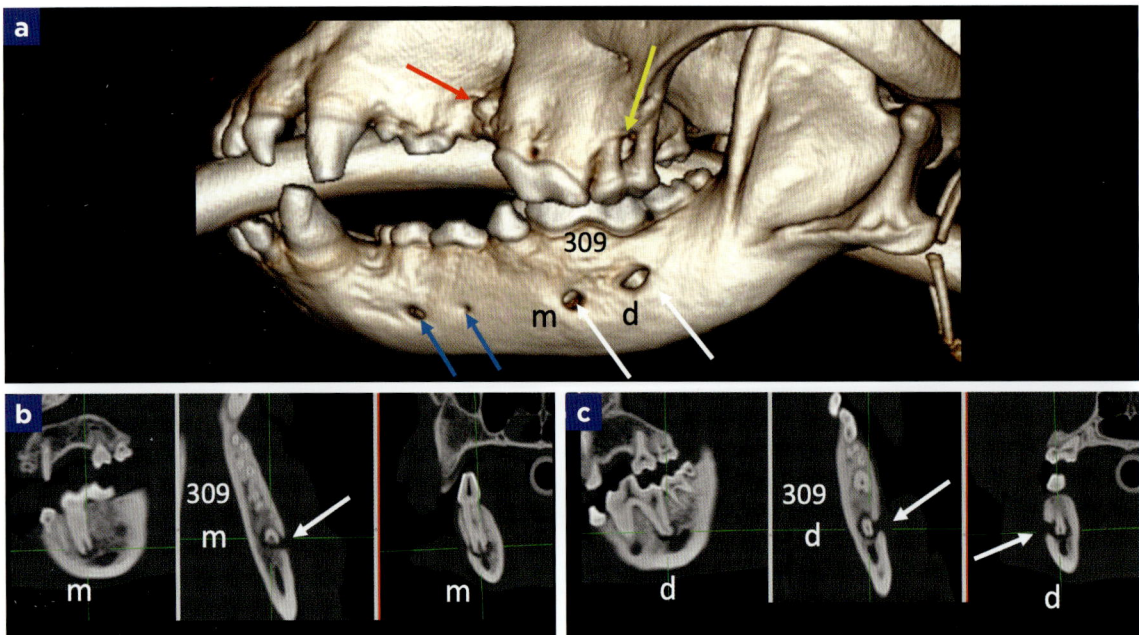

16.6. Detalle del primer molar permanente inferior izquierdo (309). Imagen en 3D del lado izquierdo (a) y planos ortogonales centrados en la zona correspondiente en las raíces mesial (m) y distal (d) del diente 309 (b y c). Se aprecian las zonas de lisis periapical que ha destruido focalmente la cara vestibular del cuerpo de la mandíbula en la zona de localización de las raíces (flechas blancas). No deben confundirse con lisis los dos agujeros mentonianos medio y caudal (flechas azules). Claramente se aprecia una patología periapical radicular.

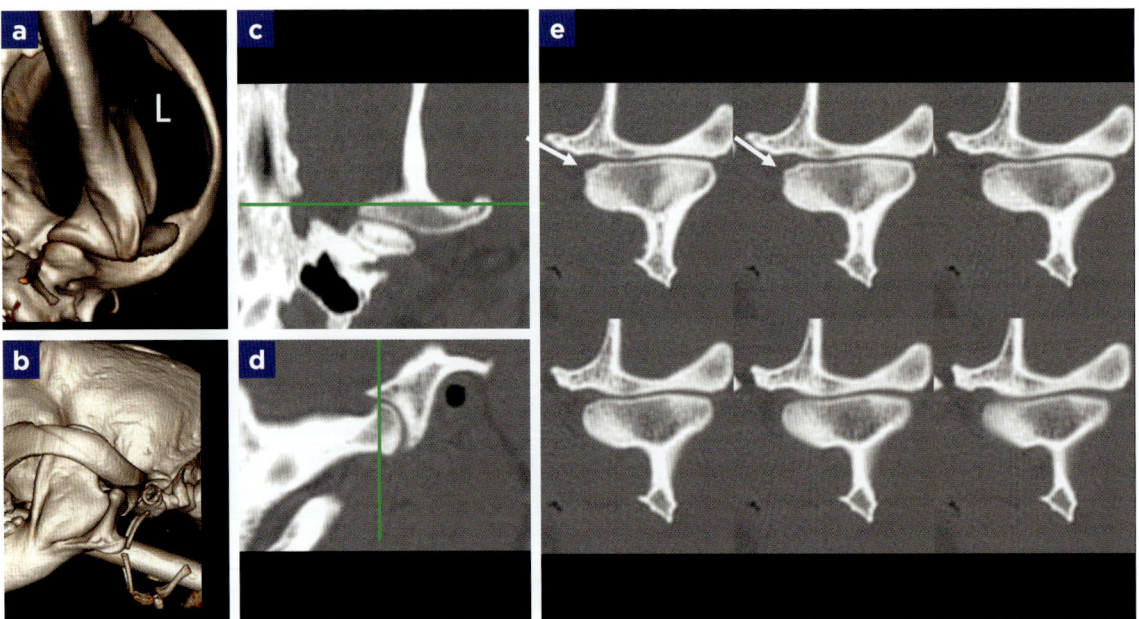

16.7. Detalle de la articulación temporomandibular (ATM) izquierda (L). Imagen en 3D en vistas ventral (a) y lateral (b); planos dorsal (c) y lateral (d), las líneas verdes indican a la altura que se han obtenido los diversos planos transversales consecutivos (e). En la porción medial de la apófisis condilar de la mandíbula existe un pequeño osteofito, apenas visible en el primer corte transversal (flecha blanca). En el resto de las imágenes se aprecia la correcta congruencia de la apófisis condilar que se adapta muy bien a la fosa mandibular del hueso temporal. Estos signos son indicativos de una artrosis en fase muy inicial.

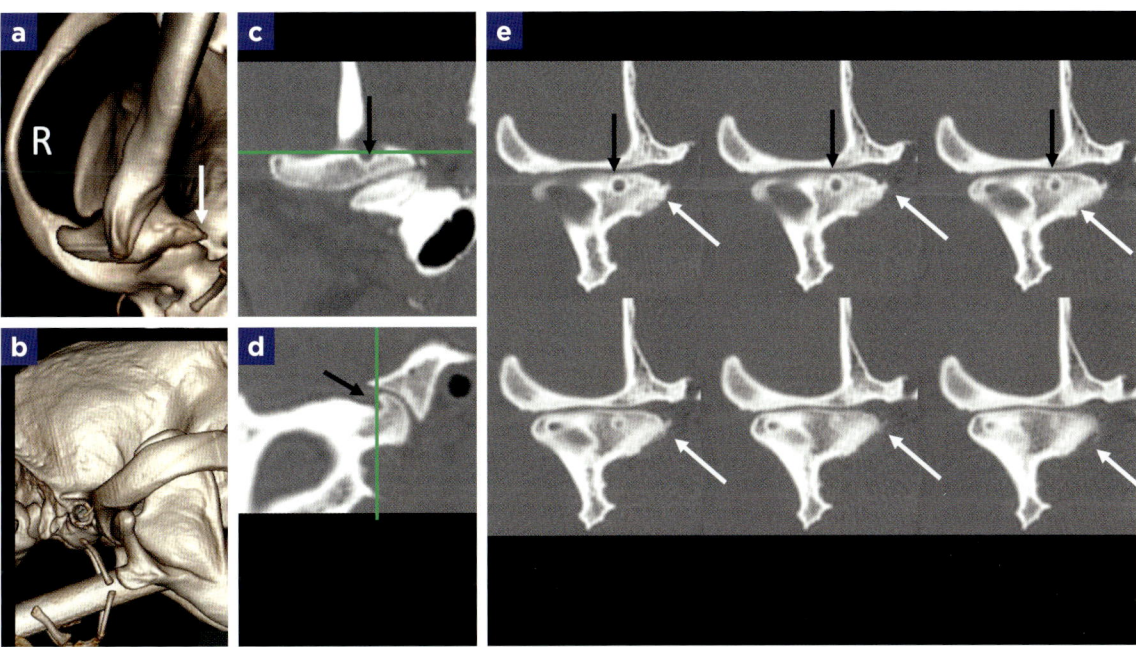

16.8. Detalle de la ATM derecha (R). Imagen en 3D en vista ventral (a) y lateral (b); planos dorsal (c) y lateral (d), las líneas verdes indican a la altura que se han obtenido los diversos planos transversales consecutivos (e). La porción medial de la apófisis condilar aparece muy remodelada, con un osteofito de gran tamaño, correspondiéndose con una artrosis crónica de la ATM derecha. Además, en los cortes transversales aparece una imagen hipoatenuante circular rodeada de un borde esclerótico (flecha negra), que podría corresponderse con un quiste óseo.

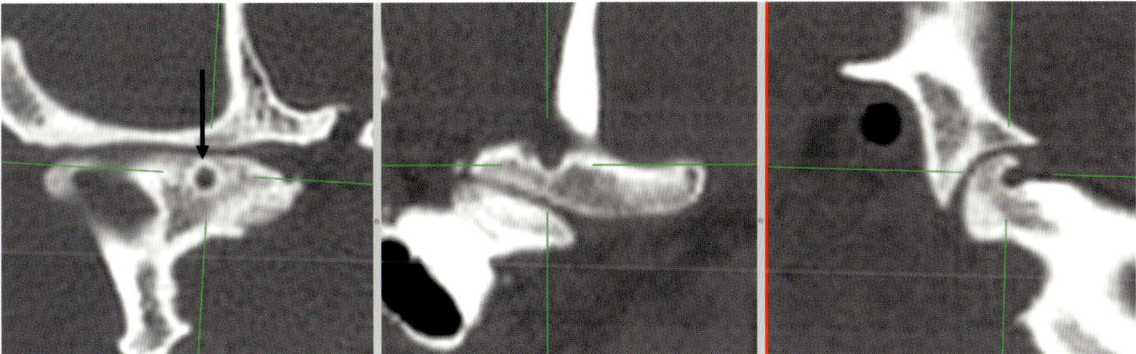

16.9. ATM derecha en planos ortogonales. Cuando se realizan imágenes en planos ortogonales se obtienen los tres planos de corte sobre el punto deseado, mostrando la posición exacta del quiste óseo.

VÍDEO DEL CASO 16

DISCUSIÓN

Los signos detectados en el canino permanente maxilar derecho (104) indican la presencia de una respuesta inflamatoria por el crecimiento exofítico de la lesión en este lugar. Esta lesión es invasiva a nivel óseo y agresiva, y aunque por su localización podría indicar una periodontitis apical con formación de granuloma, se confirma en el estudio histopatológico que es una neoplasia odontogénica llamada fibroma ameloblástico, un tipo de tumor odontogénico benigno infrecuente.[1,2] Se trata de una neoplasia mixta, formada de tejidos epitelial y mesenquimatoso[2], de crecimiento lento, expansivo y normalmente asintomático, ya que no suele provoca dolor. Puede presentar una cápsula que lo delimite bien. Radiológicamente se presenta como zonas radiotransparentes uniloculares o multiloculares con una expansión clara de las corticales óseas y en algunos casos migraciones de los dientes. Por este aspecto radiológico, es un tumor difícil de diferenciar de otras lesiones con un aspecto similar. Este tumor benigno puede derivar a otros tumores malignos como el sarcoma ameloblástico, y de forma más rara al carcinoma mucoepidermoide. También se han descrito casos de tumores mixtos formados por un fibroma ameloblástico y un fibro-odontoma ameloblástico.[3]

Es evidente la atrición o pérdida progresiva de la superficie dura de los dientes debido al rechinamiento o masticación contra los dientes opuestos[4] y la periodontitis apical[5], ya explicada previamente.

La artrosis de la ATM puede clasificarse como de grado 1 en la izquierda y de grado 3 en la derecha, de acuerdo con una clasificación semicuantitativa publicada previamente.[6] La lesión quística se localiza en la porción medial de la apófisis condilar. Las reconstrucciones en 3D sirven para relacionar espacialmente, de modo muy eficaz, las lesiones detectadas en la articulación con las imágenes que ofrecen los planos estándar tradicionales.[7]

BIBLIOGRAFÍA

1. Miles CR, Bell CM, Pinkerton ME, Soukup JW. Maxillary ameloblastic fibroma in a dog. Vet Pathol. 2011; 48 (4): 823-6.

2. Amory JT, Reetz JA, Sánchez MD, Bradley CW, Lewis JR. Reiter AM. Mai W. Computed tomographic characteristics of odontogenic neoplasms in dogs. Vet Radiol Ultrasound. 2014; 55 (2): 147-58.

3. Huang P, Bell C, Wallace V, Murphy BG. Mixed odontogenic tumors in four young dogs ameloblastic fibroma and ameloblastic fibro-odontoma. J Vet Dent. 2019; 31: 98-102.

4. American Veterinary Dental College (Nomemclature Committee) 2012. www.avdc.org

5. Campbell RD, Peralta S, Fiani N, Scrivani PV. Comparing intraoral radiography and computed tomography for detecting radiographic signs of periodontitis and endodontic disease in dogs: an agreement study. Front Vet Sci. 2016; 31 (3) article 68.

6. Arzi B, Cissell DD, Verstraete FJM, Kass PH, DuRaine GD, Athanasiou KD. Computed tomographic findings in dogs and cats with temporomandibular joint disorders; 58 cases (2006-2011). J Am Vet Med Assoc. 2013; 242: 69-75.

7. Novales M, Lucena R, Hernández EM, Ginel PJ, Fernández JM, Blanco B. Three-dimensional volume rendering in computed tomography for evaluation of the temporomandibular joint in dogs. Animals. 2023, 13, 3231.

Tumor odontogénico en la región nasomaxilar izquierda

PRESENTACIÓN

Perro mestizo, macho de 9 años.

Paciente con un nódulo en la región nasomaxilar izquierda, que resultó ser un tumor odontogénico.

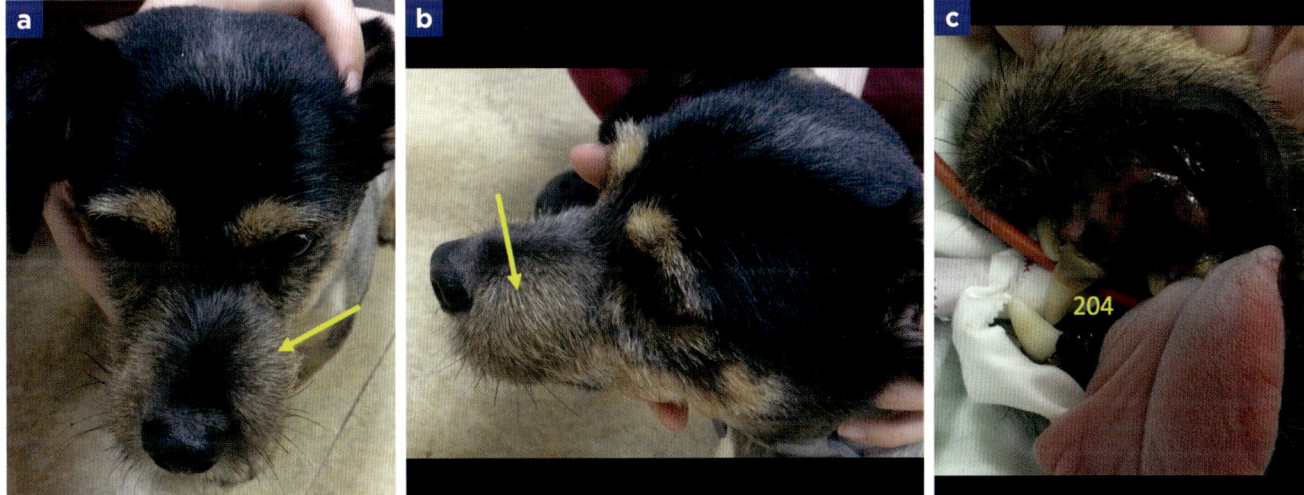

17.1. Nódulo en la región nasomaxilar izquierda. Imágenes dorsal (a), lateral de la cabeza (b) y lateral de la superficie vestibular del canino maxilar izquierdo (204) (c). El nódulo presenta una evolución de un par de años y se ha drenado varias veces, con constantes recidivas. Inicialmente se trató con antibióticos y antiinflamatorios no esteroideos, sin mejoría. Se realizó una aspiración con aguja fina que reveló un proceso inflamatorio inespecífico. Tres días antes de la realización de la TC se había efectuado el último drenaje.

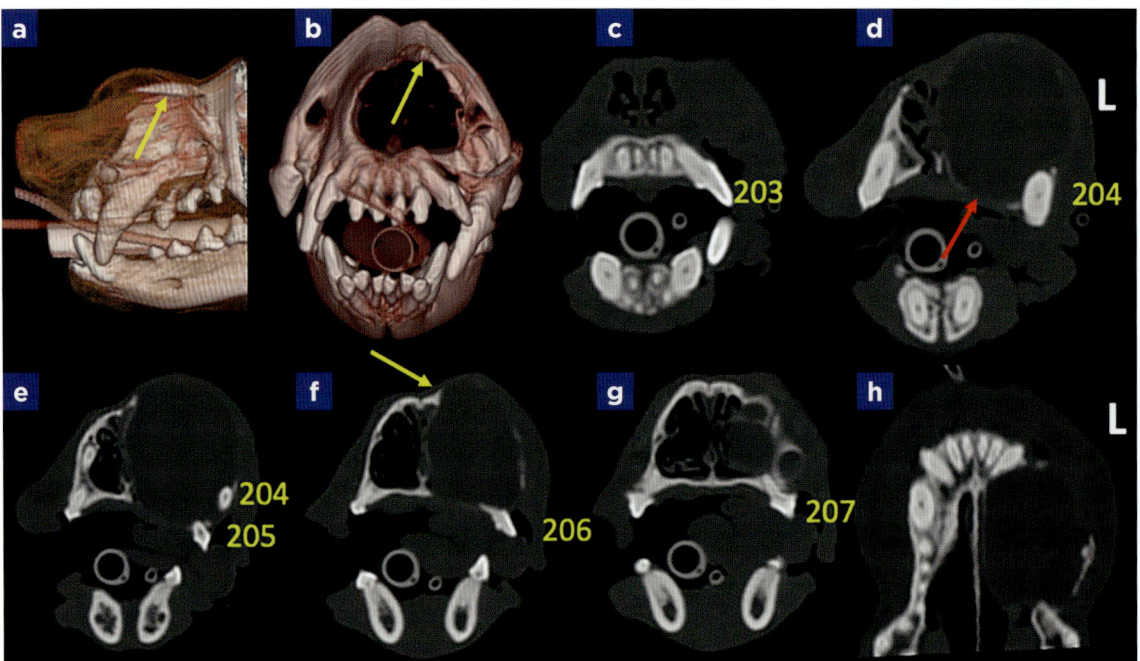

17.2. Masa expansiva en la región nasomaxilar izquierda. Imágenes en 3D lateral izquierda (a) y rostral (b) de la porción rostral de la cabeza. Planos transversales entre el tercer incisivo superior izquierdo (203) y el tercer premolar maxilar izquierdo (207) (c-g) y plano dorsal de las regiones incisiva y maxilar (h). Aparece un nódulo ovalado, bien delimitado, hipoatenuante y de aspecto quístico en el lado izquierdo (L) de la cara, en la región comprendida entre los dientes 203 y 207. Esta lesión se expande dorsalmente desplazando la porción mas rostral del hueso nasal (flechas amarillas) y lisando completamente la porción más rostral del hueso maxilar. Ventralmente lisa parte del paladar duro de dicho lado (flecha roja) y medialmente queda detenida por el cartílago del septo nasal, evitando su expansión hacia el lado derecho. En las regiones afectadas se pierde por completo la arquitectura de los cornetes nasales dorsal y ventral del lado izquierdo. Existe un desplazamiento anormal de los dientes, de tal forma que las coronas de los dientes 203 a 207 se desplazan vestibularmente.

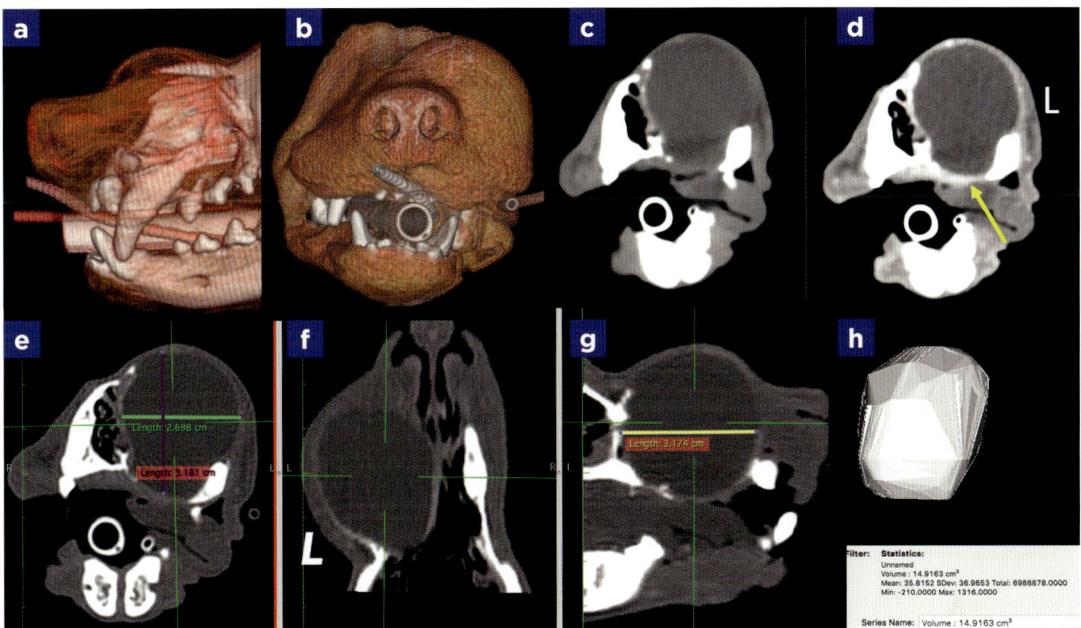

17.3. Medidas de la masa nasomaxilar. Imágenes en 3D en vistas lateral izquierda (a) y rostral (b) de la porción rostral de la cabeza. Planos de corte transversales en fase de precontraste (c) y poscontraste (d) en ventana de tejidos blandos. Reconstrucciones ortogonales en 2D (e-g) con medida de la lesión en la zona de mayor tamaño. Reconstrucción volumétrica de la lesión con la medida correspondiente (h). El interior de la masa muestra una atenuación de tejido blando/líquido (20-25 UH) que prácticamente no realza contraste en su interior (0-5 UH), lo que indica la ausencia de vascularización en la misma. Las medidas de la masa son de 2,69 cm de anchura×3,18 cm de altura×3,17 cm de longitud y su volumen es de 14,91 cm³. No se detectaron metástasis en los nódulos linfáticos regionales ni en la región torácica.

VÍDEO DEL CASO 17

DISCUSIÓN

Al ser un caso remitido, este animal no tiene un diagnóstico específico. Con todo merece la pena establecer los posibles diagnósticos diferenciales en función de la agresividad e invasión ósea local.

Los diagnósticos diferenciales incluirían tres tumores con origen en el epitelio odontogénico:

■ Ameloblastoma central o intraóseo: aparece en el hueso y no suele afectar a los tejidos blandos. Existen lesiones similares descritas en la mandíbula.[1]

■ Ameloblastoma periférico o extraóseo: aparece en el tejido blando (encía, mucosa oral) y no suele afectar al hueso, aunque puede haber reabsorción ósea por la presión del tumor.[2,3]

■ Ameloblastoma acantomatoso: es el más frecuente en la especie canina y afecta tanto al hueso como a los tejidos blandos.[2,3]

Todos ellos son benignos pero muy agresivos localmente, con gran destrucción de los tejidos donde aparecen y muy recurrentes. Salvo casos raros no suelen producir metástasis.[3]

Estimación del volumen de un tumor en la cabeza

Mediante TC se pueden conocer las medidas exactas de los tumores sólidos de la cavidad nasal e incluso estimar su volumen. Existen varios métodos para su realización:

1. Considerar que los tumores de la cavidad nasal cumplen el comportamiento de los tumores sólidos. En ellos se puede estimar el volumen total usando la fórmula del volumen de una esfera elipsoide. Para ello es necesario conocer el ancho, alto y largo; luego se debe multiplicar por 4/3 de π (pi). (El valor de π es ≈3,14).

$$V = 4/3 \; \pi \; (D_1/2)(D_2/2)(D_3/2)$$

donde:

- D_1 es el diámetro tumoral máximo en el plano transverso (ancho).
- D_2 es el diámetro máximo ortogonal a D_1 en el plano transverso (alto).
- D_3 es la longitud máxima del tumor medida sobre un plano sagital o dorsal (largo).[4]

2. Contornear manualmente el tumor en cada plano transversal y los visores de imagen calcularán el volumen (es el caso del volumen obtenido en la figura 17.3). Es importante contornear el tumor en ventana de tejidos blandos y mejor en fase de poscontraste.[4]

3. También existen programas que lo estiman automáticamente, pero, de momento, esta estimación automática produce mayor margen de error que se si se contornea manualmente la periferia del tumor.[4]

No obstante, en estudios antiguos realizados en medicina humana sobre metástasis hepáticas se compararon las medidas bidimensionales con la medida volumétrica. La conclusión a la que se llegó fue que añadir las medidas bidimensionales o tridimensionales del tumor no supone una ventaja significativa con respecto a la obtención de la medida en el plano transversal solamente.[5]

BIBLIOGRAFÍA

1. Amory JT, Reetz JA, Sánchez MD, Bradley CW, Lewis JR. Reiter AM. Mai W. Computed tomographic characteristics of odontogenic neoplasms in dogs. Vet Radiol Ultrasound. 2014; 55 (2): 147-58.

2. Fernández JM, Del Campo M, Novales M, De la Morena M, San Román-Llorens F, Trobo JI. Oncología oral canina y felina. En: Whyte A, San Román F, editores. Odontología en el perro, gato y exóticos. Madrid: Editorial Marbán. 2019: 120-52.

3. Fernández JM, Del Campo M, Mestrinho L, Rejec A. Tumores maxilofaciales. En: San Román Ascaso F, editor. Cirugía oral y maxilofacial del perro y el gato. Zaragoza: Editorial Servet. 2021: 169-83.

4. Nell E, Ober CH, Rendahl A, Forrest L, Lawrence J. Volumetric tumor response assessment is inefficient without overt clinical benefit compared to conventional, manual veterinary response assessment in canine nasal tumors. Vet Radiol Ultrasound. 2020; 61 (5): 592-603.

5. Dachman AH, MacEneaney PM, Adedipe A, Carlin M, Schumm LP. Tumor size on computed tomography scans. Is one measurement enough? Cancer. 2001; 91(3): 555-60.

Ameloblastoma acantomatoso canino

PRESENTACIÓN

Bully Americano, hembra de 2,5 años.

La paciente presenta un ameloblastoma acantomatoso canino en la porción rostral de la mandíbula izquierda desde hace dos meses.

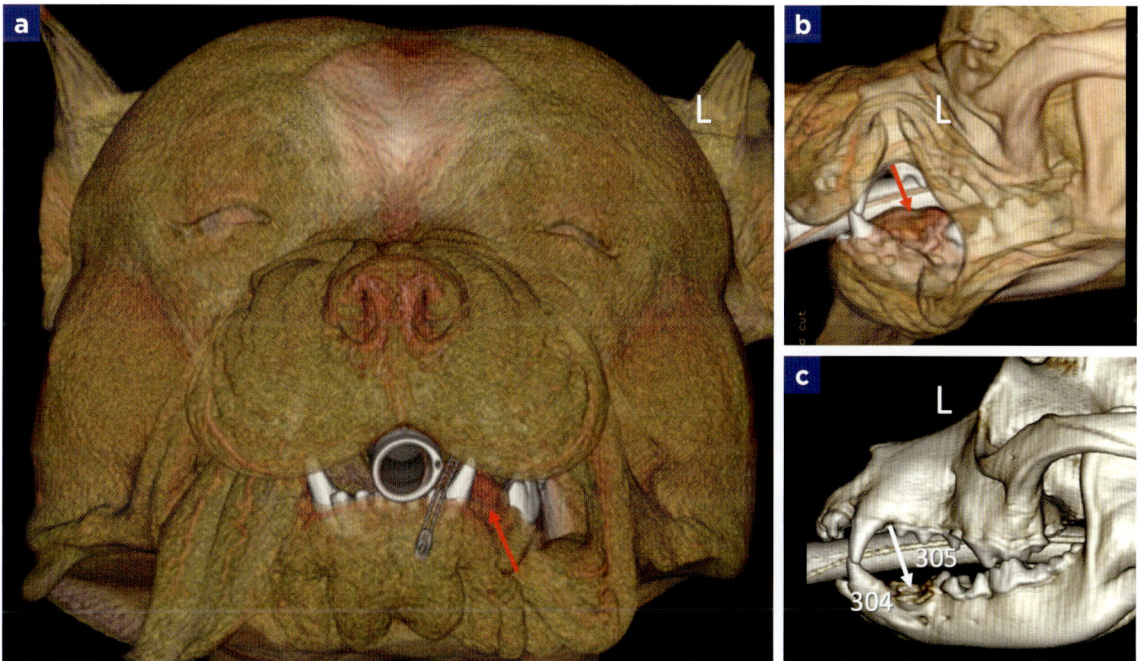

18.1. Localización del ameloblastoma. Imágenes en 3D rostral (a) y laterales izquierdas (L), destacando los tejidos blandos (b) y el hueso (c); muestran la típica conformación de cabeza de un braquicéfalo. El tumor muestra un crecimiento exofítico localizado entre el canino mandibular izquierdo (304) y el primer premolar mandibular izquierdo (305) (flechas rojas) y existe lisis del cuerpo de la mandíbula (flecha blanca).

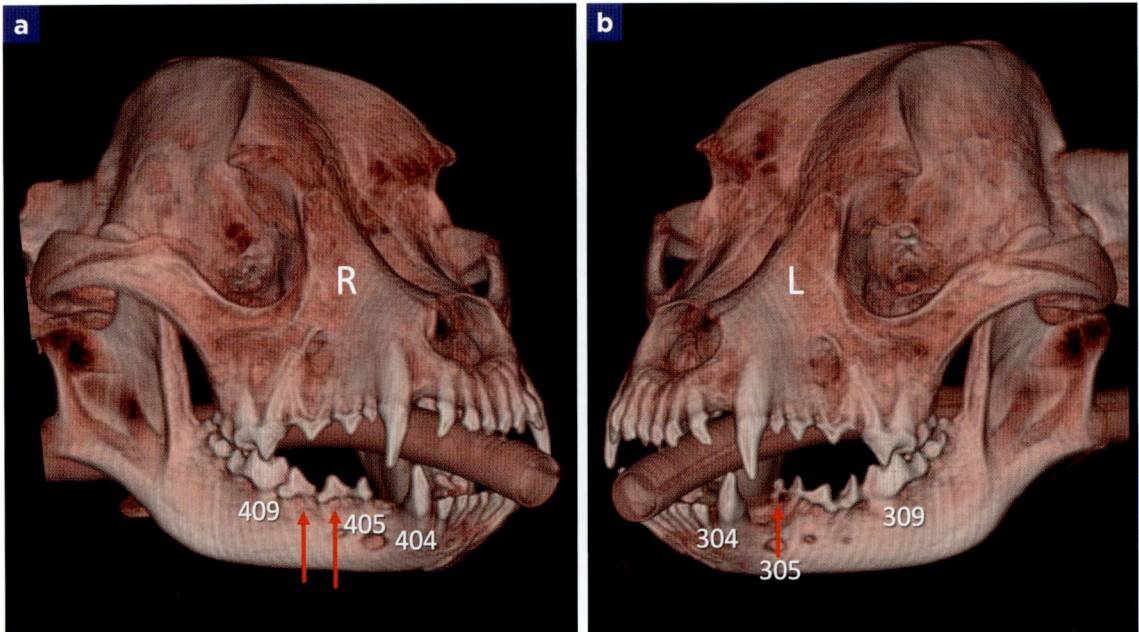

18.2. Lisis mandibular con alteraciones en los premolares. Imágenes en 3D rostrolaterales derecha (a) e izquierda (b). Al ser un braquicéfalo, los incisivos no son curvados y se disponen casi en línea recta, especialmente en la región mandibular. En el lado derecho (a), el segundo y tercer premolar mandibular (flechas rojas) están ligeramente rotados. En la imagen izquierda (b) existe lisis del cuerpo de la mandíbula, y una mayor rotación de los premolares mandibulares. Es evidente, en este lado, la rotación distolingual del primer premolar mandibular izquierdo (305) (flecha roja).

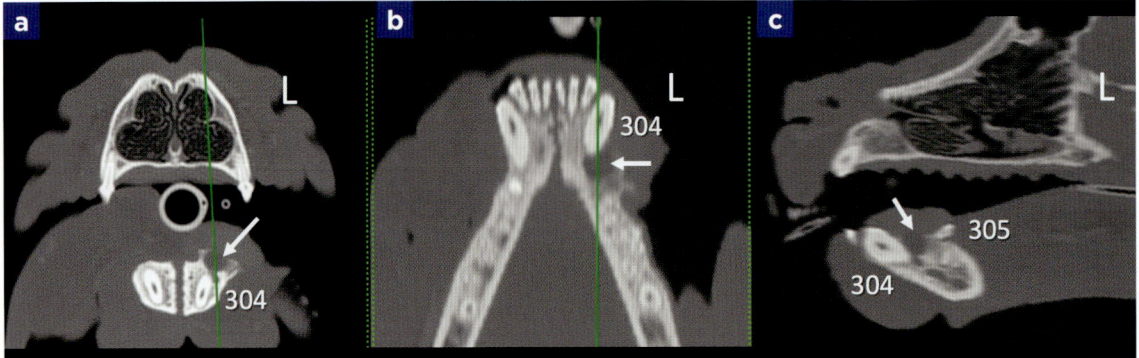

18.3. Ameloblastoma acantomatoso en el cuerpo de la mandíbula izquierda. Cortes transversal (a), dorsal (b) y sagital izquierdo (c). Entre el diente 304 y el 305 existe un área de lisis geográfica que afecta al borde dorsal de la mandíbula (flechas), con expansión de la cortical externa hacia las porciones lingual y vestibular. No se detectan alteraciones en la articulación intermandibular (sínfisis) ni en la cavidad nasal. Existe rotación distal del diente 305.

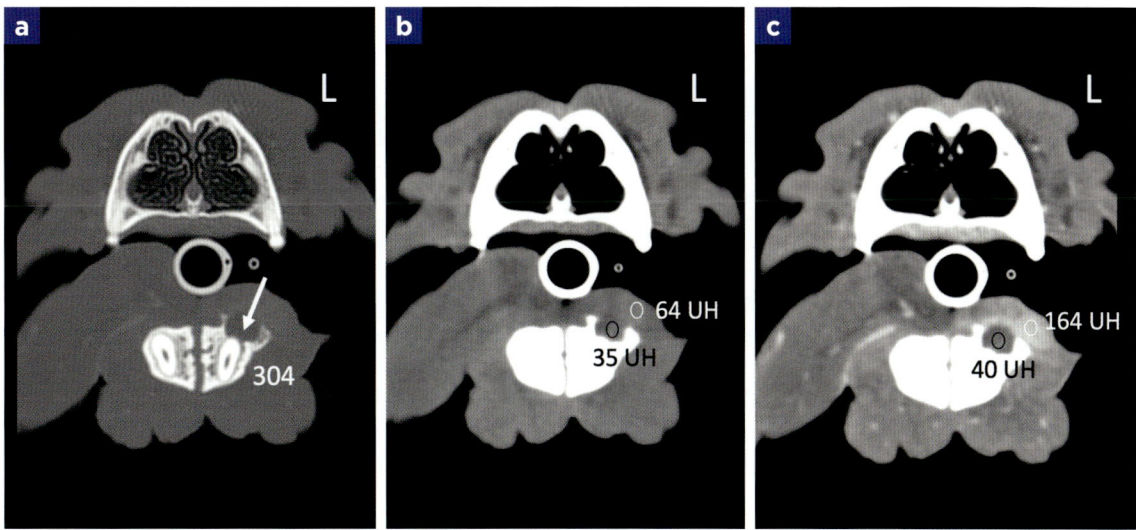

18.4. Unidades Hounsfield del ameloblastoma acantomatoso. Cortes transversales a la altura de la articulación intermandibular obtenidas con ventana para el hueso (a) y los tejidos blandos, sin contraste (b) y con contraste (c). Existe un área de lisis geográfica que contacta con la raíz del 304 y expande el hueso hacia los bordes lingual y vestibular. El interior de la lesión es hipoatenuante y capta escaso contraste. El tejido blando perilesional realza contraste de forma heterogénea. Los círculos indican las regiones de interés (*region of interest*, ROI) donde se han obtenido las unidades Hounsfield del interior y de la periferia de la lesión, antes y después de la aplicación del medio de contraste.

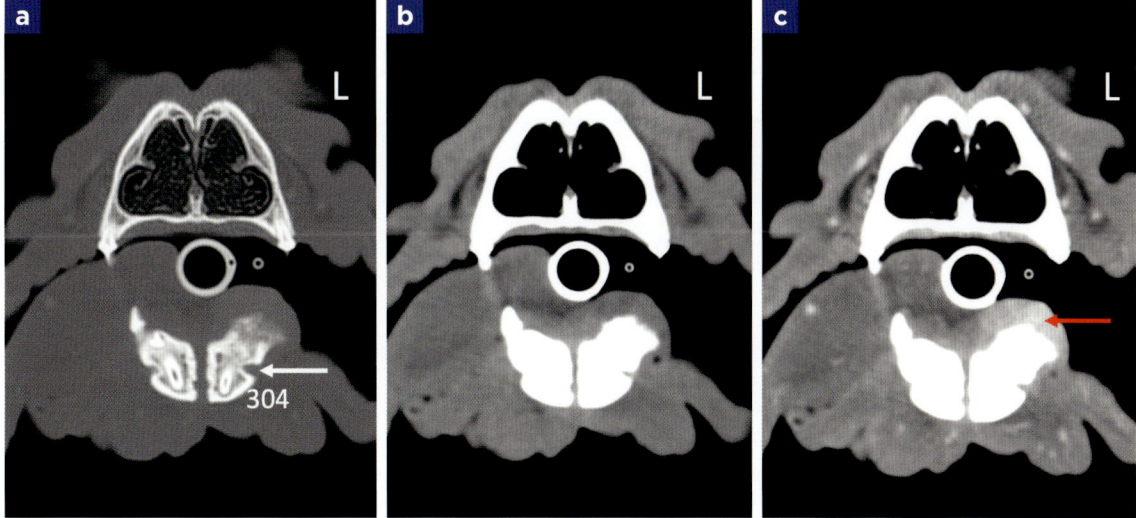

18.5. Proximidad de la lesión al agujero mentoniano rostral. Cortes transversales a la altura de los agujeros mentonianos obtenidos con ventanas para el hueso (a) y los tejidos blandos, sin contraste (b) y con contraste (c). La lesión queda a escasa distancia del agujero mentoniano rostral izquierdo (flecha blanca) y se aprecia el intenso realce de contraste en la porción periférica de la lesión (flecha roja).

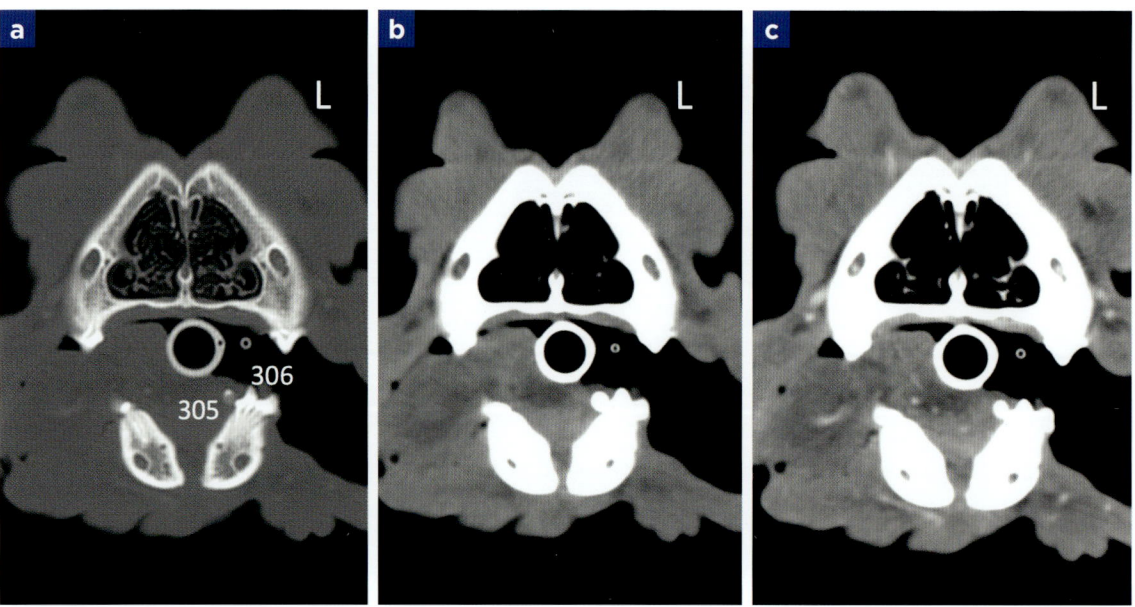

18.6. Desplazamiento distolingual del 305 y rotación del 306. Cortes transversales a la altura del primer y segundo premolares obtenidas con ventanas para el hueso (a) y los tejidos blandos, sin contraste (b) y con contraste (c). En la imagen (a) se aprecia como el 305 desplazado distalmente sitúa su corona casi a la altura de las dos raíces del 306, que, debido a esto, ha dispuesto sus dos raíces mesial y distal en el mismo plano transversal.

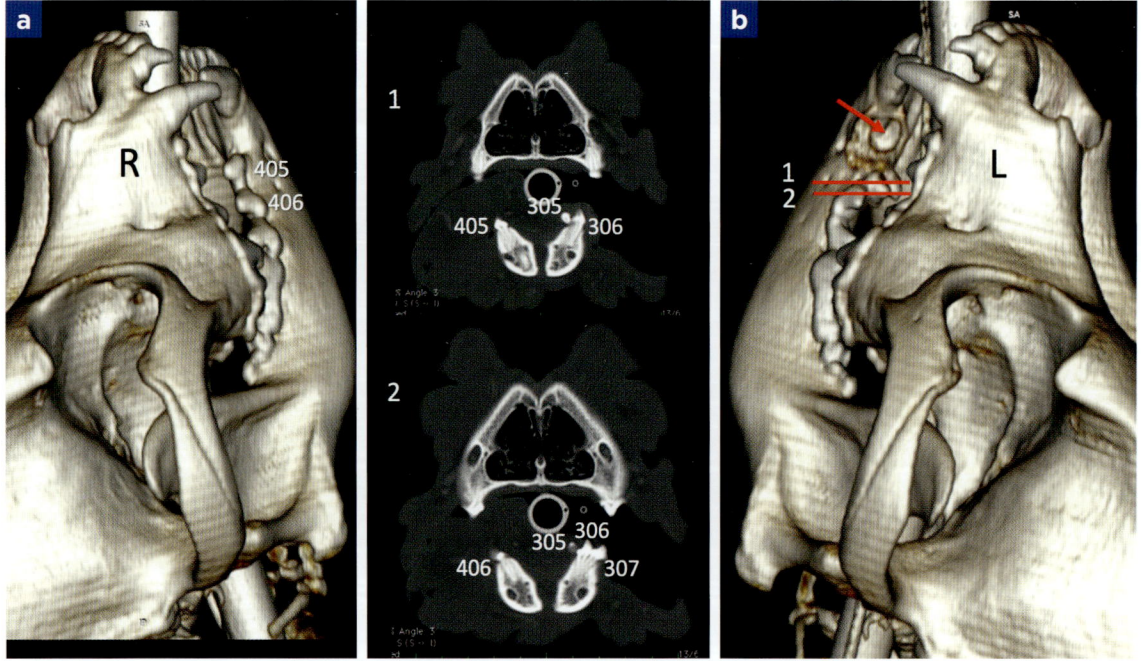

18.7. Efecto del ameloblastoma acantomatoso sobre los primeros premolares. Imágenes en 3D dorsolaterales derecha (a) e izquierda (b) de la cabeza. Se indican, con líneas rojas, los niveles a los que se han obtenido los planos transversales (1 y 2). La zona de lesión (flecha) indica el desplazamiento distolingual del diente 305 (1). Se puede observar en el corte transversal correspondiente (2) que se disponen hasta tres premolares en el mismo plano transversal.

VÍDEO DEL CASO 18

DISCUSIÓN

El presente caso muestra un ameloblastoma acantomatoso canino con las siguientes características de imagen: una lesión predominantemente intraósea, que produce lisis del hueso alveolar y afectación grave del hueso cortical (produciendo lisis en más del 50 % del tejido entre la cresta alveolar y la raíz), con un realce de la lesión con el medio de contraste. El tumor desplaza distolingualmente al primer premolar mandibular izquierdo (305), y no se detecta linfadenopatía en el lado de la lesión (ipsilateral) ni en la región torácica. Existe cierto grado de rotación del segundo y tercer molar mandibular, pero esto es debido a que se trata de un braquicéfalo.

El ameloblastoma es una neoplasia epitelial formada a partir del epitelio odontogénico, que se presenta en perros de cualquier edad con predisposición en algunas razas, como Shetland y Bobtail. Tiene mayor predilección por la mandíbula y raramente metastatiza[1], como tampoco lo hacen en general los tumores odontogénicos que tienden a ser localmente invasivos.[2]

Los ameloblastomas producen tumores infiltrativos asociados con el diente, que causan un desplazamiento de la pieza y una variable osteólisis, que puede ser quística o geográfica como en este caso. De las dos formas de ameloblastomas, son más frecuentes los ameloblastomas acantomatosos, mientras que los ameloblastomas queratinizantes son raros. Estas dos formas histológicas tienen unas características clínicas de imagen y un pronóstico similar.[2]

En un estudio de 25 animales con ameloblastoma acantomatoso solo se encontraron como signos constantes: la presencia de lisis en el hueso alveolar (en el 100 % de los casos); el realce con el medio de contraste (en el 93 % de los casos) y la presencia de un adelgazamiento de la cortical ósea (78 %).[3]

BIBLIOGRAFÍA

1. Fernández JM, Del Campo M, Novales M, De la Morena M, San Román-Llorens F, Trobo JI. Oncología oral canina y felina. En: Whyte A, San Román F, editores. Odontología en el perro gato y exóticos. Madrid: Editorial Marbán. 2019; 120-52.

2. Amory JT, Reetz JA, Sánchez MD, Bradley CW, Lewis JR. Reiter AM. Mai W. Computed tomographic characteristics of odontogenic neoplasms in dogs. Vet Radiol Ultrasound. 2014; 55: 147-58.

3. Goldschmidt S, Bell C, Waller K, Hetezel S, Soukup JW. Biological behavior of canine acanthomatous ameloblastoma assessed with computed tomography and histopathology: a comparative study. J Vet Dent. 2020; 37: 126-32.

TUMORES NO ODONTOGÉNICOS

DE ORIGEN EPITELIAL

CASO 19

Adenocarcinoma nasal

PRESENTACIÓN

Perro de Agua, macho de 13 años.

Paciente con epistaxis unilateral, de más de un mes de evolución, debido a un adenocarcinoma nasal. Con 1 año de edad sufrió un traumatismo contundente (patada de un caballo) en la región frontal. Ni el traumatismo ni las numerosas alteraciones dentales preocupaban al propietario.

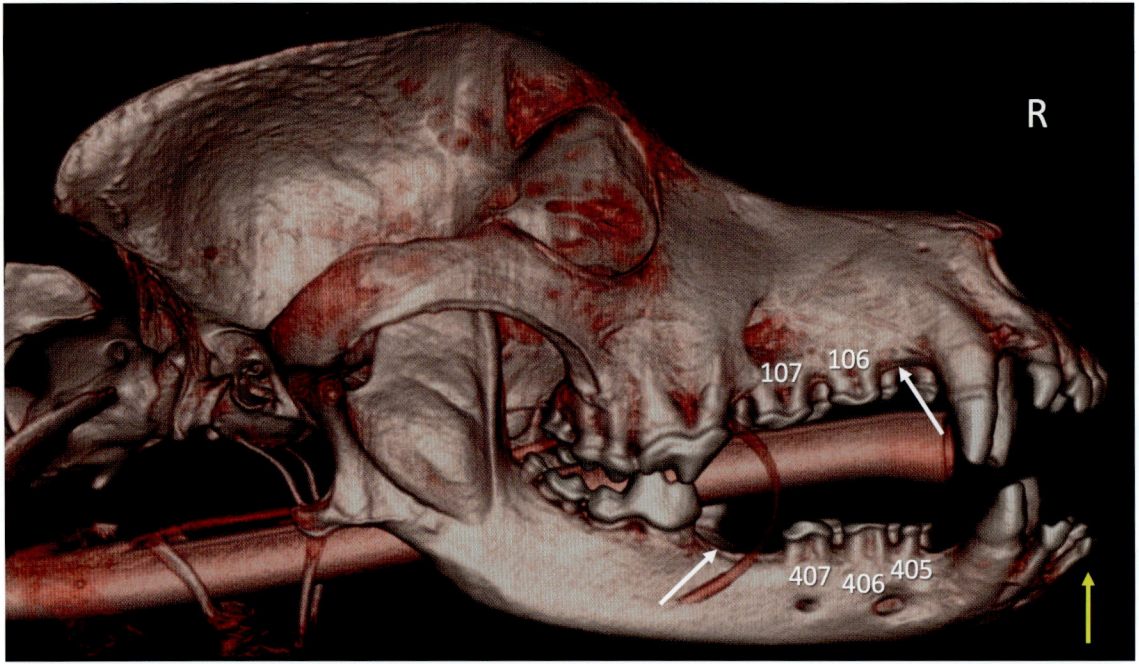

19.1. Alteraciones dentales por el lado derecho. Reconstrucción en 3D lateral derecha (R) de la cabeza. El esqueleto óseo es totalmente normal en este lado. Existe un desplazamiento vestibular o labial de los incisivos mandibulares (flecha amarilla), ausencia de los dientes 105 y 408 (flechas blancas) y aparece un desgaste muy marcado de las superficies oclusales de los dientes, especialmente de los tres primeros premolares de cada lado.

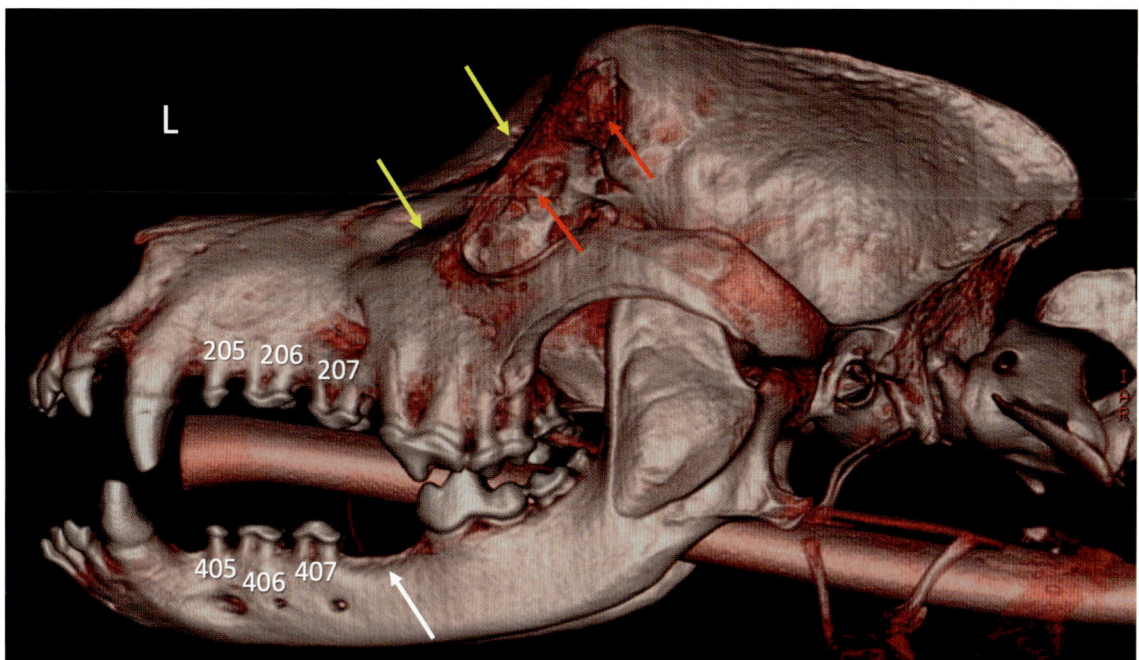

19.2. Alteraciones dentales y óseas por el lado izquierdo. Reconstrucción en 3D lateral izquierda (L) de la cabeza. Se aprecia el hundimiento de los huesos maxilar y frontal izquierdos (flechas amarillas) y la erosión del hueso frontal en la cuenca orbitaria (flechas rojas). Existe un desgaste evidente de las superficies oclusales, especialmente de los premolares. Está ausente el diente 408 (flecha blanca).

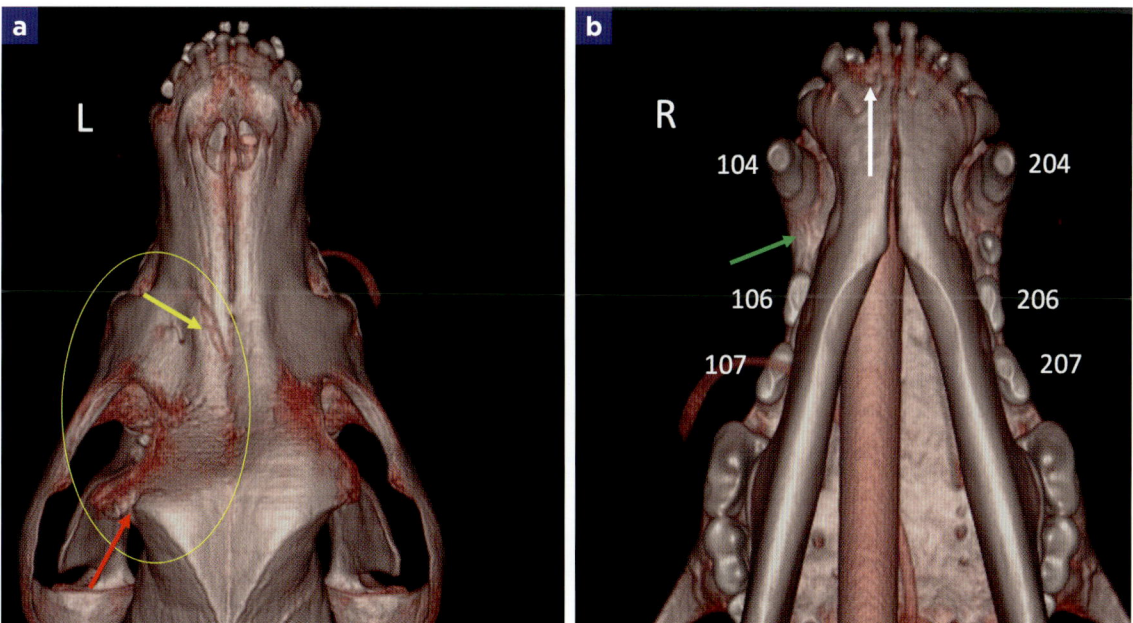

19.3. Hundimiento de los huesos maxilar y frontal izquierdos. Imágenes en 3D de la cabeza en vistas dorsal (a) y ventral (b). Además del hundimiento se observa una fisura que discurre en oblicuo por el hueso maxilar (flecha amarilla) y alcanza caudalmente la sutura nasomaxilar. También se ha fracturado la apófisis cigomática del hueso frontal (flecha roja). En la vista ventral (b) se señala la ausencia del segundo incisivo mandibular derecho (402) (flecha blanca) y del primer premolar maxilar derecho (105) (flecha verde). Es evidente el desgaste de las superficies oclusales de los dientes caninos (104 y 204) y de los segundos (106 y 206) y terceros (107 y 207) premolares del maxilar.

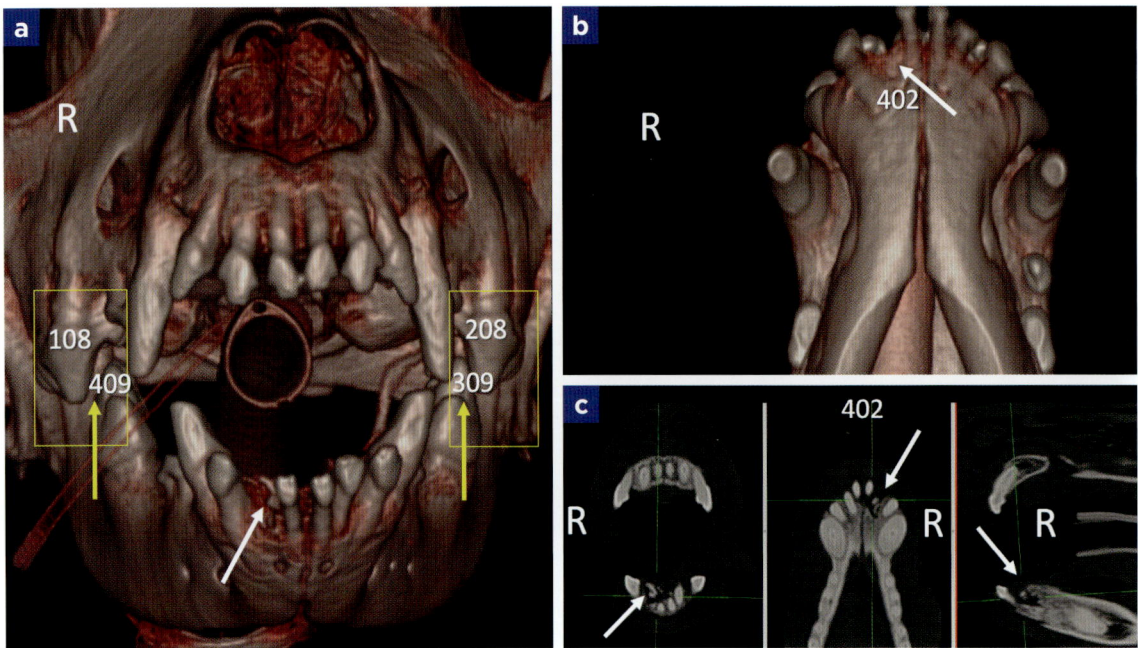

19.4. Resto radicular del incisivo mandibular derecho (402) y maloclusión. Imágenes en 3D de los incisivos en vistas rostral (a) y ventral (b). Detalle de los incisivos mandibulares en planos ortogonales centrados sobre el diente 402 (c). Se observa un resto radicular del mismo (flechas blancas). Existen diferencias de oclusión entre los cuartos premolares del maxilar (108 y 208) y los correspondientes primeros molares de cada mandíbula (309 y 409) (flechas amarillas).

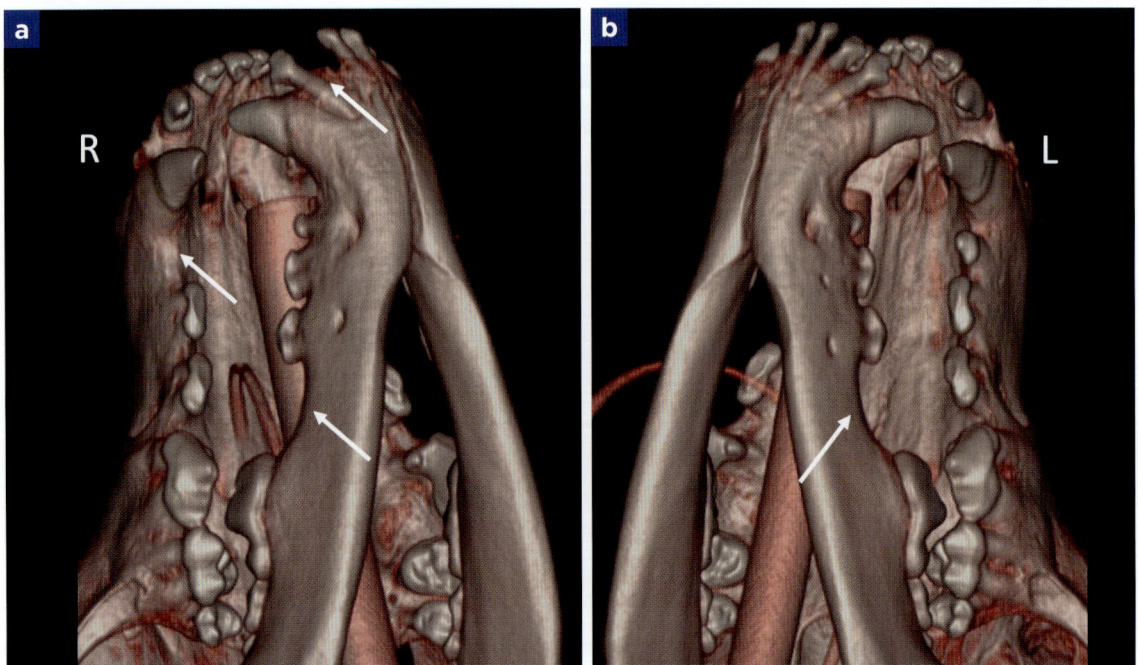

19.5. Resto radicular del 402 y maloclusión. Imágenes en 3D de los incisivos en vistas oblicuas derecha (a) e izquierda (b). Además de la ausencia de los dientes ya citados (flechas), aparece un desigual desgaste de las cúspides coronales de los premolares y molares del maxilar. Se puede apreciar la pérdida de la cresta y hueso alveolar en el borde superior del cuerpo mandibular bilateral y distalmente a los dientes 307 y 407. Este hallazgo es normal cuando el paciente ha perdido o se le han extraído los dientes.

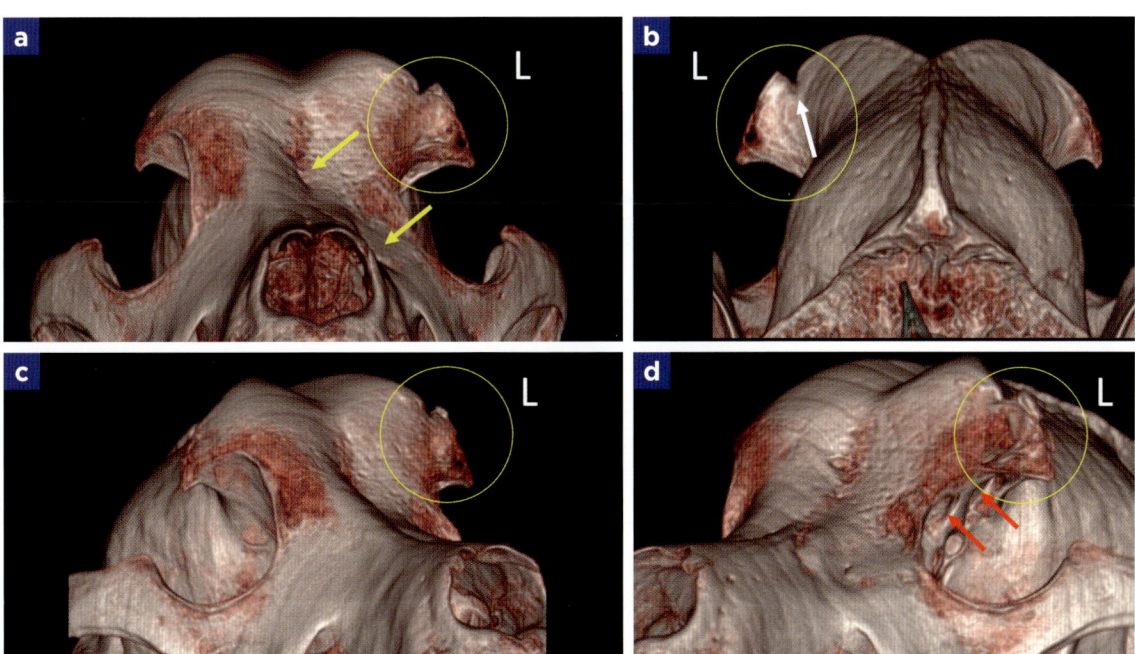

19.6. Hundimiento de los huesos frontal y maxilar y remodelación de la apófisis cigomática del frontal. Detalles de la región frontal en vistas rostral (a), caudal (b) y oblicuas derechas (c) e izquierda (d). Además del hundimiento de los huesos frontal y maxilar (flechas amarillas) se aprecia bien la ausencia de tejido óseo en la porción del hueso frontal que forma parte de la cuenca orbitaria (flechas rojas). En la apófisis cigomática del frontal se ha producido una fractura del borde dorsal (flecha blanca) con importante remodelación de la misma (círculos).

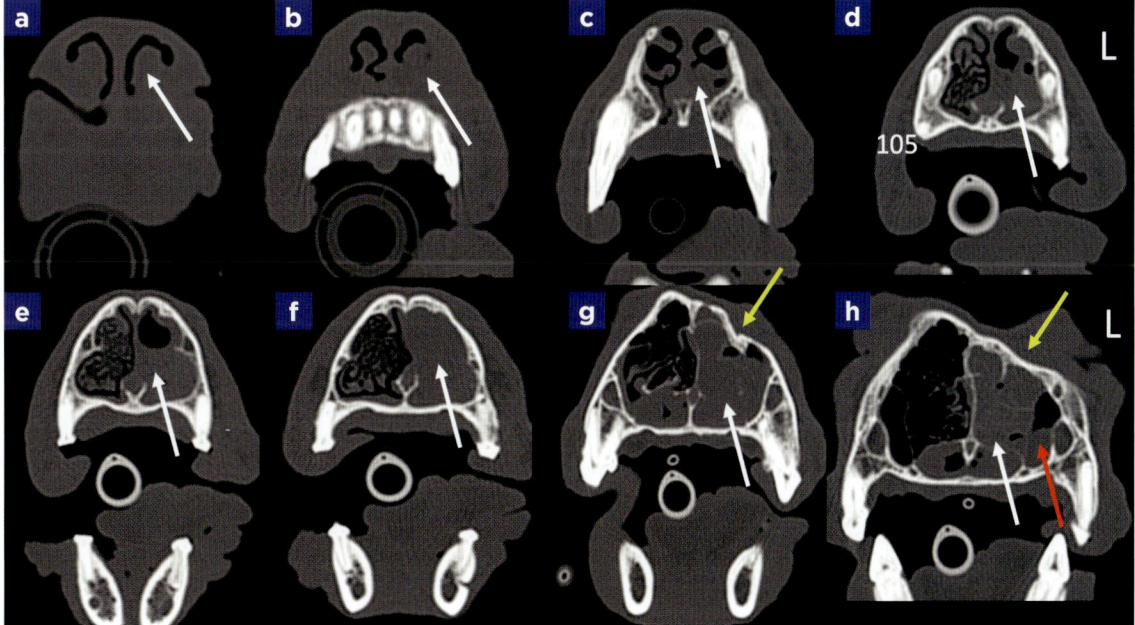

19.7. Rinosinusitis derecha con hundimiento del hueso nasal. Cortes transversales obtenidos desde la entrada de la nariz (a) hasta los recesos maxilares (h). Todo el compartimiento izquierdo (L) de la cavidad nasal aparece como una zona con atenuación de tejido blando que capta escaso contraste y que es compatible con una masa (flechas blancas). Esta lesión invade casi por completo dicho lado perdiéndose la arquitectura de los cornetes nasales, y se extiende desde la entrada del orificio nasal hasta el fondo de la cavidad nasal invadiendo el receso maxilar (flecha roja). No existe invasión del lado derecho. En las porciones más caudales se aprecia un hundimiento del hueso nasal izquierdo (flechas amarillas).

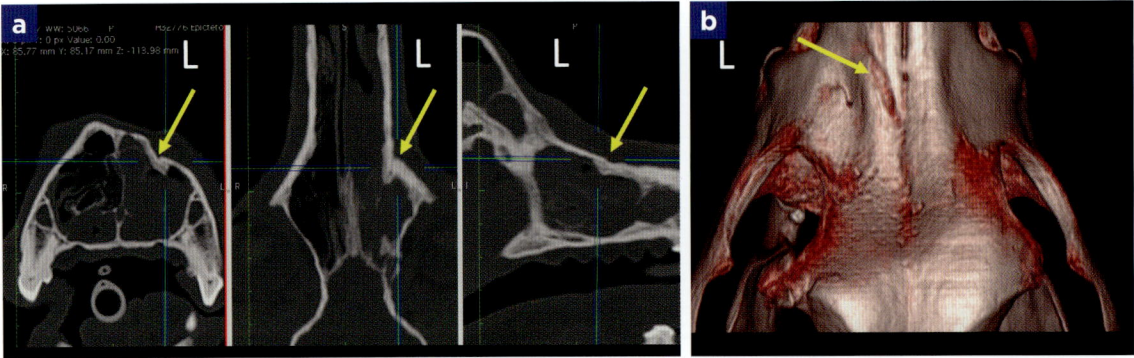

19.8. Fractura oblicua del hueso maxilar. Planos ortogonales, en proyección de máxima intensidad (MIP) (a) e imagen en 3D en detalle de la región frontonasal en vista dorsal (b). La fractura oblicua vista en 3D es una fractura con cabalgamiento de los fragmentos (flechas amarillas). No existe callo de fractura.

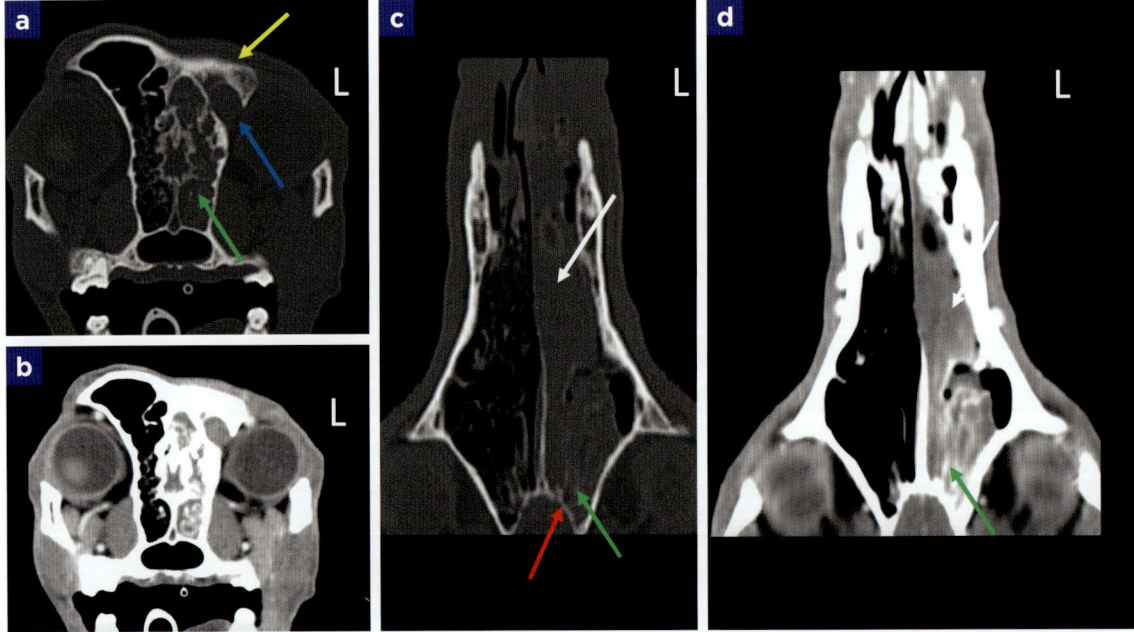

19.9. Distribución de la masa nasal. Cortes transversales a la altura del laberinto etmoidal (a y b) y cortes dorsales a la altura de la cavidad nasal (c y d). Las imágenes, obtenidas en fase de poscontraste aparecen duplicadas en ventana de hueso (a y c) y de tejidos blandos (b y d). La lesión ocupa todo el compartimiento nasal izquierdo (flechas blancas), pero no el derecho. La invasión llega hasta el laberinto etmoidal (flechas verdes), respetando la lámina cribosa (flecha roja). Dorsalmente se aprecia el hundimiento (flecha amarilla) y la falta de hueso en el seno frontal (flecha azul).

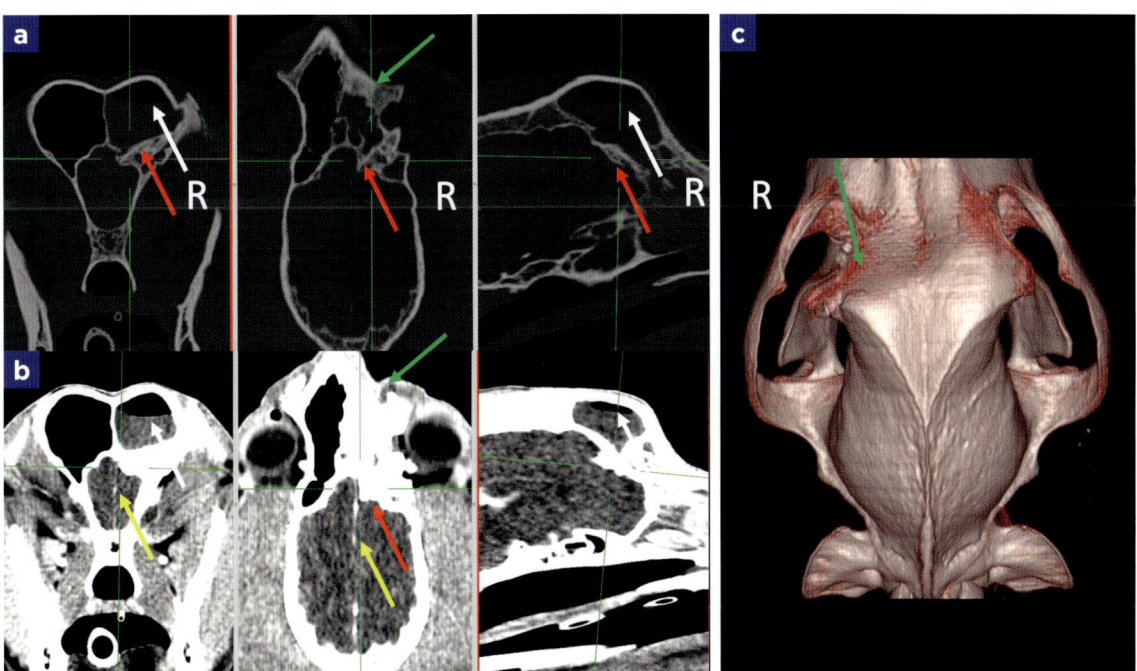

19.10. Efecto de la patada sobre el seno frontal izquierdo. Planos ortogonales en ventana de hueso (a) y de cerebro (b) y vista dorsal del seno frontal (c). Se observa el hundimiento (flechas verdes) y la fractura del seno, con la presencia de un fragmento desplazado que penetra mínimamente en el lóbulo frontal izquierdo (flechas rojas). La atenuación del cerebro aparece homogénea y no existe desviación de la hoz del cerebro (flechas amarillas), lo que indica que, en el momento del estudio, el cerebro no aparecía afectado. Existe nivel de líquido en el interior del seno frontal izquierdo (flechas blancas).

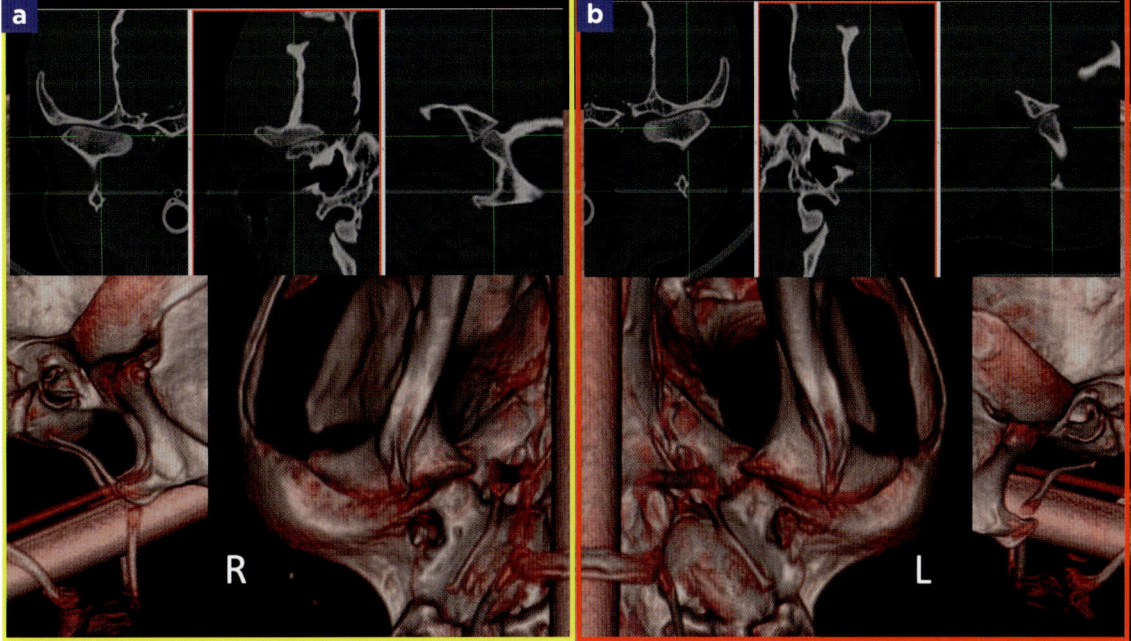

19.11. Estudio de las articulaciones temporomandibulares. Planos ortogonales centrados en cada ATM. En amarillo la ATM derecha (R) y en rojo la ATM izquierda (L). Ambas articulaciones son normales.

DISCUSIÓN

El animal muestra diversas patologías no relacionadas entre sí. Existe una rinosinusitis crónica en el compartimento izquierdo (L) de la cavidad nasal, producida por un adenocarcinoma de bajo grado de malignidad, origen de la epistaxis crónica unilateral. Los carcinomas, como el adenocarcinoma[1], el carcinoma de células escamosas y el carcinoma indiferenciado constituyen los 2/3 de los tumores intranasales del perro.[2] La edad media de presentación es de 10 años, con una ligera predilección por los machos, y afecta principalmente a los animales de tamaño mediano-grande. El signo más frecuente es el de epistaxis, sin observarse en este paciente otros signos que se describen para este tipo de tumores como son la descarga nasal mucopurulenta, la deformidad facial o la epífora, si bien esta última se presenta ocasionalmente.[2] No es infrecuente encontrar tumores nasales que se distribuyen por solo uno de los lados de la cavidad nasal, llegando hasta el laberinto etmoidal, pero sin producir lisis de la lámina cribosa. Para estudiar la implicación de la lámina es fundamental observar los tumores en los planos transversales y dorsales.[3] En este animal no se detectaron metástasis a los nódulos linfáticos regionales ni al pulmón, quizá por tratarse de un tipo de carcinoma de bajo grado.

Es interesante estudiar con detalle la fractura de los huesos maxilar y frontal izquierdos producida por un traumatismo contuso (patada de un caballo) 12 años antes. En una amplia revisión de casos de fracturas cráneo-maxilofaciales del perro, las producidas por objetos romos (palos, patadas, choques contra objetos, etc.) representaban el 13 % de los casos.[4,5]

En la porción más rostral, la fractura oblicua del hueso maxilar se produce por el cabalgamiento de los dos extremos. La utilización de una proyección de máxima intensidad (MIP) permite apreciar con nitidez este detalle.[6]

Resulta muy evidente la importante lesión del seno frontal con un fragmento que penetra en el lóbulo frontal derecho del cerebro, sin producir modificaciones en el cerebro ni signos clínicos. En el seno frontal es llamativa la presencia de nivel de líquido probablemente a consecuencia de la lesión nasal y del traumatismo. El hueso frontal presenta lateralmente una parte rostral cóncava que forma la pared medial de la órbita[7] y la fractura afecta a esta región anatómica, pero en este animal no va acompañada de alteraciones oculares. Al tratarse de una lesión tan antigua, el animal está bien adaptado a la fractura y en ningún momento era motivo de preocupación para el propietario.

Los propietarios tampoco estaban preocupados por el resto radicular del incisivo mandibular (por una fractura del mismo o por una exodoncia inadecuada) ni por la ausencia de algunos dientes, por las alteraciones en la oclusión. Es muy llamativo el desgaste de las superficies oclusales. A pesar de estas alteraciones no había afectación de las ATM. La presencia de restos radiculares es un hallazgo frecuente en patologías dentales adquiridas como los traumatismos dentales, caries y/o reabsorciones radiculares externas. En ocasiones son lesiones iatrogénicas por una mala técnica de exodoncia. Los desgastes oclusales pueden ser de varios tipos: por abrasión, por atrición o por erosión. En este caso concreto, al no apreciarse alteraciones ortodóncicas, se establece que es un desgaste por abrasión al comer dietas muy abrasivas (contaminadas con arena), morder objetos extraños duros (palos, piedras, metales) o jugar con pelotas de tenis, que es la principal causa de abrasión dentaria en los perros.[8]

BIBLIOGRAFÍA

1. Blanco B, Miró F, Ginel PJ, Novales M. Estudio de los tumores de la cavidad nasal y senos paranasales del perro mediante tomografía computarizada (TC). Clín Vet Peq Anim. 2008; 27 (4): 245-52.

2. Malinowski Ch. Canine and feline nasal neoplasia. Clin Tech Small Anim Pract. 2006; 21 (2): 88-94.

3. Wisner E, Zwingenberger A. Atlas of Small Animal CT and MRI. West Sussex (UK): Wiley-Blackwell. 2015.

4. De Paolo MH, Arzi B, Pollard RE, Kass PH, Verstraete FJM. Craniomaxillofacial trauma in dogs. Part I: fracture, location, morphology and etiology. Front Vet Sci. 2020: 241 (7): 1-13.

5. De Paolo MH, Arzi B, Pollard RE, Kass PH, Verstraete FJM. Craniomaxillofacial trauma in dogs. Part II: association between fracture location, morphology and etiology. Front Vet Sci. 2020 242 (7): 1-15.

6. Rydberg J. Buckwalter KA, Cademeyer S, Philips MD, Conces DJ, Aisen AM, et al. Multisection CT: Scaning techniques and clinical applications. RadioGraphics. 2000; 20 (6): 1787-1806.

7. Hermanson JW, De la Hunta A, Evans HE. Millers and Evans' anatomy of the dog. 5[ed] ed. Missouri: Elsevier. 2023.

8. Fernández JM, del Campo Velasco, Trobo A, Fernández G, Trobo JI. Odontopediatría. Canis et Felis. 2022; 179: 24-32.

CASO 20

Carcinoma lingual

PRESENTACIÓN

Boxer, hembra de 7 años.

La paciente presenta un carcinoma lingual.

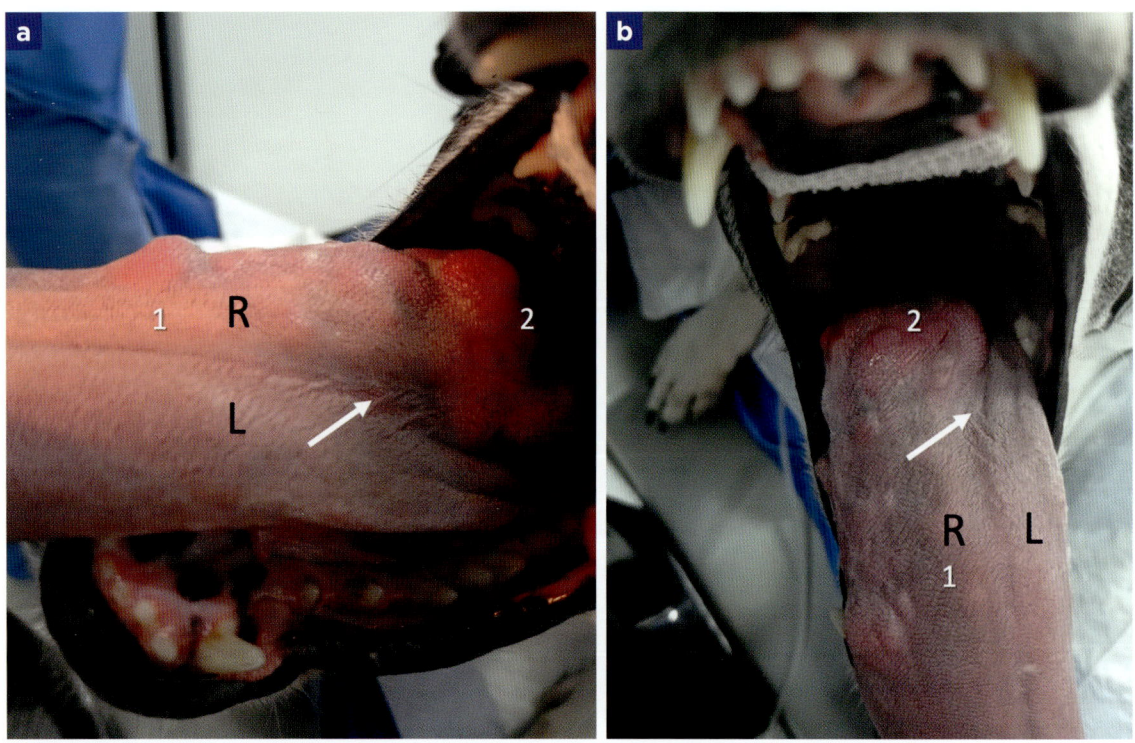

20.1. Carcinoma lingual en el dorso de la lengua (a y b). Se aprecia el cuerpo (1) y la raíz (2) de la lengua. Un surco mediano (flechas) la divide en dos mitades: derecha (R) e izquierda (L). Aparecen nódulos de diámetro variable que tienden a coalescer formando una placa extensa, muy elevada y eritematosa, que ocupa la parte derecha del cuerpo y especialmente la raíz de la lengua, desviando el surco mediano hacia el lado izquierdo (L). Las zonas más prominentes de varios de los nódulos muestran áreas circulares erosionadas y cubiertas de un exudado proteináceo.

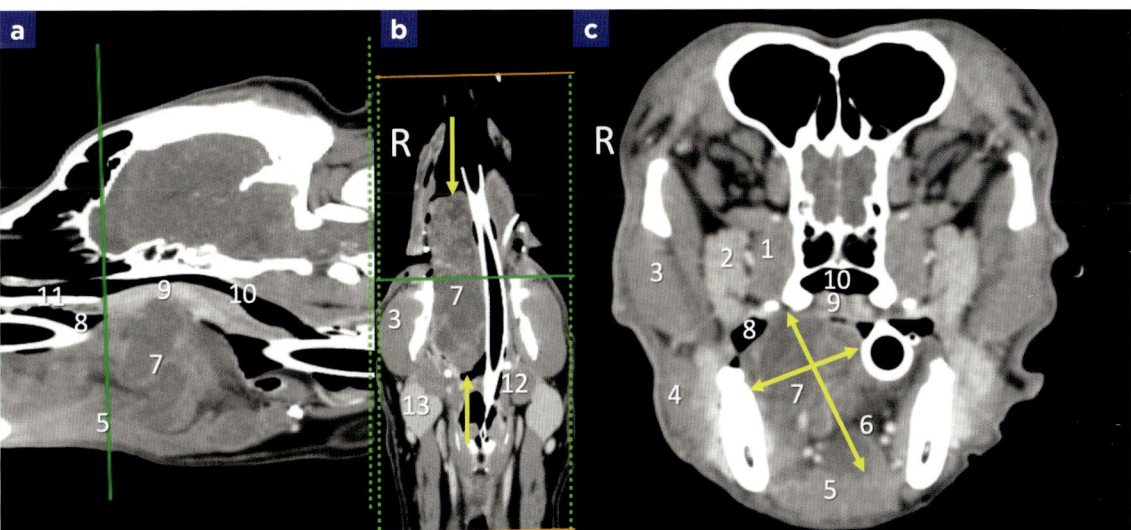

20.2. Carcinoma lingual caudalmente al paladar duro. Planos sagital (a) y dorsal (b). Las líneas verdes indican dónde se ha obtenido el plano transversal (c). En el lado derecho (R) de la cavidad oral, la lengua aparece muy aumentada de tamaño (flechas amarillas) en su cuerpo y especialmente en la raíz, y presenta múltiples deformaciones hiperatenuantes que realzan contraste de forma heterogénea. El carcinoma ocupa parte de la orofaringe y desplaza el tubo endotraqueal hacia el lado izquierdo. Referencias: músculo pterigoideo medial (1), glándula salivar cigomática (2), músculo masetero (3), músculo buccinador (4), músculo genihiodeo (5), arterias y venas sublinguales (6), lengua (7), cavidad oral (8), paladar blando (9), nasofaringe (10), paladar duro (11), músculo digástrico (12), glándula salivar mandibular (13).

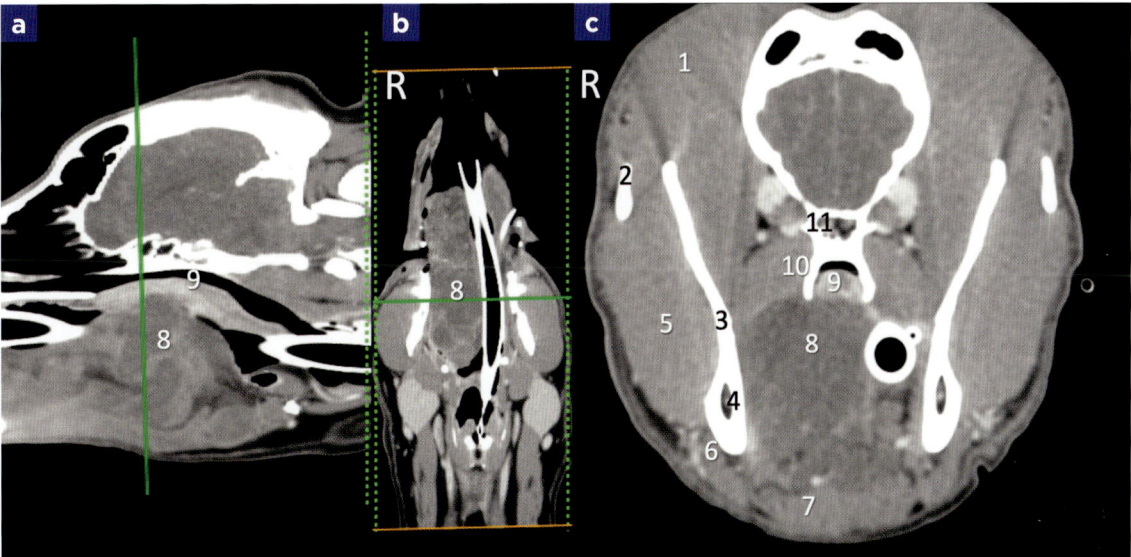

20.3. Carcinoma lingual a la altura de las ramas mandibulares. Planos sagital (a) y dorsal (b). Las líneas verdes indican dónde se ha obtenido el plano transversal (c). La masa de la lengua ocupa casi la totalidad de la orofaringe y desplaza dorsalmente el paladar blando (9) sobre la nasofaringe. No exite lisis de las ramas mandibulares. Referencias: músculo temporal (1), arco cigomático (2), rama de la mandíbula (3), canal mandibular (4), músculo masetero (5), músculo digástrico (6), músculo genihioideo (7), lengua (raíz) (8), paladar blando que ocupa la nasofaringe (9), hueso palatino (lámina perpendicular) (10), hueso presfenoides (11).

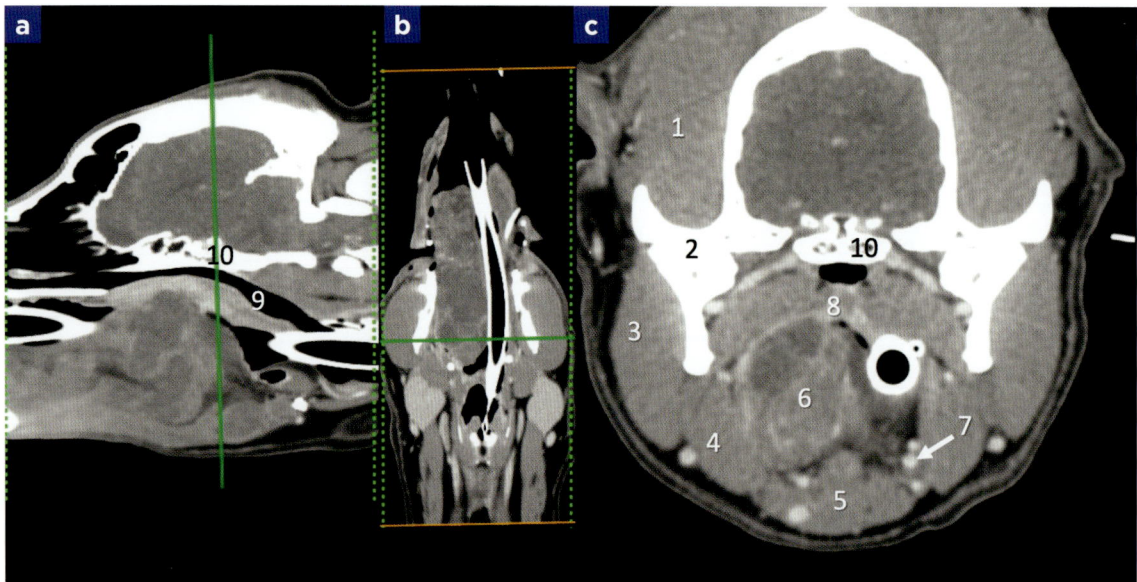

20.4. Carcinoma lingual a la altura de las articulaciones temporomandibulares. Planos sagital (a) y dorsal (b). Las líneas verdes indican dónde se ha obtenido el plano transversal (c). La masa ocupa la raíz de la lengua. Referencias: músculo temporal (1), articulación temporomandibular (2), músculo masetero (3), músculo digástrico (4), músculo genihioideo (5), lengua (raíz) (6), arteria y venas profundas de la lengua (7), paladar blando (8), nasofaringe (9), hueso basisfenoides (10).

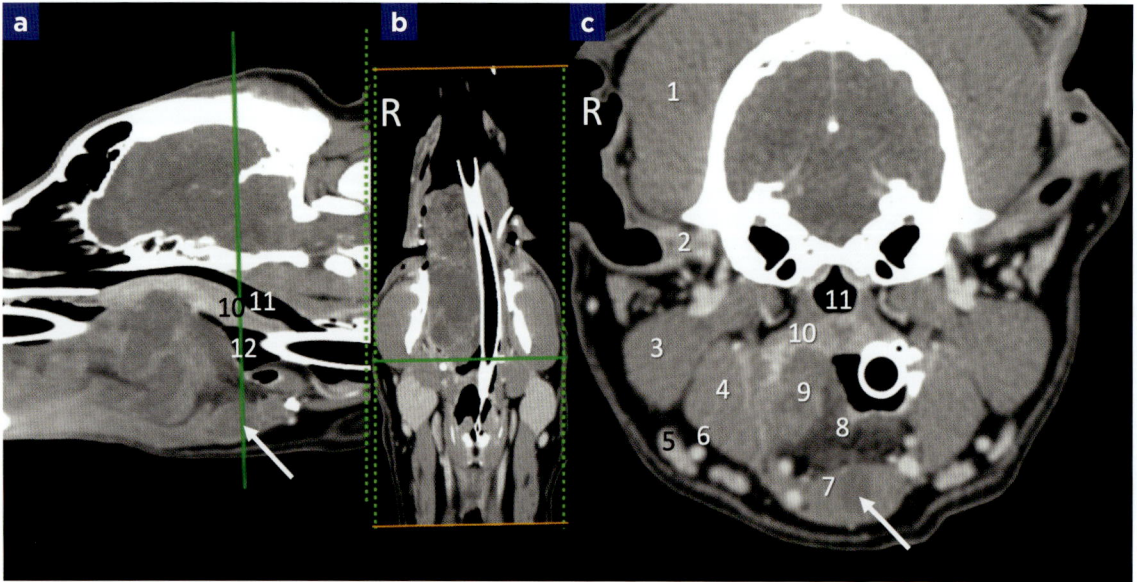

20.5. Carcinoma lingual a la altura de las bullas timpánicas. Planos sagital (a) y dorsal (b). Las líneas verdes indican dónde se ha obtenido el plano transversal (c). En este corte se puede apreciar una masa hipoatenuante en el músculo genihioideo (flechas). Los nódulos linfáticos mandibulares del lado derecho (5) situados medial y lateralmente a la vena facial (6) son de mayor tamaño que sus contralaterales. Referencias: músculo temporal (1), meato acústico externo (2), músculo digástrico (3), glandula salivar mandibular (4), nódulo linfático mandibular (5), vena facial (6), músculo genihioideo (7), lengua (8), masa en la lengua (9), paladar blando (10), porción nasal de la faringe (nasofaringe) (11), orofaringe (12).

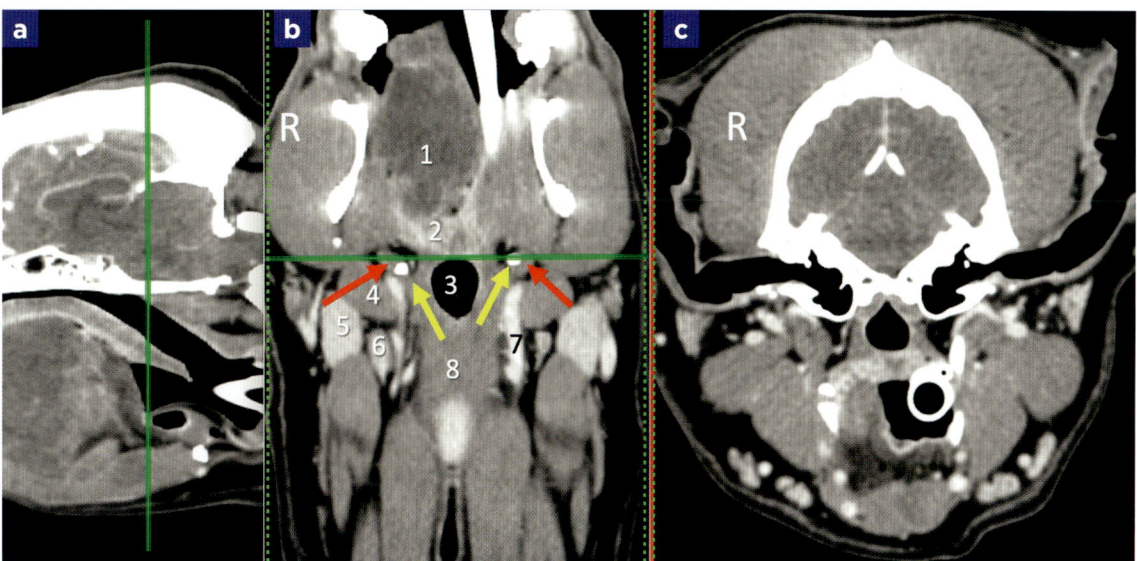

20.6. Carcinoma lingual a la altura de los conductos auditivos externos. Planos sagital (a) y dorsal (b). Las líneas verdes indican dónde se ha obtenido el plano transversal (c). Las dos tonsilas (flechas rojas) se aprecian en el interior de la fosa tonsilar. Los puntos hiperatenuantes (flechas amarillas) se corresponden con los huesos epihioides que se superponen en este plano. Referencias: lengua (1), paladar blando (2), nasofaringe (3), músculo digástrico (4), glándula salivar mandibular (5), nódulo linfático retrofaríngeo medial (6), arteria carótica externa (7), músculo largo de la cabeza (8).

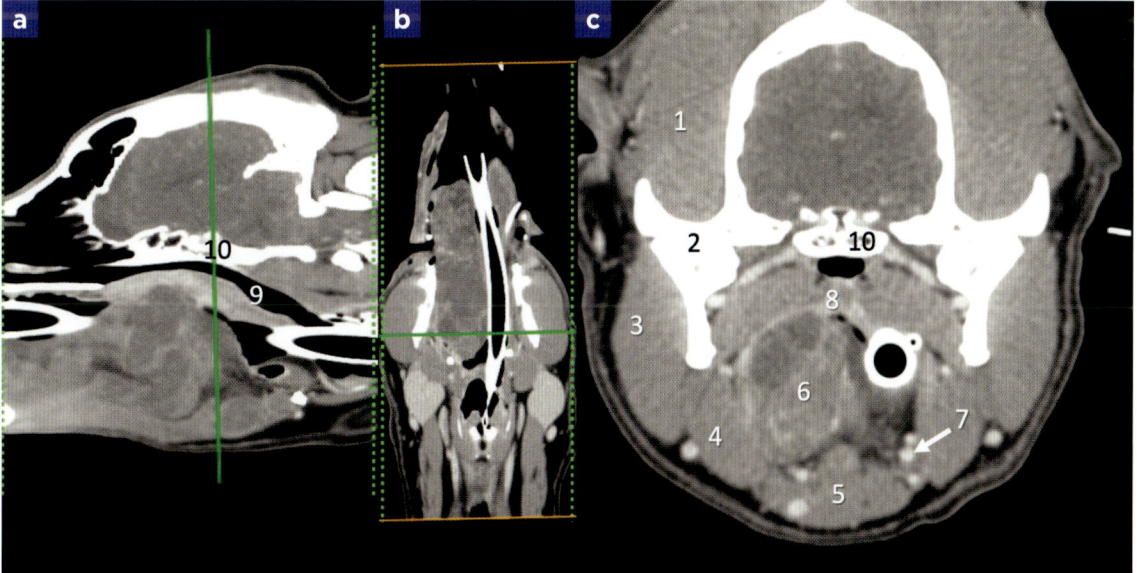

20.7. Carcinoma lingual a la altura de la articulación atlantooccipital. Planos sagital (a) y dorsal (b). Las líneas verdes indican dónde se ha obtenido el plano transversal (c). El nódulo linfático retrofaríngeo medial (6) del lado derecho está significativamente aumentado de tamaño y de atenuación con respecto a su contralateral. Referencias: cresta sagital externa (1), músculo temporal (2), músculo esplenio de la cabeza (3), articulación atlantooccipital (4), músculo largo de la cabeza (5), nódulo linfático retrofaríngeo medial (6), glándula salivar mandibular (7).

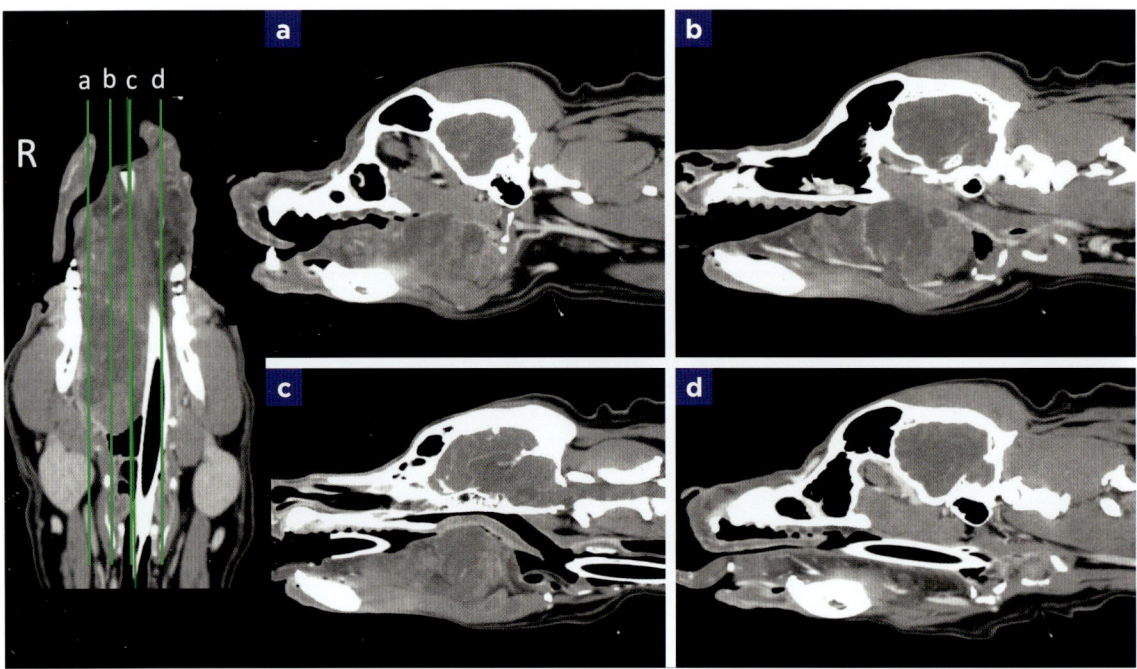

20.8. Carcinoma lingual observado en planos sagitales (a-d). Los planos sagitales a, b y c corresponden a las porciones derecha y central de la lengua, donde se encuentra más invadida por la tumoración. El plano sagital d muestra porciones de lengua normal, con mayor contenido de grasa en su interior.

VÍDEO DEL
CASO 20

DISCUSIÓN

La cavidad oral se divide en el vestíbulo (entre la cara externa de los premolares y molares y la cara interna de los labios) y la cavidad propia de la boca, y ambas cavidades se comunican caudalmente al último molar. El borde dorsal de la cavidad propia de la boca lo delimita el paladar duro y una pequeña parte del paladar blando adyacente. La lengua ocupa la porción ventral de la cavidad oral. El paladar blando es la continuación caudal del paladar duro y establece la separación entre la nasofaringe y la orofaringe; discurrre caudal al último molar en los perros mesocéfalos. La tonsila o amígdala palatina se localiza en el interior de la fosa tonsilar en la porción dorsolateral de la pared orofaríngea. [1]

Para interpretar mediante TC la zona resulta interesante reconocer la anatomía regional en los distintos planos de corte, de la que existen excelentes recursos virtuales. [2]

La TC constituye una estupenda modalidad de imagen para investigar la cavidad oral, así como los tejidos blandos del paladar blando y las paredes faríngeas, que están muy vascularizadas. De esta forma se puede obtener una localización precisa y determinar su posible diseminación metastásica. [1] Es importante estudiar la cavidad oral con ventana de tejidos blandos y tras la administración de un medio de contraste, que destaca particularmente bien estructuras tan vascularizadas. [3]

El presente caso muestra un carcinoma lingual, especialmente en el lado derecho de la lengua, con metástasis a los nódulos linfáticos ipsilaterales, pero no a la región torácica, con un realce de contraste heterogéneo (50-70 UH). La lengua se compone de capas musculares (30 a 50 UH) y de grasa (–80 a –100 UH)[4], de ahí que cuando medimos las UH en una lengua sana tiende a presentar valores de atenuación negativos, frente a lo detectado en las zonas del tumor.

En este animal las tonsilas palatinas no están invadidas. En los casos de invasión de los nódulos linfáticos regionales, especialmente el retrofaríngeo medial, suelen observarse imágenes hipoatenuantes en la región del hilio del nódulo linfático afectado[5], lo que no ocurre en este caso.

Las neoplasias linguales y tonsilares más habituales son los distintos tipos de carcinoma, especialmente el de células escamosas, y en menor medida el melanoma, el fibrosarcoma y el liposarcoma.[3]

En relación con la lengua, la TC permite realizar investigaciones de interés. Se han comparado los volúmenes de lengua entre perros mesocéfalos y braquicéfalos, determinando que los segundos tiene una relativa macroglosia (lengua más grande de lo normal), lo que puede contribuir a una obstrucción de las vías aéreas superiores[6,7], así como un mayor volumen de grasa en la lengua, con la obtención de imágenes en 3D que muestren la localización de estos depósitos de grasa.[7]

BIBLIOGRAFÍA

1. Forrest LJ, Schwarz T. Oral cavity, mandible, maxilla and dental apparatus. In: Schwarz T, Saunders J, editors. Veterinary Computed Tomography. West Sussex (UK): Wiley-Blackwell. 2011: 111-24.

2. López Plana C, Mayor Aparicio P. http://veterinariavirtual.uab.es/anatomia/anatseccional/primera.html

3. Wisner E, Zwingenberger A. Atlas of Small Animal CT and MRI. West Sussex (UK): Wiley-Blackwell. 2015.

4. Ohlerth S, Scharf G. Computed tomography in small animals. Basic principles and state of the art applications. Vet J. 2007; 173 (2): 254-71.

5. Thierry F, LongoM, Pecceu E, Zani DD, Schwarz T. Computed tomographic appearance of canine tonsillar neoplasia: 14 cases. Vet Radiol Ultrasound. 2018; 59 (1): 54–63.

6. Jones BA, Stanley BJ, Nelson NC. The impact of tongue dimension on air volume in brachycephalic dog. Vet Surgery. 2019 July; 1-9.

7. Song A, Phillips H, Oliveira CR, McCoy AM. CT volumetric analysis permits comparison of tongue size and tongue fat in different canine brachycephalic and mesaticephalic breeds. Vet Radiol Ultrasound. 2023; 64: 429-438.

Carcinoma de células escamosas

PRESENTACIÓN

Labrador Retriever, macho de 10 años.

Paciente remitido para determinar una masa en la trufa que resultó ser un carcinoma de células escamosas. Presenta también otras alteraciones de interés.

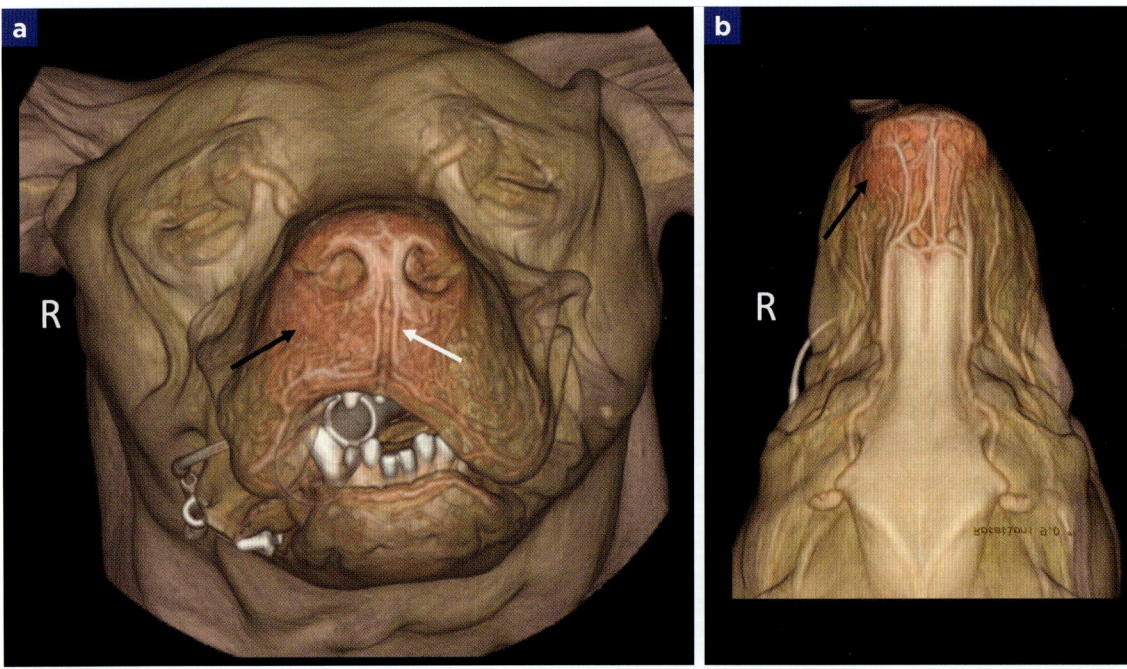

21.1. Deformación de la trufa. Imágenes en 3D de la cabeza en vistas rostral (a) y dorsal (b) destacando los tejidos blandos. Ambos orificios nasales aparecen abiertos de forma similar y se mantiene el surco nasolabial (*filtrum*), que es la estrecha hendidura que va desde la nariz hasta la boca situada en el plano mediosagital de la trufa dividiéndola en dos partes iguales (flecha blanca). En el lado derecho (R) se aprecia un aumento de tamaño de la trufa. La reconstrucción en 3D muestra un aumento del tono rojizo indicativo de una mayor vascularización en la zona (flechas negras), algo que no se puede apreciar en la inspección externa del animal, pero sí con un tratamiento adecuado de las imágenes.

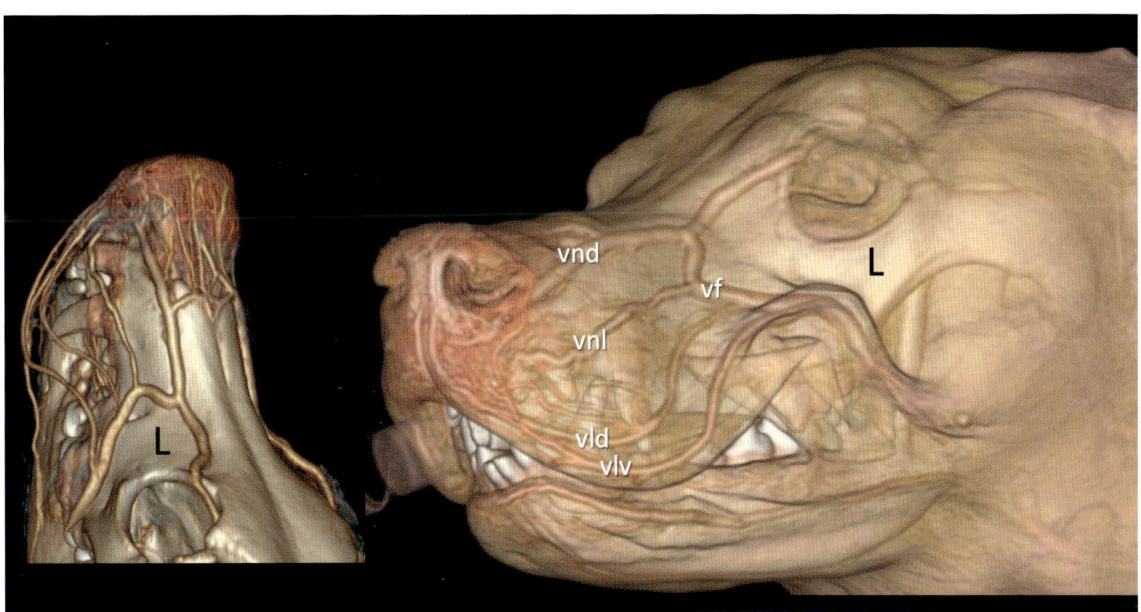

21.2. Circulación venosa superficial de la cara. Imágenes en 3D oblicuas del lado izquierdo de la cara (L) destacando el hueso y la piel de la zona. Se observan las venas que, en condiciones normales, recogen la vascularización de la trufa y del labio y que drenan hacia la vena facial. Referencias: vnd (vena nasal dorsal), vnl (vena nasal lateral), vld (vena labial dorsal), vlv (vena labial ventral), vf (vena facial).

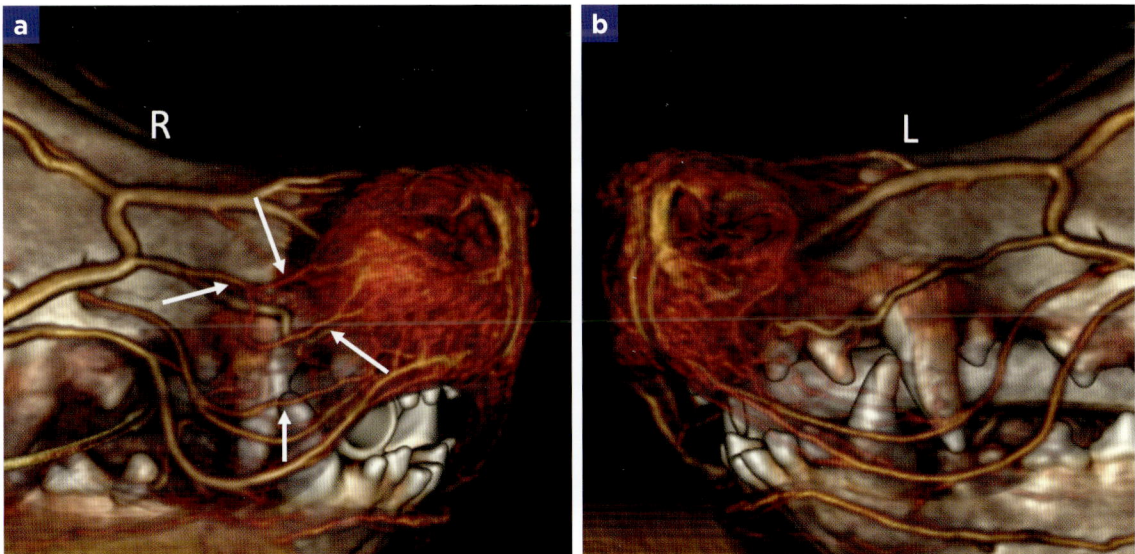

21.3. Detalle de la vascularización venosa superficial de la trufa por los lados derecho (a) e izquierdo (b). En el lado derecho (R) la trufa aparece aumentada de tamaño y con mayor vascularización, con la presencia de diversas neoformaciones vasculares (flechas) que drenan hacia la vena facial, muy llamativas si se comparan con el lado izquierdo normal (L).

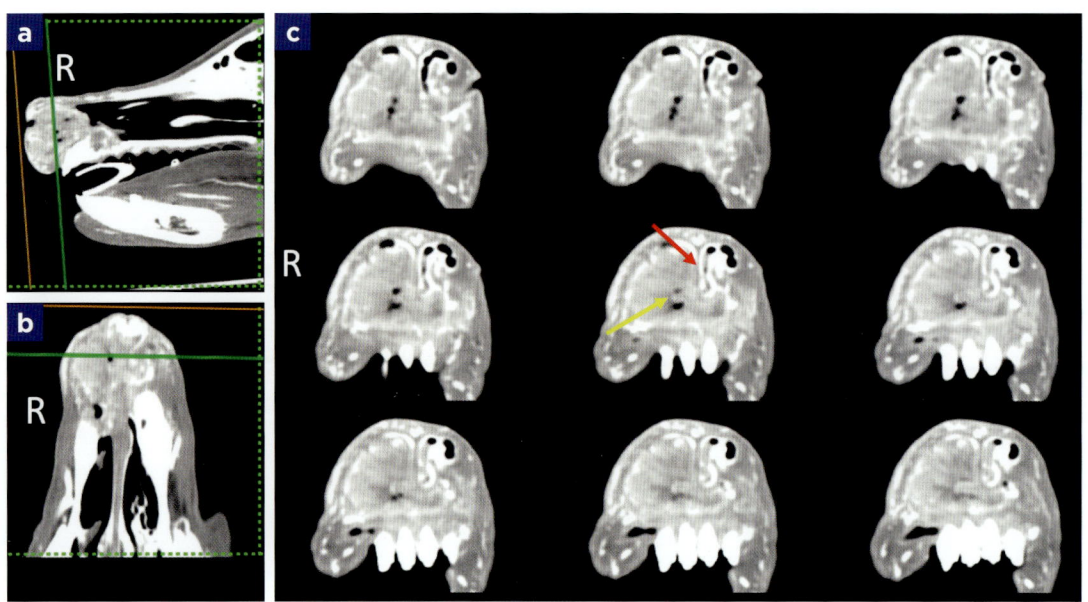

21.4. Evaluación de los tejidos blandos de la trufa en planos transversales. Planos sagital derecho (a) y dorsal (b) y planos transversales consecutivos de la trufa (c) obtenidos al nivel marcado con la línea verde. Imágenes obtenidas tras la administración del medio de contraste y con ventana de tejidos blandos. En el lado derecho (R) existe una masa con atenuación de tejido blando que realza el contraste de forma muy heterogénea y que ocupa toda la porción derecha de la trufa aumentándola de tamaño. La masa sobrepasa el plano medio por su porción más ventral (flecha amarilla). El cartílago del septo nasal, la estructura perpendicular al plano medio que separa los dos compartimentos de la cavidad nasal, se identifica con dificultad en los primeros cortes y se desvía hacia la izquierda (flecha roja), perdiéndose en las porciones más ventrales. Parece existir mayor vascularización en el lado derecho.

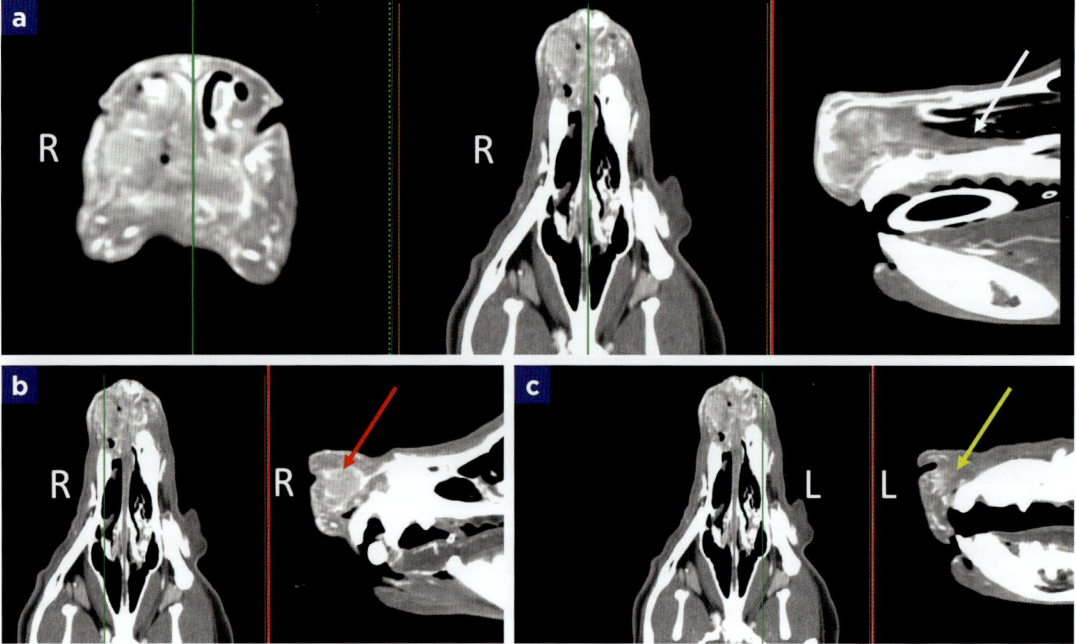

21.5. Evaluación de los tejidos blandos de la trufa en planos dorsales y sagitales. Planos transversal, dorsal y sagital (a); planos dorsal y sagital derecho (b) y planos dorsal y sagital izquierdo (c). Los planos sagitales se han obtenido a la altura indicada en las correspondientes líneas verdes. Se muestra la extensión de la lesión de la trufa hacia el interior de la cavidad nasal (a, flecha blanca). Se observa el aumento de tamaño y vascularización del lado derecho de la trufa (b, flecha roja), comparada con la porción izquierda que es prácticamente normal (c, flecha amarilla).

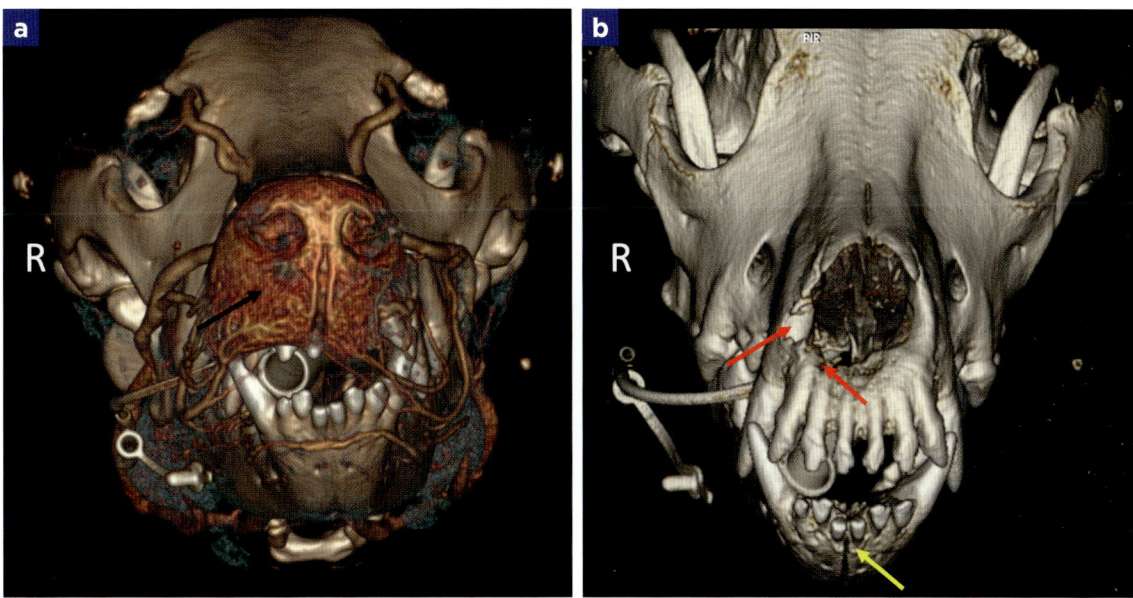

21.6. Evaluación de la trufa e incisivos. Imágenes en 3D destacando la trufa (a) y las estructuras óseas de la cara (b). En el lado derecho (R) se aprecia el aumento de tamaño de la trufa (flecha negra) y un área de lisis en la región de los incisivos y del maxilar próxima al incisivo extremo del maxilar (103) y al canino maxilar derecho (104) (flechas rojas). Los incisivos centrales mandibulares (301 y 401) están desplazados labialmente (flecha amarilla).

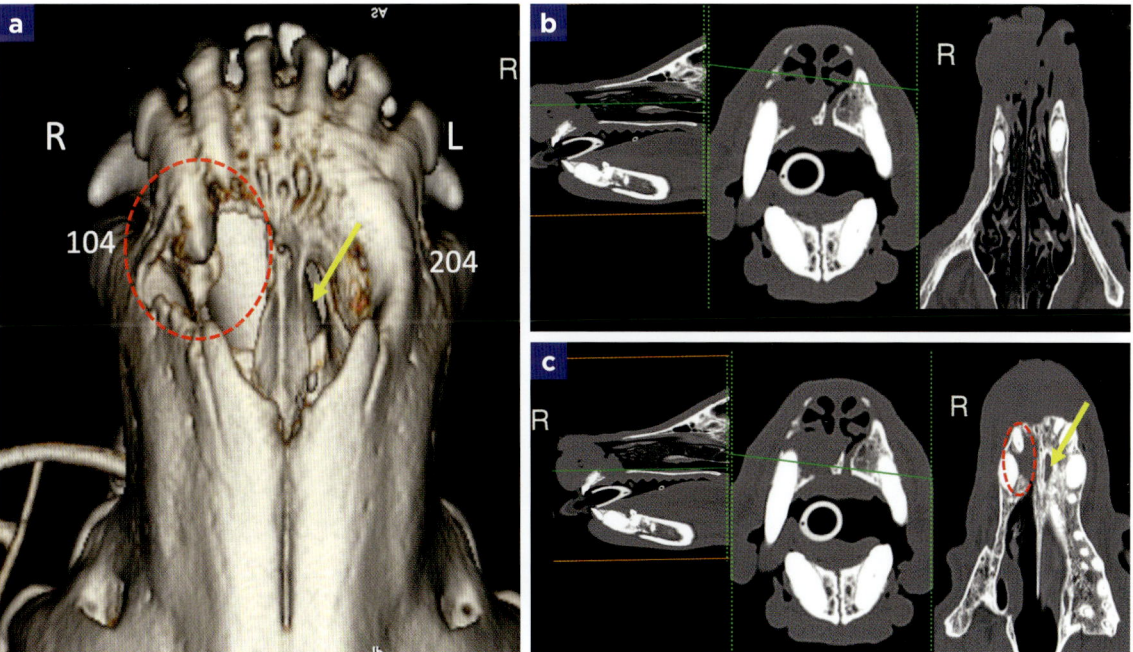

21.7. Extensión de la zona de lesión y lisis ósea adyacente. Imagen en 3D de la porción rostral de la cabeza (a). Planos ortogonales obtenidos a la altura indicada en las líneas verdes centrados en la mitad de la cavidad nasal (b) y a la altura del paladar duro (c). En el lado derecho (R) se aprecia que la masa ocupa, además de la trufa, el cornete nasal ventral derecho y lisa los huesos incisivo y maxilar, abarcando la fisura palatina (círculos). En el lado izquierdo, la fisura palatina aparece normal (flechas amarillas).

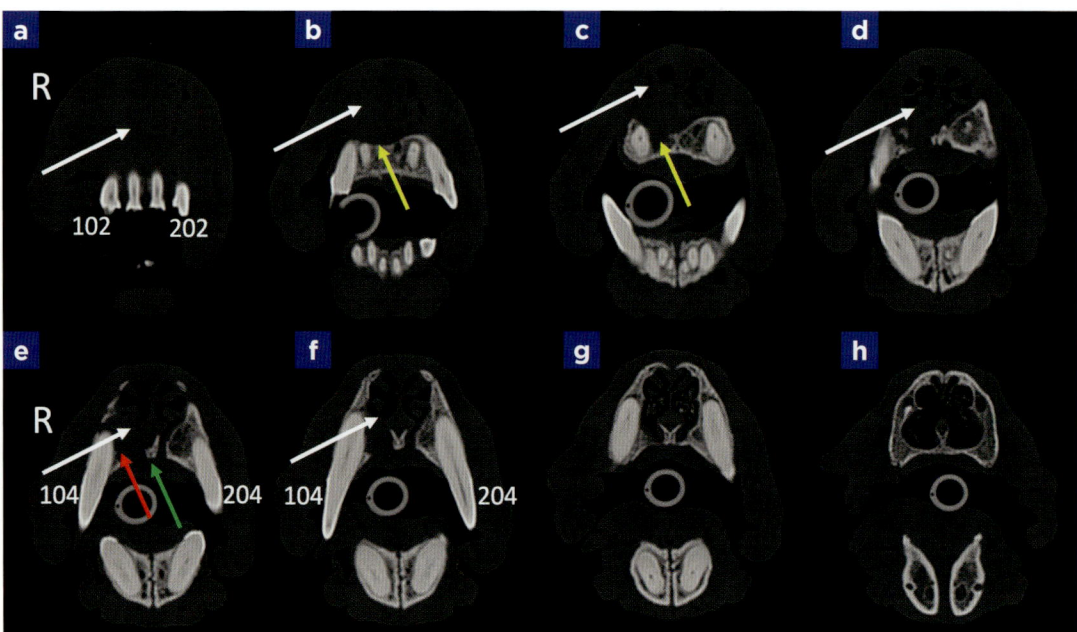

21.8. Estudio de las alteraciones dentales en los incisivos y caninos. Planos de corte transversales (a-h) entre las raíces de los incisivos medianos del maxilar superior (102 y 202) y los segundos premolares del maxilar (106 y 206) ausentes (h). En el lado derecho (R) aparece la masa con atenuación de tejido blando ocupando la porción más rostral de la cavidad nasal y afectando a la trufa. La masa obstruye casi por completo las vías respiratorias en estas porciones. La zona de lesión, además de la trufa, ocupa el cornete nasal ventral del lado derecho (flechas blancas). Se aprecia una pequeña lisis del hueso incisivo (flechas amarillas) y del maxilar derecho (flecha roja). Existe una ligera lisis de la parte derecha del hueso vómer (flecha verde). Caudalmente a los incisivos la arquitectura de la cavidad nasal es normal (h).

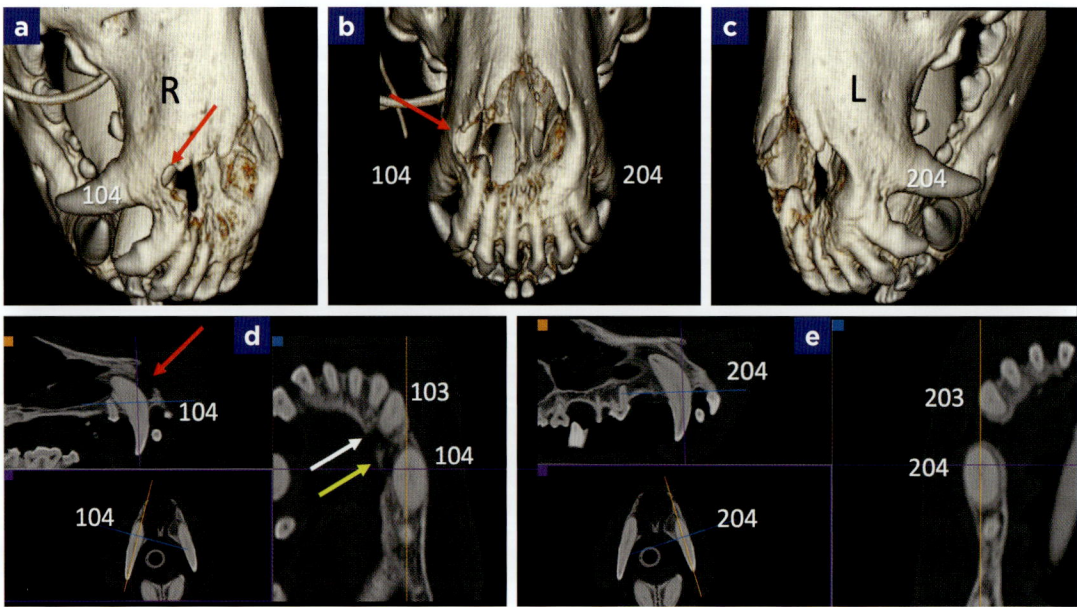

21.9. Estudio de la región incisiva y de los caninos del maxilar. Imágenes en 3D de la porción rostral de la cabeza en vistas oblicuas derecha (a), dorsal (b) y oblicua izquierda (c) y reconstrucciones ortogonales en planos oblicuos de los caninos maxilares derecho (104) (d) e izquierdo (204) (e). Los cortes se han orientado en planos oblicuos para apreciar mejor la morfología de los caninos. En el diente 104 se aprecia una lisis de las caras mesial (flechas rojas) y palatina (flecha amarilla), así como lisis de la cara palatina de la raíz del tercer incisivo maxilar derecho (103) (flecha blanca) (d). Las imágenes se puede comparar con las correspondientes del lado izquierdo (204) que aparecen normales.

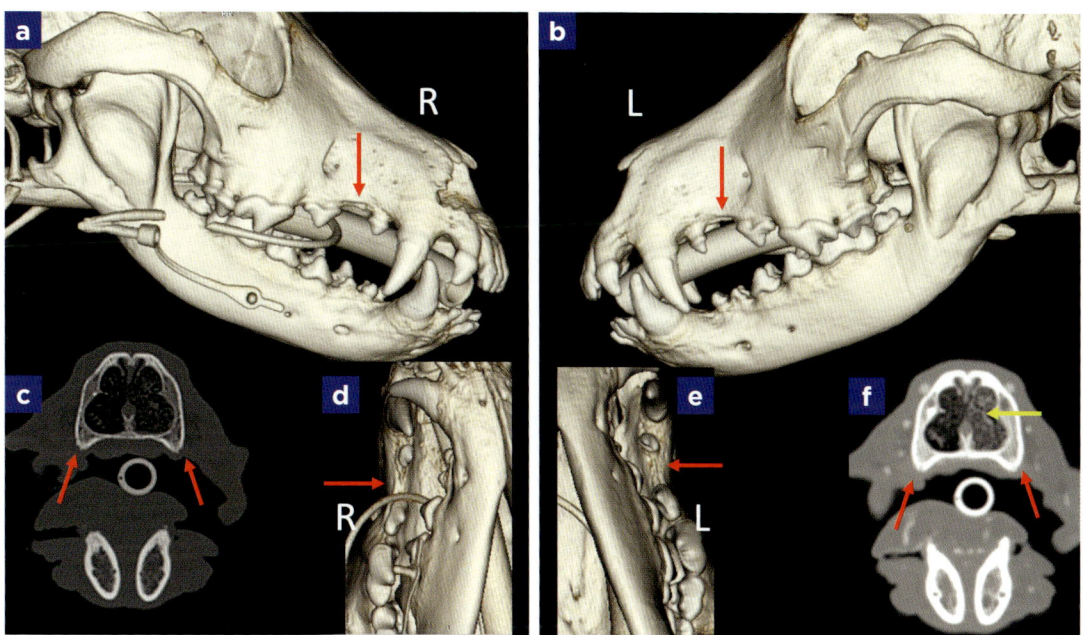

21.10. Estudio de los premolares y molares. Imágenes en 3D en vistas laterales (a y b) y oblicuas ventrales (d y e). Estos dientes aparecen bien implantados en las cuatro hemiarcadas. Los segundos premolares del maxilar de ambos lados (106 y 206) están ausentes (flechas rojas) y no existen restos de los alvéolos dentarios, lo que indica que faltan desde hace un tiempo. Los alvéolos dentarios están presentes cuando existe el diente, en caso contrario desaparecen. El estudio en ventana de tejidos blandos muestra un aumento de la atenuación en la cavidad nasal izquierda, propia del ciclo nasal (flecha amarilla).

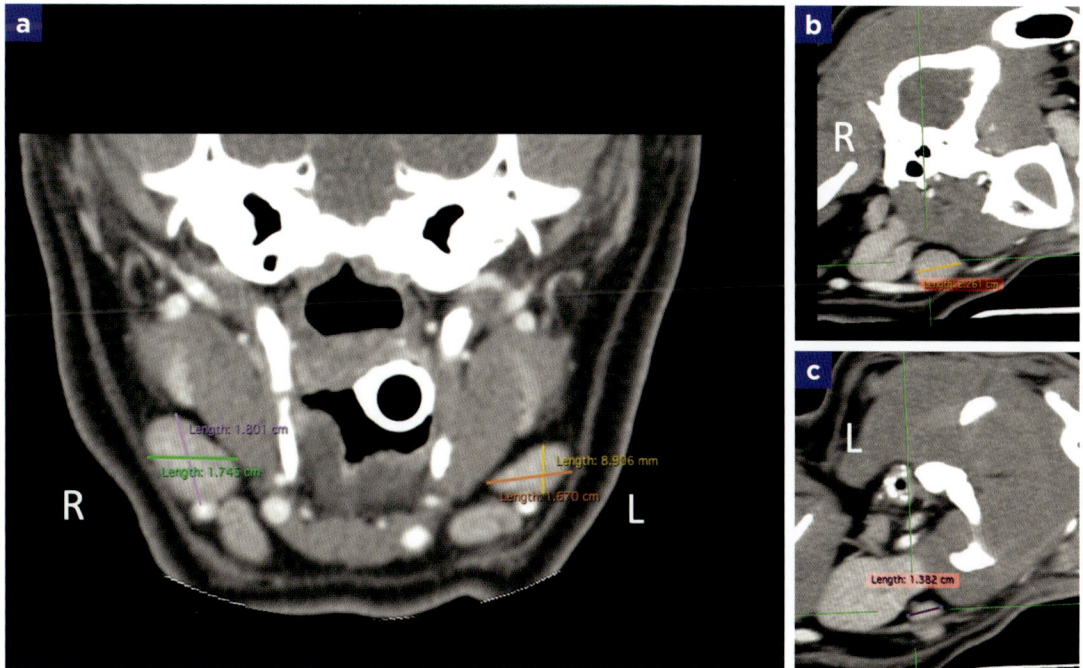

21.11. Evaluación de los nódulos linfáticos regionales. Corte transversal (a) y sagitales derecho (b) e izquierdo (c) obtenidos a la altura de los nódulos linfáticos mandibulares. Los nódulos linfáticos mandibulares del lado derecho (R) presentan un grado de atenuación similar, pero un tamaño significativamente mayor que los del lado izquierdo (L). Se muestran las medidas de los de mayor tamaño de cada lado. Estos signos son compatibles con metástasis o con procesos reactivos en los nódulos linfáticos del lado de la región afectada.

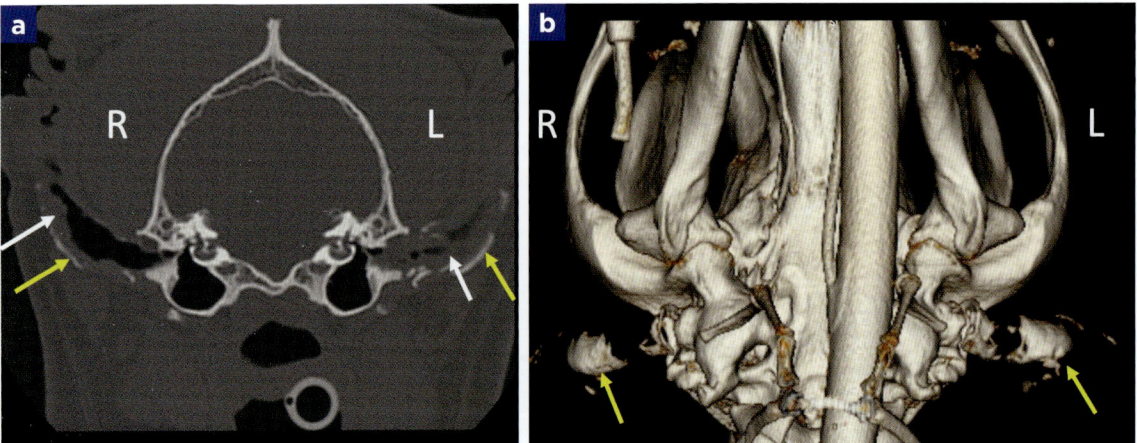

21.12. Evaluación de las bullas timpánicas. Plano transversal de las bullas timpánicas (a) e imagen en 3D de las bullas y las ATM, vistas por la cara ventral (b). Ambos conductos auditivos externos se muestran con secreción y engrosamiento de la pared (flechas blancas). Existe también calcificación distrófica de las paredes (flechas amarillas), algo que también puede apreciarse en la reconstrucción tridimensional.

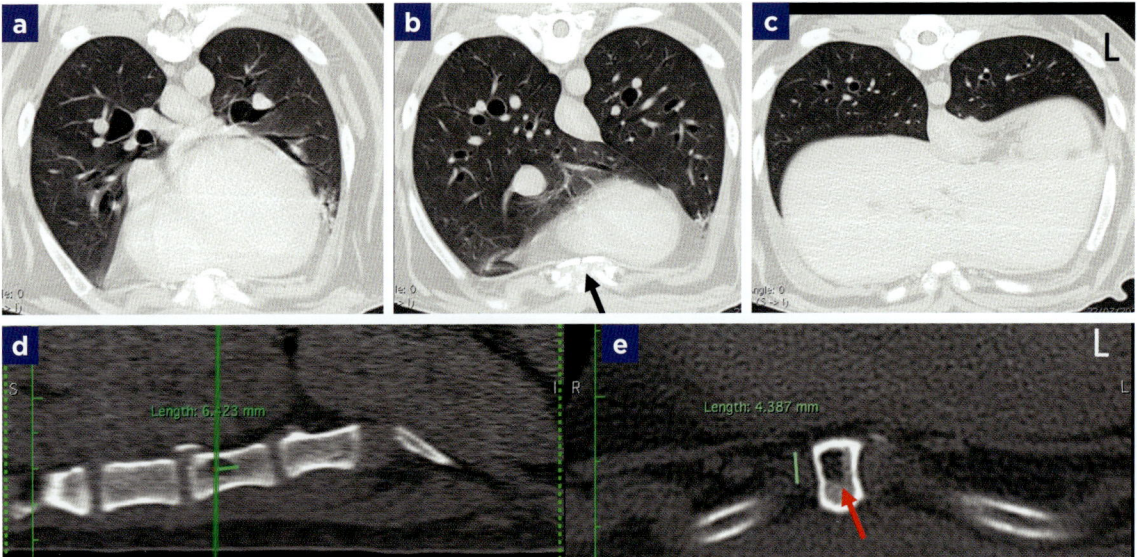

21.13. Estudio de la región torácica. Planos transversales de los campos pulmonares (a-c) a la altura de las porciones medias y caudales del pulmón. Detalle de las últimas esternebras en planos sagital (d) y transversal (e). Los campos pulmonares aparecen bien ventilados sin apreciarse alteraciones de la opacidad en el parénquima pulmonar. Los bronquios aparecen bien delimitados, sin alteraciones en el calibre o grosor de sus paredes y van acompañados de arterias y venas de calibre normal. El mediastino y el corazón ocupan un tamaño normal para la raza y edad del animal. No se detectan anomalías en la pleura o paredes torácicas. Existe un pequeño foco de lisis en una de las esternebras caudales (flecha roja), no acompañado de abombamiento de la cortical, reacción pleural ni aumento de tamaño de los nódulos linfáticos regionales. Aparecen también calcificaciones dorsales a los cuerpos de las últimas esternebras (flecha negra).

VÍDEO DEL CASO 21

DISCUSIÓN

La biopsia de la masa determinó la presencia de un carcinoma de células escamosas, uno de los tumores que deberían incluirse en los diagnósticos diferenciales de perros con deformidad facial, estornudos o estridor de las vías respiratorias superiores.[1]

Se trata del segundo tumor de origen no odontogénico más frecuente en el perro[2], que representa entre el 20 % y el 30 % de los tumores de este tipo y puede aparecer en la encía, amígdalas, mucosa oral, labios, lengua y paladar.[3] Es un tumor expansivo de rápido crecimiento en el que las metástasis al pulmón son infrecuentes y a los nódulos linfáticos regionales infrecuentes[1-3] o frecuentes[4] según los autores consultados.

Los tumores sinonasales son casi siempre malignos en el perro. Pueden ser de origen epitelial (adenocarcinoma, carcinoma indiferenciado, carcinoma de células escamosas) o mesenquimatoso (osteosarcoma y condrosarcoma). Normalmente empiezan en un lado de la cavidad nasal y progresan hasta invadir la totalidad de la cavidad nasal, los senos frontales y la región orbitaria, así como la cavidad oral y el sistema nervioso central.[5]

En este animal se describe el caso más típico de afectación nasal[5-6], con lisis de los huesos incisivo y maxilar y afectación de algunos alvéolos dentarios. No obstante, se han descrito algunos casos de carcinomas de células escamosas en la papila oral, donde no siempre se produce afectación de la cavidad nasal. En estos casos la masa siempre es visible, produce osteólisis u osteoproliferación que puede llegar a desplazar a los dientes afectados y producir afectación de los nódulos linfáticos ipsilaterales, en la mitad de los casos descritos.[7]

Este caso es interesante por la localización inicial en la trufa, con afectación del incisivo y canino como consecuencia de la lisis que produce en la zona. El estudio de contraste se realizó manualmente, e identifica el riego venoso, pero no el arterial, y permitió entender la neovascularización de la zona de lesión.

En este caso es interesante destacar:

1. La fase relativamente inicial de la lesión en la cavidad nasal; la afectación dental parece secundaria a la lisis en el hueso incisivo.
2. La neovascularización que se produce en la zona de lesión.
3. La metástasis a los nódulos linfáticos mandibulares. En este caso la punción no demostró la existencia de metástasis, pudiendo tratarse de un proceso reactivo.
4. La metástasis pulmonar, no presente en el animal, es infrecuente. Con todo aparece un pequeño foco de lisis en una esternebra, sin reacción asociada en la cortical, pleura o nódulos linfáticos regionales, por lo que debería tratarse de un hallazgo. Estudios radiológicos seriados podrían determinar la posible evolución y la necesidad o no de una biopsia. No tenemos el seguimiento posterior del caso.
5. La presencia de incisivos centrales desplazados vestibularmente y la ausencia de los segundos premolares del maxilar no deben pasarse por alto en el informe.
6. La TC es muy sensible para detectar la presencia de otitis externa bilateral, en este caso crónica por la calcificación distrófica del conducto auditivo.[8] La calcificación distrófica es el depósito de sales de calcio y fósforo en los tejidos blandos que están dañados o desvitalizados, en presencia de un metabolismo normal.[9]

BIBLIOGRAFÍA

1. Malinowski Ch. Canine and feline nasal neoplasia. Clin Tech Small Anim Pract. 2006; 21(2): 89-94.

2. Fernández JM, Del Campo Velasco M, Mestrinho L, Rejec A. Tumores maxilofaciales En: San Román Acaso F, editor. Cirugía oral y maxilofacial del perro y el gato. Zaragoza: Editorial Servet. 2021: 170-83.

3. Fernández JM, Del Campo M, Novales M, De la Morena M, San Román-Llorens F, Trobo JI. Oncología oral canina y felina. En: Whyte A, San Román F, editores. Odontología en el perro, gato y exóticos. Madrid: Editorial Marbán. 2019: 120-52.

4. Wisner E, Zwingenberger A. Atlas of Small Animal CT and MRI. West Sussex (UK): Wiley-Blackwell. 2015.

5. Saunders J, Schwarz T. Nasal cavities and frontal sinuses. In: Schwarz T, Saunders J, editors. Veterinary Computed Tomography. West Sussex (UK): Wiley-Blackwell. 2011: 93-109.

6. Lefebvre J, Kuehn NF, Wortinger A. Computed tomography as an aid in the diagnosis of chronic nasal disease in dogs. J Small Anim Pract. 2005; 46 (6): 220-5.

7. Soukup JW, Snyder CJ, Simmons BT, Pinkerton ME, Chun R. Clinical, histologic, and computed tomographic features of oral papillary squamous cell carcinoma in dogs: 9 cases (2008-2011). J Vet Dent. 2013; 30 (1): 18-24.

8. Belmudes A, Pressanti C, Barthez P, Castilla-Castaño E, Fabries L, Cadiergues M. Computed tomographic findings in 205 dogs with clinical signs compatible with middle ear disease: a retrospective study. Vet Dermatol. 2018; 29 (1): 45-e23.

9. Black AS, Kanat IO. A review of soft tissue calcifications. J Foot Surg. 1985; 24 (4): 243-50.

TUMORES NO ODONTOGÉNICOS

DE ORIGEN MESENQUIMATOSO

CASO 22

Sarcoma mandibular

PRESENTACIÓN

Labrador, macho de 7 años.

Paciente con un tumor en la mandíbula izquierda diagnosticado de sarcoma.

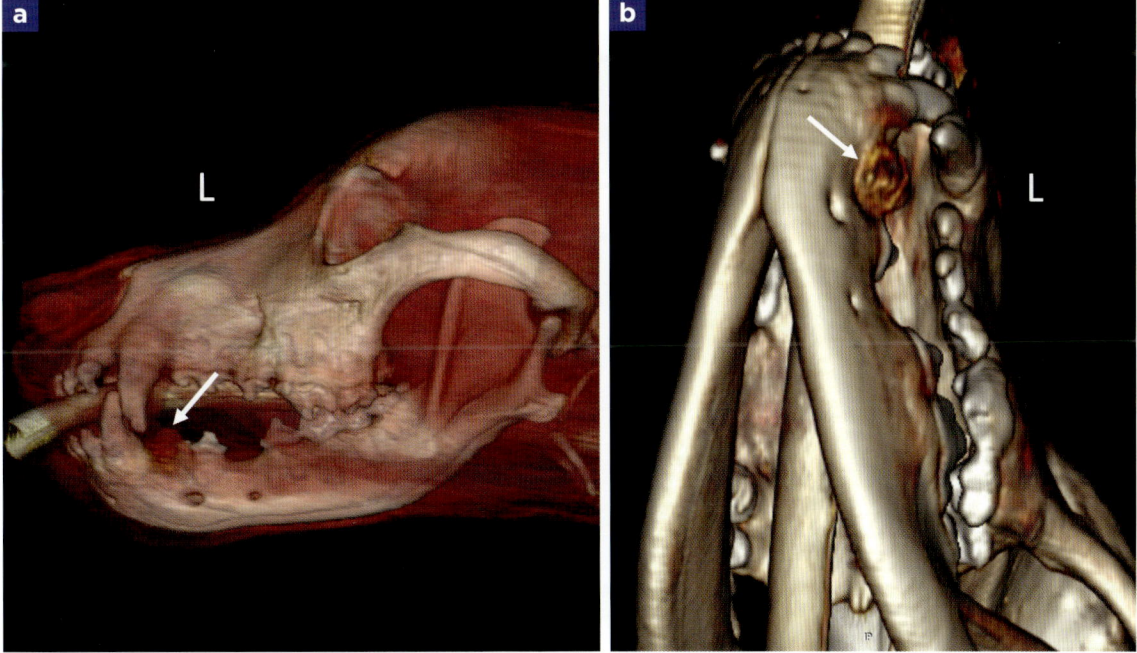

22.1. Posición del sarcoma en la mandíbula izquierda. Imagen en 3D de la cabeza en vistas lateral (a) y ventrolateral izquierda (b). En el cuerpo de la mandíbula izquierda (L), entre los dientes canino (304) y primer molar (305) se aprecia una tumoración (flecha).

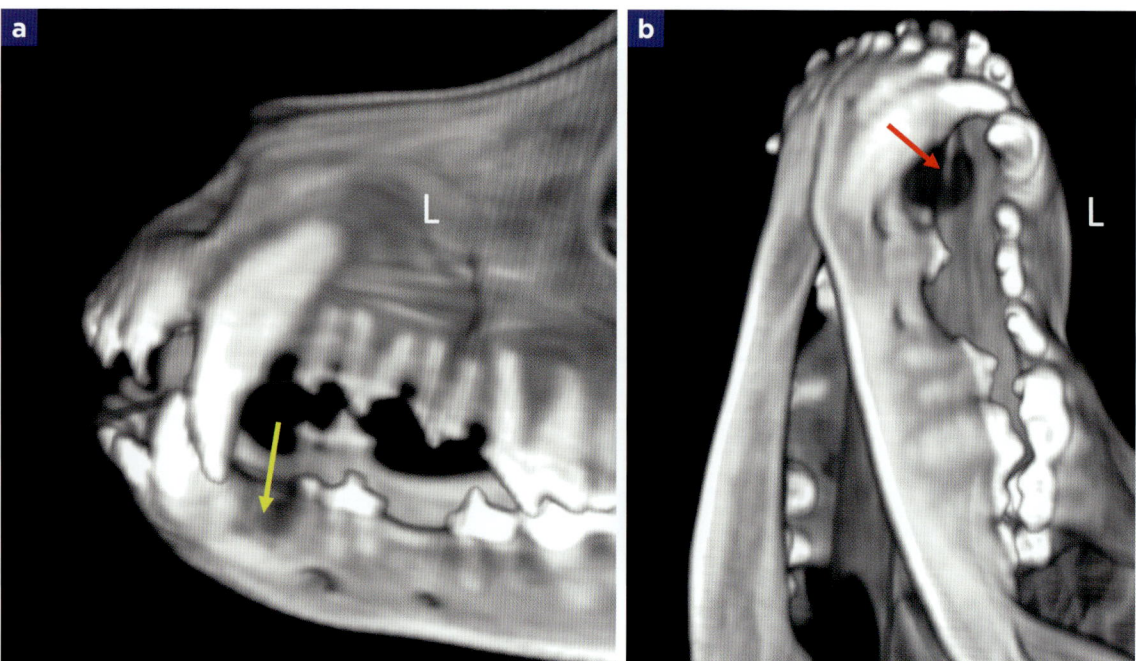

22.2. Lesión ósea de un sarcoma mandibular. Imagen en 3D de la cabeza en vistas lateral (a) y ventrolateral izquierda (b) destacando el hueso. Además de intuirse el tumor (flecha roja), este tipo de reconstrucción muestra la lisis producida en el cuerpo de la mandíbula distalmente al canino inferior izquierdo (304) (flecha amarilla).

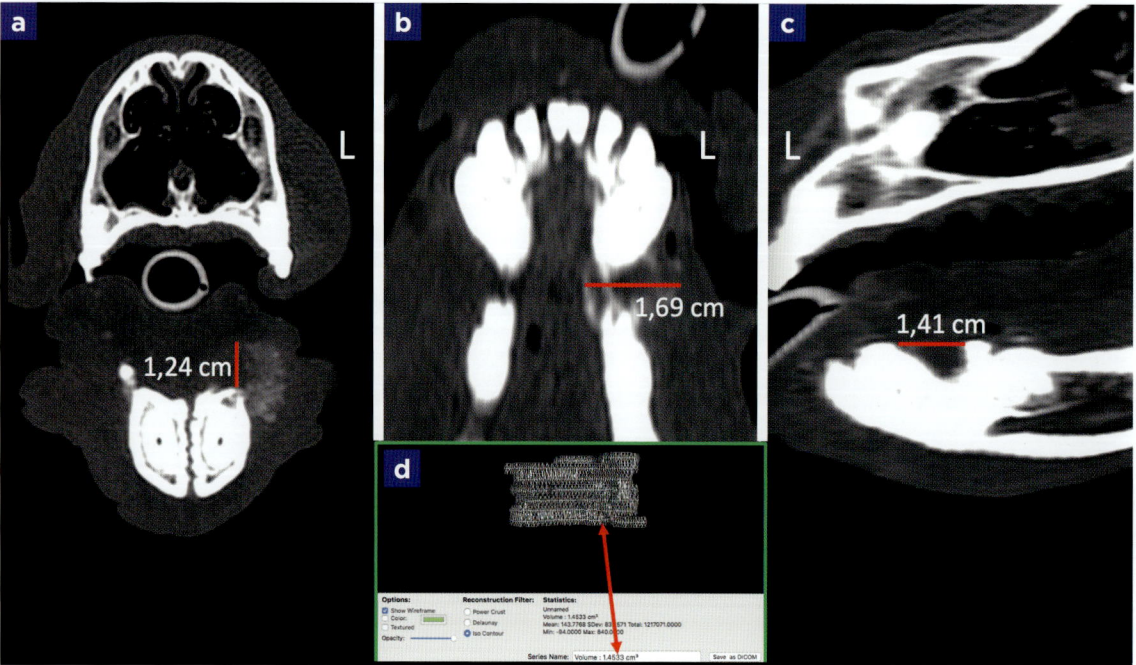

22.3. Medidas del sarcoma mandibular. Planos de corte transversal (a), dorsal (b) y sagital izquierdo (c) y reconstrucción volumétrica (d), con un volumen de 1,455 cm³. Por lo general las tres medidas (altura, anchura y longitud) suelen ser suficientes, pero, en ocasiones, la determinación del volumen puede resultar de utilidad a la hora de evaluar su evolución.

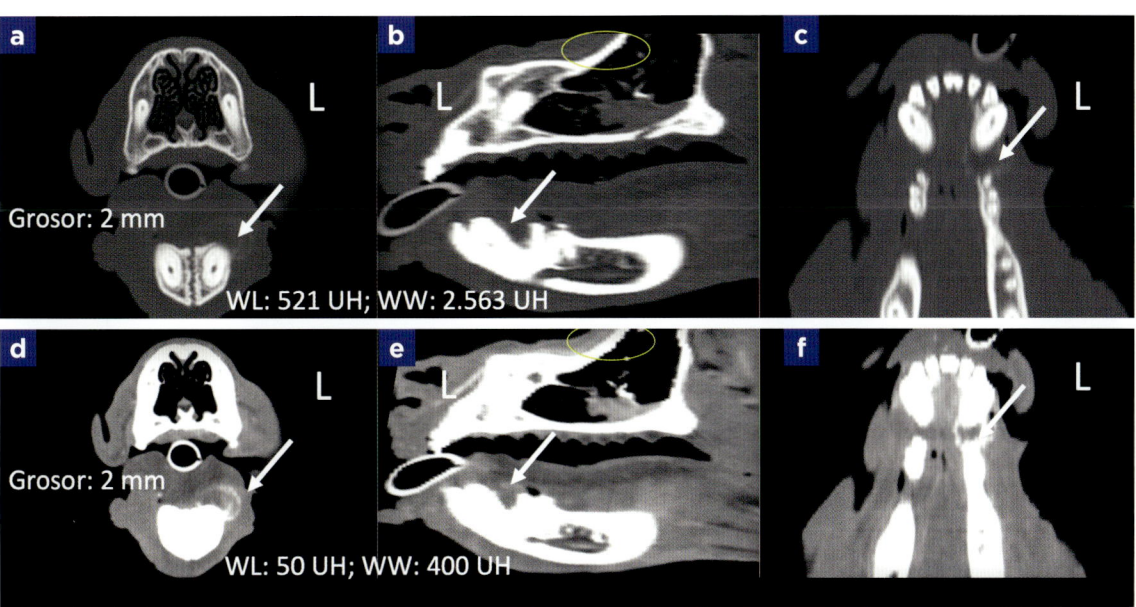

22.4. Evaluación del sarcoma con ventanas para el hueso (a-c) y los tejidos blandos (d-f). El uso de ventanas amplias (*window width*, WW: 2.563 UH) (a-c) permite apreciar la afectación del hueso y de los dientes y el de ventanas estrechas (WW: 400 UH) (d-f) permite estudiar la infiltración en los tejidos blandos. En ambos casos los cortes transversales obtenidos son de un grosor de 2 mm, que producen buena calidad de imagen en los planos transversales, pero originan un artefacto en escalera en las reconstrucciones sagitales (círculos).

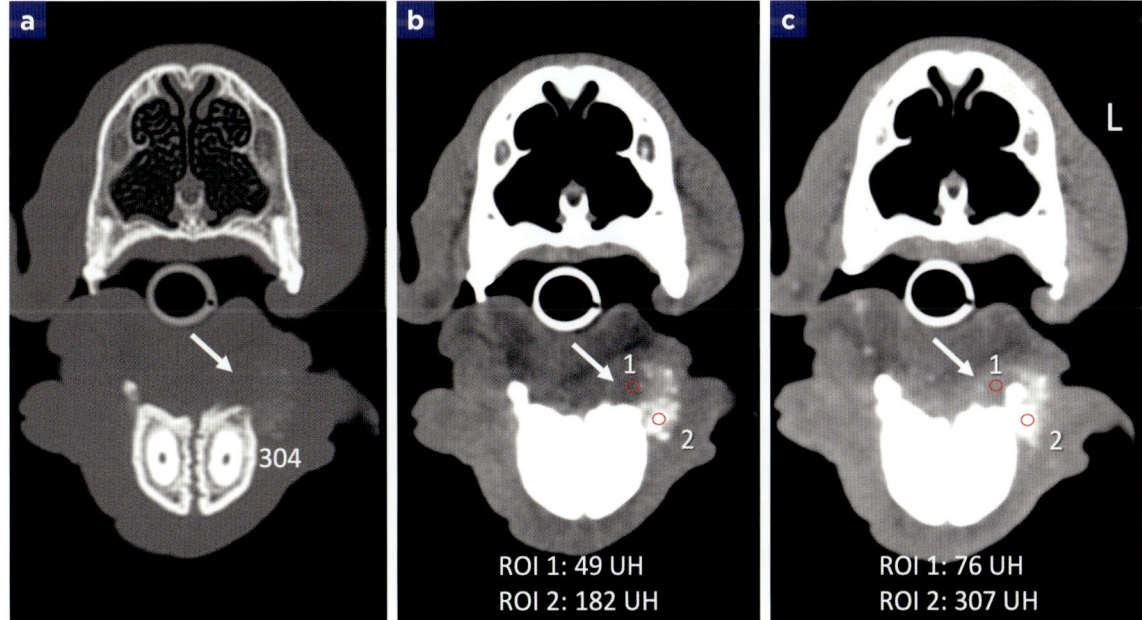

22.5. Medida de las unidades Hounsfield (UH) del sarcoma mandibular. Tres planos transversales obtenidos a la altura de la raíz del canino mandibular izquierdo. Estudios con las ventanas de hueso (a) y de tejidos blandos, sin (b) y con contraste (c). Aparece una masa redondeada, con atenuación de tejidos blandos especialmente mineralizada en la periferia de la cara vestibular de la lesión. La determinación de las UH se realiza en la ventana de tejidos blandos tras colocarse la región de interés (*region of interest*, ROI) en el centro de la lesión (ROI 1) y en la periferia de la lesión (ROI 2). Se puede apreciar un aumento significativo de las UH en la fase de poscontraste y también que la lesión está muy mineralizada hacia la periferia de la cara vestibular, aumentando las UH.

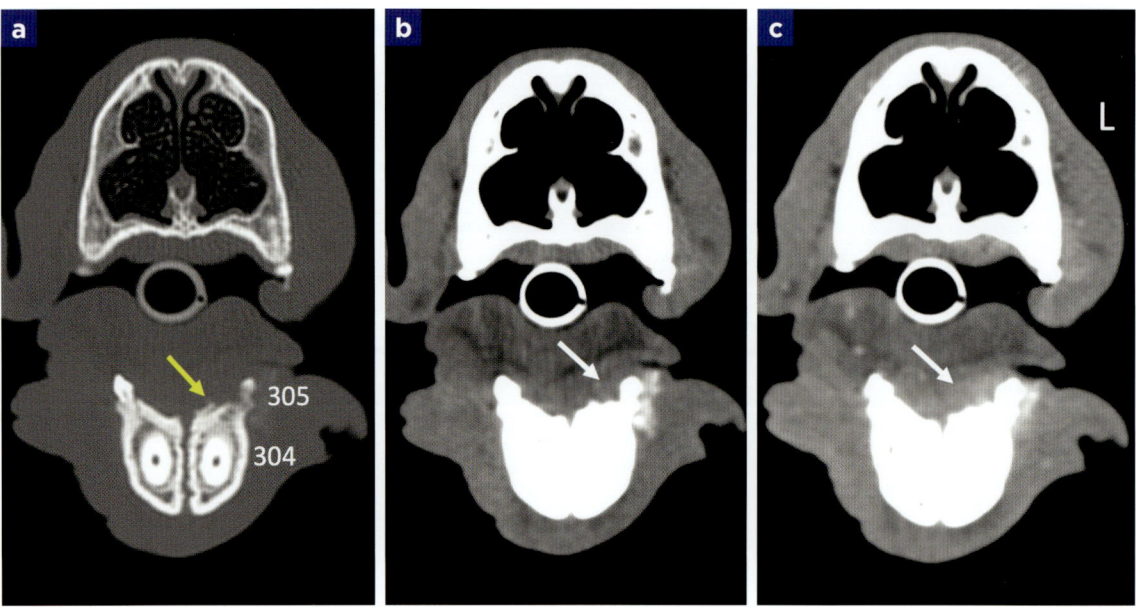

22.6. Sarcoma mandibular sin afectación de la sínfisis mandibular. Tres planos transversales obtenidos a la altura de la raíz del canino mandibular (304) y del primer premolar mandibular izquierdo (305). En la imagen (a) se puede apreciar, en el lado izquierdo (L), el cambio de opacidad de la trabécula, la erosión de la cortical en la cara lingual y la reacción perióstica (flecha amarilla). No existe afectación de la articulación intermandibular. Se observa (b y c) el aumento de tamaño de la masa (flecha blanca) y la especial calcificación en la cara vestibular.

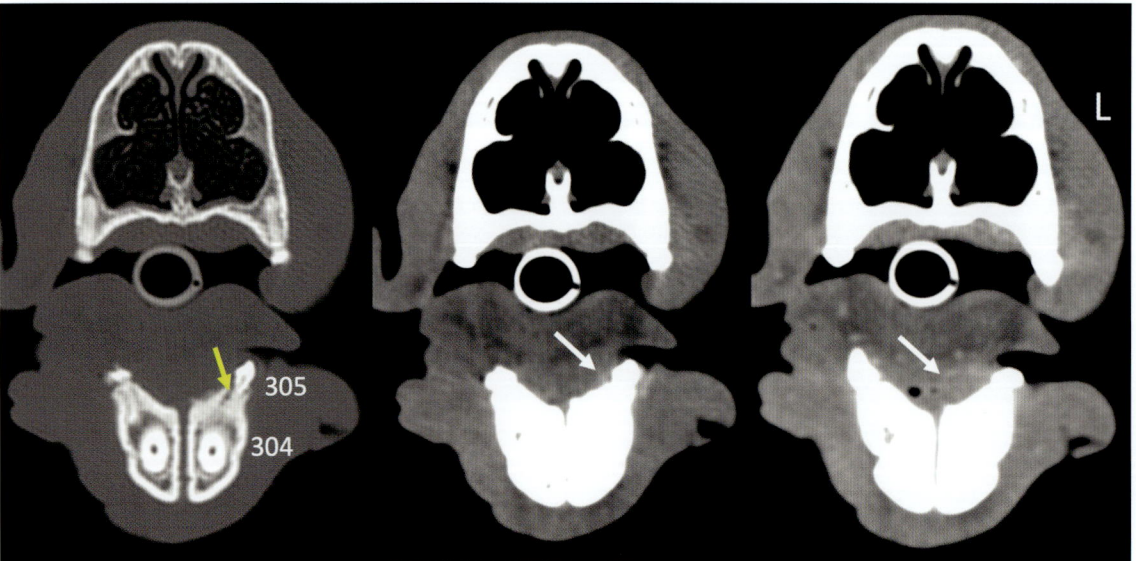

22.7. Sarcoma mandibular con afectación del ligamento periodontal. Tres planos transversales obtenidos a la altura de la raíz del primer premolar mandibular izquierdo (305). A diferencia de la figura anterior, aquí se puede ver con detalle la raíz del 305 y que existe también ampliación del espacio del ligamento periodontal (flecha amarilla) y aumento de la atenuación del cuerpo de la mandíbula, en comparación con el lado contralateral. Esto indica la afectación del diente 305.

VÍDEO DEL CASO 22

DISCUSIÓN

En este paciente el sarcoma está presente en el cuerpo de la mandíbula izquierda, entre el canino (304) y el primer premolar (305), afectando a la raíz de este último diente. La lesión comienza caudalmente a la articulación intermandibular, se expande por las caras lingual y labial del hueso y provoca una discreta lisis del hueso alveolar y del ligamento periodontal del primer premolar mandibular (305). Los agujeros mentonianos próximos no se encuentran afectados. En este caso se trata de una masa con moderados criterios de agresividad, sin metástasis en los nódulos linfáticos regionales ni en el tórax. Distintos tipos de reconstrucción tridimensional permiten comprender mejor la zona de afectación. El presente caso es un buen ejemplo de la importancia de evaluar las imágenes con distintas ventanas, sin y con contraste, para apreciar si las lesiones se realzan o no con el medio de contraste.

Sobre los sarcomas existe información suficiente en otros trabajos.[1-3] Se han descrito casos de tumores mandibulares en animales muy jóvenes, por ejemplo, un osteosarcoma fibroblástico en la mandíbula de un perro de 3 meses.[4]

BIBLIOGRAFÍA

1. Frazier SA, Johns SM, Ortega J, Zwingenberger AL, Kent MS, Hammond GM, et al. Outcome in dogs with surgically resected oral fibrosarcoma (1987-2008). Vet Comp Oncolog. 2011; 10: 33-43.

2. Fernández JM, Del Campo M, Novales M, De la Morena M, San Román-Llorens F, Trobo JI. Oncología oral canina y felina. En: Whyte A, San Román F, editores. Odontología en el perro, gato y exóticos. Madrid: Editorial Marbán. 2019: 120-52.

3. Fernández JM, Del Campo M, Mestrinho L, Rejec A. Tumores maxilofaciales. En: San Román Ascaso F, editor. Cirugía oral y maxilofacial del perro y el gato. Zaragoza: Editorial Servet. 2021: 169-83.

4. Ginel PJ, Novales M, Molleda JM, Peréz J. Mandibular fibroblastic osteosarcoma in a three-month-old dog. Vet Rec. 1996; 139 (5): 120-1.

Sarcoma indiferenciado

PRESENTACIÓN

Shar Pei, hembra de 6 años.

La paciente presenta un sarcoma indiferenciado en las regiones facial y periorbitaria izquierda y paladar duro.

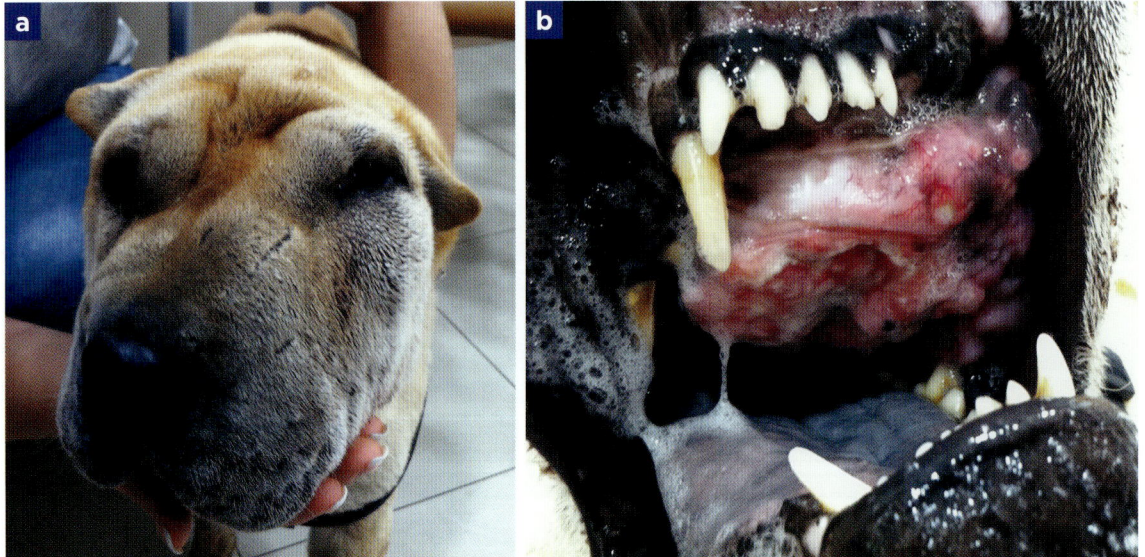

23.1. Asimetría de las regiones facial y periorbitaria del lado izquierdo, inflamación e importante deformación de la cara. Existe desviación del plano nasal hacia el lado derecho (a). La cavidad oral muestra tialismo, pérdida del tercer incisivo superior izquierdo (203) y un crecimiento exofítico heterogéneo, irregular y de márgenes mal delimitados con engrosamiento del paladar duro y múltiples úlceras eritematosas (b). Esta lesión elemental es secundaria y se denomina tumor, independientemente de su diagnóstico histopatológico.

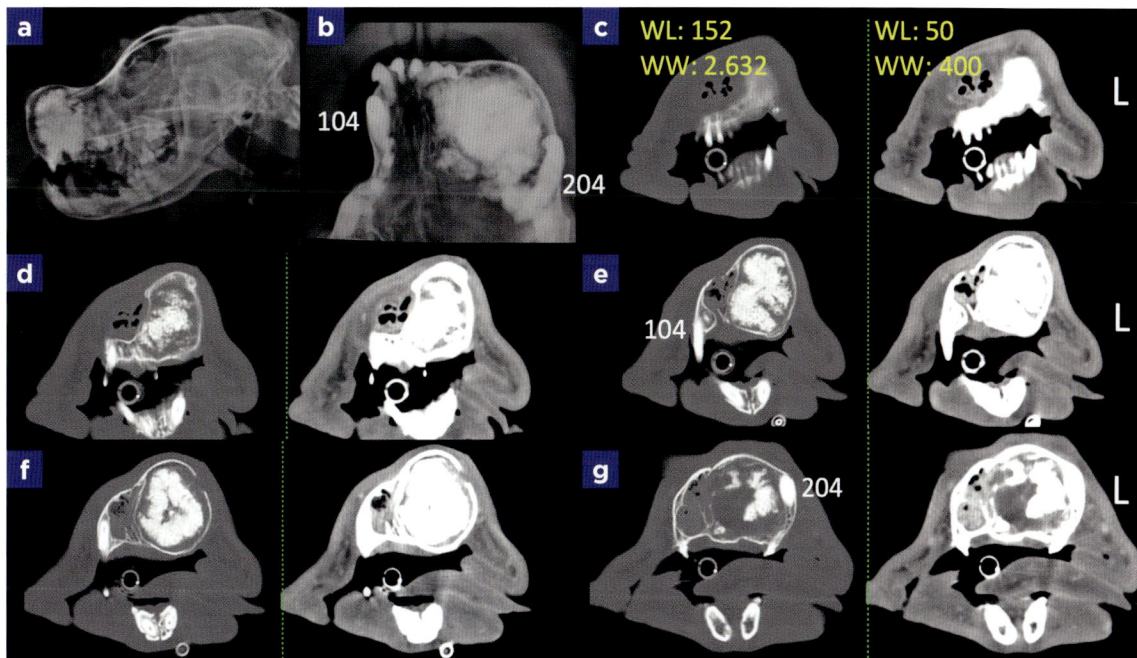

23.2. Estudio comparado de radiografías y TC. Radiografías de la cabeza en proyección lateral (a) e intraoral de la región maxilar (b). Se muestran diversos planos de corte transversales (c-g), comparando imágenes con dos anchos de ventana, una amplia (WW: 2.632) para destacar los huesos y otra estrecha (WW: 400) para resaltar los tejidos blandos. Muy rostralmente faltan los incisivos superiores derechos segundo y tercero (dientes 202 y 203) (b y c), con aumento de tamaño de los tejidos blandos del labio del lado izquierdo (c); la estructura de la cavidad nasal izquierda (L) aparece completamente alterada (d). En el tercio rostral del lado izquierdo de la cavidad nasal se observa una masa, de aspecto quístico, que realza contraste de forma muy heterogénea, en cuyo interior aparece una gran cantidad de material similar al diente y que rostralmente produce expansión y lisis del hueso maxilar (d-g). La masa está bien delimitada por una envoltura hiperatenuante, que aparece incompleta en alguna zona de la cara vestibular (f-g). El canino superior izquierdo (204) ocupa una situación muy anormal y aparece rodeado por la envoltura de la masa y desplazado caudal y dorsalmente (g). Radiografías cedidas por el Dr. Víctor Domingo Roa (Atypia, Oncología Veterinaria y Experimental).

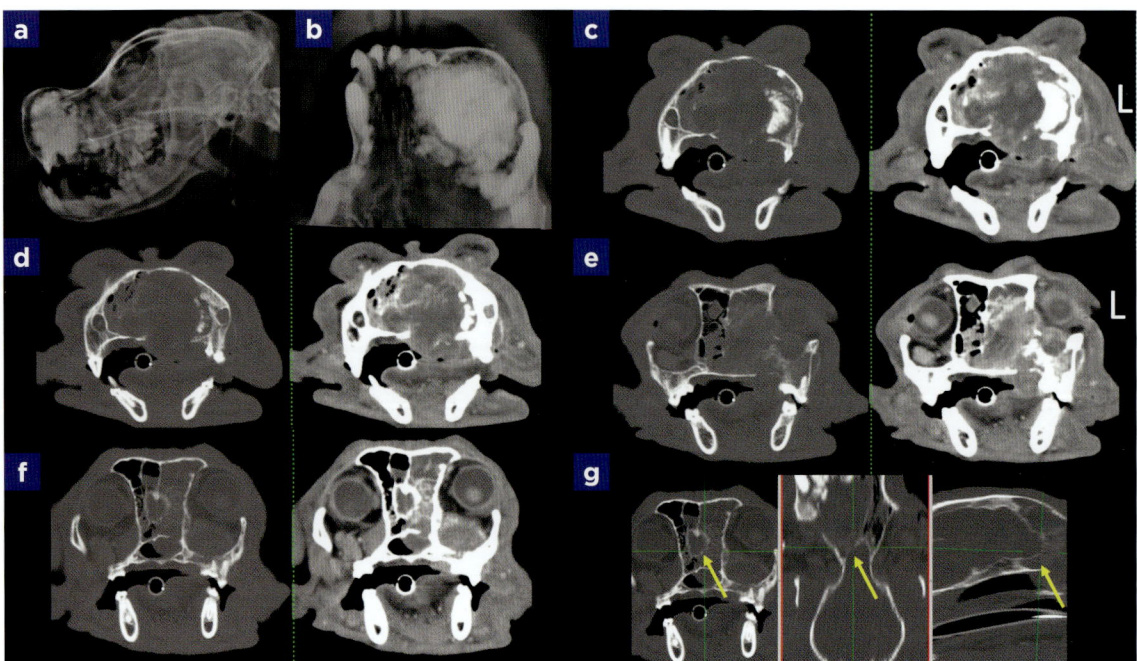

23.3. Estudio comparado de radiografías y TC. Radiografías lateral de la cabeza (a) e intraoral de la región maxilar (b) y planos transversales más caudales con respecto a los de la figura anterior. En regiones más caudales, la masa se muestra más agresiva, produce la lisis del canal infraorbitario (c), destruye por completo el septo nasal cartilaginoso e invade el lado derecho de la cavidad nasal (c-e), lisando el paladar duro, la porción vestibular de los huesos nasal y maxilar, el septo nasal, el vómer y el paladar duro y expandiéndose ventralmente hacia la cavidad oral (c-e). Caudalmente esta masa se extiende con una proporción predominantemente de tejido blando produciendo lisis del paladar duro, cornetes, huesos vómer y etmoides, con invasión del lado derecho, pared medial de la órbita incluso deformación y lisis de la lámina cribiforme del hueso etmoides (e-f). El seno frontal izquierdo se encuentra asimismo invadido (f). Un estudio específico mediante imágenes ortogonales en 2D muestra la invasión del cerebro a nivel del rinencéfalo (flechas) (g).

VÍDEO DEL CASO 23

DISCUSIÓN

El diagnóstico histopatológico fue el de sarcoma indiferenciado. La lesión tumoral visualizada clínicamente y por sus características macroscópicas, localización, invasión, agresividad y hallazgos de la TC podría ser, de mayor a menor probabilidad:

1. Ameloblastoma acantomatoso (antes denominado épulis acantomatoso).

2. Fibromixoma o mixoma odontogénico periférico, que junto con el primero son extremadamente agresivos y suelen aparecen en la porción rostral del maxilar.

3. Fibrosarcoma, que produce frecuentemente metástasis locales en nódulos linfáticos regionales, pero no a distancia (especialmente los pulmones), en cuyo caso tardan mucho en aparecer. [1,2]

En este animal existía un aumento del tamaño y realce de contraste del nódulo linfático mandibular izquierdo, compatible con metástasis regional. No se observaron signos compatibles con metástasis pulmonar.

En general los tumores orales malignos son de gran tamaño (significativamente mayores que los benignos), presentan un realce de contraste heterogéneo, producen lisis ósea de los huesos adyacentes, pérdidas de dientes y linfadenopatía ipsilateral.[3] En conjunto, los tumores odontogénicos además de la lisis de los huesos cortical y alveolar se asocian normalmente con la presencia de múltiples dientes desplazados y realzan con el medio de contraste[4], signos todos presentes en este caso.

BIBLIOGRAFÍA

1. Fernández JM, Del Campo M, Novales M, De la Morena M, San Román-Llorens F, Trobo JI. Oncología oral canina y felina. En: Whyte A, San Román F, editores. Odontología en el perro, gato y exóticos. Madrid: Editorial Marbán. 2019: 120-52.

2. Fernández JM, Del Campo M, Mestrinho L, Rejec A. Tumores maxilofaciales. En: San Román Ascaso F, editor. Cirugía oral y maxilofacial del perro y el gato. Zargaroza: Editorial Servet. 2021: 169-83.

3. Amory JT, Reetz JA, Sánchez MD, Bradley CW, Lewis JR. Reiter AM. Mai W. Computed tomographic characteristics of odontogenic neoplasms in dogs. Vet Radiol Ultrasound. 2014; 55 (2): 147-58.

4. Lee S, Jang Y, G, Jeon, Kim D, Choi J. CT features of malignant and benign oral tumors in 22 dogs. Vet Radiol Ultrasound. 2021; 62 (5): 549-56.

Fibrosarcoma en los músculos masticadores

PRESENTACIÓN

Cocker Spaniel, macho de 7 años.

El paciente lleva 2 meses con dificultad para abrir la boca, y presenta inflamación de las regiones bucal, mandibular y masetérica derechas debido a un fibrosarcoma en los músculos masticadores.

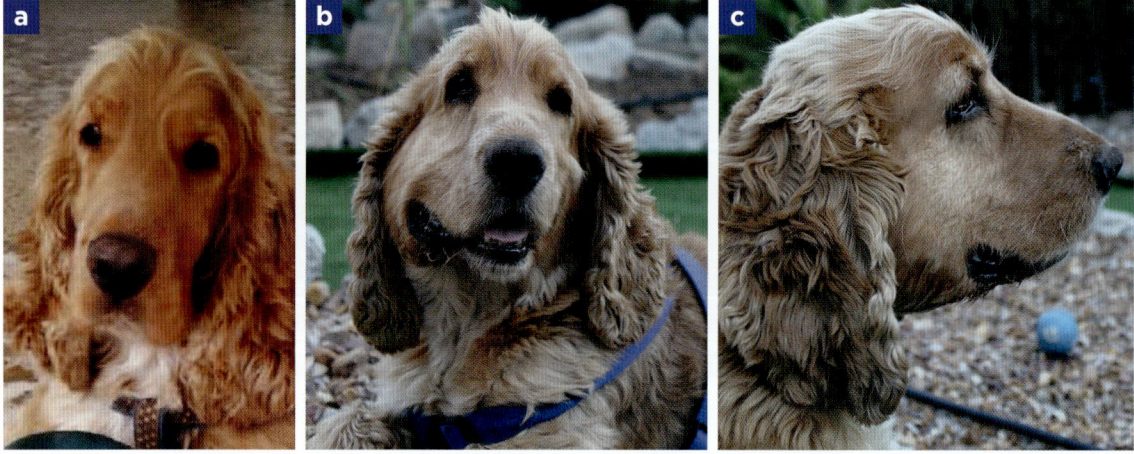

24.1. Inflamación de las regiones, bucal, mandibular y masetérica derechas. Comparación de la imagen normal a los 4 años de edad (a) y del aspecto de la lesión actual (b y c).

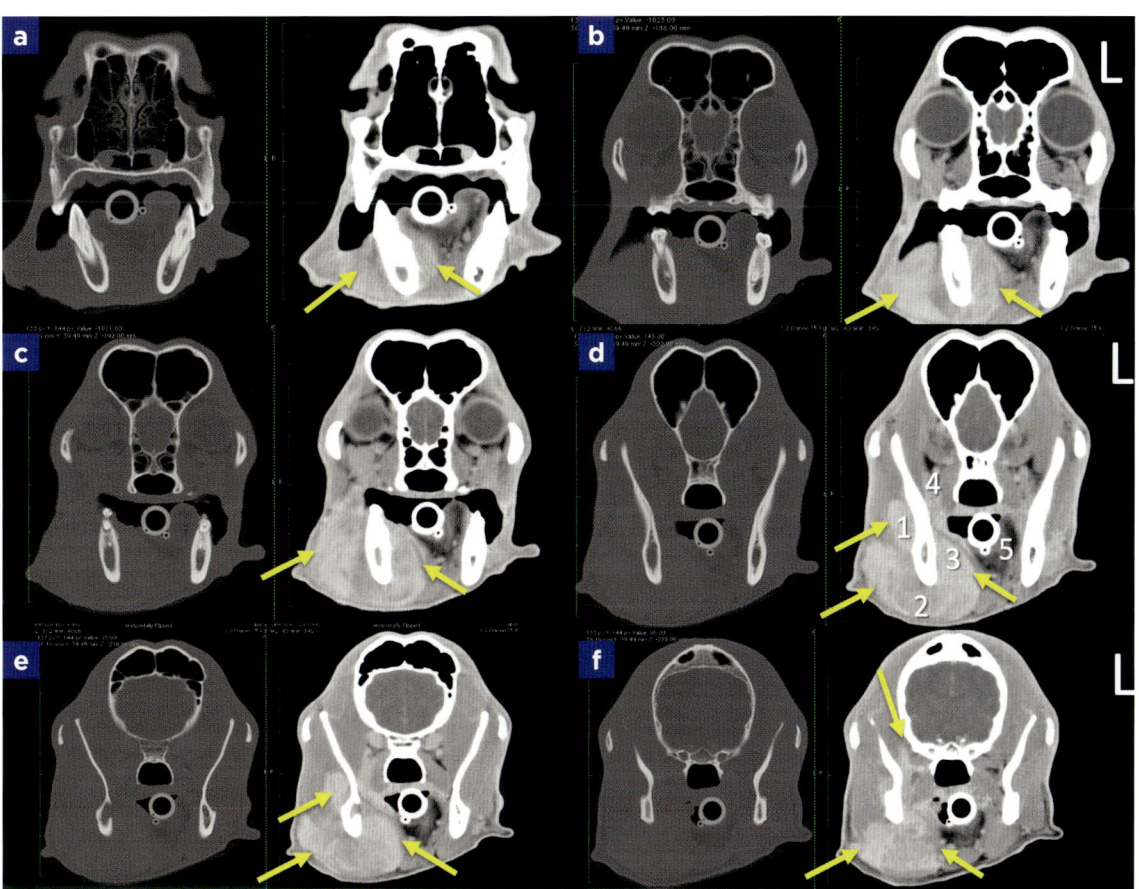

24.2. Tumor mandibular. Planos transversales, en fase de poscontraste, con ventanas para destacar el hueso y los tejidos blandos en las zonas comprendidas entre los últimos molares (a) y las ramas de la mandíbula (f). Alrededor de la mandíbula derecha se aprecia una masa (flechas amarillas) que capta contraste de forma heterogénea y se distribuye por la musculatura en las caras lateral, ventral y medial del cuerpo y rama de la mandíbula, afectando a los músculos: masetero (1), digástrico (2) y pterigoideos medial (3) y lateral (4) y que desplaza la lengua (5) hacia el lado izquierdo (L).

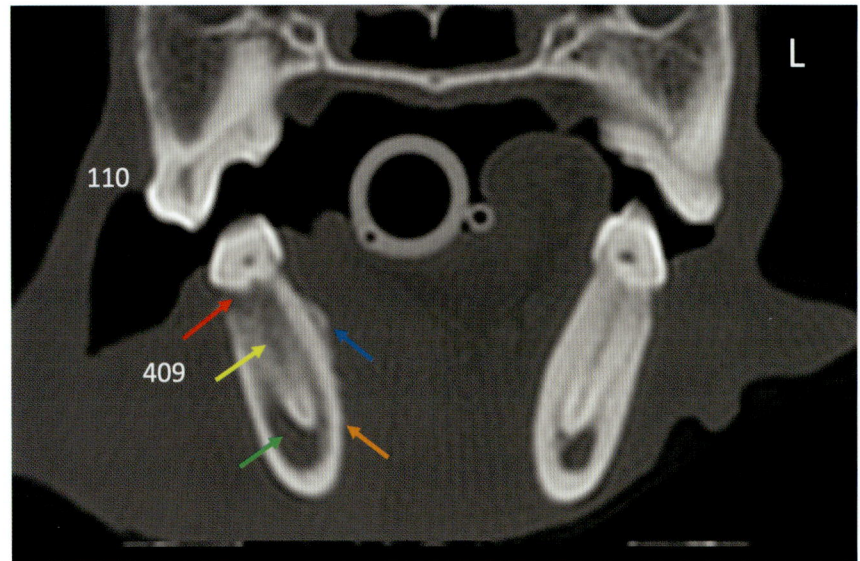

24.3. Tumor mandibular. Plano transversal, en ventana de hueso, del cuerpo de la mandíbula a la altura del primer molar inferior derecho (409). Se aprecia lisis de la región cervical coronal (flecha roja) y de la raíz (flecha amarilla), aumento del canal medular (flecha verde), adelgazamiento de la cortical externa e interna (flecha naranja) y reacción perióstica de contorno irregular de la cara medial de la mandíbula (flecha azul).

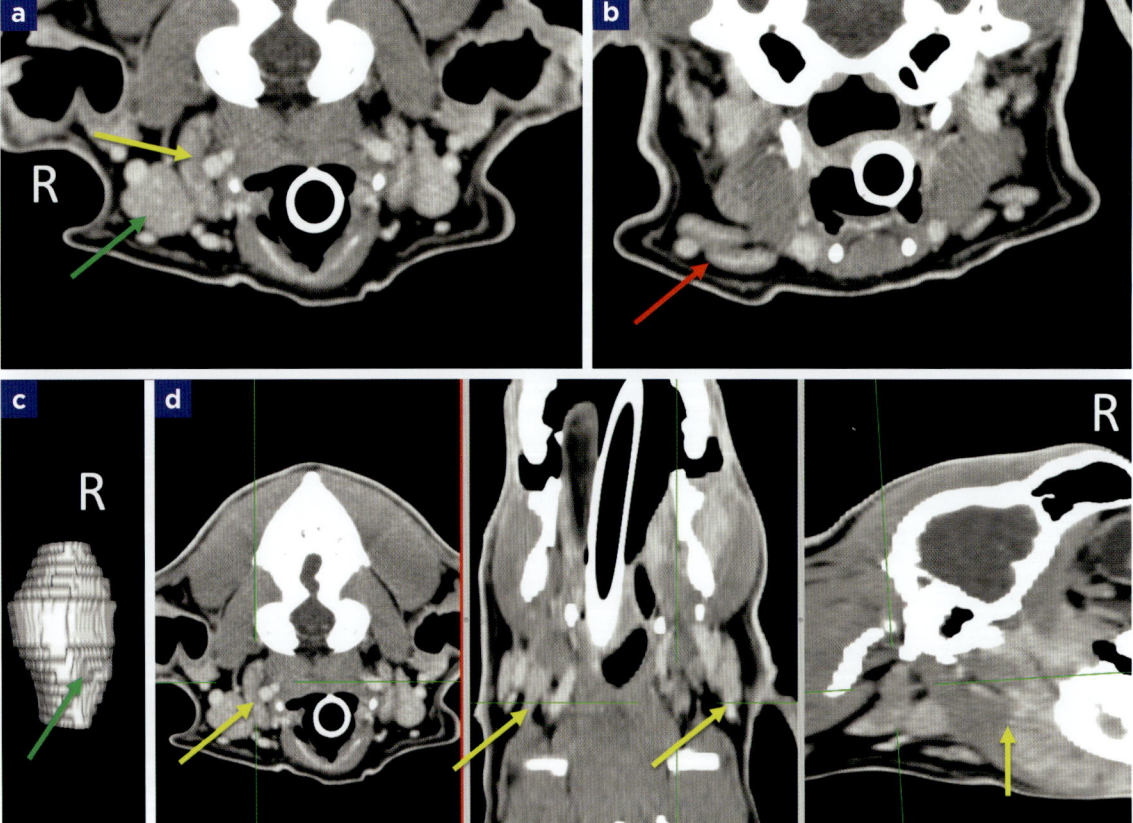

24.4. Metástasis del tumor mandibular a los nódulos linfáticos regionales. Planos transversales, en fase de poscontraste, realizados a la altura de los nódulos linfáticos retrofaríngeos mediales (a) y mandibulares (b). Imagen volumétrica de la glándula salivar cigomática derecha (c) y reconstrucción ortogonal en 2D realizada a la altura del nódulo linfático retrofaríngeo medial derecho (d). Existe un aumento significativo del tamaño y captación del medio de contraste del nódulo linfático retrofaríngeo medial derecho (flechas amarillas) y de los nódulos linfáticos mandibulares derechos (flecha roja), indicativo de imágenes compatibles con una metástasis regional. La glándula salivar cigomática derecha (R) (flechas verdes) muestra un aumento significativo del volumen (5 cm³), claramente mayor que los 2 cm³ que presenta la glándula izquierda.

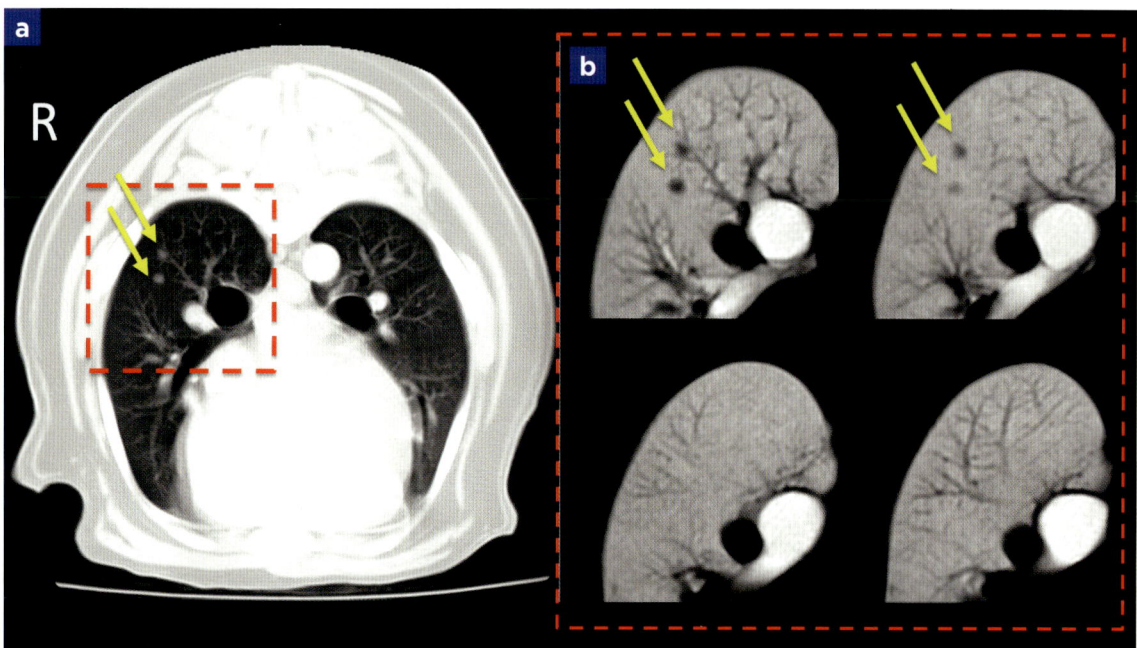

24.5. Metástasis pulmonar del tumor mandibular. Plano de corte transversal a nivel del 5.º espacio intercostal señalando el lado derecho (R) y cuatro imágenes consecutivas (detalles en negativo) de la zona de interés. En la porción dorsal del lóbulo craneal derecho aparecen dos pequeños nódulos, de 4,1 y 4,7 mm (flechas amarillas) (a y b). El paciente tenía otro nódulo algo mayor (5,2 mm) en la porción dorsal del segmento craneal del lóbulo izquierdo. Estas imágenes son compatibles con la presencia de metástasis pulmonar.

VÍDEO DEL CASO 24

DISCUSIÓN

En este paciente existen numerosos músculos masticadores implicados, lisis muy localizada a la altura de la última muela, reacción perióstica (de contorno irregular y de menor opacidad que la cortical) en las paredes lingual y bucal del cuerpo de la mandíbula y pérdida de la raíz dental. Es una lesión que está empezando a desarrollarse en el hueso y que parece estar en fase activa. Es llamativo el realce de contraste heterogéneo en gran número de músculos alrededor de la mandíbula. Existe metástasis a los nódulos linfáticos regionales, a la glándula salivar cigomática de dicho lado y metástasis en el pulmón. La TC constituye un adecuado método de evaluación de estos tumores[1], pudiendo observar el tipo de destrucción ósea.[2]

La TC es más sensible para detectar nódulos que la realización de tres proyecciones radiográficas torácicas.[3] Por su tamaño (entre 3,1 y 5,2 mm) podrían clasificarse como nódulos pulmonares de pequeño tamaño[4], lo que no excluye que el diagnóstico definitivo de la metástasis se realice mediante biopsia de los mismos.

También es importante diferenciar la lesión de otras lesiones no tumorales como la miositis de los músculos masticadores, en cuyo caso la administración del medio de contraste yodado produce también un realce heterogéneo del medio de contraste. En este tipo de miositis están implicados todos los músculos masticadores (temporal, masetero y pterigoideos medial y lateral) excepto el músculo digástrico, sí afectado en este animal.[5] Esto se debe a que se trata de un proceso inmunitario que se desarrolla por la producción de autoanticuerpos contra las fibras musculares de tipo 2M que se encuentran exclusivamente en los músculos masticadores, excepto en el músculo digástrico que tiene fibras 2A.[6]

La biopsia de la masa mostró la presencia de un fibrosarcoma en la mandíbula localizado entre la porción molar y la rama de la mandíbula derecha.

El fibrosarcoma es el tercer tumor oral más frecuente del perro[2] y representa el 10-20 % de los tumores orales. Las localizaciones más frecuentes son la encía, paladar duro, mucosa labial, paladar blando y lengua.[7] Es más frecuente en los machos, con una edad de presentación entre los 7 y 10 años y en el 70 % de los casos existe invasión muscular y ósea, especialmente osteólisis[5] de carácter local.[7] La metástasis a los nódulos linfáticos es rara, pero la metástasis hacia el pulmón y la cavidad abdominal es del 20 %.[8]

En un estudio de seguimiento sobre 29 perros con fibrosarcoma oral, la edad media para el diagnóstico era de 9,4 años[2] siendo la mandíbula una zona importante de localización. Siete (24 %) de los perros afectados desarrollaron metástasis: 3 a los nódulos linfáticos regionales (mandibulares), 3 al pulmón y uno tanto a los nódulos linfáticos como al pulmón. En estos perros, la metástasis se presentó como media a los 22,2 días de realizar el tratamiento.[2]

BIBLIOGRAFÍA

1. Lee S, Jang Y, Lee G, Jeon S, Kim D, Choi J. CT features of malignant and benign oral tumors in 22 dogs. Vet Radiol Ultrasound. 2021; 62 (5): 549-56.

2. Frazier SA, Johns SM, Ortega J, Zwingenberger AL, Kent MS, Hammond GM, et al. Outcome in dogs with surgically resected oral fibrosarcoma (1987-2008). Vet Comp Oncolog. 2011; 10 (1): 33-43.

3. Armbrust LJ, Siller DS, Bambford A, Chum R, Garret LD Sanderson MW. Comparison of three-view thoracic radiography and computed tomography for detection of pulmonary nodules in dogs with neoplasia. J Am Vet Med Assoc. 2012; 240: 1088-94.

4. Masseau I, Reinero CR. Thoracic computed tomographic interpretation for clinicians to aid in the diagnosis of dogs and cats with respiratory disease. Vet J. 2019; 253: 105388.

5. Reiter AM, Schwarz T. Computed tomographic appearance of masticatory myositis in dogs: 7 cases (1999-2006). J Am Vet Med Assoc. 2007; 231 (6): 924-30.

6. Schwarz. Temporomandibular joint and masticatory apparatus. In: Schwarz T, Saunders J, editors. Veterinary Computed Tomography. West Sussex (UK): Wiley-Blackwell. 2011: 125-36.

7. Wisner E, Zwingenberger A. Atlas of Small Animal CT and MRI. West Sussex (UK): Wiley-Blackwell. 2015.

8. Fernández JM, Del Campo M, Novales M, De la Morena M, San Román-Llorens F, Trobo JI. Oncología oral canina y felina. En: Whyte A, San Román F, editores. Odontología en el perro, gato y exóticos. Madrid: Editorial Marbán. 2019: 120-52.

Fibrosarcoma en la mucosa oral

PRESENTACIÓN

Pitbull, hembra de 9 años.

La paciente presenta un nódulo en la cavidad oral diagnosticado como fibrosarcoma.

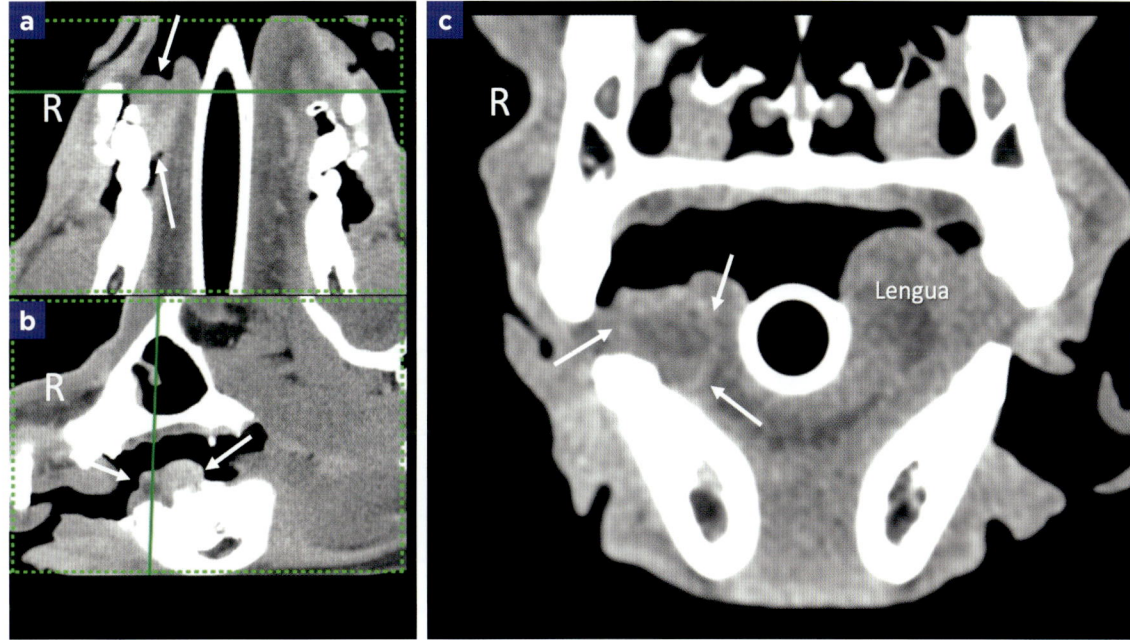

25.1. Fibrosacroma en la cavidad oral. Planos dorsal (a), sagital derecho (b) y transversal (c), este último obtenido al nivel marcado por las líneas verdes. El estudio en ventana de tejidos blandos y en fase de poscontraste muestra un tumor bien delimitado (de 1,5 cm de anchura×1,4 cm de altura×2,4 cm de longitud) en contacto con la encía, que capta ligeramente contraste de forma heterogénea y se sitúa próximo al cuarto premolar inferior derecho (408) y al primer molar mandibular derecho (409) (flechas). En el lado izquierdo de la cavidad oral se aprecia la lengua, típicamente hipoatenuante en su interior debido al contenido graso.

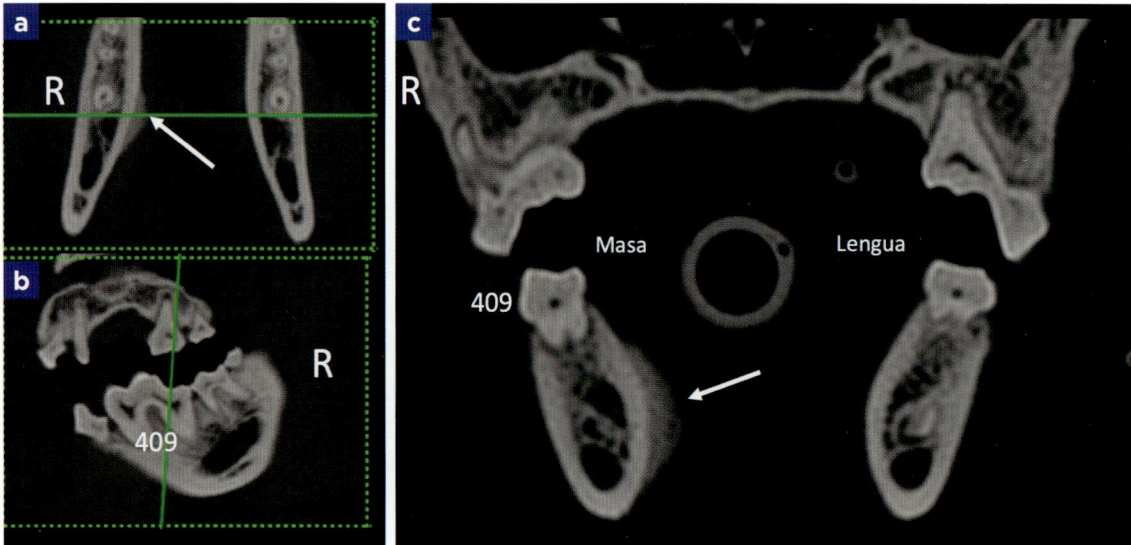

25.2. Reacción perióstica en la mandíbula. Estudio en ventana de hueso y en fase de poscontraste. Planos dorsal (a), sagital derecho (b) y transversal (c). Se aprecia una reacción perióstica lisa, de bordes bien delimitados (flechas), en la cara lingual o cortical interna de la porción molar del cuerpo de la mandíbula derecha (R) a la altura del diente 409. No existe lisis en la cortical ósea ni signos de destrucción o reabsorción en la corona del diente.

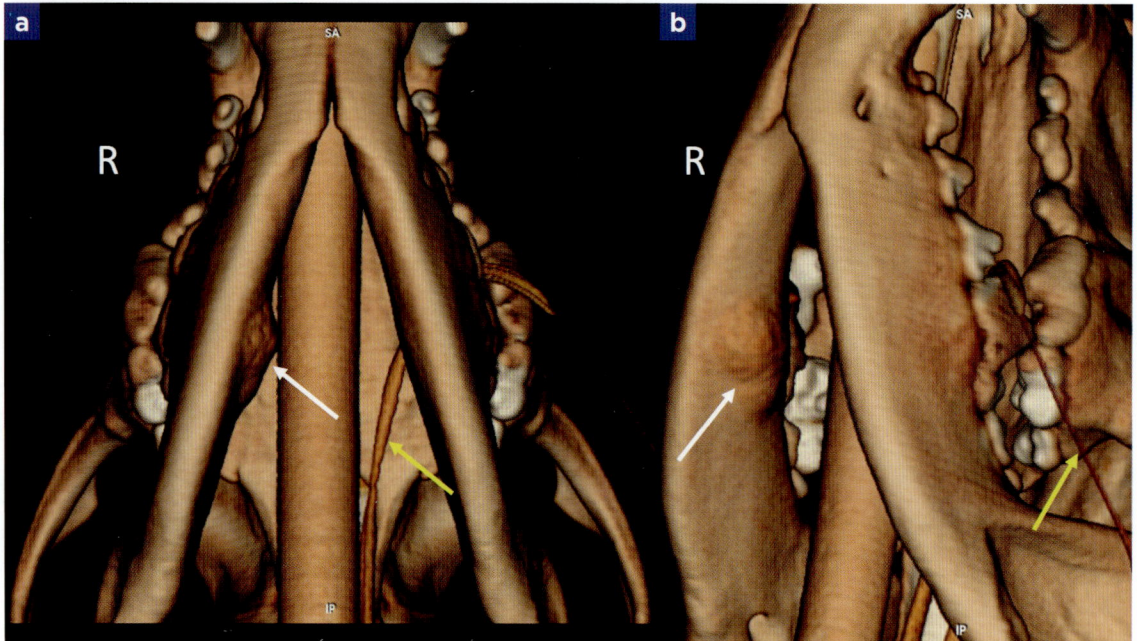

25.3. Reacción perióstica en la mandíbula. Imágenes en 3D en vistas ventral (a) y oblicua (b) que muestran la reacción perióstica sólida en la cara lingual del cuerpo de la mandíbula derecha (R) que la deforma, pero sin producir lisis en el hueso (flechas blancas). También aparece el balón del neumotaponamiento del tubo endotraqueal (flechas amarillas).

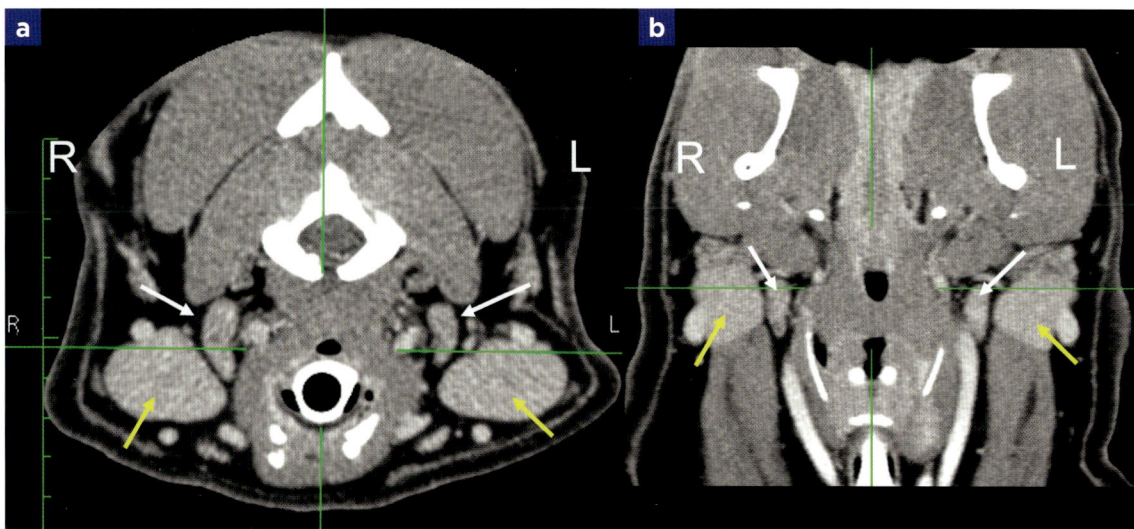

25.4. Evaluación de los nódulos linfáticos retrofaríngeos mediales. Planos de corte transversal (a) y dorsal (b) en ventana de tejidos blandos y fase de poscontraste centrados a la altura de los nódulos linfáticos retrofaríngeos mediales. El nódulo linfático retrofaríngeo medial derecho (R), con medidas de 8,6 mm×20,9 mm×10,2 mm, presenta un tamaño algo superior al izquierdo (L), de 8,4 mm×17 mm×9,2 mm, (flechas blancas), siendo el realce de contraste similar en ambos nódulos linfáticos . Cada uno de estos nódulos linfáticos se dispone medialmente a las correspondientes glándulas salivares mandibulares (flechas amarillas). No se evidencian diferencias de tamaño o de realce de contraste en los nódulos linfáticos mandibulares. Estos signos son compatibles con linfadenopatía reactiva o infiltración neoplásica del nódulo linfático retrofarígeno medial derecho. No se detectaron metástasis en el pulmón.

VÍDEO DEL CASO 25

DISCUSIÓN

El animal mostraba una neoplasia maligna de origen mesenquimatoso no odontogénico denominada fibrosarcoma en la mucosa oral. Los tumores más frecuentes de la cavidad oral son el carcinoma de células escamosas, el melanoma y el fibrosarcoma.[1] El fibrosarcoma es el tercer tumor oral más frecuente en perros[2,3], representando el 10-20 % de los tumores orales.[3] Se origina en el tejido conjuntivo fibroso subgingival de la encía o paladar. Las localizaciones más frecuentes son la encía, el paladar duro, la mucosa labial, el paladar blando y la lengua. En general es localmente destructivo con un componente osteolítico.[1]

Se presenta con mayor frecuencia en los machos y existe predisposición en la raza Golden Retriever.[2] La edad de los animales afectados es de 7-10 años, y en el 70 % de los casos existe invasión muscular y ósea, sobre todo en forma de osteólisis (no presente en este caso). La metástasis hacia nódulos linfáticos regionales es rara[2,3] y la metástasis a distancia, normalmente al pulmón y a la cavidad abdominal, se presenta en el 20 % de los casos.[4] Su pronóstico es reservado, con una mala respuesta a la cirugía y radioterapia.[3,5]

Los fibrosarcomas que afectan a razas grandes son a menudo histológicamente de bajo grado, aunque biológicamente muy agresivos[2,6], y este tipo se presenta con frecuencia en los perros de raza Golden Retriever.[2]

BIBLIOGRAFÍA

1. Wisner E, Zwingenberger A. Atlas of Small Animal CT and MRI. West Sussex (UK): Wiley-Blackwell. 2015.

2. DuPont G, De Bowes L. Atlas of dental radiography in dogs and cats. St. Louis, Missouri (US): Saunders Elsevier. 2009.

3. Fernández JM, Del Campo M, Mestrinho L, Rejec A. Tumores maxilofaciales. En: San Román Ascaso F, editor. Cirugía oral y maxilofacial del perro y el gato. Zaragoza: Editorial Servet. 2021: 169-83.

4. Fernández JM, Del Campo M, Novales M, De la Morena M, San Román-Llorens F, Trobo JI. Oncología oral canina y felina. En: Whyte A, San Román F, editores. Odontología en el perro, gato y exóticos. Madrid: Editorial Marbán. 2019: 120-52.

5. Frazier SA, Johns SM, Ortega J, Zwingenberger AL, Kent MS, Hammond GM, et al. Outcome in dogs with surgically resected oral fibrosarcoma (1987-2008). Vet Comp Oncolog. 2012; 10 (1): 33-43.

6. Forrest LJ, Schwarz T. Oral cavity, mandible, maxilla and dental apparatus. In: Schwarz T, Saunders J, editors. Veterinary Computed Tomography. West Sussex (UK): Wiley-Blackwell. 2011: 111-24.

Recidiva de un fibrosarcoma oral

PRESENTACIÓN

Pastor Alemán, macho de 3 años.

Presenta un fibrosarcoma en la cavidad oral que había sido intervenido 40 días antes.

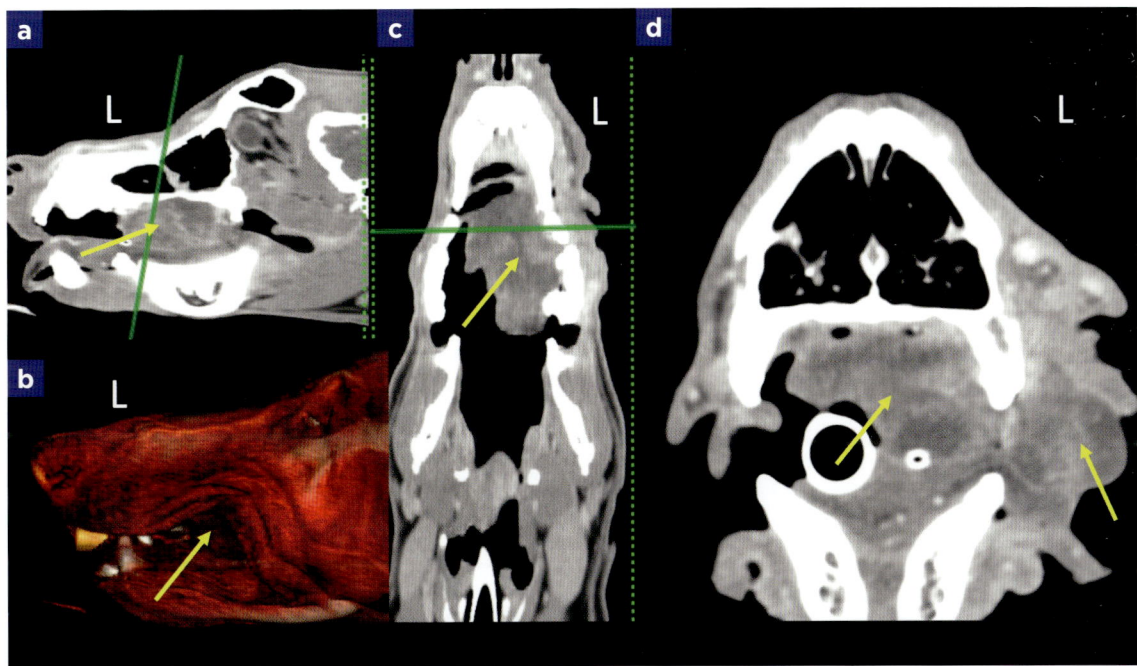

26.1. Recidiva de un fibrosarcoma oral. Aparece un tumor en la mucosa del paladar del maxilar izquierdo (L), adyacente a la cara labial del maxilar y que se extiende hacia la cara vestibular elevando el labio. Se muestran los planos, en ventana de tejidos blandos, sagital izquierdo (a), dorsal (c) y transversal obtenido a la altura marcada en las líneas verdes y una reconstrucción tridimensional (b). En el lado izquierdo (L), se detecta la masa (flechas amarillas) alargada de gran tamaño (de 7,34 cm de longitud×2,00 cm de altura×7,36 cm de anchura), relativamente circunscrita con densidad de tejidos blandos, que capta contraste de forma heterogénea, dejando zonas hipoatenuantes en su interior. La masa parte de la mucosa del paladar duro y se extiende por el lado izquierdo entre el segundo premolar maxilar izquierdo (206) y el último molar maxilar izquierdo (210).

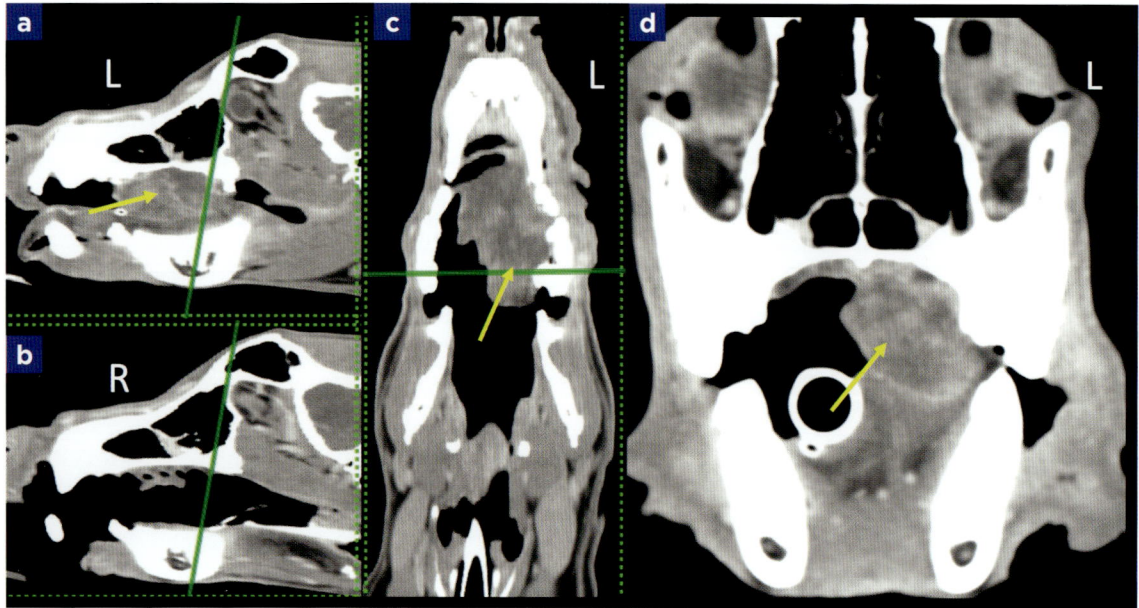

26.2. Recidiva de un fibrosarcoma oral. Planos sagitales izquierdo (a) y derecho (b), dorsal (c) y transversal (d) a la altura marcada en las líneas verdes, en ventana de tejidos blandos. El tumor (flechas amarillas) invade ligeramente el lado derecho de la cavidad oral.

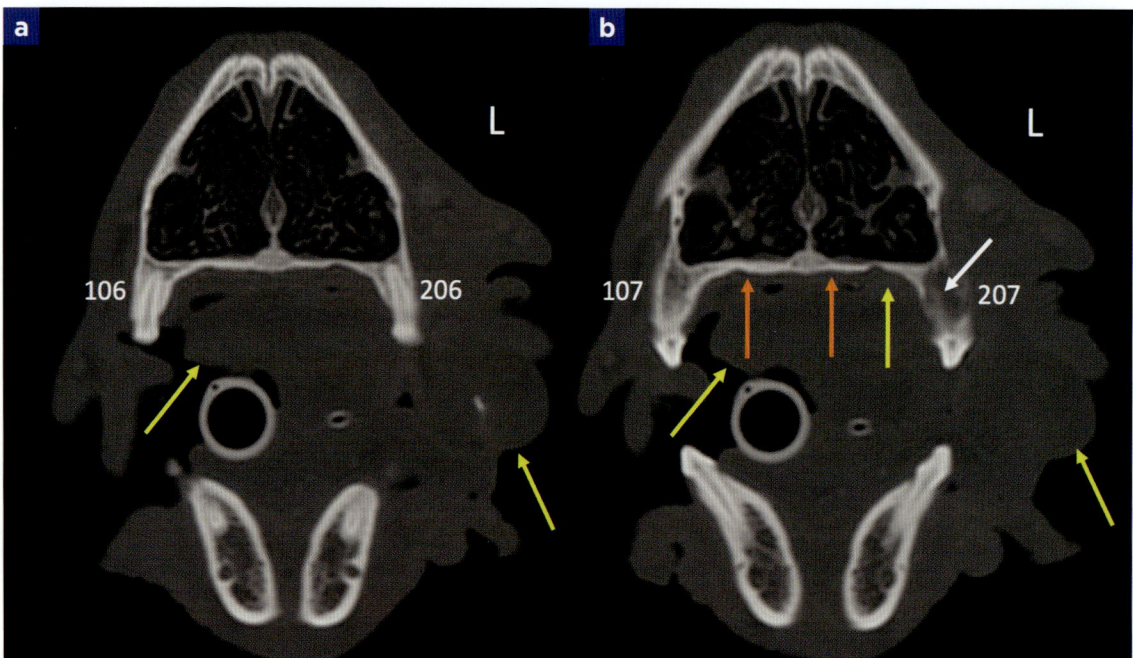

26.3. Distribución del fibrosarcoma en la cavidad oral. Cortes transversales, en ventana de hueso, en los segundos y terceros premolares (a y b). El tumor se extiende por las caras labial y vestibular de la cavidad oral (flechas amarillas). En el interior de la cavidad oral se observa la mucosa del paladar duro (flechas naranjas). En el tercer premolar del maxilar izquierdo (207) existe lisis completa de la apófisis alveolar del maxilar, con pérdida casi completa de las raíces y lisis del septo interradicular. No aparecen alteraciones en la cavidad nasal, mandíbulas ni en los restantes premolares que aparecen en la figura.

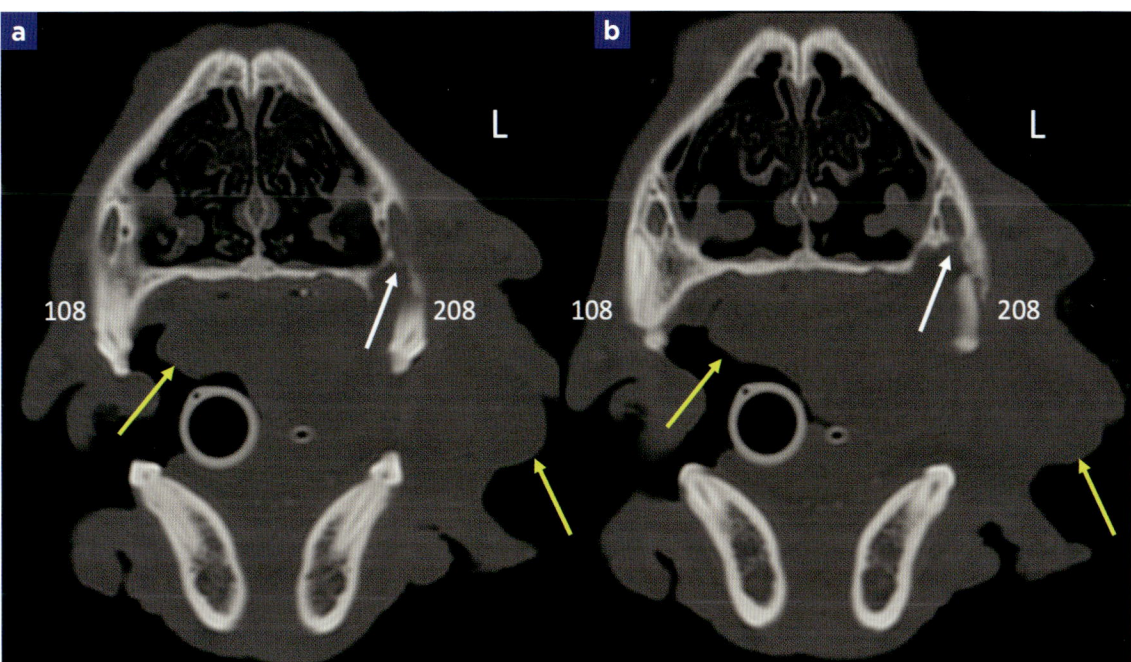

26.4. Distribución del fibrosarcoma en la cavidad oral. Cortes transversales, en ventana de hueso, en los cuartos premolares (a y b). Se observa cómo la masa se extiende por las caras labial y vestibular de la cavidad oral (flechas amarillas). En la porción radicular del diente 208 se ha lisado y perdido la apófisis alveolar y la porción ventral del canal infraorbitario (flecha blanca). La pared medial de la apófisis alveolar se muestra muy delgada.

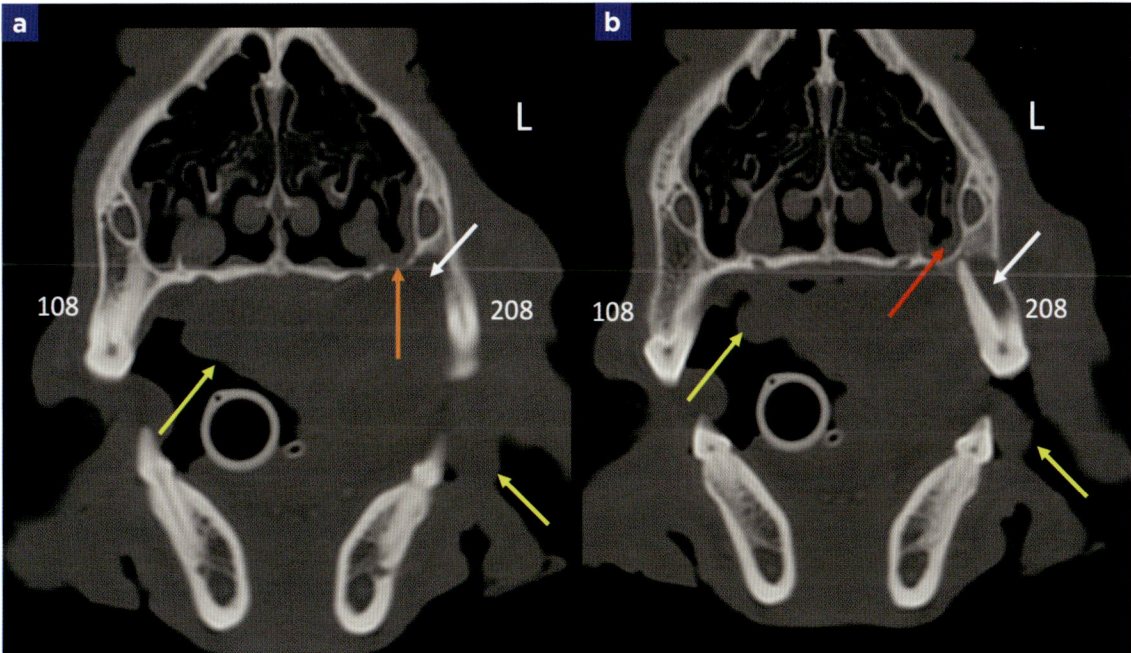

26.5. Distribución del fibrosarcoma en la cavidad oral. Cortes transversales, en ventana de hueso, en los cuartos premolares (a y b). Además de los límites de la masa (flechas amarillas), se observa lisis del paladar duro (flecha naranja) y de la apófisis alveolar, que afecta al septo interradicular (flechas blancas). Aparece un ligero engrosamiento de la mucosa de la cavidad nasal próximo a la zona de lesión (flecha roja).

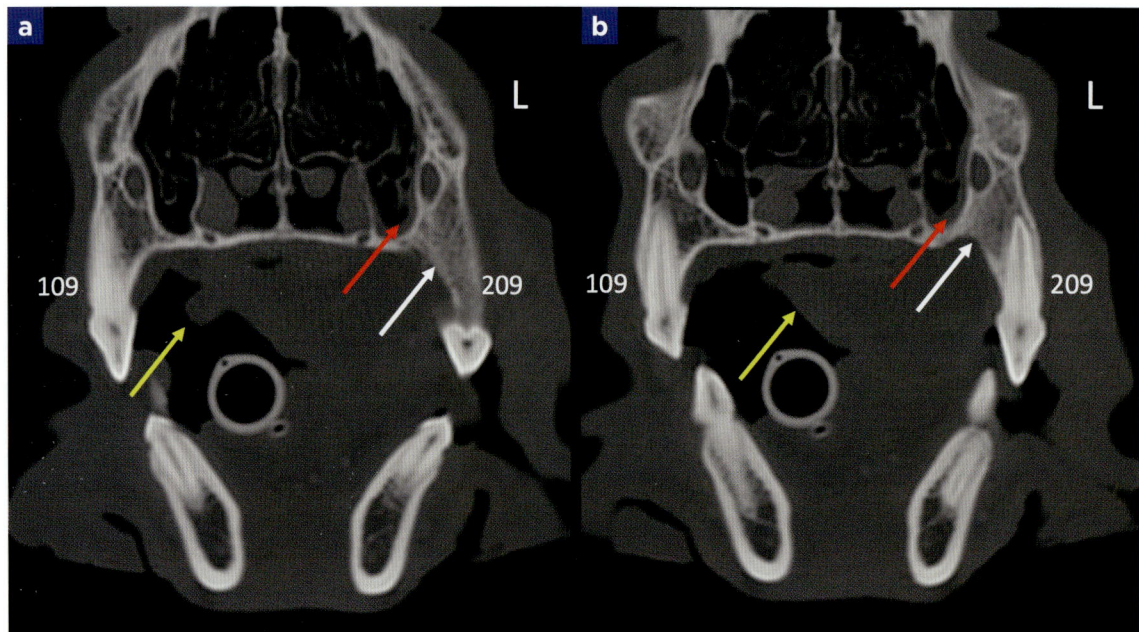

26.6. Distribución del fibrosarcoma en la cavidad oral. Cortes transversales, en ventana de hueso, a la altura del primer molar (a y b). Además de los límites de la masa (flechas amarillas), en la apófisis alveolar del maxilar se aprecia una pérdida de la cortical (flechas blancas) si se compara con el lado contralateral. Existe un engrosamiento de la mucosa del receso maxilar próximo a las zonas de lesión (flechas rojas). El diente 209 no se encuentra afectado, como tampoco existen alteraciones en el resto de la cavidad nasal, mandíbulas o restantes dientes molares.

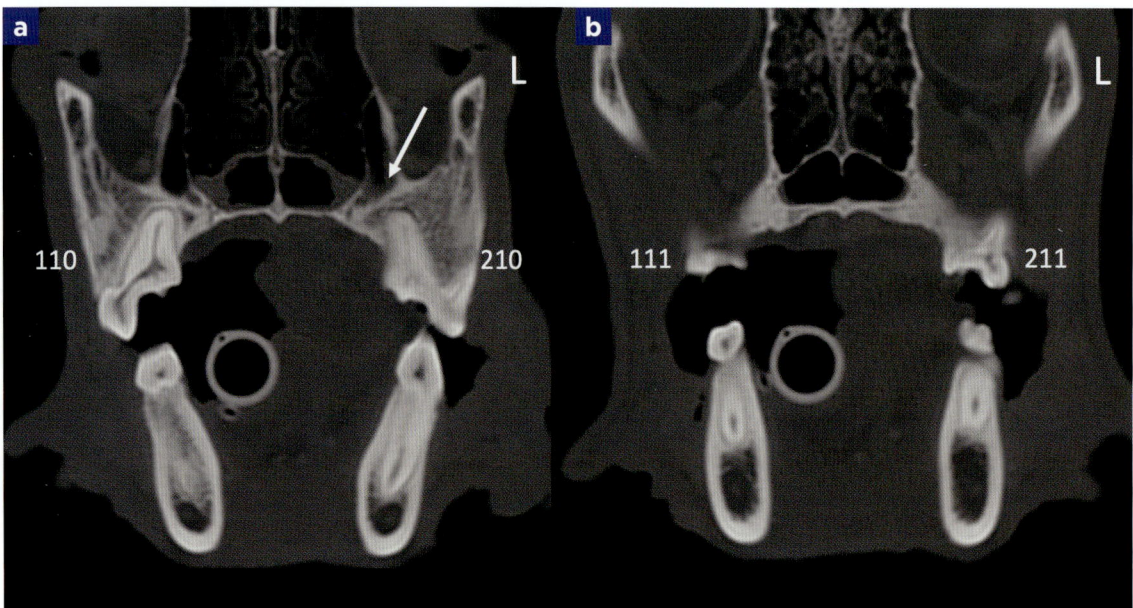

26.7. Distribución del fibrosarcoma en la cavidad oral. Cortes transversales, en ventana de hueso, a la altura de los segundos y terceros molares (a y b). Existe un engrosamiento de la mucosa del receso maxilar del lado izquierdo (L) (flecha blanca). No existen alteraciones en el laberinto etmoidal, el receso nasofaríngeo ni en las mandíbulas o molares de la zona.

VÍDEO DEL CASO 26

DISCUSIÓN

El animal tiene un fibrosarcoma oral que parte de la mucosa del paladar duro, con metástasis a los nódulos linfáticos regionales del lado afectado, pero no al pulmón.[1-3] Al existir lisis del paladar duro se produjo, secundariamente, una fístula oronasal.

En este caso es especialmente llamativa la amplia extensión del tumor a los 40 días posteriores a la cirugía. Se ha señalado que, en tumores orales como el carcinoma de células escamosas, el melanoma maligno y el fibrosarcoma, los márgenes quirúrgicos deben ser de 2 cm, preferentemente de 3 cm, para obtener resultados satisfactorios en la cirugía.[4]

BIBLIOGRAFÍA

1. Lee S, Jang Y, Lee G, Jeon S, Kim D, Choi J. CT features of malignant and benign oral tumors in 28 dogs. Vet Radiol Ultrasound. 2021; 62 (5): 549-56.
2. Frazier SA, Johns SM, Ortega J, Zwingenberger AL, Kent MS, Hammond GM, et al. Outcome in dogs with surgically resected oral fibrosarcoma (1987-2008). Vet Comp Oncolog. 2011; 10 (1): 33-43.
3. Fernández JM, Del Campo M, Mestrinho L, Rejec A. Tumores maxilofaciales. En: San Román Ascaso F, editor. Cirugía oral y maxilofacial del perro y el gato. Zaragoza: Editorial Servet. 2021: 169-83.
4. Fernández Sánchez JM, Del Campo Velasco M, Mestrinho L, Rejec A. Cirugía oral y maxilofacial del perro y el gato. En: San Román Ascaso F, editor. Cirugía oral y maxilofacial del perro y el gato. Zaragoza: Editorial Servet. 2021: 186-99.

CASO 27

Tumor nasal muy agresivo con fístula oronasal

PRESENTACIÓN

Dálmata, macho de 8 años.

El paciente presenta una fístula oronasal persistente provocada por un tumor nasal muy agresivo.

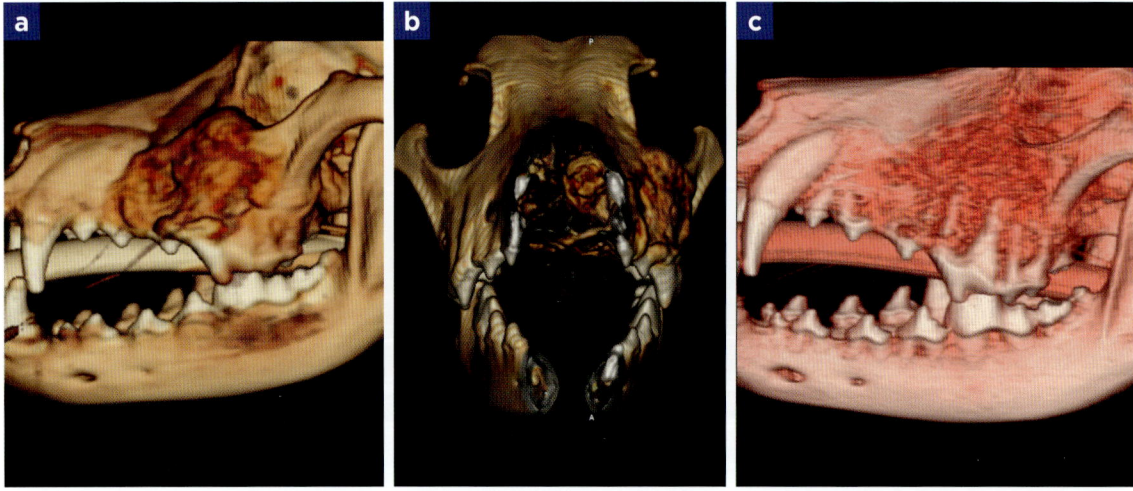

27.1. Fístula oronasal persistente provocada por un tumor nasal agresivo. Imágenes en 3D del lado izquierdo (L) de la cabeza destacando el hueso (a) y los dientes (c). Imagen rostral (b) cortada a la altura de los caninos para apreciar que el tumor además de deformar el maxilar se infiltra medialmente hacia la cavidad nasal. Las reconstrucciones en 3D ayudan a entender la extensión de la lesión y las zonas afectadas.

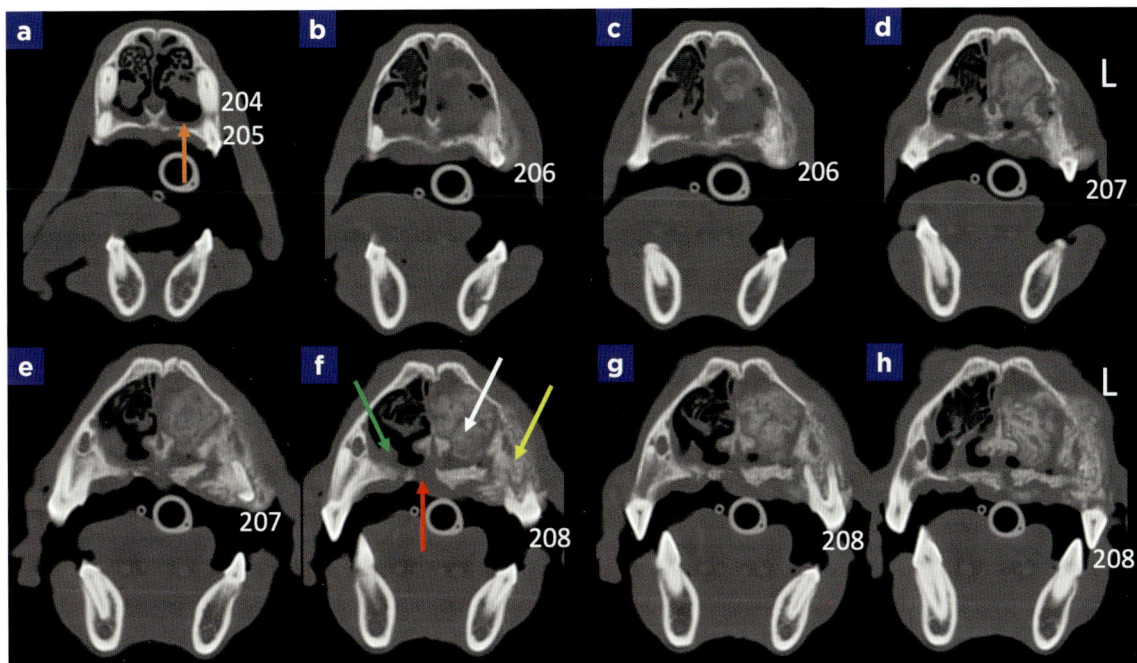

27.2. Distribución del tumor por la cavidad nasal. En todo el lado izquierdo de la cavidad nasal (L), entre el segundo premolar superior (206) y el cuarto premolar superior (208), se observa una imagen hiperatenuante, bastante mineralizada (flecha blanca), compatible con una lesión que desvía el cartílago del septo nasal hacia el lado derecho. En las porciones más rostrales, a la altura del canino superior (204) y del primer premolar superior izquierdo (205), solamente se produce pérdida de la arquitectura de los cornetes nasales y aumento del grosor de la porción ventral del cornete (compatible con secreción nasal) (flecha naranja). Existe un patrón de reacción ósea mixto, destructivo/proliferativo, en los huesos afectados. Por una parte, se observa un patrón de lisis de tipo apolillado (flecha amarilla) que afecta no solamente al maxilar izquierdo, sino al paladar duro; además, aparecen zonas de proliferación ósea en la cara lateral del maxilar. Se observa afectación del agujero infraorbitario. La zona de lesión invade ventralmente el compartimento derecho de la cavidad nasal produciendo desorganización de la arquitectura del cornete nasal ventral derecho (flecha verde) y lisis del paladar duro (flecha roja), pero en menor grado. Existe destrucción del alvéolo y del hueso trabecular de tres premolares del maxilar izquierdo (206 a 208). No se aprecia afectación mandibular. Sobre los dientes premolares del lado izquierdo se observan varios patrones de reacción: en el diente 206 cualquier reacción del alvéolo puede afectar por contacto directo a la cavidad nasal; en el 207 es una reacción tan agresiva que destruye parte de la raíz del diente y lisa el septo intraalveolar; y en el 208 se conservan las dos raíces mesiovestibular y mesiolingual, pero se ha perdido la raíz distal de dicho diente, en la que solamente se conserva la corona.

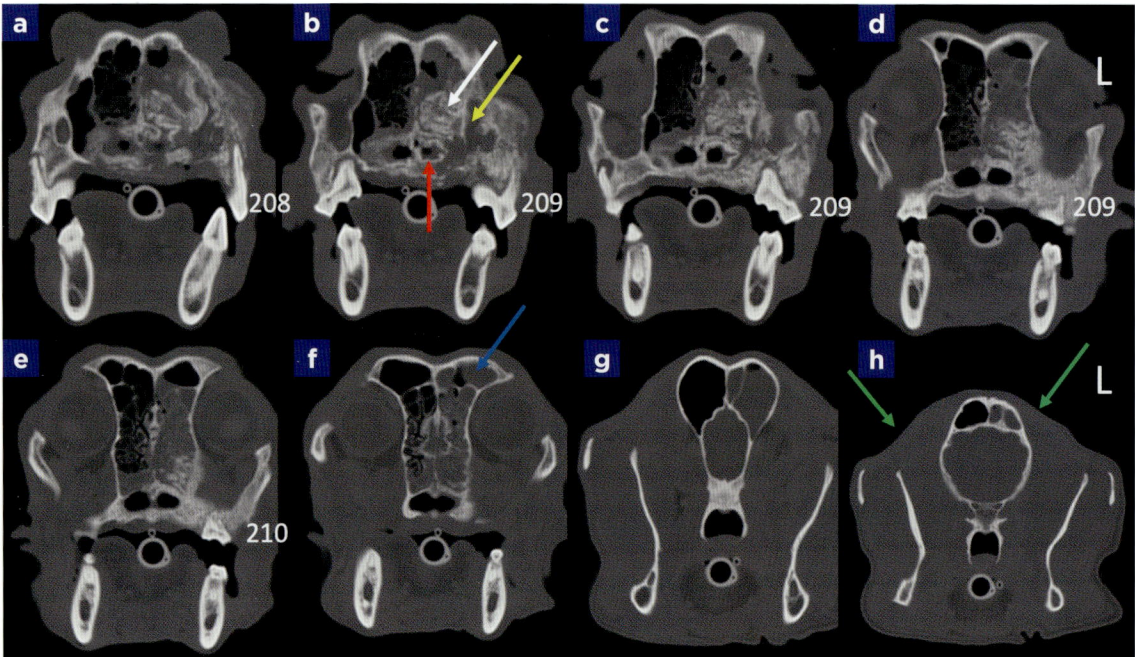

27.3. Distribución del tumor por la cavidad nasal y senos paranasales. En regiones más caudales del lado izquierdo (L) se aprecia la lesión, muy mineralizada (flecha blanca), localizada entre la raíz del cuarto premolar (208) y el último molar (210), invadiendo el laberinto etmoidal y el seno frontal de dicho lado. Persiste el patrón de destrucción mixto (destructivo/proliferativo) en el hueso maxilar y en la apófisis temporal del hueso cigomático. En el lado izquierdo (L) se puede ver la lisis de tipo apolillado que destruye el hueso palatino en sus láminas horizontal (paladar duro) y perpendicular y en el hueso cigomático. Estas dos últimas estructuras muestran una importante neoformación de tejido óseo. La lesión invade y destruye el canal infraorbitario y el receso maxilar (flecha amarilla) y se pierde la arquitectura normal de la porción ventral del laberinto etmoidal. En esta zona existe abundante infiltración de tejido blando. Se ha perdido también la arquitectura de las paredes del meato nasofaríngeo (flecha roja) que muestran un marcado engrosamiento de la mucosa. Existe invasión del seno frontal izquierdo (flecha azul) y una marcada atrofia de los músculos temporales de ambos lados (flechas verdes). La mayoría de los premolares muestran una ampliación del espacio del ligamento periodontal.

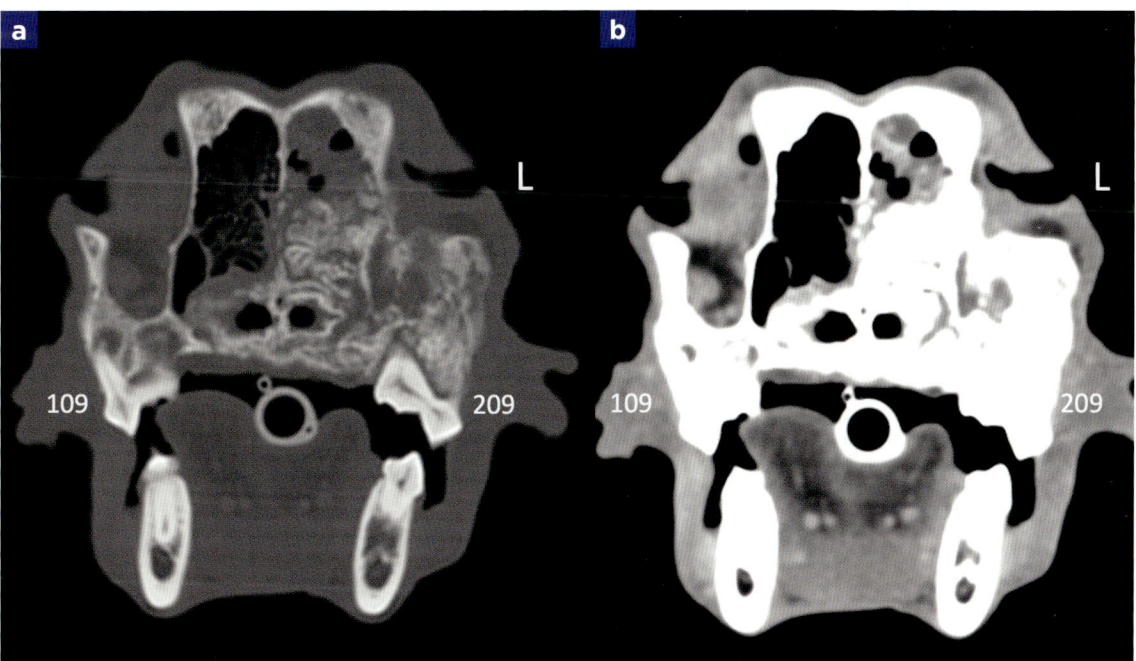

27.4. Distribución del tumor por la cavidad nasal, laberinto etmoidal y recesos maxilares. Detalle de la porción caudoventral de la cavidad nasal a la altura de los primeros molares del maxilar (109 y 209). Se muestra un estudio en la fase de poscontraste con ventanas de hueso (a) (WL: 648 y WW: 4.297) y de tejidos blandos (b) (WL: 50 y WW: 400). En el lado izquierdo (L) se puede ver la lisis de tipo apolillado que destruye el hueso palatino en sus láminas horizontal (paladar duro) y perpendicular y el hueso cigomático. Especialmente en el hueso cigomático existe neoformación de tejido óseo. La lesión invade el receso maxilar y completamente el laberinto etmoidal. También se ha destruido parte del cartílago del septo nasal. Se ha perdido la arquitectura de las paredes del meato nasofaríngeo que muestran un marcado engrosamiento de la mucosa. Mientras que en el primer molar maxilar derecho (109) existe una osteólisis periapical que no parece estar necesariamente relacionada con la lesión del lado izquierdo, en el molar contralateral (209) existe una pérdida de la arquitectura del hueso alveolar.

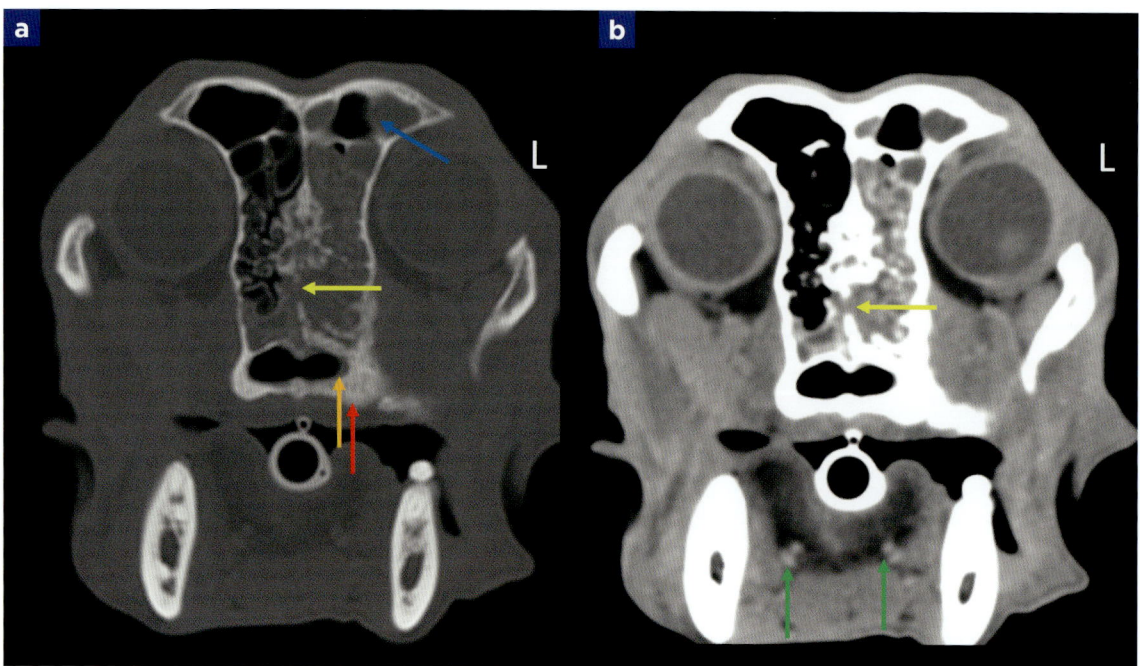

27.5. Distribución del tumor en el laberinto etmoidal y seno frontal izquierdo. Imágenes con ventanas de hueso (a) y de tejidos blandos (b) en dos cortes realizados a la altura de los globos oculares. En el lado izquierdo (L), rodeando las paredes del meato nasofaríngeo, se puede ver la reacción del paladar duro (flecha roja) si se compara con el lado derecho, todavía normal. También se puede apreciar el engrosamiento de la mucosa (flecha naranja). En este lado, el laberinto etmoidal se encuentra totalmente invadido por la masa, lisando y desplazando hacia el lado derecho el septo nasal (lámina perpendicular del etmoides) (flechas amarillas), y se aprecia la invasión del seno frontal (flecha azul). La imagen de la derecha (b) muestra los tejidos blandos de la zona. El estudio está realizado tras la inyección de un medio de contraste que marca las arterias y venas profundas de la lengua (flechas verdes), la cual muestra menor atenuación por su contenido graso.

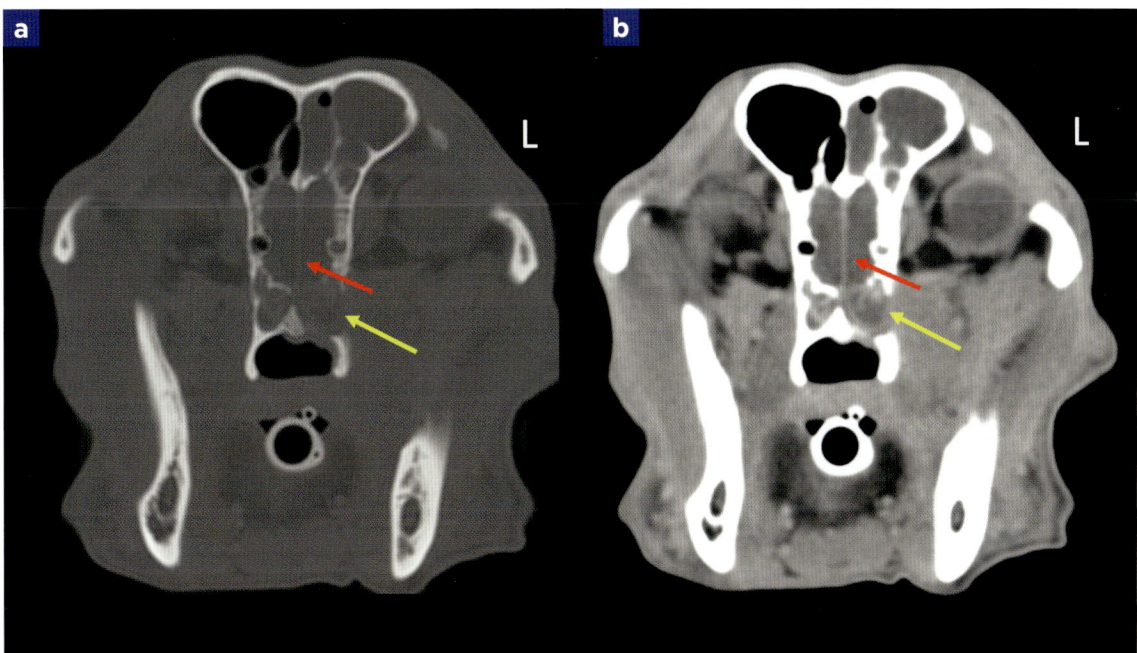

27.6. Distribución del tumor en el cerebro y seno frontal izquierdo. Imágenes con ventanas de hueso (a) y de tejidos blandos (b) en dos cortes realizados a la altura de la porción caudal de los senos frontales. Se aprecia una lisis de la porción dorsal del hueso presfenoides (flechas amarillas). La lesión se sitúa próxima a los lóbulos frontales, pero conserva en la línea media la cisura longitudinal del cerebro (hoz del cerebro) (flechas rojas), lo que indica que no se ha producido un efecto masa por invasión de la lesión. Más dorsalmente se aprecia la porción caudal del seno frontal izquierdo ocupada por un material con atenuación de tejido blando (compatible con secreción). Es importante la ventana de tejidos blandos para estudiar la posible afectación del cerebro y de las estructuras próximas al globo ocular.

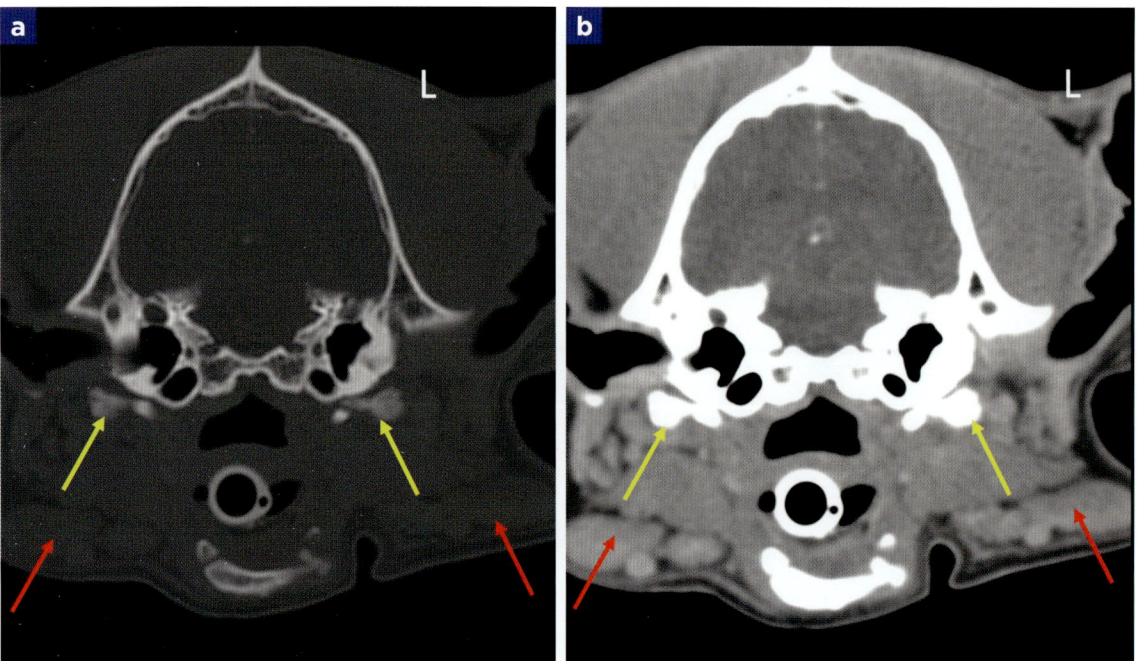

27.7. Estudio de los nódulos linfáticos mandibulares. Imágenes con ventana de hueso (a) y de tejidos blandos (b) en dos cortes realizados a la altura de las bullas timpánicas. Se detecta un aumento de tamaño de los nódulos linfáticos mandibulares de ambos lados (flechas rojas), indicativo de la presencia de nódulos linfáticos reactivos o metastásicos. De igual forma, se detecta taponamiento de la porción horizontal del conducto auditivo izquierdo (L) y calcificación distrófica ventralmente a las bullas timpánicas (flechas amarillas). Existe otitis media derecha y otitis externa y media izquierda.

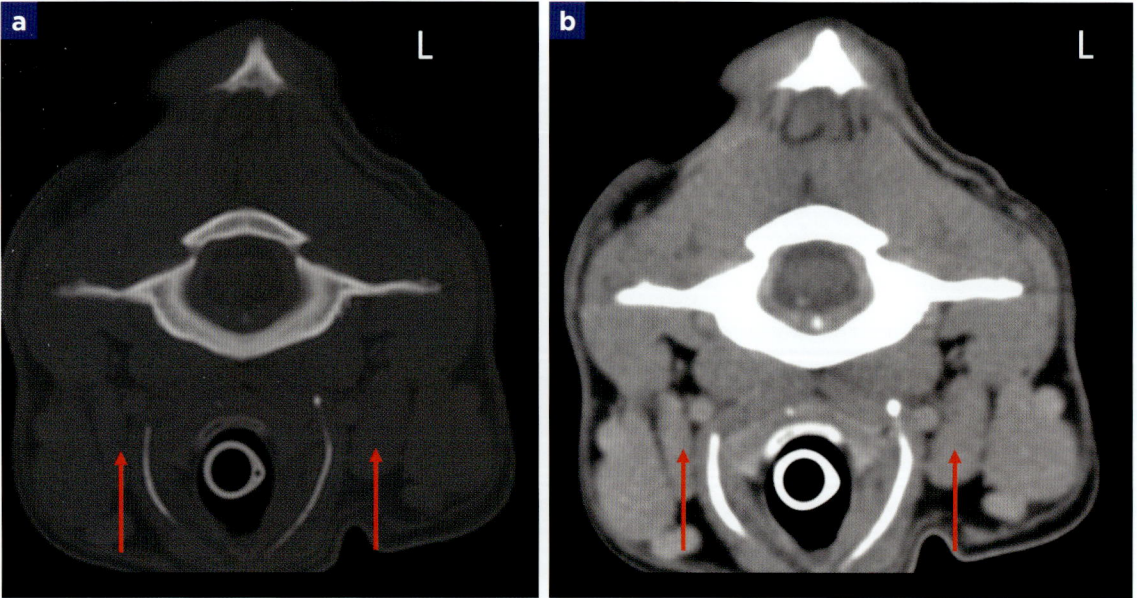

27.8. Estudio de los nódulos linfáticos retrofaríngeos mediales. Imágenes con ventana de hueso (a) y de tejidos blandos (b) en dos cortes realizados a la altura de la segunda vértebra cervical. Se aprecia un aumento de tamaño de los nódulos linfáticos retrofaríngeos mediales (flechas rojas), especialmente del izquierdo (L). Esta lesión es compatible con linfadenopatía reactiva o más probablemente metastásica.

VÍDEO DEL CASO 27

DISCUSIÓN

En el presente caso se solicitó un estudio de TC por presentar el paciente una fístula oronasal crónica y persistente, pero no por presentar ninguna deformación facial evidente. No se pudo realizar un estudio histopatológico de este caso, pero por la gravedad e importancia de las lesiones visualizadas y descritas, lo consideramos un caso interesante para discutir.

Las imágenes son compatibles con una neoplasia nasal muy agresiva no descartando que, por estar asociada a numerosos alvéolos dentarios, pueda tratarse de una neoplasia de origen odontogénico (tipo ameloblastoma acantomatoso, ameloblastoma queratinizante o ameloblastoma central o intraóseo). Estos son tumores orales localmente invasivos que derivan del aparato formador del diente y raramente metastatizan.[1] En este animal estaban muy reactivos los nódulos linfáticos retrofaríngeos mediales y mandibulares de ambos lados (compatible con metástasis), pero no se detectó metástasis en el pulmón.

Por el comportamiento agresivo, con invasión ósea y dentaria, el diagnóstico presuntivo más probable es de un tumor no odontogénico mesenquimatoso, probablemente un sarcoma (osteosarcoma o fibrosarcoma).[2,3]

Aunque resulta imprescindible la realización de una biopsia para su diagnóstico histopatológico definitivo, que no resultó posible, este caso es de especial interés por la intensa agresividad de la lesión.

BIBLIOGRAFÍA

1. Amory JT, Reetz JA, Sánchez MD, Bradley CW, Lewis JR. Reiter AM. Mai W. Computed tomographic characteristics of odontogenic neoplasms in dogs. Vet Radiol Ultrasound. 2014; 55: 147-58.

2. Forrest LJ, Schwarz T. Oral cavity, mandible, maxilla and dental apparatus. In: Schwarz T, Saunders J, editors. Veterinary Computed Tomography. West Sussex (UK): Wiley-Blackwell. 2011: 111-24.

3. Wisner E, Zwingenberger A. Atlas of Small Animal CT and MRI. West Sussex (UK): Wiley-Blackwell. 2015.

Osteocondrosarcoma multilobular en la región parietal izquierda

PRESENTACIÓN

Perra de Agua, hembra de 12 años.

Paciente a la que cinco años antes se le había extirpado un nódulo en la región parietal izquierda. Seis meses después el nódulo aumentó de tamaño, hasta llegar al estado actual. Recientemente ha mostrado signos de excitación y de vocalizaciones que se asocian con dolor. No presenta signos de presión intracraneal. Sorprendentemente, pese al tamaño de este tumor y la compresión del parénquima cerebral que provoca, el propietario solo refería que la perra presentaba signos de dolor, pero ningún otro signo neurológico evidente, de hecho, no presentaba ninguna alteración en el examen neurológico y, en la última revisión telefónica que se hizo, el propietario comentó que le había retirado por su cuenta el tratamiento antiinflamatorio prescrito, porque estaba mucho mejor en cuanto al dolor.

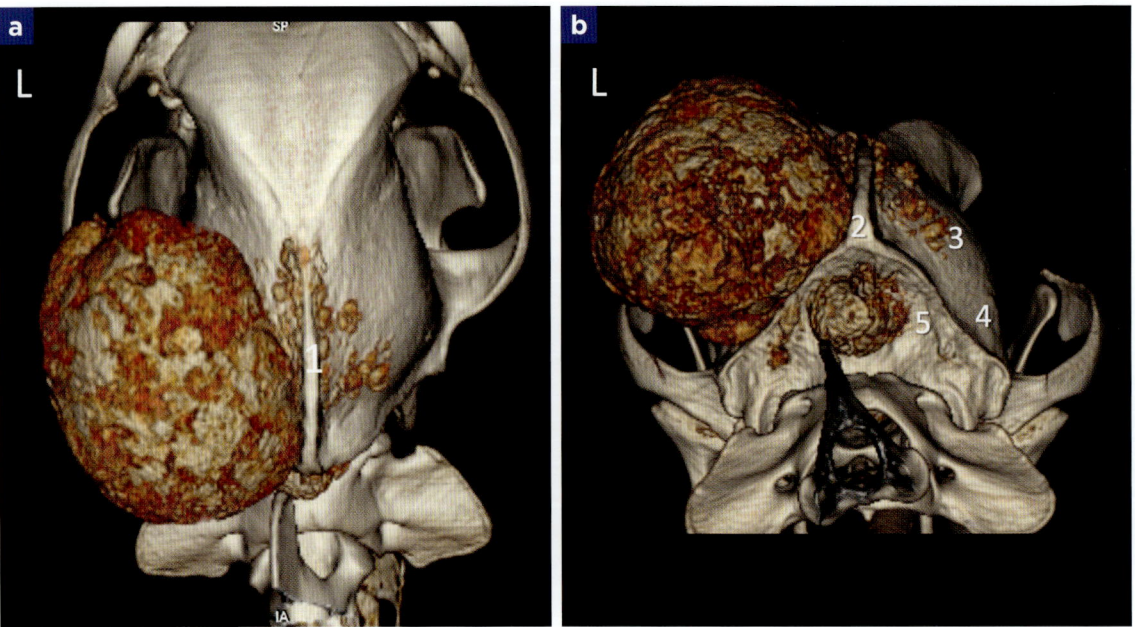

28.1. Osteocondrosarcoma multilobular. Imágenes en 3D de la lesión por las caras dorsal (a) y caudal (b) del cráneo. Se aprecia un tumor grande de aspecto rugoso y granular en contacto con el hueso parietal izquierdo (L) y pequeñas formaciones en el hueso parietal derecho. En la vista caudal parece existir otro nódulo, de menor tamaño, en la región nucal, en contacto con el hueso occipital. Referencias: cresta sagital externa (1), protuberancia occipital externa (2), hueso parietal (3), hueso temporal (porción escamosa) (4), hueso occipital (5).

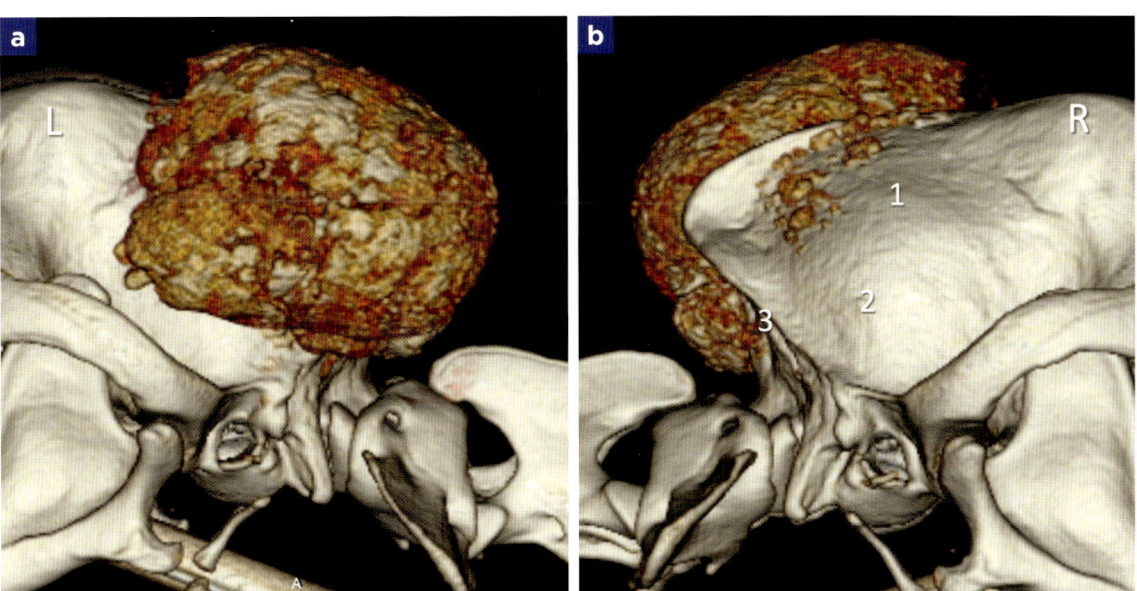

28.2. Osteocondrosarcoma multilobular. Imágenes en 3D del cráneo en vistas laterales izquierda (a) y derecha (b). Distribución de la lesión por los huesos parietales, de ambos lados, temporal izquierdo y occipital. Referencias: hueso parietal (1), hueso temporal (porción escamosa) (2), hueso occipital (3).

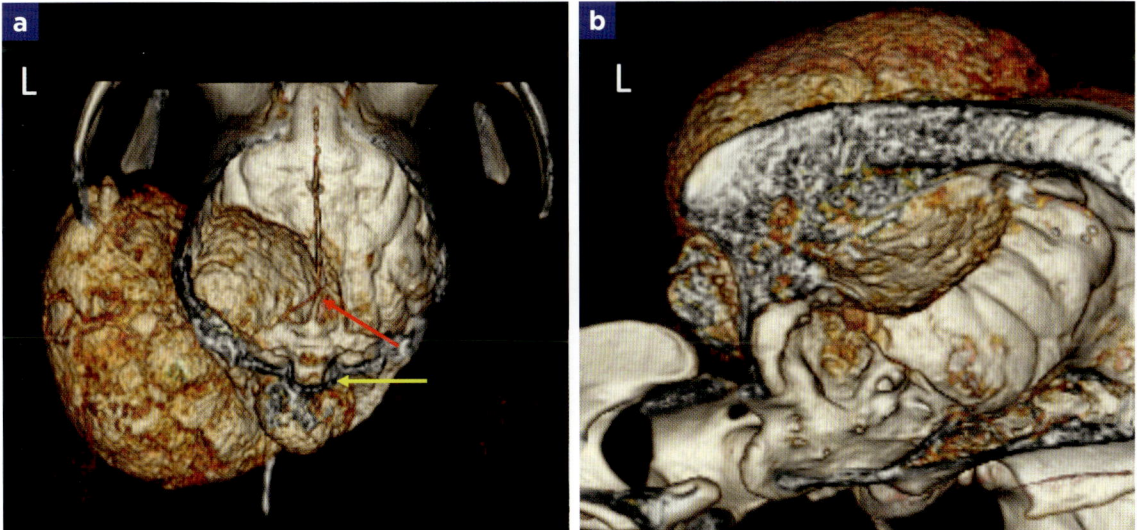

28.3. Extensión del osteocondrosarcoma hacia el interior de la cavidad craneal. Imágenes en 3D en los planos dorsal, cortado a la altura de la porción dorsal del agujero magno (flecha amarilla) (a), y sagital (b), cortado justo en el plano mediano. Ambas imágenes muestran la extensión del tumor hacia el interior de la cavidad craneal ocupando las porciones dorsales de las regiones media y caudal de la dicha cavidad. Existe una ligera desviación de la hoz del cerebro, por efecto de masa, hacia el lado derecho (flecha roja)

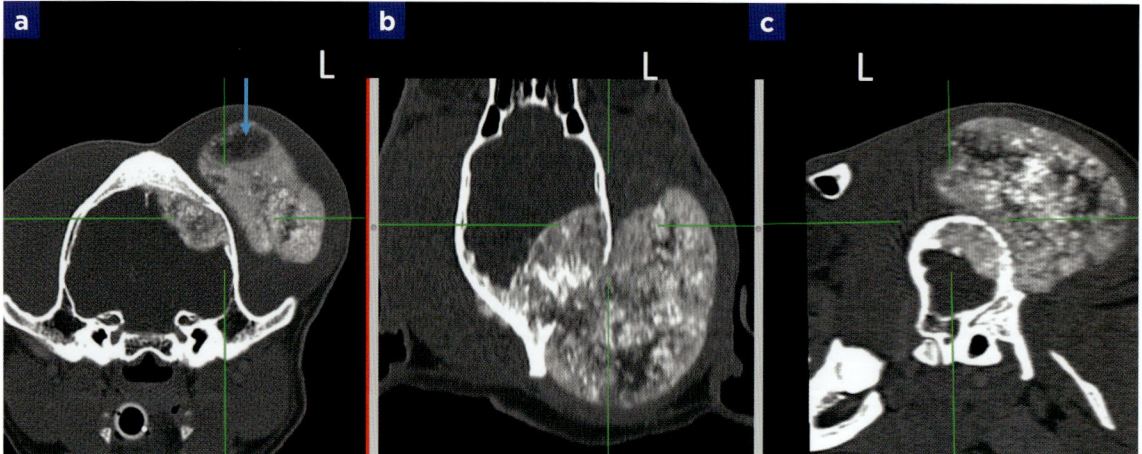

28.4. Extensión del tumor al interior de la cavidad craneal. Planos ortogonales del tumor: transversal (a) a la altura de las bullas timpánicas; dorsal (b) y sagital izquierdo (c). Estudio con ventana de hueso (WL: 300 UH y WW: 1.500 UH) y después de la administración de un medio de contraste. En el lado izquierdo del cráneo aparece una lesión redondeada, heterogénea, mineralizada, de aspecto granular, en su mayoría hiperatenuante pero con zonas hipoatenuantes (flecha azul) y, por tanto, no mineralizada. El tumor presenta los límites externos bien marcados y, ocupando gran parte de la fosa temporal izquierda (afecta al músculo temporal), lisa el hueso parietal e invade la región dorsolateral izquierda de la cavidad craneal.

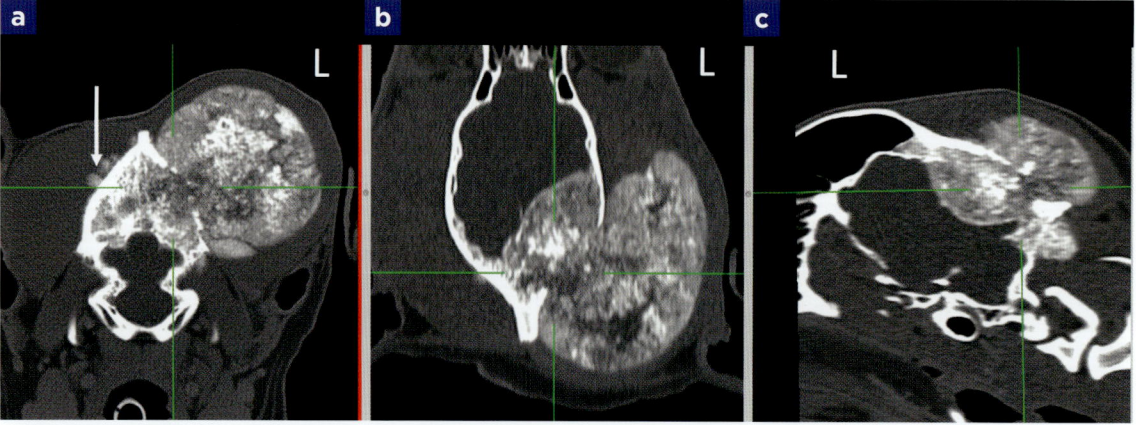

28.5. Extensión del tumor al interior de la cavidad craneal. Planos ortogonales del tumor: transversal (a) a la altura de los cóndilos del occipital, dorsal (b) y sagital izquierdo (c). El tumor afecta a la fosa temporal izquierda, al hueso parietal y a la porción escamosa del hueso occipital del lado izquierdo. En el lado derecho existe una moderada reacción ósea de la tabla externa del hueso occipital de dicho lado (flecha). Las medidas del tumor son de 6,4 cm de altura×5,8 cm de anchura×5,7 cm de longitud.

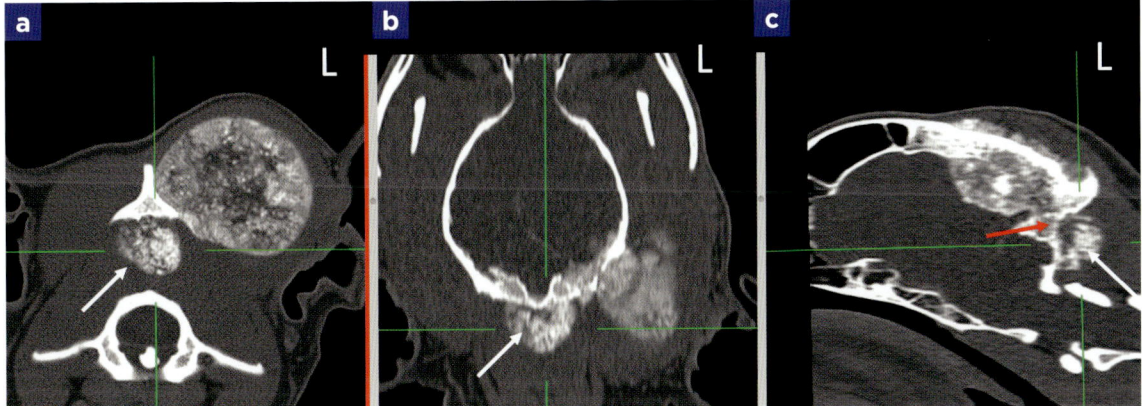

28.6. Diseminación del tumor hacia la región nucal. Planos ortogonales del tumor: transversal (a) a la altura del atlas, dorsal (b) y sagital izquierdo (c). Este último plano demuestra que el tumor continúa desde la parte interna de la cavidad craneal hacia la porción escamosa del hueso occipital (flecha roja) y lleva a invadir la región nucal (flechas blancas).

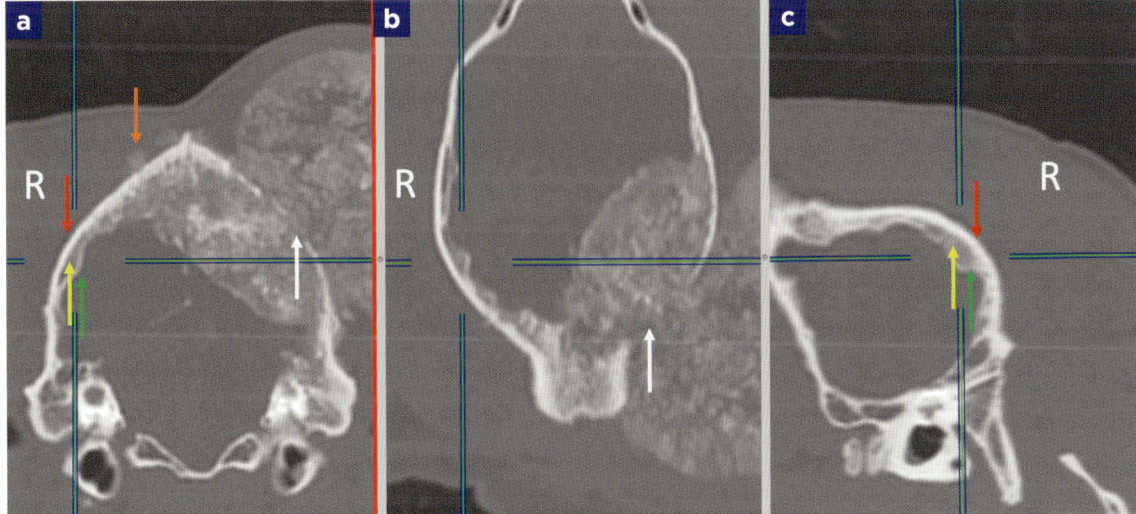

28.7. Características de la lisis en los huesos planos del cerebro. Planos ortogonales sobre el hueso temporal: transversal (a) a la altura de las bullas timpánicas, dorsal (b) y sagital derecho (c). En los huesos planos se distinguen dos porciones de hueso cortical: la tabla externa (flechas rojas), la tabla interna (flechas verdes) y el hueso trabecular que las une, denominado díploe (flechas amarillas). La lesión destruye el hueso temporal izquierdo, invade el díploe de dicho lado y parece avanzar hacia lado derecho, donde se aprecia ya una ligera reacción de la tabla externa del hueso (flecha naranja).

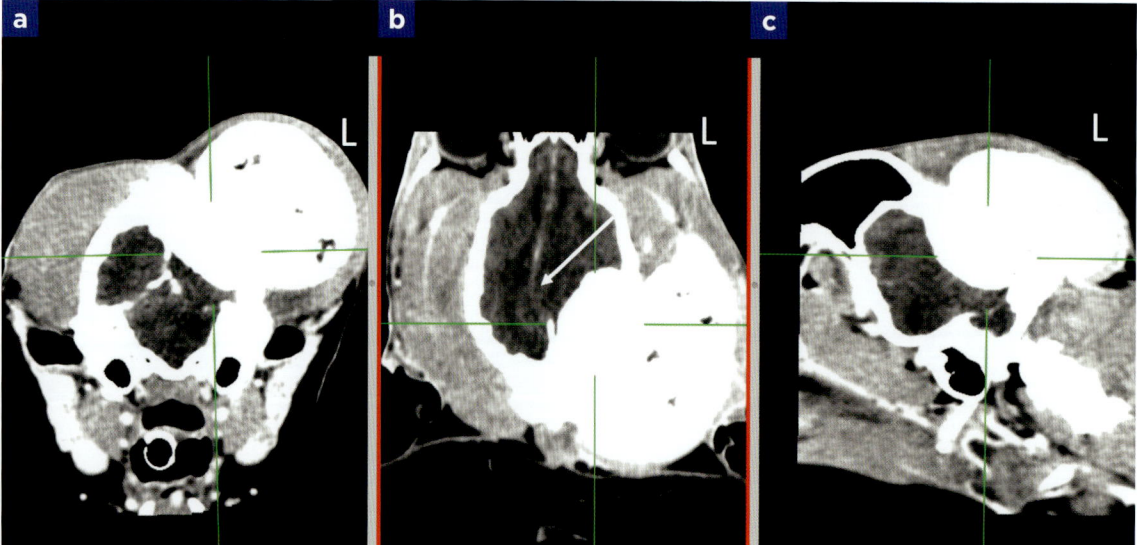

28.8. Efectos del tumor sobre el cerebro. Aparece una intensa desviación de la hoz del cerebro hacia la derecha (efecto de masa) (flecha), producida por la presión del tumor en los lóbulos parietal y occipital del lado izquierdo. No se aprecia diseminación hacia otras estructuras cerebrales. Estudio en ventana de cerebro (WL: 50 UH y WW: 100 UH) y después de la administración de un medio de contraste.

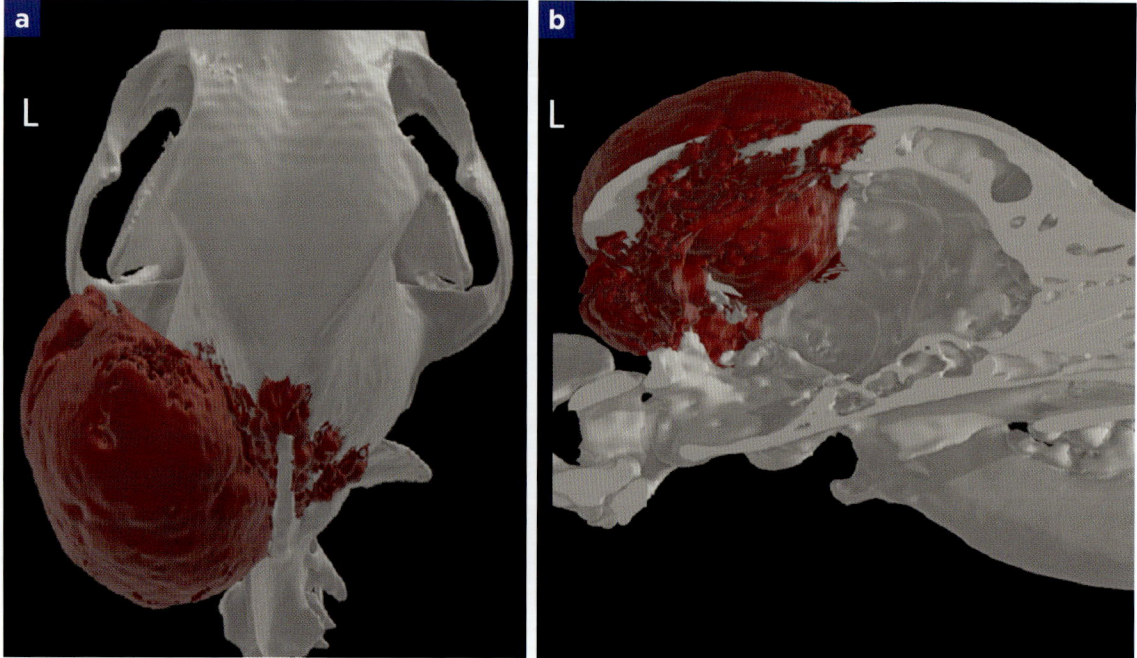

28.9. Impresión en 3D de la lesión. Vistas dorsal (a) y sagital (b). Recreación de los tejidos mediante inteligencia artificial y algoritmo propio, mejorando la resolución de la TC hasta los 10 μm. Impresión en 3D mediante estereolitografía, lo que permite simular y preparar una posible cirugía (elaborada por Flamingo Biomechanical Lab, SL).

VÍDEO DEL
CASO 28

DISCUSIÓN

Este animal muestra un osteocondrosarcoma multilobular, conocido también por tumor óseo multilobular, fibroma aponeurótico calcificante o juvenil, condroma u osteoma o condroma rodens.[1-4] Se trata de una neoplasia infrecuente en el perro que suele afectar a los huesos planos del cráneo[1-5], pero también al maxilar y a la mandíbula.[5] En general tiene predilección por la bóveda craneal y el arco cigomático.[2,3]

Se trata de un tumor maligno, localmente invasivo de crecimiento lento, capaz de comprimir e invadir los tejidos adyacentes.[2,3] Los signos clínicos dependen de la localización del tumor y se relacionan con la compresión de las estructuras adyacentes.[2,3] Se presenta en animales de edad mediana[4] o animales viejos[2], de razas medianas[4] y grandes.[2,3]

Este tumor se caracteriza por producir en las imágenes de TC una masa entre redondeada y ovoide con densidad mineral granular heterogénea, típicamente punteada y más visible en ventana de hueso.[1,2] Suele producir lisis de la bóveda craneal[2-4] y en ocasiones del arco cigomático.[2,3] En la fase de poscontraste se comporta de forma variable, pero generalmente se produce un ligero realce de los componentes de tejidos blandos de la masa.[2-4]

Está descrita la compresión y desplazamiento del cerebro y las meninges.[3] La ausencia de signos neurológicos en este caso podría deberse a la comprensión lenta (durante 5 años) de las estructuras cerebrales, sin infiltrarlas.

En este animal no se detectó metástasis a los nódulos linfáticos regionales ni al pulmón. En un estudio sobre 39 casos se determinó que el tumor era localmente invasivo y moderadamente metastásico, con presencia de metástasis en el 56 % de los casos estudiados.[6]

La bóveda craneal (calota) está constituida por huesos cuya formación embriológica es simultánea a los de la cara, y que sufren un proceso de osificación membranosa.[7] La bóveda craneal consta de tres capas bien diferenciadas: dos tablas, externa e interna, ambas de hueso compacto y, entre medias, un hueso esponjoso que las une y se denomina díploe, que contiene médula ósea y vasos.[8] En este paciente la TC ha permitido ver cómo el tumor, localizado inicialmente en el hueso parietal izquierdo, se ha extendido invadiendo el díploe y alcanzando el hueso parietal derecho y el occipital hasta la región nucal. Aunque las imágenes en 3D parecen mostrar masas distintas, el estudio de los planos ortogonales permite entender la distribución real de la lesión.

En medicina humana se ha señalado que la TC constituye el método de elección para el estudio óseo de la bóveda craneal, ya que permite definir la extensión de las lesiones, los márgenes, la densidad, la presencia de calcificaciones asociadas y la afectación de partes blandas.[7]

El uso de la impresión de imágenes en 3D en cirugía maxilofacial es una realidad que ha aumentado en popularidad en veterinaria[9] debido al beneficio clínico y educativo tanto para veterinarios como para propietarios.[10] La reconstrucción e impresión de modelos en 3D se usa en fases preoperatorias y para planificar varios procedimientos quirúrgicos.[11] Más concretamente en cirugía maxilofacial, la impresión de imágenes en 3D se utiliza especialmente para procesos oncológicos y de cirugía reconstructiva.[11]

BIBLIOGRAFÍA

1. Leonardi L, Carrano A, Stoppini L, Floris M. Multilobular tumor of the zygomatic bone in a dog. Open Vet J. 2014; 4 (1): 9-11. Epub 2014 Feb 9. PMID: 26623332; PMCID: PMC4629595.

2. Morandi F. Calvarium and zygomatic arch. In: Schwarz T, Saunders J, editors. Veterinary Computed Tomography. West Sussex (UK): Wiley-Blackwell. 2011: 169-70.

3. Vasconcelos IC, Errante PR. Multilobular bone tumor in Brazilian crossbreed dog. Biomed J Scientific Tech Res. 2022: 45: 36908-11.

4. Wisner E, Zwingenberger A. Atlas of Small Animal CT and MRI. West Sussex (UK): Wiley-Blackwell. 2015.

5. Fernández JM, Del Campo M, Novales M, De la Morena M, San Román-Llorens F, Trobo JI. Oncología oral canina y felina. En: Whyte A, San Román F, editores. Odontología en el perro, gato y exóticos. Madrid: Editorial Marbán. 2019: 120-52.

6. Dernell WS, Straw RC, Cooper MF, Powers BE, LaRue SM, Withroww SJ. Multilobular osteochondrosarcoma in 39 dogs: 1979-1993. J Am Anim Hosp Assoc. 1998 Jan-Feb; 34 (1): 11-8.

7. Zarranz Sarobe D, Mesa García J, Barredo Parra J, Mendiola Arza J, Hormaza Aguirre N, Riñones Mena E. (2018). La Calota. La gran olvidada. Seram. Recuperado a partir de https://piper.espacio-seram.com/index.php/seram/article/view/138

8. Hermanson JW, De la Hunta A, Evans HE. Millers and Evans' anatomy of the dog. 5ed ed. Missouri: Elsevier. 2020.

9. Gyles C. 3D printing comes to veterinary medicine. Can Vet J. 2019; 60: 1033-4.

10. Villamizar-Martínez LA, Tsugawa AJ. Diagnostic imaging of oral and maxillofacial anatomy and pathology. Vet Clin Small Anim. 2022; 52: 67-105.

11. Winer JN, Verstraete FJM, Cissell DD, Lucero S, Athanasiou KA, Arzi B. The application of 3-dimensional printing for preoperative planning in oral and maxillofacial surgery in dogs and cats. Vet Surg. 2017; 46: 942-51.

FRACTURAS MAXILOFACIALES

La TC se ha revelado muy superior a la radiología convencional para el diagnóstico de patologías cráneo-maxilofaciales, de las que incluimos algunos casos de gran interés. A diferencia de la TC de haz cónico (CBCT), mediante TC sí se puede evaluar en profundidad las alteraciones de los tejidos blandos.

CASO 29

Fracturas múltiples en la región facial por mordedura

PRESENTACIÓN

Perro Lobo Checoslovaco, macho de 5 meses.

Paciente mordido en la región facial 3 meses antes y con dificultad para respirar. Presenta fracturas múltiples y dientes incluidos en la cavidad nasal que producen rinosinusitis secundaria.

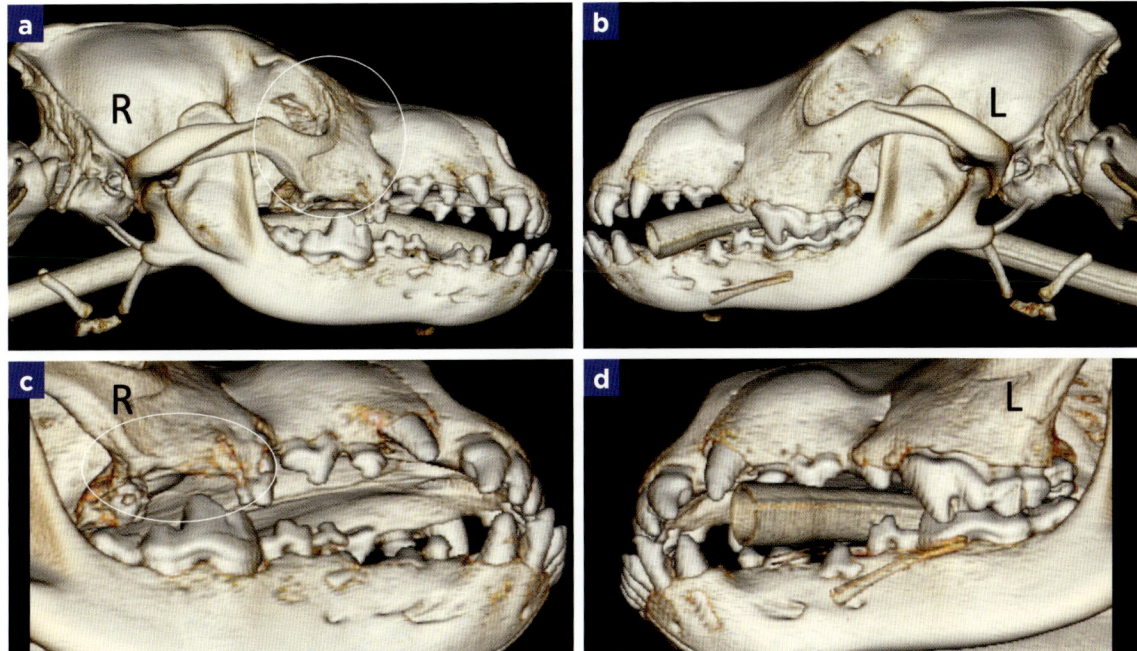

29.1. Paciente mordido en la región facial derecha hace 3 meses y con dificultad para respirar.
Imágenes en 3D de la cabeza en vistas por el lado derecho (a y c) e izquierdo (b y d). En el lado derecho (R) se aprecia una erosión de la porción caudal del maxilar y pérdida de los dientes molares del maxilar (círculos). El lado izquierdo (L) aparece normal.

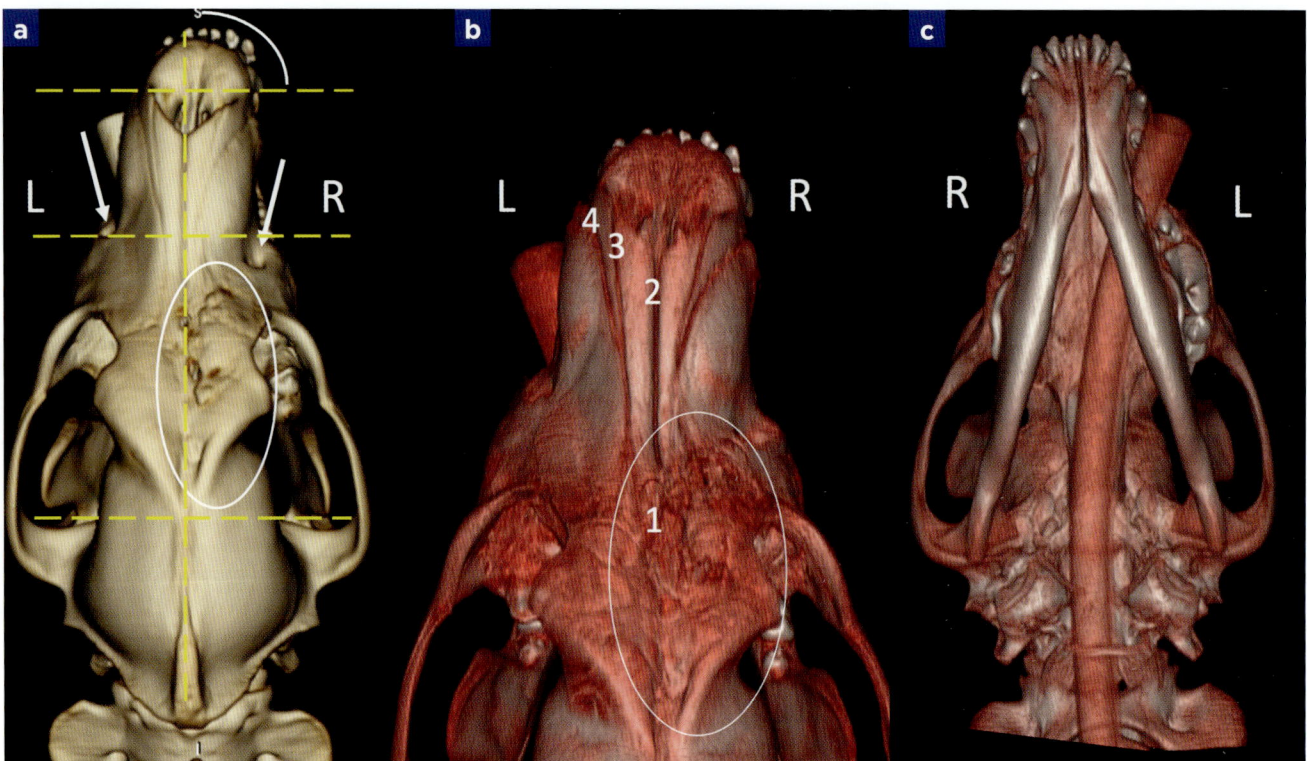

29.2. Alteraciones en los huesos frontal y nasal. Imágenes en 3D de la cabeza en vistas dorsales (a y b) y ventral (c). En la regiones frontal y nasal derecha (R) se detectan irregularidades en la corteza ósea de la porción caudal del hueso nasal y del hueso frontal (círculos). Existe una clara desviación hacia la derecha del macizo facial, posiblemente a consecuencia del menor desarrollo de este lado de la cara. La imagen ventral (c), muestra la asimetría entre ambos lados. Las líneas horizontales ponen en evidencia que las estructuras rostrales que marcan el macizo facial no están situadas al mismo nivel, como se puede comparar en los agujeros infraorbitarios, con el izquierdo (L) situado más rostral que el derecho (R) (flechas blancas). Se identifican algunas suturas de la cabeza y la erosión de la cortical que se presenta sobre alguna de las suturas. Referencias anatómicas de algunas suturas: interfrontal (1), internasal (2), nasoincisiva (3), incisivomaxilar (4). Los traumatismos sobre suturas en desarrollo pueden afectar a su crecimiento normal.

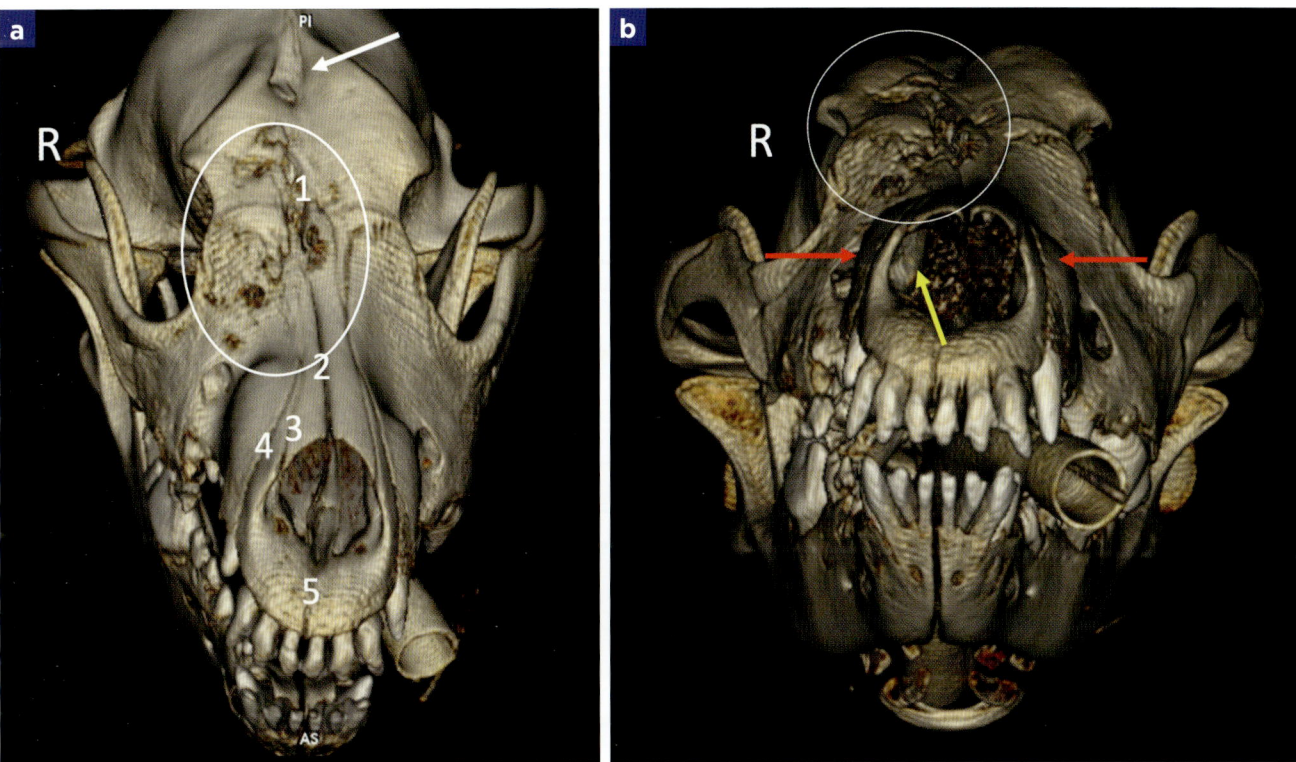

29.3. Alteraciones en los huesos maxilar y frontal derechos (R). Imágenes en 3D en vistas rostrales de la cabeza (a) y de la región incisiva (b). En el lado derecho (R) se observa la de erosión de la cortical en las regiones maxilar y frontal (círculos). Existe un hundimiento en la porción más caudal de la región frontal (flecha blanca); distinto desarrollo de las eminencias alveolares de los dientes caninos (flechas rojas) y el diente canino maxilar derecho (104) está impactado en la cavidad nasal (flecha amarilla). Referencias: sutura interfrontal (1), sutura internasal (2), sutura nasoincisiva (3), sutura incisivomaxilar (4), sutura interincisiva (5).

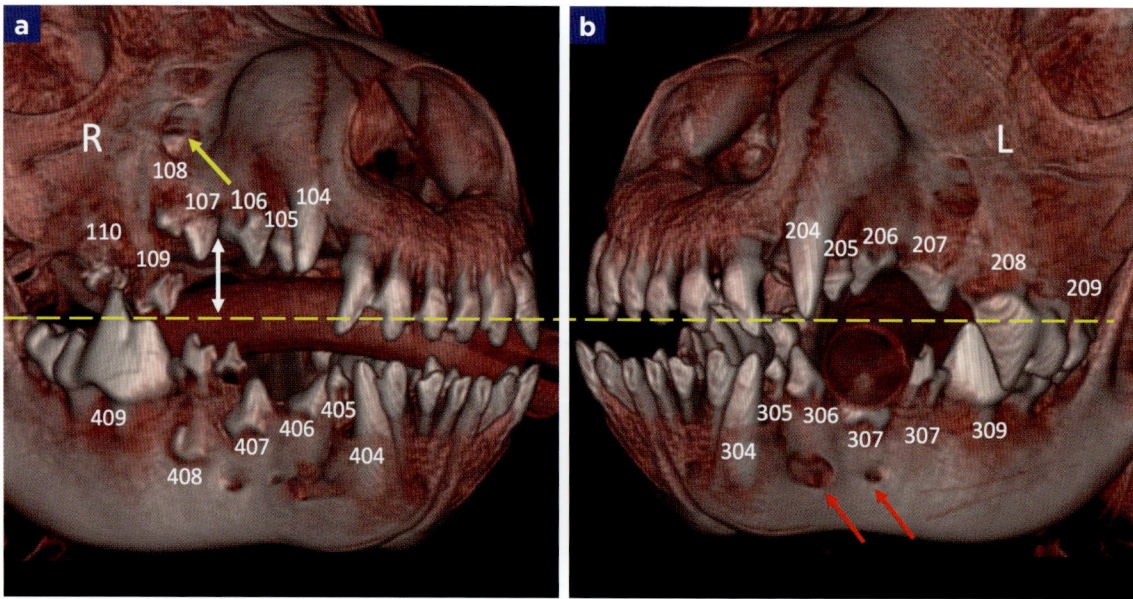

29.4. Alteraciones dentales en el lado derecho (R). Imágenes en 3D oblicuas derecha (a) e izquierda (b) de la cara. Aunque las reconstrucciones muestran todos los dientes, la mayoría no han erupcionado. Mientras que los dientes del maxilar izquierdo (L) muestran un desarrollo normal para la edad, en el lado derecho (R) aparecen desplazados dorsalmente (flecha blanca), lo que se aprecia trazando una línea horizontal paralela a la superficie oclusal del canino maxilar izquierdo (204). En el lado derecho aparecen en posición más dorsal a esta línea imaginaria no solo el canino y su eminencia alveolar (104), sino también todos los premolares superiores derechos. El cuarto premolar maxilar derecho (108) aparece retenido en el maxilar, pudiendo apreciarse a través del agujero infraorbitario (flecha amarilla). Los dos primeros molares superiores derechos (109 y 110) se muestran incompletamente desarrollados. En las mandíbulas, los dientes muestran un desarrollo normal y coexisten dientes deciduos y permanentes. Los deciduos son de menor tamaño y presentan sus cúspides coronales afiladas. En ambas mandíbulas los forámenes mandibulares medios son mayores que los caudales (flechas rojas).

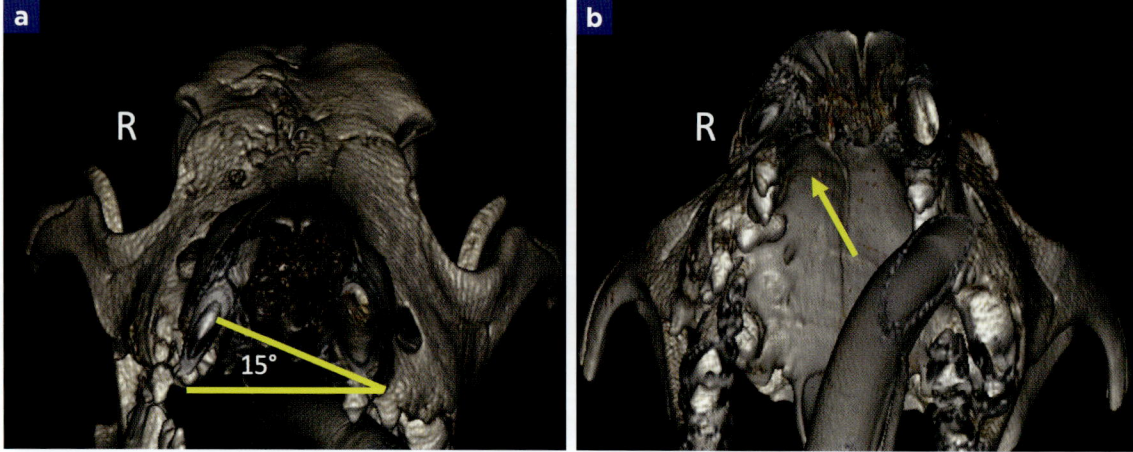

29.5. Hundimiento de la lámina horizontal del hueso palatino. Imágenes en 3D de la región maxilar cortadas a la altura de los dientes premolares del maxilar (a y b). Se aprecia que el premolar derecho (R) está desplazado dorsalmente, existiendo una diferencia de angulación de 15° entre ambos lados (a). La imagen de la derecha (b) se ha rotado dorsalmente para apreciar el claro hundimiento de la lámina horizontal del hueso palatino (flecha).

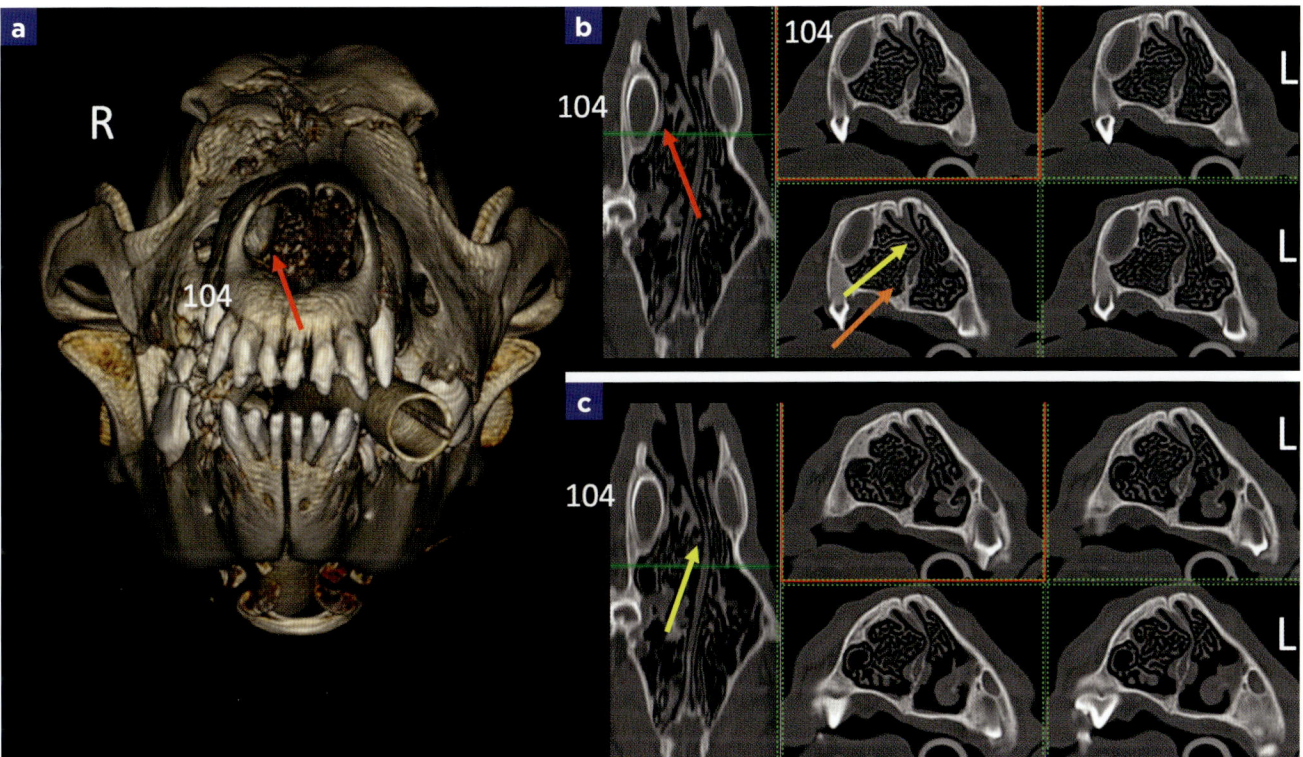

29.6. Asimetrías en la cavidad nasal. Imagen en 3D en vista rostral de la cabeza (a) y planos dorsales y transversales (b y c). Cada plano dorsal muestra una línea verde transversal que indica la altura a la que se han obtenido los cuatro cortes transversales consecutivos de su derecha. En la imagen (a) se aprecian los incisivos bien desarrollados. La raíz del canino maxilar derecho (104) comprime dicho lado de la cavidad nasal (flechas rojas) deformando el vómer (flecha naranja) y el cartílago del septo nasal (flechas amarillas) hacia el lado izquierdo (L), de tal forma que ambas cavidades nasales aparecen muy asimétricas, perdiéndose gran parte de la arquitectura del cornete nasal ventral izquierdo.

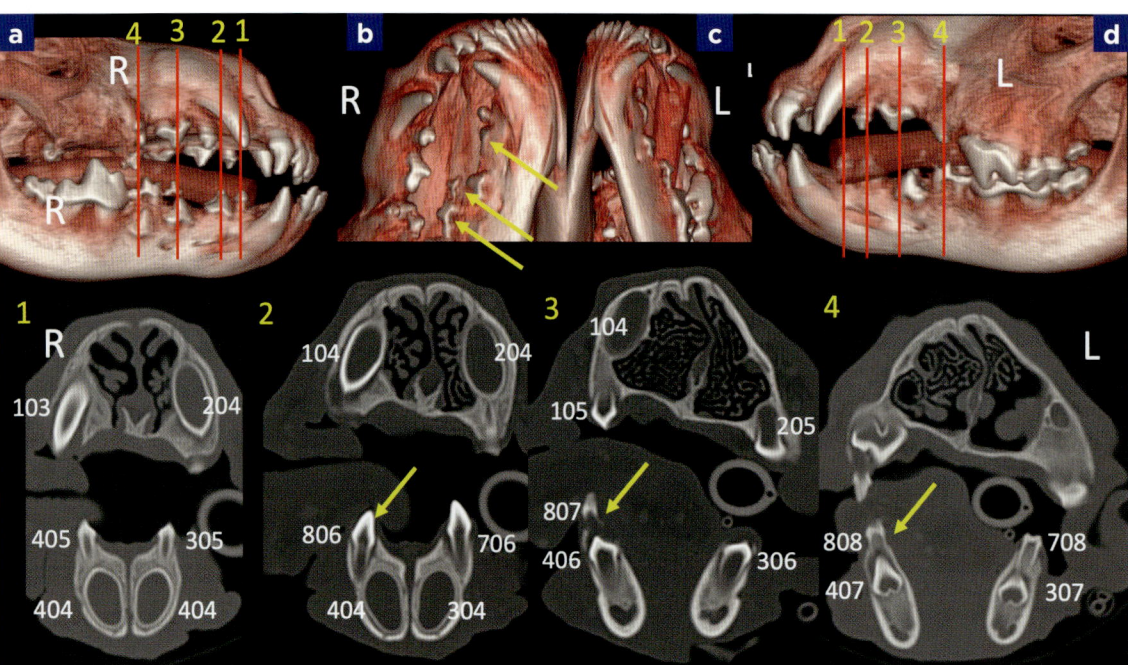

29.7. Alteraciones en los premolares. Imágenes en 3D oblicuas derecha (a y b) e izquierda (c y d) de la cara. Cortes transversales a la altura marcada en las líneas rojas (1-4). Además de la deformación de la cavidad nasal y de la posición anormal del canino maxilar derecho (104), se aprecian algunos dientes premolares deciduos (flechas amarillas) y los correspondientes permanentes, todavía sin erupcionar. El primer premolar de cada hemiarcada se considera permanente y se numera como tal (105 a 405). Aunque la imagen en 3D muestra todos los dientes, es importante observar los cortes transversales para ver el nivel de cada diente en el tejido blando que conforma la mucosa de la encía para apreciar si están o no erupcionados.

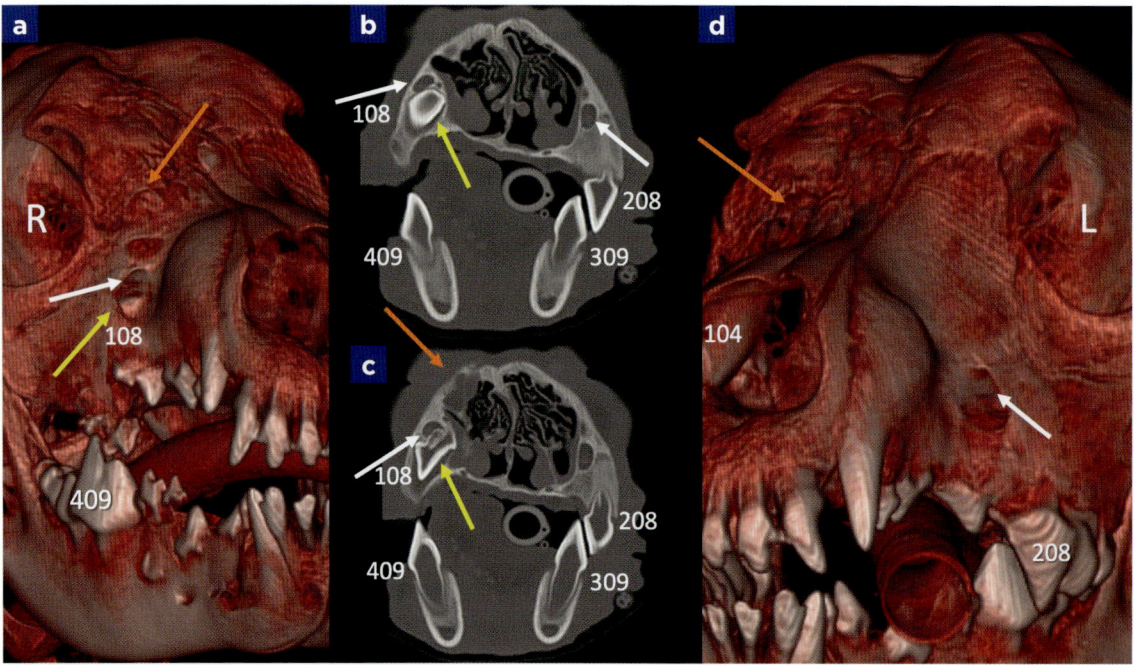

29.8. Retención por inclusión del diente 108. Imágenes en 3D oblicuas derecha (a) e izquierda (d) de la cara y dos cortes transversales consecutivos a la altura de los cuartos premolares del maxilar (108 y 208) (b y c). En el lado derecho (R) se observa la inclusión del cuarto premolar maxilar derecho (108) (flechas amarillas) en el agujero infraorbitario (flechas blancas). El lado izquierdo (L) es normal. El maxilar aparece remodelado presionando la cavidad nasal (flechas naranjas).

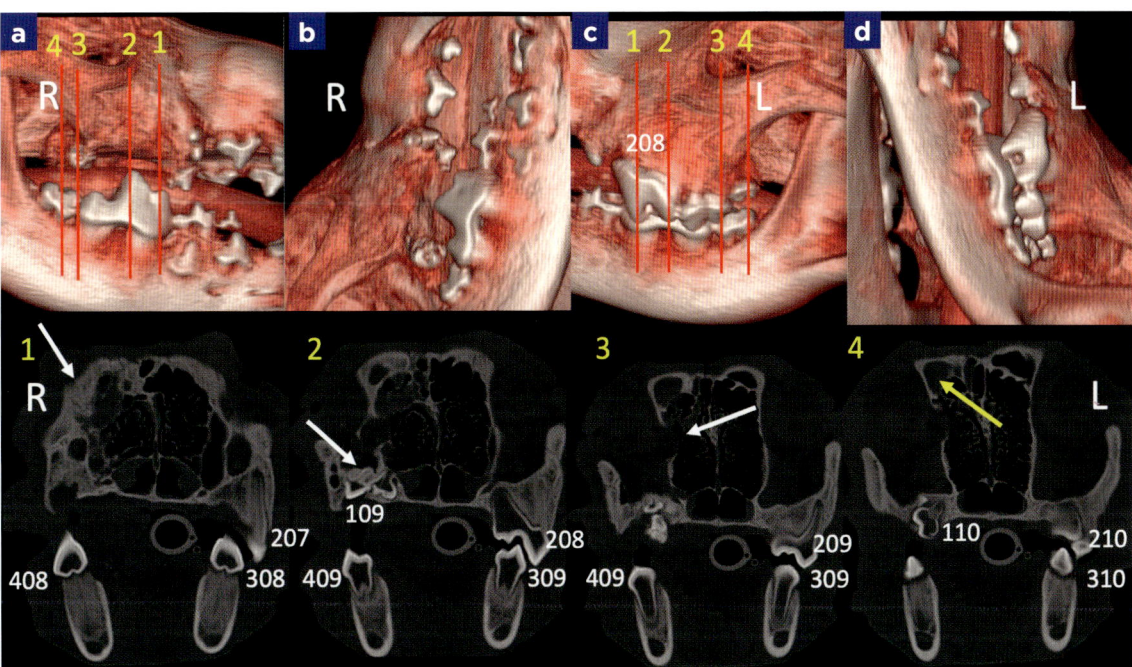

29.9. Alteraciones en los molares del maxilar. Imágenes en 3D oblicuas derecha (a y b) e izquierda (c y d) de la cara. Cortes transversales a la altura marcada en las líneas rojas (1-4). En el lado derecho (R), aparecen las señales de la antigua mordedura que ha fracturado la porción caudal de los huesos maxilar, nasal, así como parte del hueso frontal derecho (flechas blancas). Estos huesos fracturados y parcialmente remodelados se han impactado en la cavidad nasal derecha. En las porciones más caudodorsales del lado derecho aparece material hiperatenuante, compatible con secreción, ocupando la porción más dorsal de los cornetes y el seno frontal derecho (flecha amarilla). En la región molar del maxilar derecho se ha perdido parte de los molares y los restantes aparecen impactados en el techo de la cuenca orbitaria. Es evidente el escaso desarrollo y la posición anormal de los últimos molares del lado derecho (109 y 110).

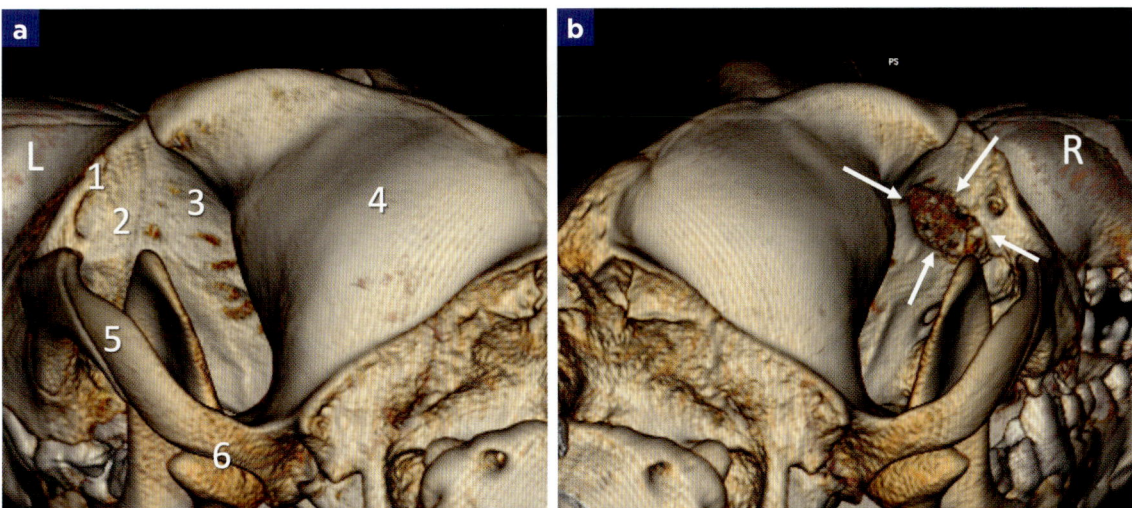

29.10. Comparación de las cuencas orbitarias. Imágenes en 3D de las cuencas orbitarias izquierda (a) y derecha (b). En el lado derecho (R) existe una amplia zona de erosión que afecta a los huesos lagrimal y frontal (flechas), frente al lado izquierdo (L) que aparece normal. Las dos ATM son normales. Referencias: borde orbitario (1), hueso lagrimal (2), hueso frontal (3), hueso parietal (4), arco cigomático (5), articulación temporomandibular (ATM) (6).

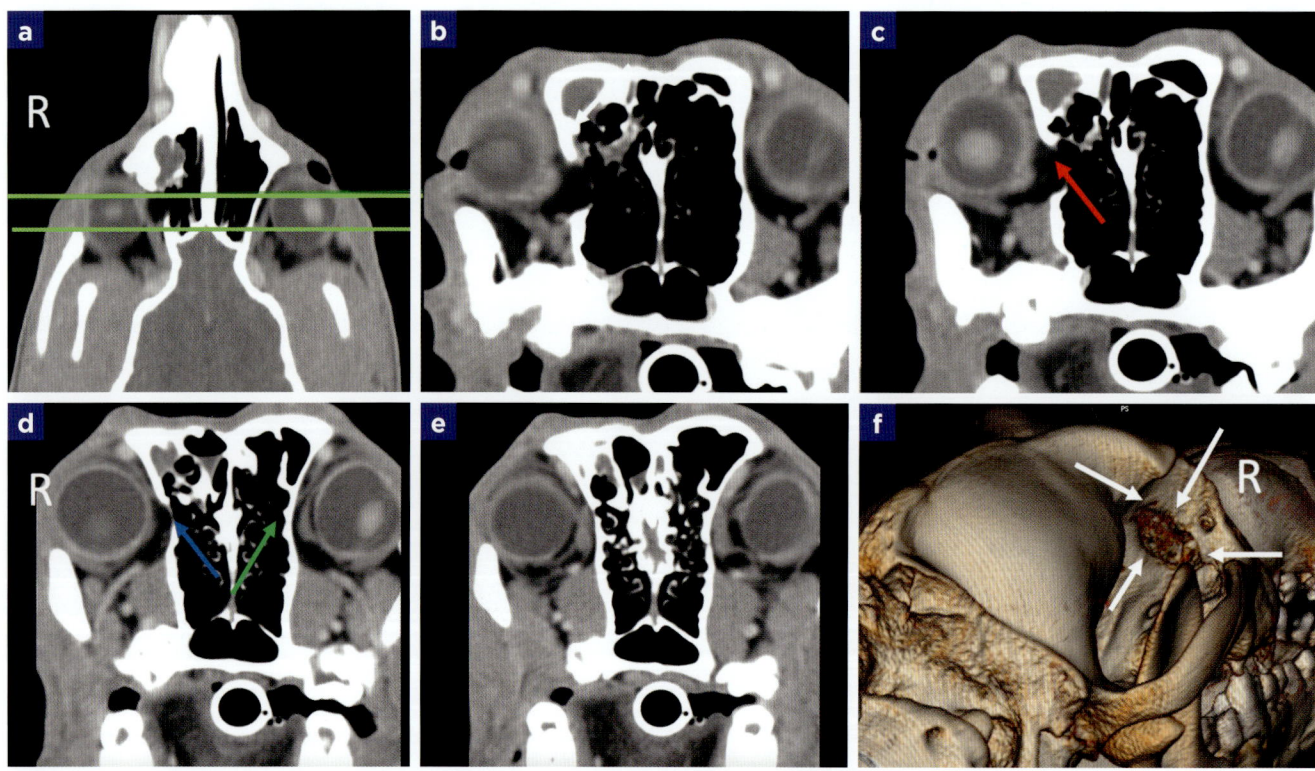

29.11. Alteraciones en la cuenca orbitaria derecha. Plano dorsal (a), planos transversales consecutivos (b-e) entre las dos líneas verdes marcadas en el plano dorsal y detalle de la cuenca orbitaria derecha (f). En el lado derecho (R), se observa que la pared medial de la órbita está separada de los cornetes por una fina lámina sin consistencia ósea, habiéndose distribuido de forma anormal el cuerpo adiposo de la órbita (flecha roja). La pared medial de la órbita en el lado derecho (0,9 mm) (flecha azul) es menor que la del lado izquierdo (1,4 mm) (flecha verde).

VÍDEO DEL CASO 29

DISCUSIÓN

El presente caso refleja un traumatismo por mordedura que ha producido fracturas múltiples en los huesos maxilar, nasal y frontal derecho, con huesos y dientes incluidos en la cavidad nasal que producen una rinosinusitis secundaria. Existen múltiples alteraciones dentales de caninos, premolares y molares del lado derecho y acortamiento longitudinal de los huesos afectados que deforman parte de la cara y tiene repercusiones en la cuenca orbitaria del lado afectado. Al tratarse de un animal con dentición mixta apreciamos los dos tipos de dientes, siendo los deciduos semejantes morfológicamente a sus homólogos permanentes, pero de menor tamaño y con las cúspides afiladas.[1]

En este animal es especialmente interesante reconocer las alteraciones en las suturas craneales. El crecimiento de los huesos adyacentes a las suturas se produce mediante la osteogénesis intramembranosa de sus márgenes. Una vez que se produce la fusión de una sutura se detiene el crecimiento.[2] Dado que en el presente caso el traumatismo se produjo antes de completar el crecimiento, se ha producido un acortamiento de la cara por el lado afectado.

La TC se ha revelado superior a las radiografías convencionales para diagnosticar traumatismos maxilofaciales.[3,4] En un estudio realizado sobre 165 perros durante 10 años, mediante TC se detectó que el 50 % de los traumatismos cráneo-maxilofaciales estaban producidos por mordeduras, siendo los estudios de imágenes bidimensionales y las reconstrucciones tridimensionales fundamentales para comprender las fracturas y proponer los tratamientos quirúrgicos más adecuados.[5,6] Es interesante el caso para mostrar cómo algunos traumatismos en la cara pueden afectar también al espacio retrobulbar.[7]

Un diente retenido es aquel que no ha erupcionado cronológicamente o no está presente en la boca cuando le corresponde. Se clasifican como:

- Incluido: está cubierto y dentro del hueso. Pueden ser a su vez ectópico (si está en la zona anatómica correcta) o heterotópico (si está en otra zona anatómica).
- Enclavado o impactado: cuando existe un obstáculo que impide su erupción, como tejidos blandos, tumor u otro diente, pero nunca hueso.[8]

BIBLIOGRAFÍA

1. Whyte A, Obón J, Whyte J, Rodríguez Blanco A. Morfología, anatomía, erupción y oclusión dental. En: Whyte A, San Román F, editores. Odontología en el perro gato y exóticos. Madrid: Editorial Marbán. 2019. 21-32.
2. Geiger M, Haussmann S. Cranial suture closure in domestic dog breeds and relations to skull morphology. Anat Rec. 2016; 299: 412-20.
3. Bar-Am Y, Pollard RE, Kass PH, Verstraete FJM. The diagnostic yield of conventional radiographs and computed tomography in dogs and cats with maxillofacial trauma. Vet Surg. 2008; 37 (3): 294-9.
4. García I, Llorens P, López, Novales M, Frías C. Imágenes diagnósticas en cirugía maxilofacial. En: San Román Acaso F, editores. Cirugía oral y maxilofacial del perro y el gato. Zaragoza: Servet. 2021: 34-53.
5. De Paolo MH, Arzi B, Pollard RE, Kass PH, Verstraete FJM. Craniomaxillofacial trauma in dogs. Part I: fracture, location, morphology and etiology. Front Vet Sci. 2020; vol 7: art 241: 1-13.
6. De Paolo MH, Arzi B, Pollard RE, Kass PH, Verstraete FJM. Craniomaxillofacial trauma in dogs. Part II: association between fracture location, morphology and etiology. Front Vet Sci. 2020; vol 7: art 242: 1-15.
7. Winer JN, Werstraete FJM, Cissell DD, Le C, Vapniarsky N, Good KL, Gutierrez CJ, et al. Clinical features and computed tomography findings are utilized to characterize retrobulbar disease in dogs. Front Vet Sci. 2018; vol 5: art 186: 1-8.
8. Donado Rodríguez M, Donado Azcárate A. Extracción dentaria. En: Donado Rodríguez A, editor. Cirugía bucal: patología y técnica, 4.ª edición. Barcelona: Elsevier Masson. 2014: 180-9.

Fractura conminuta del seno frontal izquierdo por mordedura

PRESENTACIÓN

Shar Pei, hembra de 2 años.

La paciente sufrió una mordedura en la cabeza 2 años antes. Además de la fractura en la pared lateral del seno frontal izquierdo, muestra características típicas de la cabeza en la raza.

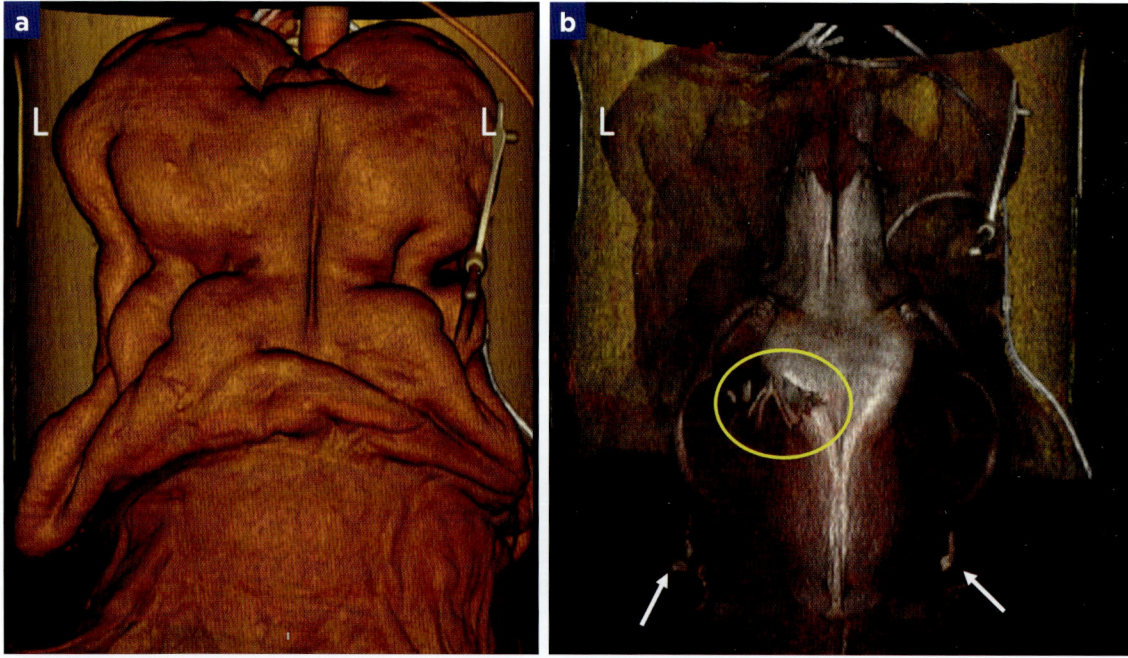

30.1. Shar Pei mordida en la cabeza por otro perro. Características de la cabeza en la raza. Imágenes dorsales en 3D de la cabeza con piel (a) y con piel y hueso (b). Es muy llamativo en esta raza el ancho contorno de la piel y las numerosas arrugas, el hocico ancho y la nariz estrecha. En la imagen (b) se aprecia un esqueleto óseo no excesivamente ancho. Parece existir deformación del lado izquierdo de la cara. Se observan fragmentos óseos en la región frontal izquierda (L) (círculo) y mineralizaciones distróficas de las porciones horizontales de los conductos auditivos a consecuencia de una otitis externa crónica bilateral (flechas). La imagen (b) sirve para mostrar la cantidad de piel y tejido subcutáneo que presenta la raza en una cabeza normal. Ayuda también a localizar la lesión.

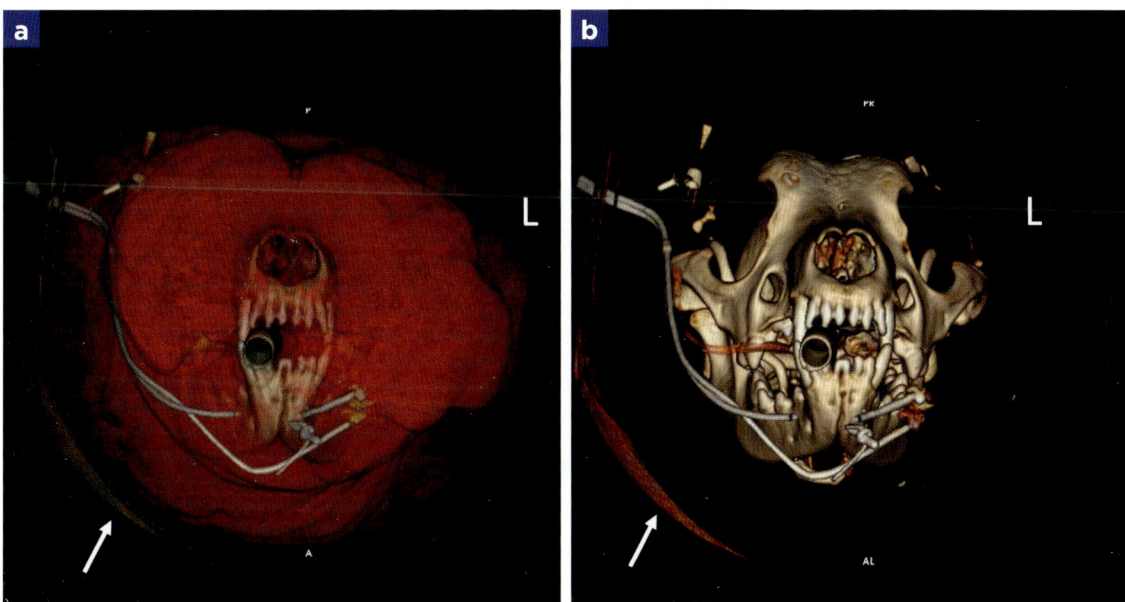

30.2. Engrosamiento característico de la piel y del tejido subcutáneo. Reconstrucciones en 3D rostrales con piel y huesos (a) y con el esqueleto (b). En la imagen izquierda (a), es llamativo que la piel contacta con el soporte utilizado para el posicionamiento de la cabeza y en la imagen derecha (b), al suprimir la piel, el esqueleto óseo se corresponde con el de un perro normal, quedando el hueso a distancia del posicionador de la cabeza (flechas). Existe un engrosamiento de la piel y del tejido subcutáneo del lado izquierdo. No se aprecian alteraciones en los incisivos.

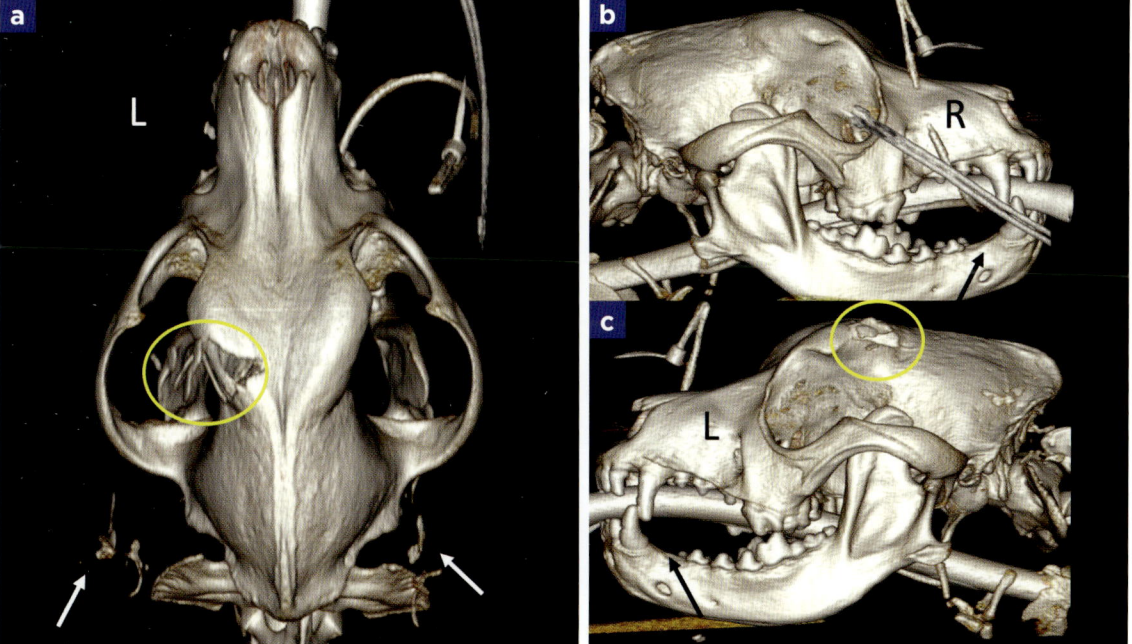

30.3. Características de la cabeza y fractura frontal. Imágenes en 3D de la cabeza en vistas dorsal (a) y laterales derecha (b) e izquierda (c). A pesar del enorme desarrollo de la piel, se trata de la cabeza típica de un perro mesocéfalo. Existe fractura en la región frontal izquierda (círculos), calcificación de los conductos auditivos externos (flechas blancas) y ausencia del primer premolar mandibular de cada lado (flechas negras).

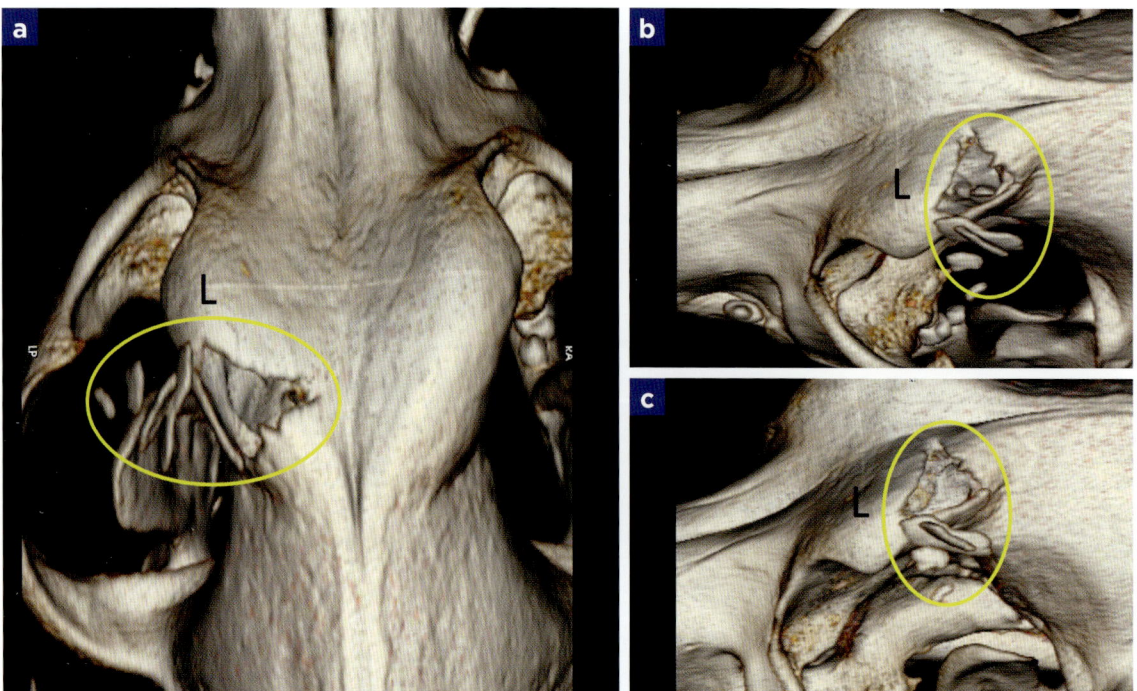

30.4. Detalles de la fractura del hueso frontal izquierdo. Imágenes en 3D de detalle en vistas dorsal (a) y oblicuas (b y c). Fractura conminuta con numerosos fragmentos óseos desprendidos de la pared dorsal del hueso frontal izquierdo.

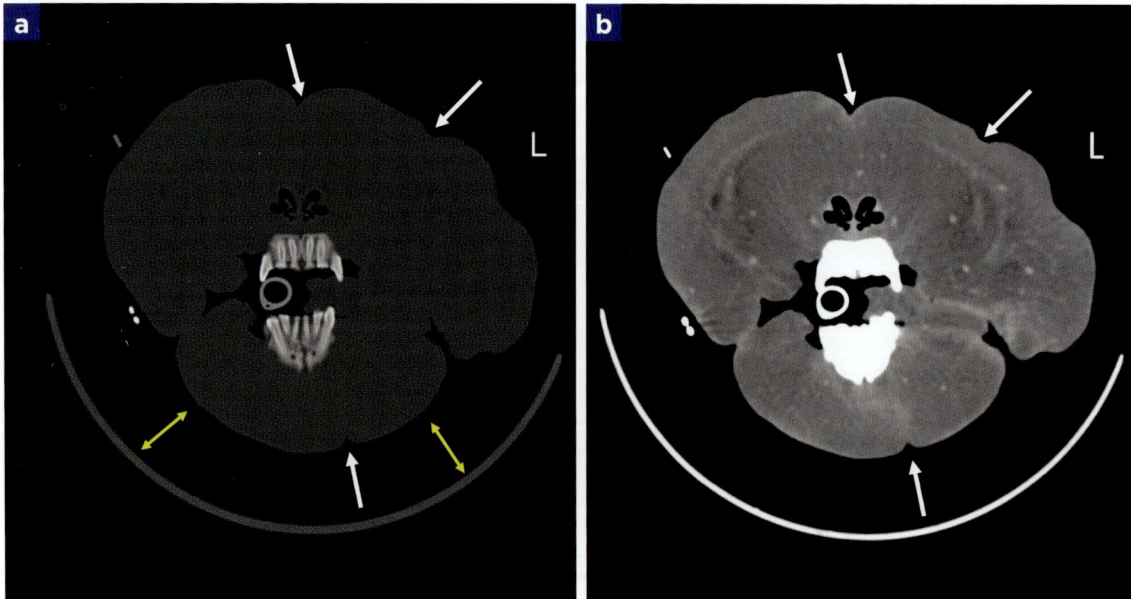

30.5. Tamaño de los tejidos blandos en la raza. Planos transversales a la altura de los incisivos con ventanas para el hueso (WL:1.023 UH y WW: 4.095 UH) (a) y para los tejidos blandos (WL:7 UH y WW: 390 UH) (b). Se aprecia bien la relación entre los dientes incisivos (bien implantados), el desarrollo de la nariz y el contorno de los tejidos blandos, con los numerosos pliegues cutáneos características de la raza (flechas blancas). Las flechas amarillas señalan el grosor del posicionador de la cabeza. Tras la administración del medio de contraste se observa la vascularización de la zona (b).

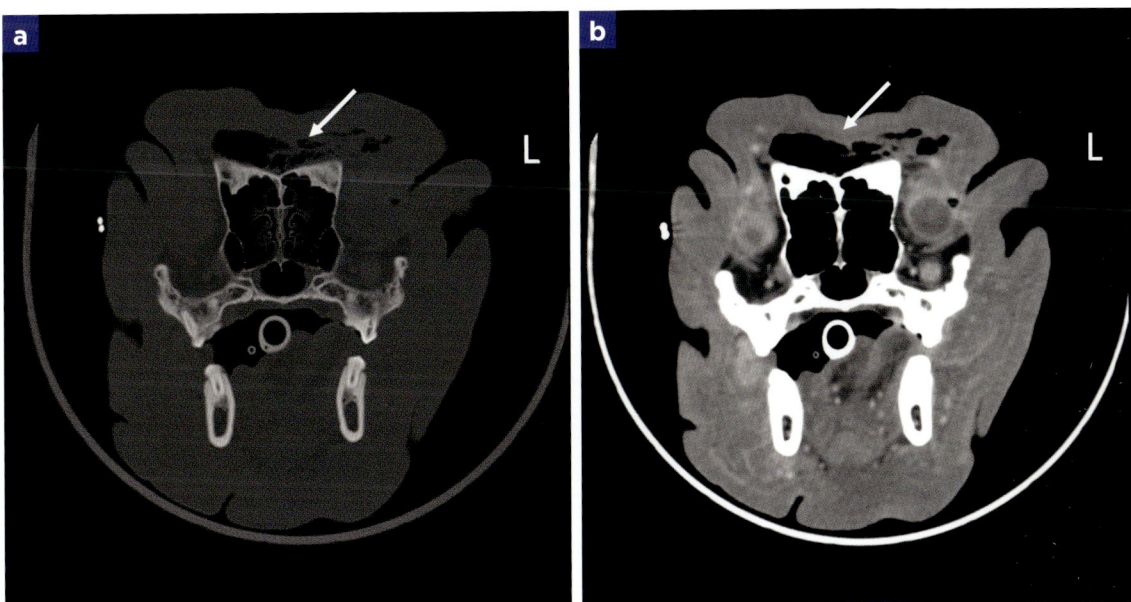

30.6. Enfisema subcutáneo. Cortes transversales a la altura del laberinto etmoidal con ventanas para el hueso (a) y los tejidos blandos (en fase de poscontraste) (b). Además de los numerosos pliegues de piel se puede observar la infiltración de aire dorsalmente al hueso nasal, indicativo de enfisema subcutáneo (flechas blancas). No se aprecian alteraciones en el laberinto etmoidal ni en los recesos maxilares.

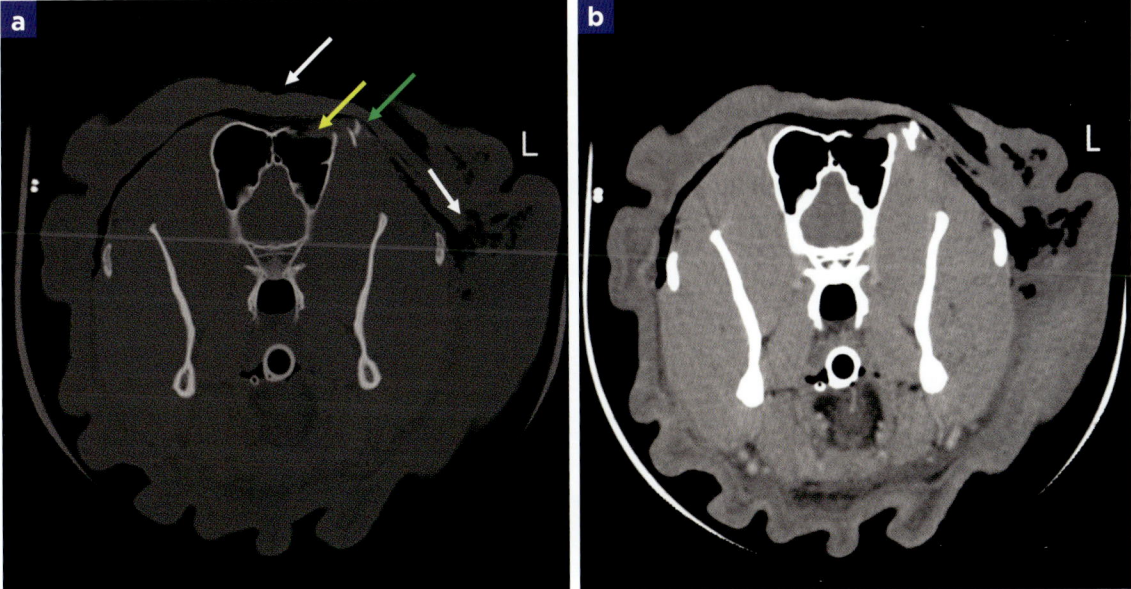

30.7. Hallazgos de interés. Cortes transversales a la altura de los senos frontales con ventanas para el hueso (a) y los tejidos blandos (b). Se observan abundantes signos de enfisema subcutáneo (flechas blancas), fragmentos de fractura de la pared del seno frontal izquierdo (flecha verde) y la ligera penetración del músculo frontal en la porción dorsal del seno (flecha amarilla). En esta zona los pliegues cutáneos son muy marcados.

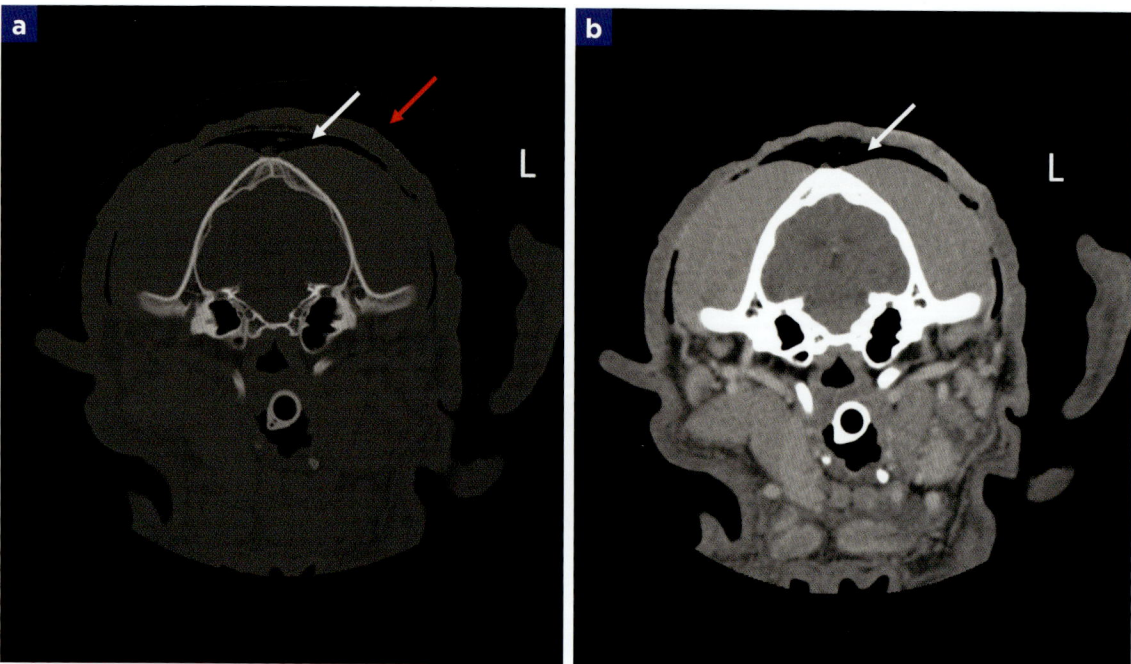

30.8. Diferencias entre el aire y la grasa. Cortes transversales a la altura de las bullas timpánicas. Con la ventana amplia se pueden apreciar las diferencias entre el aire de las zonas de enfisema (flechas blancas) y la grasa subcutánea (flecha roja). Las bullas timpánicas aparecen normales.

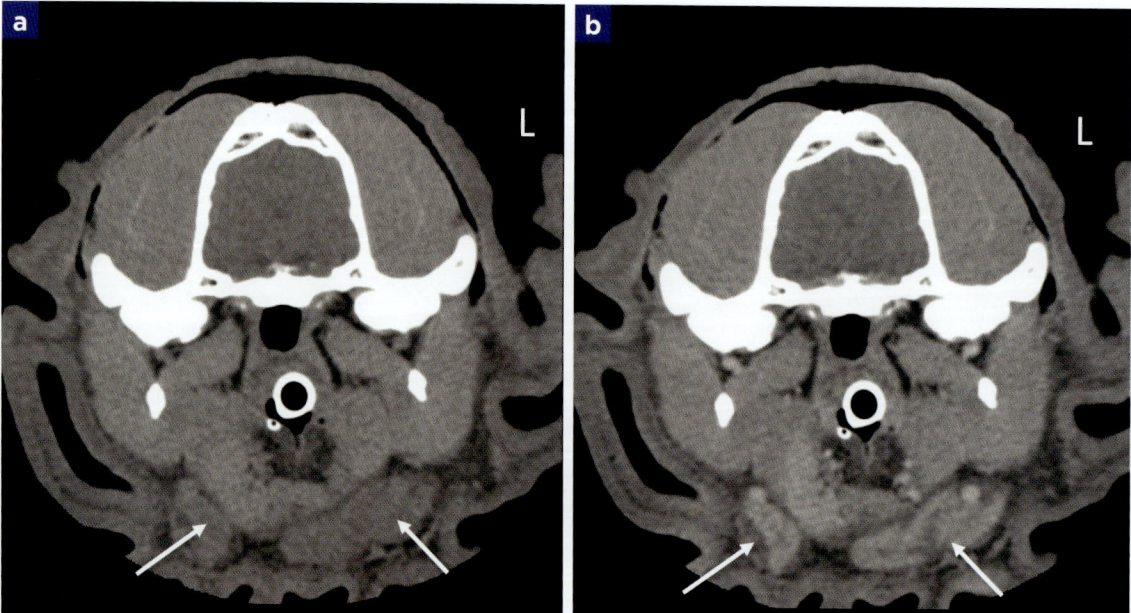

30.9. Nódulos linfáticos mandibulares reactivos. Cortes transversales precontraste (a) y poscontraste (b) a la altura de los nódulos linfáticos mandibulares (flechas). Se observa un aumento de tamaño de ambos nódulos linfáticos, especialmente del izquierdo (L). Tras la administración del medio de contraste (b) existe un realce heterogéneo.

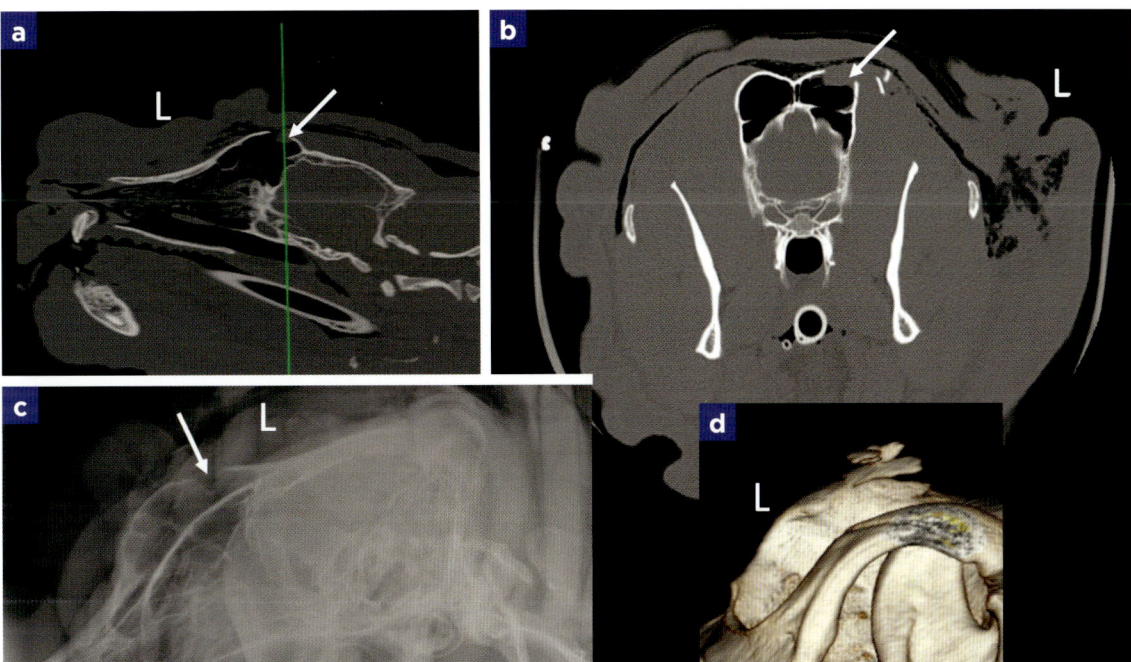

30.10. Imagen de la fractura mediante radiografía y TC. Planos sagital izquierdo (a) y transversal obtenido al nivel marcado por la línea verde (b); radiografía oblicua lateral (c) y reconstrucción en 3D de la pared del seno frontal izquierdo (d). Además del abundante enfisema es interesante ver la ligera penetración del músculo frontal en el seno (flechas blancas), que aparece bien ventilado. La radiografía solo muestra la fractura de la pared del seno izquierdo (c, flecha), pero no los fragmentos óseos, muy visibles en la imagen tridimensional (d). El enfisema se infiltra en los músculos elevador nasolabial, frontal y temporal del lado izquierdo.

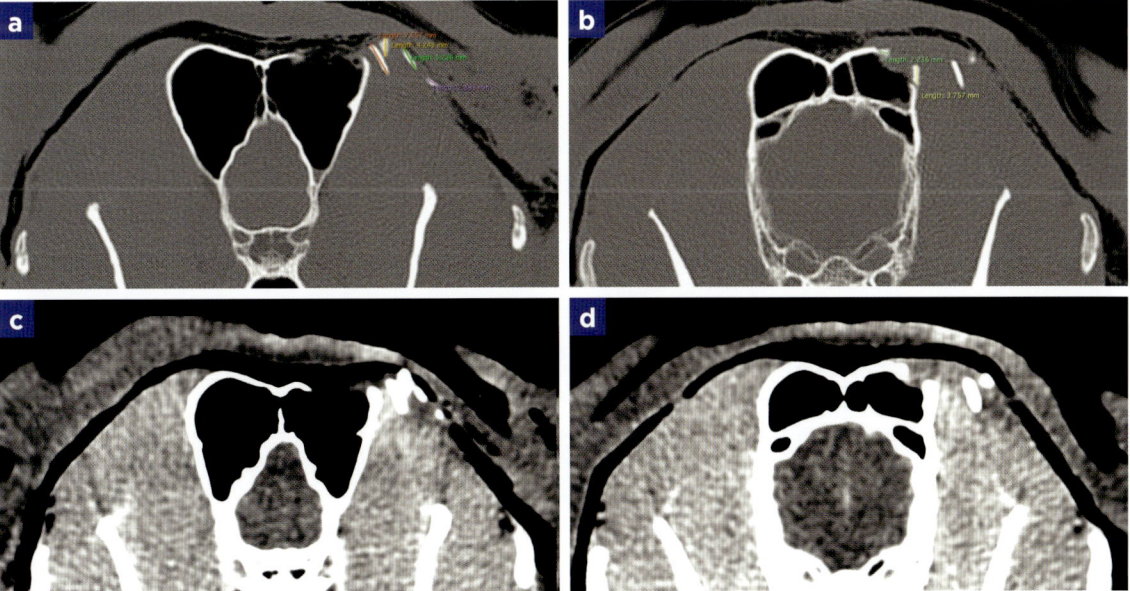

30.11. Medición de los fragmentos de fractura. Sin alteraciones cerebrales. Cortes transversales en la zona de lesión en ventana de hueso (a y b) y de tejidos blandos (c y d). Los fragmentos desprendidos miden entre 2,8 y 7,5 mm de longitud, con la presencia de dos fragmentos adheridos al hueso (de 2,2 y 3,7 mm de longitud). En ventana de tejidos blandos (c y d) se aprecia una densidad homogénea en el lóbulo frontal del cerebro, permaneciendo la hoz del cerebro en la línea media. No existen alteraciones cerebrales.

VÍDEO DEL CASO 30

DISCUSIÓN

El animal presenta una fractura conminuta de la pared lateral del seno frontal lateral izquierdo, con abundantes fragmentos desprendidos y desplazados hacia fuera de la zona de lesión. Esto ocurre en algunas mordeduras, donde los fragmentos son arrancados y por tanto pueden no penetrar en el foco de fractura.

El traumatismo craneofacial del perro es relativamente frecuente. En una amplia revisión de traumatismos cráneo-maxilofaciales del perro, los producidos por mordeduras representaban el 50 % de todos los traumatismos de dicha zona.[1] Dada la complejidad anatómica y la superposición de estructuras de la cabeza está bastante clara la superioridad de la TC sobre la radiología[2], ya que la TC permite el estudio en los tres planos espaciales y las reconstrucciones tridimensionales, que ofrecen una información especialmente importante para establecer el diagnóstico exacto y plantear el tratamiento quirúrgico.[1,3] Es importante que el estudio de TC tenga una fase de poscontraste para determinar con precisión las alteraciones en los tejidos blandos y el cerebro.[4]

Los traumatismos del hueso frontal están descritos tanto en radiología[5] como en TC[1,3] y en numerosos casos con desplazamiento de los fragmentos óseos.[3] En estudios realizados mediante TC se ha considerado que cuando el hueso frontal es el principalmente afectado suelen estar también comprometidos la lámina cribosa, el hueso etmoides, el hueso presfenoides, el hueso lagrimal ipsilateral y el hueso frontal contralateral[3], estructuras no afectadas en este paciente.

Ante un traumatismo que afecte a uno de los senos frontales es necesario también repasar su comunicación con la cavidad nasal para investigar si el traumatismo repercute en ella. Los senos paranasales del perro están formados por los senos frontales, los recesos maxilares y por el fundus nasal. Todos comunican con las cavidades nasales. Los senos frontales se componen de tres compartimentos (rostral, medial y lateral) de los cuales el rostral se subdivide en tres compartimentos más (medial, intermedio y lateral), que drenan separadamente a la cavidad nasal a través del meato etmoidal. El compartimento lateral del seno frontal rostral es el más grande y ocupa buena parte del hueso frontal, incluyendo la apófisis cigomática. La cresta frontal separa los senos frontales derecho e izquierdo.[6] En el presente caso la fractura afecta al compartimento lateral del seno frontal izquierdo, sin acumular secreción ni dañar la cavidad nasal.

En este caso es interesante comparar la escasa información aportada por la radiografía, que solamente muestra un defecto en la cortical del seno, y la enorme información aportada por la TC, que muestra el número y tamaño de los fragmentos óseos, la posición exacta de los mismos, el grado de afectación del seno frontal y la ausencia de alteraciones en los huesos próximos. También permite apreciar la distribución exacta del enfisema subcutáneo y la ausencia de alteraciones encefálicas. Es interesante, además, ver las características de la cabeza en un perro de raza Shar Pei, con gran cantidad de tejidos blandos y arrugas en la piel. A pesar de ser una cabeza tan grande, el esqueleto óseo de la cabeza es el característico de un perro mesocéfalo. Como datos adicionales se detectaron: ausencia del primer premolar de cada mandíbula, lo que no es considerado ideal en los animales de esta raza, la presencia de una otitis externa crónica y nódulos linfáticos reactivos.

BIBLIOGRAFÍA

1. De Paolo MH, Arzi B, Pollard RE, Kass PH, Verstraete FJM. Craniomaxillofacial trauma in dogs. Part I: fracture, location, morphology and etiology. Front Vet Sci. 2020; 7: 241: 1-13.

2. Bar-Am Y, Pollard RE, Kass PH, Verstraete FJM. The diagnostic yield of conventional radiographs and computed tomography in dogs and cats with maxillofacial trauma. Vet Surg. 2008; 37 (3): 294-9.

3. De Paolo MH, Arzi B, Pollard RE, Kass PH, Verstraete FJM. Craniomaxillofacial trauma in dogs. Part II: association between fracture location, morphology and etiology. Front Vet Sci. 2020; 7: 242: 1-15.

4. Vali Y, Gielen I, Soroori S, Ludewig E. The diagnostic value of intravenous contrast computed tomography in addition to plain computed tomography in dogs with head trauma. BMC Vet Res. 2021; 17: 46. https://doi.org/10.1186/s12917-021-02764-6

5. Morgan JP. Wolvekamp P. Atlas de radiología de traumatismos en pequeños animales. Barcelona: Grass Ediciones. 1996.

6. Saunders J, Schwarz T. Nasal cavities and frontal sinuses. In: Schwarz T, Saunders J, editors. Veterinary Computed Tomography. West Sussex (UK): Wiley-Blackwell. 2011: 93-109.

Fractura mandibular

PRESENTACIÓN

Mestizo, macho adulto joven.

El paciente presenta una fractura de la porción molar de la mandíbula derecha.

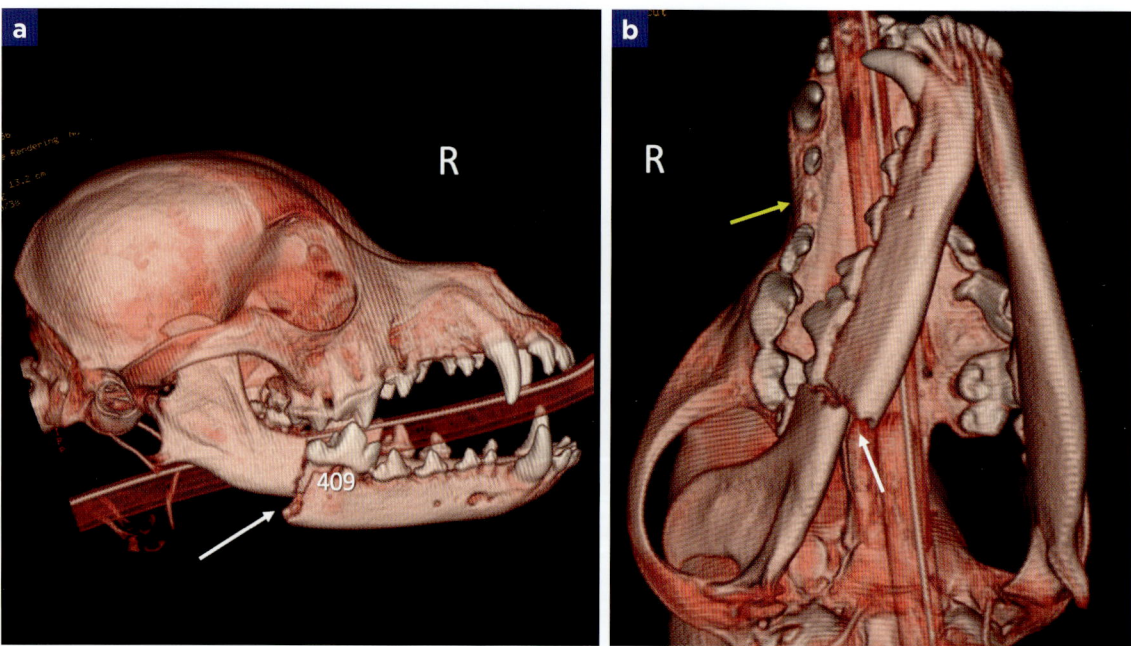

31.1. Paciente abandonado con un traumatismo en la boca con fractura de la mandíbula derecha.
Reconstrucción en 3D de la cabeza por el lado derecho (a) y en una vista ventrolateral derecha (b) que muestra la cara vestibular de las hemiarcadas derechas (R). Existe una clara fractura vertical del cuerpo de la mandíbula derecha (R) distalmente a la raíz distal del primer molar derecho (409) (flechas blancas). Falta el segundo premolar maxilar derecho (106) (flecha amarilla).

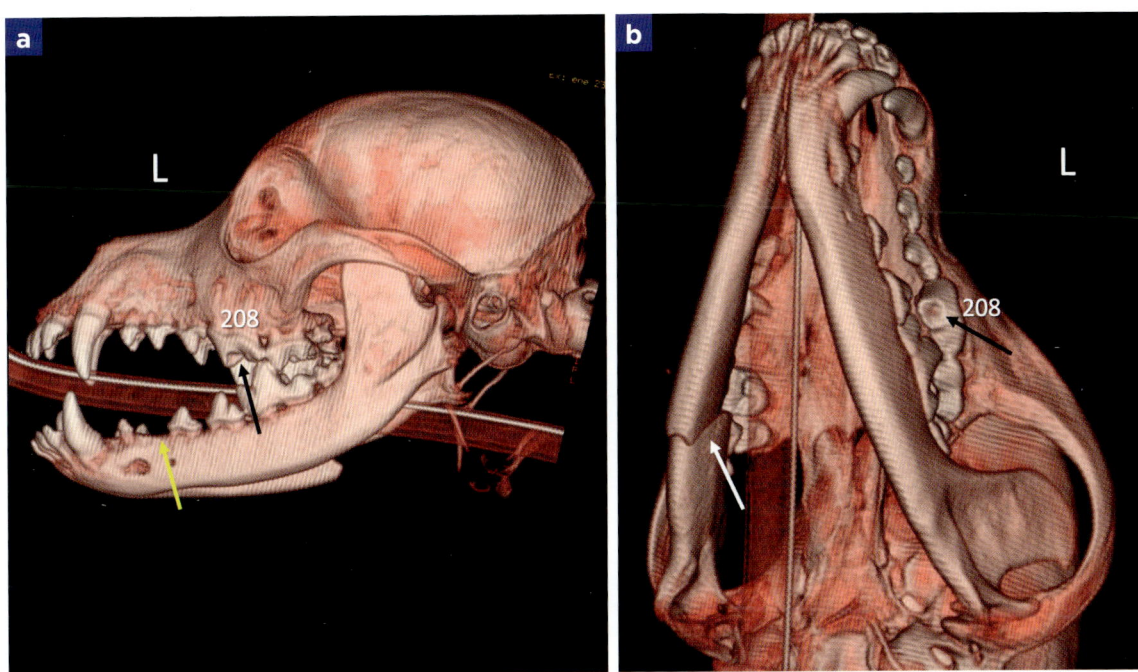

31.2. Fractura en la mandíbula derecha pero no en el resto de la cabeza. Imágenes en 3D de la cabeza en vistas lateral izquierda (a) y ventrolateral (b) que muestran las caras vestibulares y oclusales de las hemiarcadas izquierdas (L), así como la fractura del cuerpo de la mandíbula vista desde su cara lingual (flecha blanca). Además de la fractura (flecha blanca), se ha perdido la cúspide vestibular del cuarto premolar maxilar izquierdo (208) (flechas negras) y falta el segundo premolar mandibular izquierdo (306) (flecha amarilla).

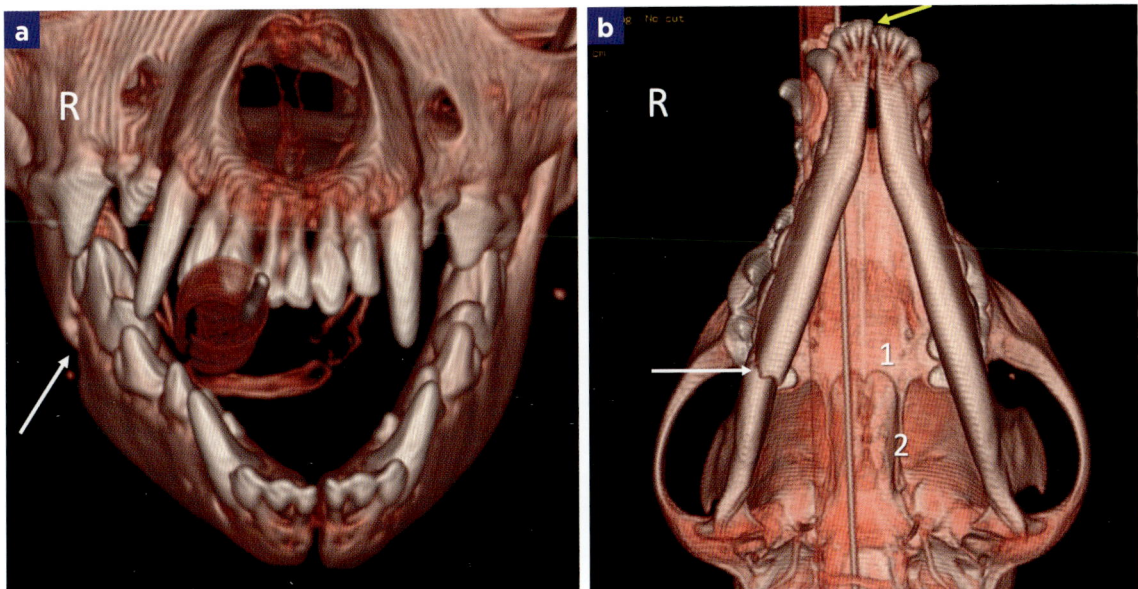

31.3. Dientes incisivos normales. Imágenes en 3D de los incisivos en vistas rostral (a) y ventral de la cabeza (b). Se observa que todos los incisivos están presentes (a) y se aprecia ligeramente la fractura mandibular derecha (flecha blanca). En la vista ventral (b) queda evidente el desplazamiento medial del fragmento rostral del foco de fractura (flecha blanca), lo que hace que los incisivos de este lado queden situados algo rostralmente (flecha amarilla). Esta vista ofrece una buena visión de la lámina horizontal del palatino (1) y del hueso pterigoides (2).

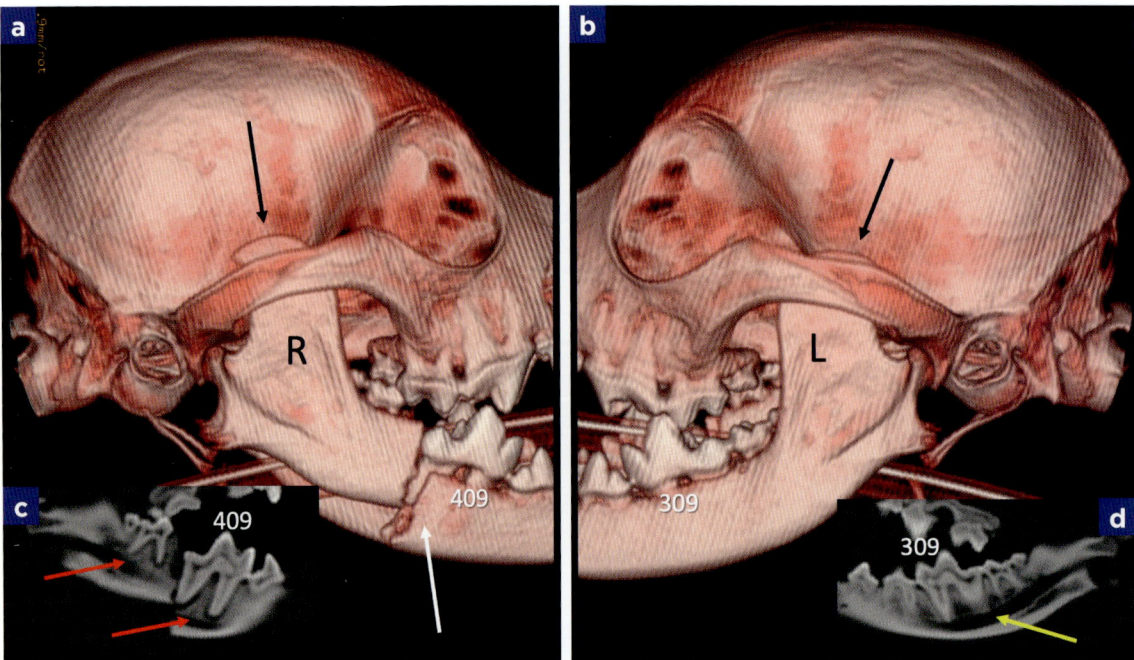

31.4. Fractura dorsoventral de la porción molar del cuerpo de la mandíbula derecha con afectación del canal mandibular (flecha blanca). Imágenes en 3D de la porción caudal de la cabeza en vista lateral derecha (a) e izquierda (b). Planos sagitales de la mandíbula derecha (c) e izquierda (d). El plano sagital (c) muestra la interrupción del canal mandibular (flechas rojas), a la altura de la región apical de la raíz distal del 409. Se puede comparar con el canal mandibular normal del lado izquierdo (d, flecha amarilla). La rama de la mandíbula derecha (R) aparece desplazada dorsalmente, quedando situada la apófisis coronoides dorsal al arco cigomático, lo que se puede comparar con el lado izquierdo (L) (flechas negras). Ambas articulaciones temporomandibulares (ATM) aparecen normales en estas vistas.

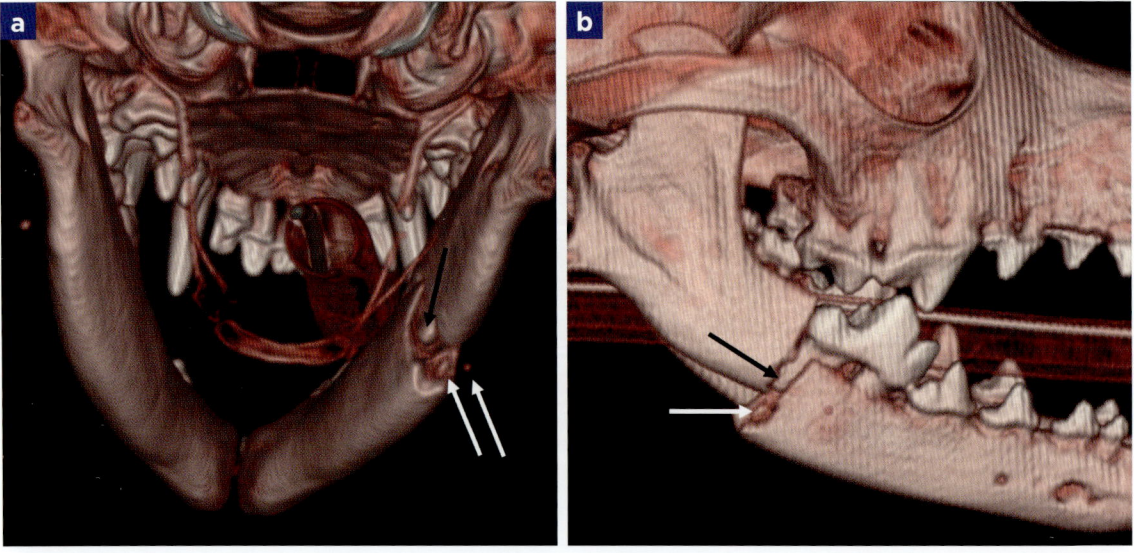

31.5. Fractura del cuerpo de la mandíbula, pero no de la raíz dental. Imágenes en 3D en vistas caudoventral (a) y lateral derecha (b). Se indica la raíz distal del primer molar (409) (flechas negras). Los fragmentos desprendidos son pequeñas esquirlas óseas de la mandíbula (flechas blancas).

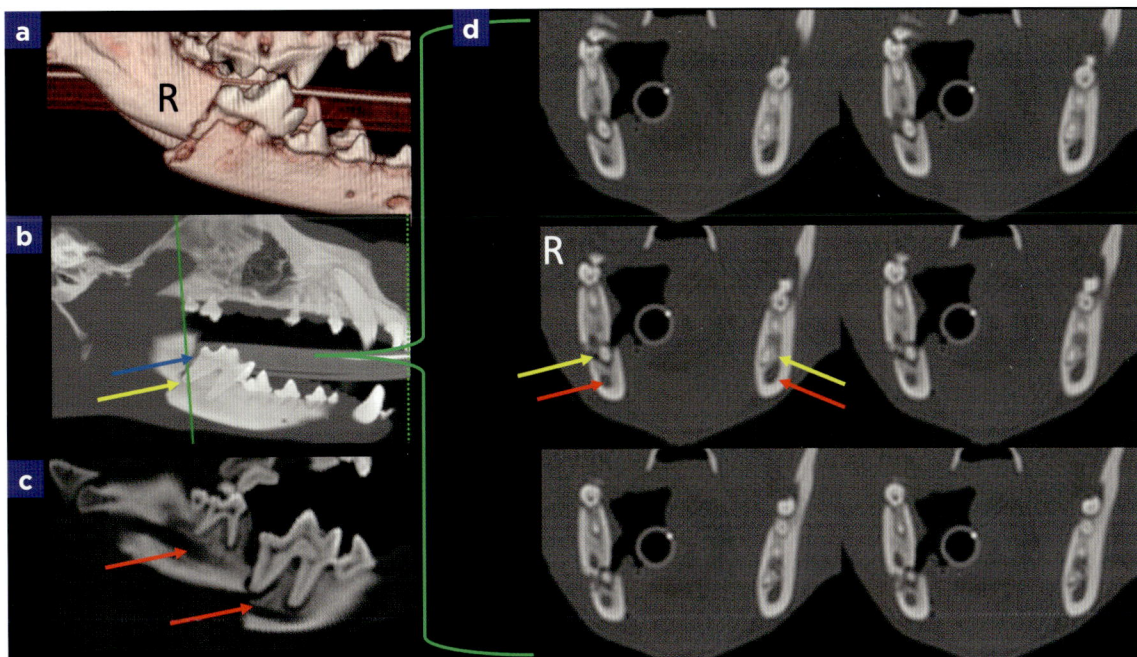

31.6. Afectación del ligamento periodontal y del canal mandibular. Imagen en 3D (a), proyección de máxima intensidad (MIP) del plano sagital (b) y plano sagital (c) de la mandíbula derecha (R). La línea verde, que realiza un corte a la altura del ápice de la raíz distal del 409 (b, flecha amarilla), indica la altura a la que se han obtenido los planos transversales consecutivos (d). La fractura (flecha azul) sigue el curso del ligamento periodontal, y comunica la cavidad oral con el ápice, pero no fractura el diente. En los planos transversales (d) se señala la posición del ápice (flechas amarillas) y del canal mandibular (flechas rojas). En ambos lados se aprecia el canal mandibular que discurre ventralmente y más próximo a la cortical externa de la mandíbula.

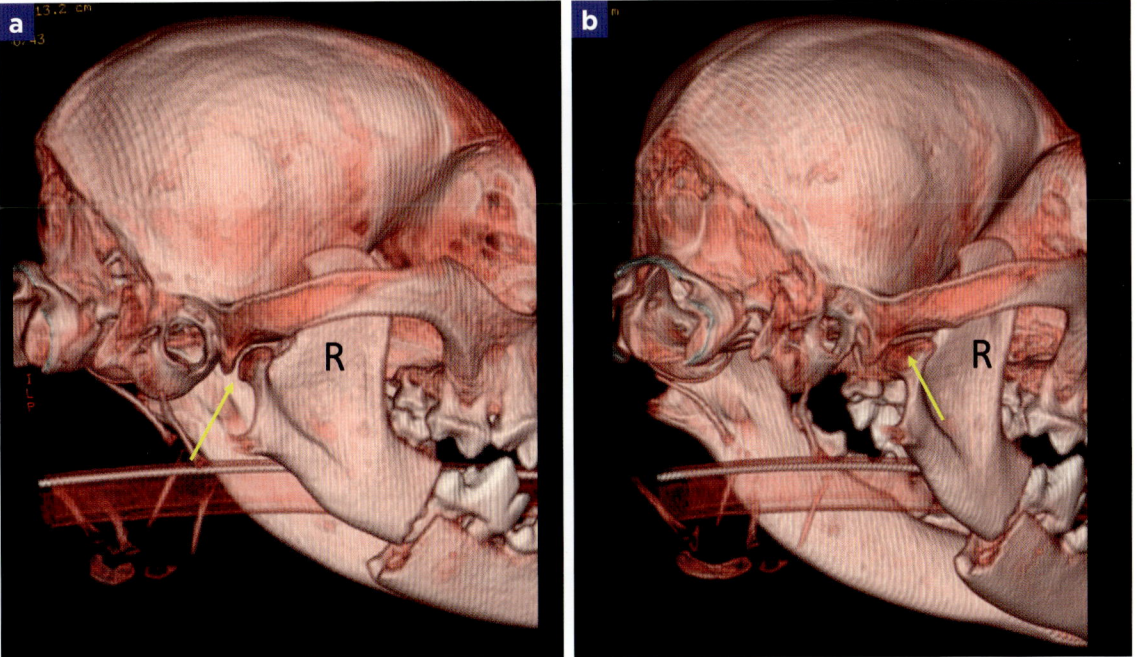

31.7. Repercusión de la fractura sobre la ATM derecha. Imágenes en 3D de la ATM en vistas lateral (a) y caudolateral derecha (b). Además de la fractura, existe un aumento del espacio articular en la ATM derecha (flechas amarillas).

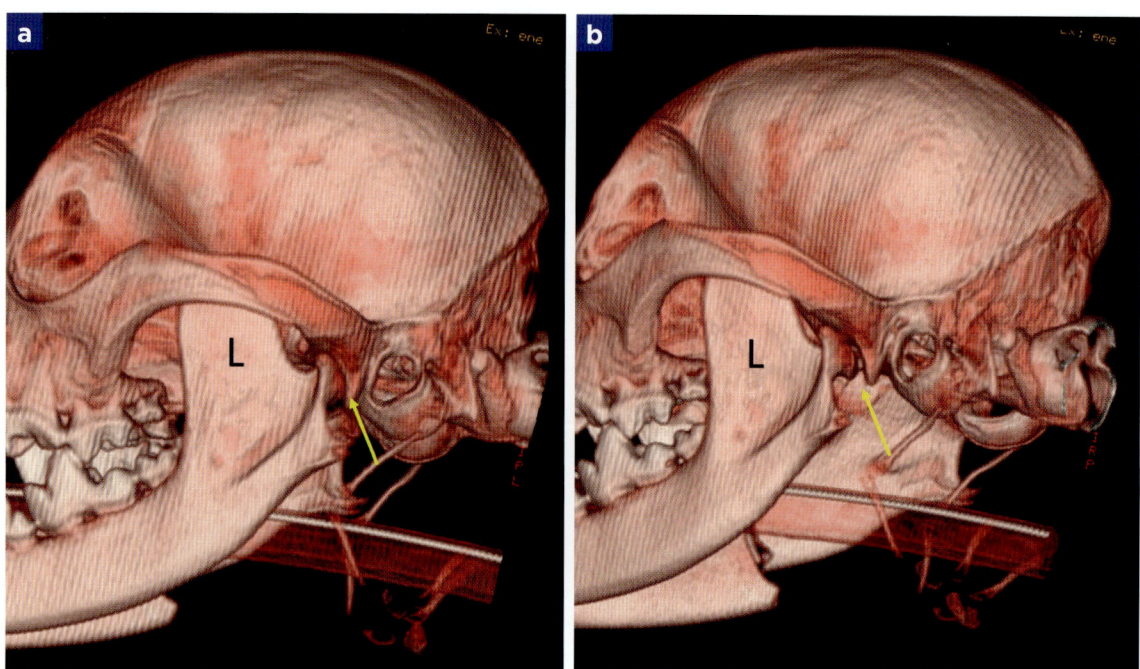

31.8. ATM izquierda normal. Imágenes en 3D de la ATM en vistas lateral (a) y caudolateral izquierda (b) con la ATM izquierda normal (flechas amarillas).

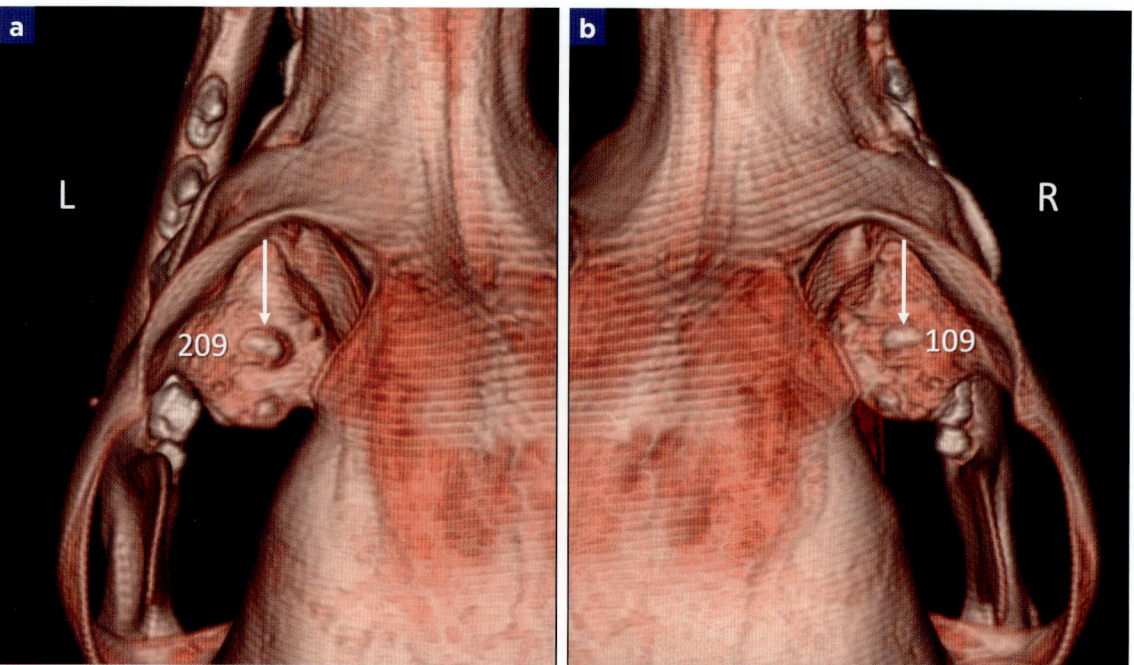

31.9. Relación de las raíces de los molares con el suelo de la órbita. Imagen en 3D en vista dorsal de la órbita izquierda (a) y derecha (b). Las flechas indican que las raíces mesiovestibulares de los segundos molares del maxilar (209 y 109) (flechas) sobresalen en el suelo de la órbita, especialmente en el lado izquierdo (209). Los primeros y segundos molares superiores tienen 3 raíces: mesiovestibular, distovestibular y lingual.

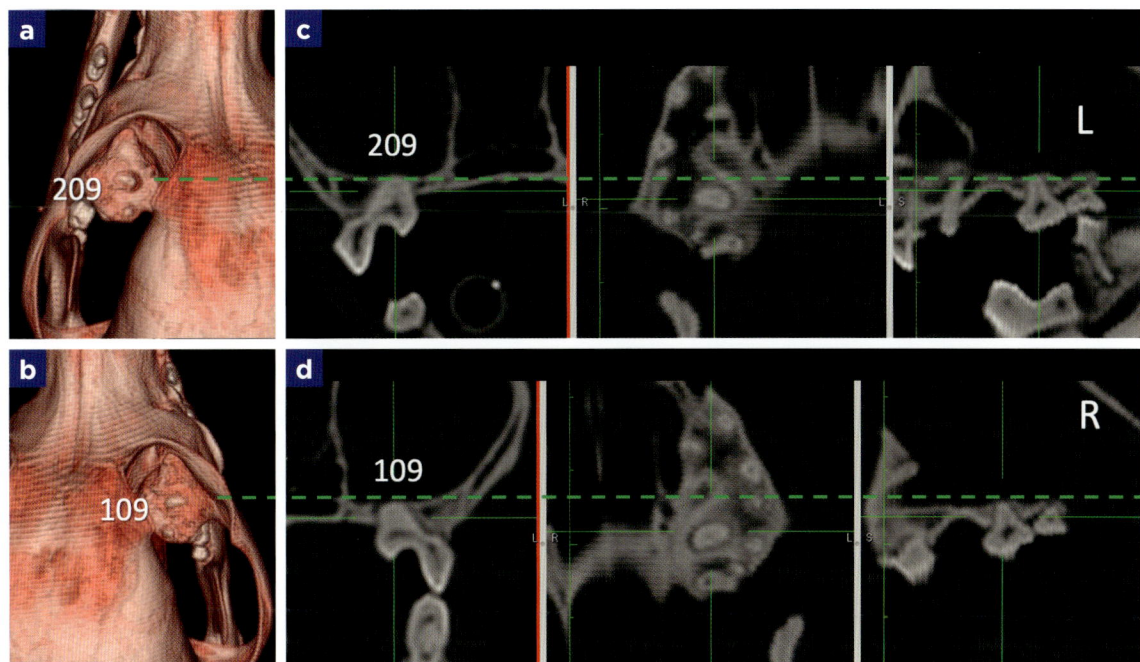

31.10. Relación de las raíces de los molares con el suelo de la órbita. Imagen en 3D en vistas dorsales de las órbitas izquierda (a) y derecha (b). Reconstrucciones ortogonales en 2D fijadas a la altura de la porción más apical de la raíz mesiovestibular de la primera muela maxilar izquierda (209) (c) y derecha (109) (d). Las imágenes muestran cómo estas raíces, especialmente en el diente 209, se proyectan sobre el suelo de la órbita, lo que podría originar un absceso apical con posibles alteraciones oculares en un futuro, como la protrusión del globo ocular.

VÍDEO DEL CASO 31

DISCUSIÓN

El animal presenta una fractura completa dorsoventral en la porción molar de la mandíbula derecha, justo caudal a la raíz distal del primer molar derecho (408), que sigue el curso del ligamento periodontal y comunica la cavidad oral con el ápice. Se trata de una fractura de tipo A, de la clasificación de Schloss y Marretta (1990)[1], la cual establece la relación entre el hueso fracturado y el grado de afectación del diente adyacente a la línea de fractura, lo que ayuda a establecer el pronóstico. Es por tanto una fractura que afecta a los tejidos periodontales y a la vascularización dental.[2] La fractura ha producido cierta incongruencia articular de la ATM derecha, al desplazar dorsalmente el segmento caudal de fractura, así como un ligero desplazamiento rostral en la región de los incisivos. El resto de las estructuras óseas no aparecen afectadas. Existe ausencia de algunos dientes y una pérdida de la cúspide coronal de uno de ellos, alteraciones probablemente no relacionadas con la fractura.

Son bien conocidos los beneficios de la TC sobre las radiografías convencionales en casos de traumatismo maxilofacial[3], ya que la TC permite la localización espacial de la línea de fractura[4], así como la implicación de las raíces y la posibilidad de evaluación de otras patologías adicionales de la cabeza[2], especialmente otras lesiones de la región cráneo-maxilofacial que también pueden verse afectadas en casos de traumatismos.[5]

En una amplia revisión de casos de fracturas cráneo-maxilofaciales estudiadas por TC, las fracturas premolares y molares de la mandíbula representaron las segundas en importancia después de las del hueso maxilar.[6] No es infrecuente que la fractura del hueso maxilar se produzca en conjunción con fracturas de la rama mandibular y que no exista suficiente soporte del diente caudal a la fractura[5], algo que no ocurre en este animal.

La mayoría de las fracturas de la región molar afectan al primer molar.[7] Se producen siguiendo la zona de menor resistencia.[2] Los traumatismos del cuerpo mandibular se propagan a través del ligamento periodontal y pueden causar también fracturas dentales.[2] El ligamento periodontal es la zona de menor resistencia que actúa como área de propagación de la factura.[8]

Mediante TC también se pueden establecer la relación entre los ápices y el canal mandibular en el plano transversal, algo que no es posible con radiología intraoral. En estudios de tomografía computarizada de haz cónico (CBCT) en perros mesocéfalos, se ha determinado que ¾ partes de los perros con este tipo de cabeza tienen sus ápices en localización más lingual que bucal con relación al canal mandibular y que la posición de las raíces en ambas mandíbulas es bastante constante en la mayoría de los casos.[9] Con un equipo de TC convencional también se pueden determinar las características comentadas, que pueden resultar de interés para el cirujano maxilofacial.

En este animal también resulta interesante la evaluación de la proximidad de las raíces mesiovestibulares de los primeros molares superiores al suelo de la órbita. Algo que conviene tener en cuenta por las posibles infecciones en la región orbitaria en un futuro.

BIBLIOGRAFÍA

1. Schloss AJ, Marreta SM. Prognostic factors affecting in the line of mandibular fractures. J Vet Dent. 1990; 7:7-9.

2. Castejón González AC, San Román Llorens F, Rodríguez Quirós J, San Román Ascaso F. Fracturas de mandíbula. En: San Román Acaso F, editor. Cirugía oral y maxilofacial del perro y el gato. Zaragoza. Editorial Servet. 2021: 112-19.

3. Bar-Am Y, Pollard RE, Kass PH, Verstraete FJM. The diagnostic yield of conventional radiographs and computed tomography in dogs and cats with maxillofacial trauma. Vet Surg. 2008; 37 (3): 294-9.

4. García I, LLorens P, López, Novales M, Frías C. Imágenes diagnósticas en cirugía maxilofacial. En: San Román Acaso F, editor. Cirugía oral y maxilofacial del perro y el gato. Zaragoza. Editorial Servet. 2021: 34-53.

5. De Paolo MH, Arzi B, Pollard RE, Kass PH, Verstraete FJM. Craniomaxillofacial trauma in dogs. Part II: association between fracture location, morphology and etiology. Front Vet Sci. 2020; vol 7: art 242: 1-15.

6. De Paolo MH, Arzi B, Pollard RE, Kass PH, Verstraete FJM. Craniomaxillofacial trauma in dogs. Part I: fracture, location, morphology and etiology. Front Vet Sci. 2020 a; vol 7: art 241: 1-13.

7. Lopes FM, Gioso MA, Ferro DG, Leon-Roman MA, Venturini MAFA, Correa HL. Oral fractures in dogs in Brazil. A retrospective study. J Vet Dent. 2005; 22 (2): 86-90.

8. Scherer EL, Hetzel S, Snyder Ch J. Assessment of the role of the mandibular first molar tooth in mandibular fracture patterns of 29 dogs. J Vet Dentistry. 2019; 36 (1): 32-9.

9. Berning JA, Snyder ChJ, Hetzel S, Sarment DP. First molar roots and mandibular canal using cone-beam computed tomography in 101 dogs. Front Vet Sci. 2020; vol 6, art 485: 1-8.